妇产科临床疾病诊断与治疗

主编　刘慧杰　梁瑞婷　赵秀华　程灿灿

刘菊秀　林少杰　肖　楠

黑龙江科学技术出版社
HEILONGJIANG SCIENCE AND TECHNOLOGY PRESS

图书在版编目（CIP）数据

妇产科临床疾病诊断与治疗 / 刘慧杰等主编. --哈尔滨：黑龙江科学技术出版社，2023.2
ISBN 978-7-5719-1808-8

Ⅰ．①妇… Ⅱ．①刘… Ⅲ．①妇产科病—诊疗 Ⅳ．①R71

中国国家版本馆CIP数据核字（2023）第029203号

妇产科临床疾病诊断与治疗
FUCHANKE LINCHUANG JIBING ZHENDUAN YU ZHILIAO

主　　编	刘慧杰　梁瑞婷　赵秀华　程灿灿　刘菊秀　林少杰　肖　楠
责任编辑	包金丹
封面设计	宗　宁
出　　版	黑龙江科学技术出版社
	地址：哈尔滨市南岗区公安街70-2号　邮编：150007
	电话：（0451）53642106　传真：（0451）53642143
	网址：www.lkcbs.cn
发　　行	全国新华书店
印　　刷	黑龙江龙江传媒有限责任公司
开　　本	787 mm×1092 mm　1/16
印　　张	23.5
字　　数	595千字
版　　次	2023年2月第1版
印　　次	2023年2月第1次印刷
书　　号	ISBN 978-7-5719-1808-8
定　　价	198.00元

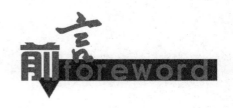

　　妇产科学是专门研究妇女在妊娠、分娩和产褥期的生理、病理以及非妊娠状态下妇女生殖系统的学科，包括所有与妇女生殖生理有关的疾病，是医学中比较重要的一门学科。随着科技的不断进步、社会的不断发展，妇产科学也涌现出了许多新技术和新理论，这些新发展不仅与原有基础密切相关，更是与其他交叉学科相互渗透、借鉴、融合。在此背景下，原有理论与新技术在检测、治疗和应用等方面相互碰撞，给工作在临床第一线的妇产科医务人员造成了不小的挑战。为了全面反映医学科研的最新成果、传递全新的实用性知识、提高妇产科医务人员的诊疗水平以更好地保障我国妇女人群的身心健康，我们特组织妇产科学领域的相关专家共同编写了《妇产科临床疾病诊断与治疗》一书。

　　本书以临床经验为基础，结合学科发展，在系统阐述相关基本理论的基础上，重点对临床常见妇产科疾病的诊断思路和治疗原则进行了详细论述。本书理论联系实际，基础联系临床，内容新颖、实用，重点突出，深入浅出，简明扼要，内容涉及很多国内外研究的新进展及先进技术，可以反映目前该领域的新面貌，可供住院医师、进修医师及其他相关专业医师参考使用。

　　由于参编人员较多，风格不尽一致，而且编写时间和篇幅有限，书中存在的纰漏和欠妥之处，恳请广大读者给予批评和指正，以便再版时修订。

《妇产科临床疾病诊断与治疗》编委会

2022 年 12 月

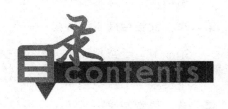

第一章

绪 论

第一节 女性生殖器官解剖结构

女性生殖器官包括内、外生殖器官。内生殖器官位于骨盆内,骨盆的形态及其大小与分娩密切相关;骨盆底组织又承托内生殖器官,协助保持其正常位置。内生殖器官与盆腔内其他器官相邻,而且血管、淋巴及神经也有密切联系。盆腔内某一器官病变可累及邻近器官。骨盆、内生殖器官及外生殖器官三者关系密切,相互影响。

一、骨盆

骨盆及其附属组织承托内生殖器官及其相邻器官,协助保持其正常位置。若骨盆及其组织异常,则可发生相应的妇科病变。同时,骨盆为胎儿娩出的骨产道,骨盆的结构、形态及其组成骨间径与阴道分娩密切相关。骨盆形态或组成骨间径线异常可引起分娩异常。因此,清晰地了解骨盆的解剖、形态和大小,有助于提高妇科、产科的临床诊断和治疗技能。

(一)骨盆的类型

根据骨盆的形状,骨盆可大致分为 4 种类型:①女型骨盆;②男型骨盆;③类人猿型骨盆;④扁平型骨盆。这种分类是以骨盆入口的前、后两部分的形态作为基础,在骨盆入口最长横径处虚拟一条线,将骨盆分为前、后两部分,后面的部分决定骨盆的形状,而前面的部分表示它的变异。很多女型骨盆不是单一型的,而是混合型的,如某一个女型骨盆可以伴有男型骨盆的倾向,即骨盆后部是女性型的,而前部是男性型的。

1.女型骨盆

骨盆入口呈横椭圆形,髂骨翼宽而浅,入口横径较前后径稍长,耻骨弓较宽,坐骨棘间径≥10 cm。骨盆侧壁直,坐骨棘不突出,骶骨既不前倾,也不后倾,骶坐骨切迹宽度>2 横指。女型骨盆为女性正常骨盆,最适宜分娩。根据现有资料,女型骨盆在我国妇女中占 52.0%~58.9%。

2.男型骨盆

骨盆入口略呈三角形,两侧壁内聚,坐骨棘突出,耻骨弓较窄,坐骨切迹窄且呈高弓形,骶骨较直而前倾,导致出口后矢状径较短。因男型骨盆呈漏斗型,往往造成难产。此型骨盆较少见,在我国妇女中仅占1.0%~3.7%。

3.类人猿型骨盆

骨盆入口呈长椭圆形,骨盆入口、中骨盆和骨盆出口的横径均缩短,前后径稍长。坐骨切迹较宽,两侧壁稍内聚,坐骨棘较突出,耻骨弓较窄,但骶骨向后倾斜,故骨盆前部较窄而后部较宽。骶骨往往有 6 节且较直,故骨盆较其他类型深。此型骨盆在我国妇女中占 14.2%～18.0%。

4.扁平型骨盆

骨盆入口呈扁椭圆形,前后径短而横径长。耻骨弓宽,骶骨失去正常弯度,变直后翘或呈深弧型,故骶骨短而骨盆浅。此型骨盆在我国妇女中较为常见,占 23.2%～29.0%。

女型骨盆的形态、大小除种族差异外,还受遗传、营养与性激素的影响。上述 4 种基本类型只是理论上归类,临床多见混合型骨盆。

(二)骨盆的组成

骨盆由骨骼、韧带及关节组成。

1.骨盆的骨骼

骨盆由骶骨、尾骨及左右 2 块髋骨组成。每块髋骨又由髂骨、坐骨及耻骨融合而成。骶骨形似三角,前面凹陷成骶窝,底的中部前缘凸出,形成骶岬(相当于髂总动脉分叉水平)。骶岬是妇科腹腔镜手术的重要标志之一,也是产科骨盆内测量对角径的重要依据。

2.骨盆的关节

骶骨与髂骨之间以骶髂关节相连;骶骨与尾骨之间以骶尾关节相连;两耻骨之间有纤维软骨,形成耻骨联合。骶尾关节为略可活动的关节。分娩时,下降的胎头可使尾骨向后。若发生骨折或病变,可使骶尾关节硬化,尾骨翘向前方,致使骨盆出口狭窄,影响分娩。在妊娠过程中,骨盆的关节松弛,可能是由激素的改变所致。妇女的耻骨联合于早中期妊娠时开始松弛,在妊娠最后 3 个月更为松弛,但分娩后立即开始消退,一般产后 3～5 个月可完全消退。妊娠过程中,耻骨联合宽度增加,经产妇比初产妇增宽得更多,而且在分娩后很快转为正常。X 线检查研究发现,足月妊娠时,由于骶髂关节向上滑动引起耻骨联合较明显的活动。最大的耻骨联合移位是在膀胱截石卧位时,此移位可以使骨盆出口的直径增加 1.5～2.0 cm。

3.骨盆的韧带

骨盆有两对重要的韧带:骶结节韧带与骶棘韧带。骶结节韧带为骶骨、尾骨与坐骨结节之间的韧带;骶棘韧带则为骶骨、尾骨与坐骨棘之间的韧带。骶棘韧带宽度即坐骨切迹宽度,是判断中骨盆是否狭窄的重要指标。妊娠期受性激素的影响,韧带较松弛,各关节的活动性亦稍有增加,有利于胎儿娩出。

(三)骨盆分界

以耻骨联合上缘、髂耻线及骶岬上缘的连线为界,将骨盆分为上、下 2 部分:上方为假骨盆(又称大骨盆),下方为真骨盆(又称小骨盆)。

假骨盆的前方为腹壁下部组织,两侧为髂骨翼,后方为第 5 腰椎。假骨盆与分娩无关,但其某些径线的长短关系到真骨盆的大小,测量假骨盆的径线可作为了解真骨盆情况的参考依据。

真骨盆是胎儿娩出的骨产道,可分为 3 部分:骨盆入口、骨盆腔及骨盆出口。骨盆腔为一前壁短、后壁长的弯曲管道,前壁是耻骨联合,长约 4.2 cm;后壁是骶骨与尾骨,骶骨弯曲的长度约为 11.8 cm;两侧为坐骨、坐骨棘及骶棘韧带。坐骨棘位于真骨盆腔中部,在产程中是判断胎先露下降程度的重要骨性标志。

(四)骨盆的平面、径线和倾斜度

由于骨盆的特殊形状,很难把骨盆腔内的形状描述清楚。长久以来,为便于理解,把骨盆分为 4 个虚拟的平面:①骨盆入口平面;②骨盆出口平面;③骨盆的最宽平面;④骨盆中段平面。

1.骨盆入口平面

其后面以骶岬和骶骨翼部为界;两侧以髂耻缘为界;前面为耻骨横支和耻骨联合上缘。典型的女型骨盆入口平面几乎是圆的,而不是卵圆形的。骨盆入口平面的 4 条径线,一般描述为前后径、横径和两条斜径。骨盆入口平面的前后径又以耻骨联合与骶岬上缘中点的距离,分别虚拟为 3 条径线:解剖结合径、产科结合径和对角径。解剖结合径又称真结合径,为耻骨联合上缘中点与骶岬上缘中点间的距离。对角径为耻骨联合下缘中点与骶岬上缘中点间的距离。对角径减去 1.5~2.0 cm 则为产科结合径,在大多数骨盆中,这是胎头下降时,必须通过骨盆入口的最短直径。产科结合径是不能用手指直接测量到的。虽然人们设计了各种器械,但是除 X 线检查外,都未能获得满意的结果。临床上,如果没有 X 线设备,则只能测量出对角径的距离,然后减去 1.5~2.0 cm,间接估计产科结合径的长度。

骨盆入口横径与真结合径成直角,它代表两侧分界线之间最长的距离。横径一般在骶岬前面的 5 cm 处与真结合径交叉。卵圆形骨盆的横径约为 13.5 cm,而圆形骨盆的横径则稍短些。任一斜径自一侧骶髂软骨结合伸至对侧的髂耻隆起,根据它们的起点位置,被称为左斜径或右斜径,其长度约为 12.75 cm。

2.骨盆出口平面

骨盆出口平面是由两个近似三角区所组成。这两个三角区不在同一平面上,但有一条共同的基线,即在两侧坐骨结节之间的一条线。后三角的顶点是骶骨的尖端;两侧是骶结节韧带和坐骨结节。前三角的顶点是耻骨联合下缘,两侧是耻骨降支。骨盆出口平面有 4 条径线,分别为出口前后径、出口横径、出口前矢状径和出口后矢状径。

(1)出口前后径:耻骨联合下缘至骶尾关节间的距离,平均长 11.5 cm。

(2)出口横径:两坐骨结节间的距离,也称坐骨结节间径,平均长 9 cm,是胎先露部通过骨盆出口的径线,此径线与分娩关系密切。

(3)出口前矢状径:耻骨联合下缘中点至坐骨结节间径中点间的距离,平均长 6 cm。

(4)出口后矢状径:骶尾关节至坐骨结节间径中点间的距离,平均长 8.5 cm。当出口横径稍短,而出口横径与后矢状径之和>15 cm 时,一般正常大小胎儿可以通过后三角区经阴道娩出。

3.骨盆的最宽平面

它没有产科学意义。从定义来看,它表示盆腔最宽敞的部分。其前后径从耻骨联合的后面中间伸到第 2、3 节骶椎的结合处;横径处于两侧髋臼中心之间。它的前后径和横径的长度均为 12.5 cm。因为其 2 条斜径在闭孔和骶坐骨切迹之间,它们的长度是不确定的。

4.骨盆中段平面

骨盆中段平面又称中骨盆平面,位于两侧坐骨棘的同一水平,是骨盆的最窄平面。它对胎头入盆后分娩产道阻塞有特别重要的意义。中骨盆平面有 2 条径线:中骨盆前后径和中骨盆横径。

(1)中骨盆前后径:耻骨联合下缘中点通过两侧坐骨棘连线中点至骶骨下端间的距离,平均长 11.5 cm。

(2)中骨盆横径:也称坐骨棘间径。为两坐骨棘间的距离,平均长 10 cm,是胎先露部通过中骨盆的重要径线,此径线与分娩有重要关系。

5.骨盆倾斜度

女性直立时,其骨盆入口平面与地平面所形成的角度,称为骨盆倾斜度。一般女性的骨盆倾斜度为60°,骨盆倾斜度过大,往往影响胎头的衔接。

6.骨盆轴

骨盆轴为连接骨盆腔各平面中点的假想曲线,代表骨盆轴。此轴上段向下、向后;中段向下;下段向下、向前。分娩时,胎儿即沿此轴娩出。

二、外生殖器官

女性外生殖器是指生殖器官外露的部分,又称外阴,位于两股内侧间,前为耻骨联合,后为会阴。

(一)阴阜

阴阜是指耻骨联合前面隆起的脂肪垫。青春期后,其表面皮肤开始生长卷曲的阴毛,呈盾式分布,其尖端向下呈三角形分布,底部两侧阴毛向下延伸至大阴唇外侧面。而男性的阴毛可以向上分布,朝向脐部,或朝下扩伸而达左右大腿的内侧。阴毛的疏密与色泽因个体和种族不同而异。阴毛为第二性征之一。

(二)大阴唇

大阴唇自阴阜向下、向后止于会阴的一对隆起的皮肤皱襞,其外形根据所含脂肪量的多少而不同。一般女性的大阴唇长7～8 cm,宽2～3 cm,厚1～1.5 cm。女孩或未婚女性两侧大阴唇往往互相靠拢而完全盖没后面的组织,而经产妇左右大阴唇多数是分开的。大阴唇的前上方和阴阜相连,左右侧大阴唇在阴道的下方融合,形成后联合,逐渐并入会阴部。

大阴唇外侧面为皮肤,皮层内有皮脂腺和汗腺,多数妇女的大阴唇皮肤有色素沉着,内侧面湿润似黏膜。大阴唇皮下组织松弛,脂肪中有丰富的静脉、神经及淋巴管,若受外伤,容易形成血肿,疼痛较剧烈。

解剖学上,女性的大阴唇相当于男性的阴囊。子宫的圆韧带终止在大阴唇的上缘。绝经后,大阴唇多呈萎缩状。

(三)小阴唇

分开大阴唇后,可见到小阴唇。左右侧小阴唇的前上方互相靠拢。其大小和形状可以因人而异,有很大差别。未产妇的小阴唇往往被大阴唇所遮盖,而经产妇的小阴唇可伸展到大阴唇之外。

左右小阴唇分别由2片薄薄的组织所组成。小阴唇外观呈湿润状,颜色微红,犹如黏膜一样,但无阴毛。小阴唇内含有勃起功能的组织、血管、少数平滑肌纤维和较多皮脂腺,偶有少数汗腺,外覆复层鳞状上皮。小阴唇因富有多种神经末梢,故非常敏感。

两侧小阴唇的前上方互相靠拢、融合,形成上下2层,下层为阴蒂的系带,而上层为阴蒂包皮。两侧小阴唇的下方可分别与同侧的大阴唇融合,或者在中线形成小阴唇后联合,又称阴唇系带。

(四)阴蒂

阴蒂是小而长且有勃起功能的小体,位于两侧小阴唇顶端下方,由阴蒂头、阴蒂体和两侧阴蒂脚组成。阴蒂头显露于阴蒂包皮和阴蒂系带之间,直径很少超过0.5 cm,神经末梢丰富,极敏感,是使女性动欲的主要器官。

阴蒂相当于男性的阴茎,具有勃起性。阴蒂即使在勃起的情况下,长度也很少超过 2 cm。由于小阴唇的牵拉,阴蒂呈一定程度的弯曲,其游离端指向内下方,朝着阴道口。阴蒂头由梭形细胞组成。阴蒂体包括 2 个海绵体,其壁中有平滑肌纤维。长而狭窄的阴蒂脚分别起源于左右两侧坐耻支的下面。

(五)前庭

前庭是指左右小阴唇所包围的长圆形区域,为胚胎期尿生殖窦的残余部分。在前庭的前面有阴蒂,后方则以小阴唇后联合为界。

在前庭的范围内有尿道口、阴道口和左右前庭大腺的出口。前庭的后半部分,即小阴唇后联合与阴道之间,是舟状窝。除未产妇外,此窝很少能被观察到,这是由于经产妇在分娩时,多数妇女的舟状窝因受到损伤而消失。

(六)前庭大腺

前庭大腺是前庭左右各一的复泡管状腺,其直径为 0.5～1.0 cm,位于前庭下方阴道口的左右两侧。前庭大腺的出口管长 1.5～2.0 cm,开口于前庭的两侧,正好在阴道口两侧边缘之外。前庭大腺的管径很小,一般仅能插入细小的探针。在性交的刺激下,腺体分泌出黏液样分泌物,起到润滑的作用。若炎症导致前庭大腺腺管阻塞,则可引起前庭大腺脓肿或囊肿。

(七)尿道口

尿道口位于前庭的中央、耻骨弓下方 1.0～1.5 cm 处、阴道口的上方。尿道口往往呈轻度折叠状。排尿时,尿道口的直径可以放松到 4～5 mm。尿道的左右两侧有尿道旁管,其往往开口于前庭,也偶有开口于尿道口内的后壁处。尿道旁管的口径很小,约为 0.5 mm,其长度可因人而稍异。尿道下 2/3 与阴道前壁紧密相连,阴道下 1/3 的环状肌肉围绕尿道的上端和下端。

(八)前庭球

前庭两侧黏膜下的一对具有勃起性的静脉丛,其长 3.0～4.0 cm,宽 1.0～2.0 cm,厚 0.5～1.0 cm。它们与坐耻支并列,部分表面覆有球海绵体肌。前庭球的下端,一般处于阴道口的中部,而其前端则向上朝着阴蒂伸展。

分娩时,前庭球往往被推到耻骨弓的下面,但因为它们尾部是部分环绕着阴道,所以容易受到损伤而造成外阴血肿甚至大量出血。

(九)阴道口和处女膜

阴道口位于前庭的后半部,其形状和大小可因人而异。处女的阴道口往往被小阴唇所盖没;如果推开小阴唇,则可见到阴道口几乎完全被处女膜所封闭。阴道的表面和游离的边缘有较多的结缔组织乳头。

处女膜的形状和坚固度均有明显的差异。处女膜两面均覆有未角化的复层鳞状上皮,间质大部分是弹性和胶原性的结缔组织。处女膜没有腺性或肌性成分,亦没有很多神经纤维。女性新生儿的处女膜有很多血管;妊娠妇女的处女膜上皮较厚,并富有糖原;绝经后女性的处女膜上皮变薄,并可以出现轻微的角化。成年处女的处女膜仅是或多或少围绕阴道口的一片不同厚度的膜,并有1 个小到如针尖、大到能容纳 1 个或 2 个指尖的孔。此开口往往呈新月形或圆形,但也可是筛状的、有中隔的或激状的。激状的处女膜可能被误认为是处女膜破裂。因此,由于法律的原因,在作出处女膜是否撕裂的描述时,必须慎重。

一般来说,处女膜多数是在第一次性交时撕裂,裂口可以分散在数处,多数撕裂位于处女膜的后半部。撕裂的边缘往往很快结成瘢痕,此后处女膜即成为若干分段的组织。首次性交时,处女膜撕裂的深度可因人而异。一般认为，处女膜撕裂时往往伴有少量出血，但很少引起大出血。个别女性的处女膜组织比较坚韧，需手术切开，但极为罕见。由分娩而引起处女膜解剖上的改变，往往比较明显、清楚，因而易识别并可作出诊断。

处女膜闭锁是一种先天性异常，此时阴道完全闭锁。它的主要现象是经血滞留、性交受阻。一般需行手术切开。

（十）阴道

阴道的起源问题尚无统一的意见。阴道上皮的来源，有 3 种不同的看法：①米勒管；②午非管；③尿生殖窦。目前，较为公认的是阴道部分起源于米勒管和部分来自尿生殖窦。阴道可以被称为是子宫的排泄管道，经过阴道，子宫排出经血。它亦是女性的性交器官，同时又是分娩时的产道的一部分。阴道是由肌肉、黏膜组成的管道，其上接子宫颈（简称宫颈），下连外阴。阴道前方为膀胱，后为直肠。阴道与膀胱及尿道之间有一层结缔组织，即所谓的膀胱-阴道隔。阴道中、下段和直肠之间，亦有由类似组织所形成的直肠-子宫间隔。阴道部分上段（即阴道后穹隆）参与组成直肠子宫陷凹的前壁。在正常情况下，阴道前壁与后壁的中间部分互相靠得较近，而在阴道的左右两旁的侧壁之间，则有一定间隙。这样便使阴道的横切面看似空心的 H 形。

阴道的顶端是一个盲穹隆，宫颈的下半部伸入此处。阴道穹隆可以分为 4 部分，即左、右、前、后穹隆。阴道和宫颈的连接处，在宫颈的后方要比宫颈的前方高些，故阴道后穹隆比前穹隆深一些。阴道前壁也稍短于后壁，长度分别为 6～8 cm 和 7～10 cm。

阴道的前、后壁上有纵行的皱褶柱。在未经产妇女中，还可以在此处见到与纵行柱成直角的横峰。当这些皱褶到达侧壁时，渐渐消失，在高年经产妇中，阴道壁往往变为平滑。阴道的黏膜是由典型的不角化复层鳞状上皮细胞组成。黏膜下有一层结缔组织，其中血管丰富，偶尔有淋巴小结。阴道黏膜仅疏松地与下面的组织相连，因此手术时可以轻松地把阴道黏膜与其下的结缔组织分开。

正常情况下，阴道黏膜不含有典型的腺体。有时在经产妇的阴道中可见包涵囊肿，但不是腺体，而是在修补阴道撕裂时，黏膜碎片被埋没在缝合伤口下而后形成的囊肿。另外，有些衬有柱状的或骰状的上皮囊肿，也不是腺体，而是午非管或米勒管的残余物。

阴道的肌层可分为两层平滑肌，外层纵行，内层环行，但整个肌层并不明显。在阴道的下端，可见一横纹肌带。它是球海绵体肌或括约肌，然而，主要关闭阴道的是肛提肌。肌层的外面有结缔组织把阴道与周围的组织连接起来。这些结缔组织内含有不少弹性纤维和很多静脉。

阴道有丰富的血管供应。它的上 1/3 是由子宫动脉的宫颈-阴道支供应；中 1/3 由膀胱下动脉供应；下 1/3 则由直肠中动脉和阴部内动脉供应。直接围绕阴道的是一个广泛的静脉丛，静脉与动脉伴行，最后汇入髂内静脉。阴道下 1/3 的淋巴与外阴的淋巴一起流入腹股沟淋巴结；中 1/3 的淋巴流入髂内淋巴结，上 1/3 的淋巴则流入髂总淋巴结。

根据 Krantz(1958)的论述，人的阴道没有特殊的神经末梢（生殖小体），但是在它的乳头中偶尔可见到游离的神经末梢。

阴道的伸缩性很大。在足月妊娠时，它可以被扩张到足以使正常足月胎儿顺利娩出，而在产褥期间，它又能逐渐恢复到产前状态。

（十一）会阴

广义的会阴是指骨盆底以下封闭骨盆出口的全部软组织结构，有承载盆腔及腹腔脏器的作用。它主要由尿生殖膈和骨盆底所组成。尿生殖膈由上下两层筋膜、会阴深横肌和尿道阴道括约肌所构成。骨盆底是由上下两层筋膜、肛提肌和尾骨肌所构成。肛提肌则由髂尾肌、耻骨直肠肌、耻尾肌所组成。它有加强盆底托力的作用,又因部分肌纤维在阴道和直肠周围密切交织,还有加强肛门和阴道括约肌的作用。处于阴道和肛门之间的中缝即会阴缝,是由会阴的中心腱所加固。球海绵体肌、会阴浅横肌和肛门外括约肌在它的上面会聚。以上这些结构共同成为会阴体的主要支撑。在分娩时,它们往往被撕伤。

狭义的会阴是指阴道口与肛门之间的软组织结构。

三、内生殖器官

内生殖器包括子宫、输卵管和卵巢。

(一)子宫

子宫是一个主要由肌肉组成的器官,子宫体部外覆腹膜,子宫腔(简称宫腔)内衬子宫内膜。妊娠期子宫接纳和保护受孕产物,并供以营养;妊娠足月时子宫收缩(简称宫缩),娩出胎儿及其附属物。

非妊娠期子宫位于盆腔内,处于膀胱与直肠之间,它的下端伸入阴道。子宫的后壁几乎全部被腹膜所覆盖,它的下段形成直肠子宫陷凹的前界。子宫前壁仅上段盖有腹膜,它的下段直接与膀胱后壁相连,在它们中间有一层清楚的结缔组织。

子宫形状为上宽下窄,可分为大小不同的上、下两部分:上部为子宫体,呈三角形;下部呈圆筒形或梭形,即宫颈。子宫体的前壁几乎是平的,而其后壁则呈清楚的凸形。双侧输卵管起源于子宫角部,即子宫上缘和侧缘交界之处。两侧输卵管内端之间的上面凸出的子宫部分,称为子宫底。自子宫的左右侧角至盆腔底部之间的部分是子宫的侧缘,两侧腹膜呈翼形皱褶,形成阔韧带。

子宫的大小和形状随女性的年龄和产次而有较大差别。女性新生儿的子宫长为 2.5～3.0 cm,成年而未产者的子宫长为 5.5～8.0 cm,而经产妇的子宫则长为 9.0～9.5 cm。未产妇和经产妇的子宫重量亦有很大差异,前者为 45～70 g,后者约为 80 g 或更重一些。在不同年龄的对象中,子宫体与宫颈长度的比率亦有很大差异。婴儿子宫体的长度仅为宫颈长度的一半;年轻而未产者两者的长度大致相等;经产妇宫颈长度仅为子宫总长度的 1/3。

子宫的主要组成成分是肌肉,子宫体的前壁与后壁几乎互相接触,中间的宫腔仅为一裂缝。宫颈呈梭形,其上、下两端各有一小孔,即宫颈内口和外口。额切面观,子宫体呈三角形,而宫颈管则仍为梭形。经产妇宫腔的三角形状变得较不明显,这是因为原来凸出的侧缘,往往变为凹形。绝经期妇女子宫肌层和内膜层萎缩,子宫的体积变小。

子宫又分为子宫体和宫颈两部分。

1.子宫体

子宫体的壁由 3 层组织所组成,即浆膜层、肌肉层和黏膜层。

(1)浆膜层:为覆盖子宫体的盆腔腹膜,与肌层紧连不能分离。在子宫峡部,两者结合较松弛,腹膜向前反折覆盖膀胱底部,形成膀胱子宫陷凹,反折处腹膜称膀胱子宫反折腹膜。在子宫后面,子宫体浆膜层向下延伸,覆盖宫颈后方及阴道后穹隆再折向直肠,形成直肠子宫陷凹。

(2)肌层:由大量平滑肌组织、少量弹力纤维与胶原纤维组成,非孕期时厚约0.8 cm。子宫体肌层可分3层。①外层:肌纤维纵行排列,较薄,是宫缩的起始点;②中层:占肌层大部分,呈交叉排列,在血管周围形成"8"字形围绕血管;③内层:肌纤维纵行排列(以往认为肌纤维呈环形排列）。子宫体肌层内有血管穿行，肌纤维收缩可压迫血管，能有效地制止血管出血。

（3）子宫内膜层：子宫内膜是一层薄的、淡红色的绒样的膜。仔细观察，可以见到有许多微小的孔，即子宫腺体的开口。正常情况下，子宫内膜的厚度可以变动在 0.5～5 mm。子宫内膜由一层高柱形，具有纤毛且互相紧密排列的细胞所组成。管形的子宫腺体是由表层上皮内陷所构成，其伸入子宫内膜层的全层，直达肌层。子宫内膜腺体可分泌稀薄的碱性液体，以保持宫腔潮湿。

子宫内膜与肌层直接相贴，其间没有内膜下层组织。内膜可分 3 层：致密层、海绵层及基底层。致密层与海绵层对性激素敏感，在卵巢激素影响下发生周期性变化，又称功能层。基底层紧贴肌层，对卵巢激素不敏感，无周期性变化。

2.宫颈

宫颈是指宫颈解剖学内口以下部分的子宫。以阴道壁附着处为界，宫颈分为阴道上和阴道两部分，称为宫颈阴道上部和宫颈阴道部。宫颈阴道上部的后面被腹膜所覆盖，而前面和左右侧面与膀胱和阔韧带的结缔组织相连；宫颈阴道部伸入阴道，它的下端是宫颈外口。

宫颈外口的形状因人而异。未产妇宫颈外口为小而齐整的卵圆形孔；因宫颈在分娩时受到一定的损伤（损伤最容易发生于外口的两旁），故经产妇宫颈外口往往变为一条横行的缝道，宫颈外口分成所谓的"前唇"和"后唇"；有时，初产妇宫颈遭到较严重的多处撕裂后，宫颈外口变得很不规则。根据这种撕裂的痕迹，可以诊断为经产妇。

宫颈主要由结缔组织组成，内含较多血管和弹性组织，偶有平滑肌纤维。宫颈的胶原性组织与子宫体的肌肉组织的界限一般较明显，但也可以是逐渐转变的，延伸范围约 10 mm。宫颈的物理性能是根据它的结缔组织的状态而决定的，在妊娠和分娩期，宫颈之所以能扩张，与宫颈中的胶原组织的离解有关。

宫颈管的黏膜由一层高柱形上皮组成，它处在一层薄的基膜之上。因无黏膜下层，故宫颈的腺体可直接从黏膜的表层延伸到下面的结缔组织。宫颈管黏膜的黏液细胞分泌厚而黏的分泌物，形成黏液栓，将宫颈管与外界隔开。

宫颈阴道部的黏膜直接与阴道的黏膜相连，两者都由复层鳞状上皮组成，有时宫颈管的腺体可以伸展到黏膜面。假如这些腺体的出口被阻塞，则会形成潴留囊肿。正常情况下，在宫颈外口处，阴道部的鳞状上皮与宫颈管的柱状上皮之间有清楚的分界线，称原始鳞-柱交界处。若体内雌激素变化、感染或损伤，则复层鳞状上皮可扩展到宫颈管的下 1/3，甚至更高一些。而宫颈管的柱状上皮也可移至宫颈阴道部。这种变化在有宫颈前、后唇外翻的经产妇中，更为显著。这种随体内环境变化而移位所形成的鳞-柱交界处称生理性鳞-柱交界处。在原始鳞-柱交界处和生理性鳞-柱交界处之间所形成的区域称移行带区，此区域是宫颈癌及其癌前病变的好发部位。

子宫峡部为宫颈阴道上部与子宫体相移行的部分，实际上属于宫颈的一部分，也即宫颈解剖学内口和宫颈组织学内口之间的部分。在产科方面有特别重要的意义。非妊娠时，此部分仅长0.6～1.0 cm，妊娠晚期时，则可增长达6～10 cm，临床上称其为子宫下段。子宫下段组织薄弱，分娩时子宫破裂多位于此处。同时因此处血管较稀疏，故临床上将其作为剖宫取胎之处，可显著减少术中出血量。

3.子宫的韧带

主要由结缔组织增厚而成，有的含平滑肌，具有维持子宫位置的功能。子宫韧带共有 4 对：阔韧带、圆韧带、主韧带和宫骶韧带。

（1）阔韧带：子宫两侧翼形腹膜皱褶。起自子宫侧浆膜层，止于两侧盆壁；上缘游离，下端与盆底腹膜相连。阔韧带由前后两叶腹膜及其间的结缔组织构成，疏松，易分离。阔韧带上缘腹膜向上延伸，内 2/3 包绕部分输卵管，形成输卵管系膜；外 1/3 包绕卵巢血管，形成骨盆漏斗韧带，又称卵巢悬韧带。阔韧带内有丰富的血管、神经及淋巴管，统称为子宫旁组织，阔韧带下部还含有子宫动静脉、其他韧带及输尿管。阔韧带上部的直切面显示分为 3 个部分，分别围绕输卵管、子宫、卵巢韧带和圆韧带。

输卵管下的阔韧带部分即为输卵管系膜，由两层腹膜所组成，其间是一些松弛的结缔组织，其中有时可见卵巢冠。

卵巢冠由许多含有纤毛上皮的狭窄垂直小管所组成。这些小管的上端与 1 条纵向管相接，后者在输卵管下伸展到子宫的侧缘，在宫颈内口近处成为盲管。这个管是午非管的残余，称为加特内管（卵巢冠纵管）。

（2）圆韧带：圆形条状韧带，长 12～14 cm。起自双侧子宫角的前面，穿行于阔韧带与腹股沟内，止于大阴唇前端。圆韧带由结缔组织与平滑肌组成，其肌纤维与子宫肌纤维连接，可使子宫底维持在前倾位置。

（3）主韧带：主韧带为阔韧带下部增厚的部分，横行于宫颈阴道上部与子宫体下部侧缘达盆壁之间，又称宫颈横韧带。由结缔组织及少量肌纤维组成，与宫颈紧密相连，起固定宫颈的作用。子宫血管与输尿管下段穿越此韧带。

（4）宫骶韧带：从宫颈后面上部两侧起（相当于子宫峡部水平），绕过直肠而终于第 2～3 骶椎前面的筋膜内，由结缔组织及平滑肌纤维组织组成，外有腹膜遮盖。短厚坚韧，牵引宫颈向后、向上维持子宫于前倾位置。

由于上述 4 对子宫韧带的牵拉与盆底组织的支托作用，使子宫维持在轻度前倾前屈位。

4.子宫的位置

子宫的一般位置是轻度前倾、前屈。当妇女直立时，子宫几乎处于水平线和稍向前屈，子宫底处在膀胱上，而宫颈则向后朝着骶骨的下端，其外口大约处于坐骨棘的水平。上述器官的位置可依据膀胱和直肠的膨胀程度而变动。

正常子宫是一个部分可动的器官：宫颈是固定的，子宫体则可在前后平面上活动。所以，姿势和地心引力可以影响子宫的位置。直立时，骨盆的前倾斜可能造成子宫的前屈。

5.子宫的血管

子宫血管的供应主要来自子宫动脉。子宫动脉自髂内动脉分出后，沿骨盆侧壁向下向前行，穿越阔韧带基底部、宫旁组织到达子宫外侧（距子宫峡部水平）约 2 cm 处，横跨输尿管至子宫侧缘。此后分为上、下两支：上支称子宫体支，较粗，沿子宫侧迂曲上行，至子宫角处又分为宫底支（分布于宫底部）、卵巢支（与卵巢动脉末梢吻合）及输卵管支（分布于输卵管）；下支称宫颈-阴道支，较细，分布于宫颈及阴道上段。

由于子宫动脉在宫颈内口的水平、子宫侧缘 2 cm 处跨过输尿管，故行子宫切除术时，有可能误伤输尿管，操作需谨慎。

子宫动脉上行支沿子宫侧缘上行，逐段分出与子宫体表面平行的分支，称为弓形小动脉。弓形小动脉进入子宫肌层后呈辐射状分支，为辐射状动脉。肌层内辐射状动脉以直角状再分支，形成螺旋小动脉，进入上 2/3 内膜层，供应功能层内膜。若肌层内辐射状动脉以锐角状再分支，则形成基底动脉，仅进入基底层内膜。螺旋小动脉对血管收缩物质和激素敏感，而基底动脉则不受激素的影响。子宫两侧弓形静脉汇合成为子宫静脉,流入髂内静脉,最后汇入髂总静脉。

6.淋巴

子宫内膜有丰富的淋巴网,但是真正的淋巴管则大部分位于基底部。子宫肌层的淋巴管汇聚于浆膜层,并在浆膜下面形成丰富的淋巴管丛,特别是在子宫的后壁,而在前壁则少些。

子宫淋巴回流有5条通路:①子宫底部淋巴常沿阔韧带上部淋巴网、经骨盆漏斗韧带至卵巢、向上至腹主动脉旁淋巴结;②子宫前壁上部沿圆韧带回流到腹股沟淋巴结;③子宫下段淋巴回流至宫旁、闭孔、髂内、髂外及髂总淋巴结;④子宫后壁淋巴可沿宫骶韧带回流至直肠淋巴结;⑤子宫前壁也可回流至膀胱淋巴结。

7.神经支配

子宫的神经分配主要来自交感神经系统,然而也有一部分来自脑脊髓和副交感神经系统。副交感神经系统由来自第2、3、4骶神经的稀少纤维所组成,分布于子宫的两侧,然后进入宫颈神经节。交感神经系统经腹下丛进入盆腔,向两侧下行后,进入子宫阴道丛。上述两神经丛的神经供应子宫、膀胱和阴道的上部。有些神经支在肌肉纤维间终止,另一些则伴着血管进入子宫内膜。

交感神经和副交感神经两者都有运动神经和少许感觉神经纤维。交感神经使肌肉和血管收缩,而副交感神经则抑制血管收缩,使其扩张。

胸11、12交感神经中的运动神经纤维支配子宫体和宫底,来自子宫体和子宫底的感觉神经纤维伴交感神经纤维经腹下神经丛至胸11、12交感神经。

子宫平滑肌有自主节律活动,完全切除其神经后仍有节律收缩,还能完成分娩活动,临床上可见低位截瘫的产妇仍能顺利自然分娩。

(二)输卵管

输卵管为卵子与精子结合的场所及运送受精卵的管道。

1.形态

输卵管为自两侧子宫角向外伸展的管道,长8~14 cm。输卵管内侧与子宫角相连,走行于输卵管系膜上端,外侧1.0~1.5 cm(伞部)游离。根据形态不同,输卵管分为4个部分,分别如下所述。

(1)间质部:潜行于子宫壁内的部分,短而腔窄,长约1 cm。

(2)峡部:紧接间质部外侧,长2~3 cm,管腔直径约2 mm。

(3)壶腹部:峡部外侧,长5~8 cm,管腔直径6~8 mm。

(4)伞部:输卵管的最外侧端,游离,开口于腹腔,管口为许多须状组织,呈伞状,故名伞部。伞部长短不一,常为1~1.5 cm,有"拾卵"作用。

2.解剖组织学

输卵管由浆膜层、肌层及黏膜层组成。

(1)浆膜层:即阔韧带上缘腹膜延伸包绕输卵管而成。

(2)肌层:肌层为平滑肌,分外层、中层及内层。外层呈纵行排列;中层呈环行,与环绕输卵管的血管平行;内层又称固有层,从间质部向外伸展1 cm后,呈螺旋状。肌层有节奏地收缩可引起输卵管由远端向近端的蠕动。

(3)黏膜层:由单层高柱状上皮组成。黏膜上皮可分纤毛细胞、无纤毛细胞、楔状细胞及未分化细胞。4种细胞具有不同的功能:纤毛细胞的纤毛摆动有助于输送卵子;无纤毛细胞可分泌对过碘酸希夫染色阳性的物质(糖原或中性黏多糖),又称分泌细胞;楔形细胞可能为无纤毛细胞的前身;未分化细胞又称游走细胞,为上皮的储备细胞。

输卵管肌肉的收缩和黏膜上皮细胞的形态、分泌功能及纤毛摆动均受卵巢激素影响,有周期性变化。

(4)输卵管血供:输卵管无其命名的动脉。输卵管由子宫动脉上支(子宫体支)的分支(输卵管支)供血。

(5)输卵管淋巴回流:与卵巢淋巴回流相同。

(三)卵巢

卵巢是产生与排出卵子,并分泌雌激素和孕激素的性器官。

1.形态

卵巢呈扁椭圆形,位于输卵管的后下方。以卵巢系膜连接于阔韧带后叶的部位称卵巢门,卵巢血管与神经由此出入卵巢。卵巢的内侧(子宫端)以卵巢固有韧带与子宫相连,外侧(盆壁端)以卵巢悬韧带(骨盆漏斗韧带)与盆壁相连。青春期以前,卵巢表面光滑;青春期开始排卵后,表面逐渐变得凹凸不平,呈灰白色。体积随年龄不同而变异较大,生殖年龄女性卵巢约为 4 cm×3 cm×1 cm 大小,重 5～6 g,绝经后卵巢逐渐萎缩变小、变硬。

2.解剖组织学

卵巢的表面无腹膜覆盖。卵巢表层为单层立方上皮即表面上皮,其下为一层纤维组织,称卵巢白膜。白膜下的卵巢组织分皮质与髓质两部分:外层为皮质,其中含有数以万计的原始卵泡和发育程度不同的囊状卵泡,年龄越大,卵泡数越少,皮质层也变薄;髓质是卵巢的中心部,无卵泡,与卵巢门相连,含有疏松的结缔组织与丰富的血管与神经,并有少量平滑肌纤维与卵巢韧带相连接。

3.卵巢的血供

由卵巢动脉供血。卵巢动脉自腹主动脉分出,沿腰大肌向前向下行至盆腔,跨越输尿管与髂总动脉下段,随骨盆漏斗韧带向内横行,再经卵巢系膜进入卵巢内。进入卵巢前分出若干分支供应输卵管,其末梢在子宫角旁侧与子宫动脉上行的卵巢支相吻合。右侧卵巢静脉回流至下腔静脉,左侧卵巢静脉可回流至左肾静脉。

4.卵巢的淋巴回流

有 3 条通路:①经与卵巢骨盆漏斗韧带伴入卵巢淋巴管向上回流至腹主动脉旁淋巴结;②沿卵巢门淋巴管达髂内、髂外淋巴结,再经髂总淋巴结至腹主动脉旁淋巴结;③偶沿圆韧带入髂外及腹股沟淋巴结。

5.卵巢的神经支配

卵巢受交感神经和副交感神经支配。大部分交感神经来自伴同卵巢血管的神经丛,而小部分则来自围绕子宫动脉卵巢支的神经丛。卵巢还有丰富的无髓鞘神经纤维。这些神经纤维的大部分也是伴同血管的,仅仅是血管神经。其他部分则形成花环样,围绕正常的和闭锁的卵泡,并伸出许多细微的神经支。

(武芝红)

11

第二节　女性生殖内分泌调节

在脑部存在两个调节生殖功能的部位,即下丘脑和垂体。多年来的科学研究已揭示了下丘脑-垂体-卵巢激素的相互作用与女性排卵周期性的动态关系;这种动态关系涉及下丘脑-垂体生殖激素对卵巢功能的调节,以及卵巢激素对下丘脑-垂体分泌生殖激素的反馈调节,此为下丘脑-垂体-卵巢的内分泌调节轴。近年来的研究还发现垂体和卵巢的自分泌和旁分泌在卵巢功能的调节中起重要作用。

女性生殖周期若未受孕,则最明显的特征是周期性的子宫内膜脱落所引起的子宫周期性出血,称月经。因而,女性生殖周期也称月经周期。

一、中枢生殖调节激素

中枢生殖调节激素包括下丘脑和腺垂体分泌的与生殖调节有关的激素。

(一)下丘脑促性腺激素释放激素

1.化学结构

下丘脑促性腺激素释放激素化学结构由10个氨基酸(焦谷氨酸、组氨酸、色氨酸、丝氨酸、酪氨酸、甘氨酸、亮氨酸、精氨酸、脯氨酸及甘氨酸)组成。

2.产生部位及运输

促性腺激素释放激素主要是由下丘脑弓状核的促性腺激素释放激素神经细胞合成和分泌,称神经激素。促性腺激素释放激素神经元分泌的促性腺激素释放激素释放至下丘脑中央隆突的血管网,再经垂体门脉血管输送到腺垂体。

3.促性腺激素释放激素的分泌特点及生理作用

下丘脑促性腺激素释放激素的生理分泌称持续的脉冲式节律分泌,其生理作用为调节垂体促性腺激素卵泡刺激素(follicle-stimulating hormone,FSH)和黄体生成素(luteinizing hormone,LH)的合成和分泌。

4.促性腺激素释放激素分泌调控

促性腺激素释放激素的分泌受来自血流的激素信号的调节,如垂体促性腺激素和卵巢分泌的雌激素和孕激素的反馈调节,包括促进作用的正反馈和抑制作用的负反馈。控制下丘脑促性腺激素释放激素分泌的反馈有长反馈、短反馈和超短反馈。长反馈是指性腺分泌到循环中的性激素的反馈作用;短反馈是指垂体促性腺激素的分泌对下丘脑促性腺激素释放激素分泌的负反馈;超短反馈是指促性腺激素释放激素对其本身合成的抑制。另外,来自中枢神经系统更高中枢的信号还可以通过多巴胺、去甲肾上腺素、儿茶酚胺、内啡肽及5-羟色胺和褪黑素等一系列神经递质调节促性腺激素释放激素的分泌。

(二)垂体生殖激素

腺垂体分泌的直接与生殖调节有关的激素有促性腺激素和催乳素。

1.促性腺激素

促性腺激素包括FSH和LH,它们是由腺垂体促性腺激素细胞分泌的。FSH和LH均为由

α和β两个亚基组成的糖蛋白激素,LH 的分子量约为28 000,FSH 的分子量约为 33 000。FSH、LH、人绒毛膜促性腺激素和促甲状腺激素 4 种激素的α亚基完全相同,β亚基不同。α亚基和β亚基均为激素活性所必需的,单独的α亚基或β亚基不具有生物学活性,只有两者结合形成完整的分子结构才具有活性。

2.催乳素

主要由垂体前叶催乳素细胞合成分泌,催乳素细胞占垂体细胞总数的1/3~1/2。另外,子宫内膜的蜕膜细胞或蜕膜样间质细胞也可分泌少量的催乳素。催乳素能影响下丘脑-垂体-卵巢轴功能,正常水平的催乳素对卵泡的发育非常重要,但过高的催乳素水平会抑制促性腺激素释放激素、LH 和 FSH 的分泌,抑制卵泡的发育和排卵,导致排卵障碍。因此,高催乳素血症患者会出现月经稀发和闭经。

垂体催乳素的分泌主要受下丘脑分泌的激素或因子调控。多巴胺是下丘脑分泌的最主要的催乳素抑制因子,它与催乳素细胞上的 D_2 受体结合后发挥作用。多巴胺能抑制催乳素 mRNA 的表达、催乳素的合成及分泌,它是目前已知的最强的催乳素抑制因子。一旦下丘脑多巴胺分泌减少或下丘脑-垂体间多巴胺转运途径受阻,就会出现高催乳素血症。下丘脑分泌的催乳素释放因子包括促甲状腺激素释放激素、血管升压素、缩宫素等。促甲状腺激素释放激素能刺激催乳素信使 RNA(mRNA)的表达,促进催乳素的合成与分泌。原发性甲状腺功能减退者发生的高催乳素血症就与患者体内的促甲状腺激素释放激素升高有关。血管升压素和缩宫素对催乳素分泌的影响很小,可能不具有临床意义。

许多生理活动都可影响体内的催乳素水平。睡眠后催乳素分泌显著增加,直到睡眠结束,醒后分泌减少。一般说来,人体内催乳素水平在早晨 5:00~7:00最高,9:00~11:00 最低,下午较上午高。精神状态也影响催乳素的分泌,激动或紧张时催乳素分泌显著增加。另外,高蛋白饮食、性交和哺乳等也可使催乳素分泌增加。

二、卵巢生理周期及调节

(一)卵泡的发育

近年来随着生殖医学的发展,人们对卵泡发育的过程有了进一步的了解。目前认为卵泡的发育成熟过程跨越的时间很长,仅从有膜的无腔卵泡发育至成熟卵泡就需要 85 天。

原始卵泡直径约 30 μm,由 1 个卵母细胞和 1 层扁平颗粒细胞组成。新生儿两侧卵巢内共有100 万~200 万个原始卵泡,青春期启动时有 20 万~40 万个原始卵泡。性成熟期每月有 1 个卵泡发育成熟,女性一生中共有 400~500 个原始卵泡最终发育成成熟卵泡。

初级卵泡是由原始卵泡发育而来的,直径>60 μm,此期的卵母细胞增大,颗粒细胞也由扁平形变为立方形,但仍为单层。初级卵泡的卵母细胞和颗粒细胞之间出现了一层含糖蛋白膜,称为透明带。透明带是由卵母细胞和颗粒细胞共同分泌形成的。初级卵泡进一步发育,形成次级卵泡。次级卵泡的直径<120 μm,由卵母细胞和多层颗粒细胞组成。初级卵泡和次级卵泡均属无腔卵泡。随着次级卵泡的进一步发育,卵泡周围的间质细胞生长分化成卵泡膜,卵泡膜分为内泡膜层和外泡膜层 2 层。Gougen 根据卵泡膜内层细胞和颗粒细胞的生长,把有膜卵泡的生长分成以下 8 个等级:次级卵泡在第一个月经周期的黄体期进入第 1 级,1 级卵泡仍为无腔卵泡。约 25 天后在第 2 个月经周期的卵泡期发育成 2 级卵泡,此时颗粒细胞间积聚的卵泡液增加融合成卵泡腔,因此这种卵泡被称为窦腔卵泡,从此以后的卵泡均为窦腔卵泡。卵泡液中含有丰富的类固醇激素、促性腺激素

和生长因子,它们对卵泡的发育具有极其重要的意义。20天后在黄体期末转入第3级,14天后转入第4级,4级卵泡直径约 2 mm。10天后,在第 3 个月经周期的黄体晚期转入第5级。5级卵泡为卵泡募集的对象,被募集的卵泡从此进入第 6、7、8 级,每级之间间隔 5 天。

1.初始募集

静止的原始卵泡进入到卵泡生长轨道的过程称为初始募集,初始募集的具体机制尚不清楚。目前认为静止的原始卵泡在卵巢内同时受到抑制因素和刺激因素的影响,当刺激因素占上风时就会发生初始募集。FSH 水平升高可导致初始募集增加,这说明 FSH 能刺激初始募集的发生。但是原始卵泡上没有 FSH 受体,因此 FSH 对初始募集的影响可能仅仅是一种间接影响。

一些局部生长因子在初始募集的启动中可能起关键作用,如生长分化因子-9 和 kit 配体等。生长分化因子-9 是转化生长因子/激活素家族中的一员,它由卵母细胞分泌,对大鼠的初始募集至关重要。生长分化因子-9 发生基因突变时,大鼠的原始卵泡很难发展到初级卵泡。kit 配体是由颗粒细胞分泌的,它与卵母细胞和颗粒细胞上的 kit 受体结合。kit 配体是初始募集发生的关键因子之一。

2.营养生长阶段

从次级卵泡到 4 级卵泡的生长过程很缓慢,次级卵泡及其以后各期卵泡的颗粒细胞上均有 FSH、雌激素和雄激素受体。泡膜层也是在次级卵泡期形成,泡膜细胞上有 LH 受体。由于卵泡上存在促性腺激素受体,所以促性腺激素对该阶段的卵泡生长也有促进作用。

不过促性腺激素对该阶段卵泡生长的影响较小。即使没有促性腺激素的影响,卵泡也可以发展成早期窦腔卵泡。与促性腺激素水平正常时的情况相比,缺乏促性腺激素时卵泡生长得更慢,生长卵泡数更少。

由于该阶段卵泡的生长对促性腺激素的依赖性很小,可能更依赖卵巢的局部调节,如胰岛素样生长因子和转化生长因子-β 等,因此该阶段被称为营养生长阶段。

3.周期募集

在黄体晚期,生长卵泡发育成直径 2～5 mm 的 5 级卵泡。绝大部分 5 级卵泡会发生闭锁,只有少部分 5 级卵泡在促性腺激素(主要是 FSH)的作用下,可以继续生长发育并进入到下一个月经周期的卵泡期。这种少部分 5 级卵泡被募集到继续生长的轨道的过程,就称为周期募集。

4 级卵泡以后的各级卵泡的生长对促性腺激素的依赖很大,如果促性腺激素水平比较低,这些卵泡将发生闭锁。另外,雌激素也能促进这些卵泡的生长,因此雌激素有抗卵泡闭锁的作用。在青春期前也有卵泡生长,但是由于促性腺激素水平低,这些生长卵泡在周期募集发生前都闭锁了。在青春期下丘脑-垂体-卵巢轴被激活,促性腺激素分泌增加,周期募集才成为可能。

在黄体晚期,黄体功能减退,雌、孕激素水平下降,促性腺激素水平轻度升高。在升高的促性腺激素的作用下,一部分 5 级卵泡被募集,从而可以继续生长。由此可见,周期募集的关键因素是促性腺激素。

4.促性腺激素依赖生长阶段

周期募集后的卵泡的生长依赖促性腺激素,目前认为 5 级以后卵泡的生长都需要 1 个最低水平的 FSH,即阈值。只有 FSH 水平达到或超过阈值时,卵泡才能继续生长,否则卵泡将闭锁。因此 5 级及其以后的卵泡生长阶段被称为促性腺激素依赖生长阶段。雌激素对该阶段卵泡的生长也有促进作用,雌激素可使卵泡生长所需的 FSH 阈值水平降低。

5.优势卵泡的选择

周期募集的卵泡有多个,但是最终只有 1 个卵泡发育为成熟卵泡并发生排卵。这个将来能排卵的卵泡被称为优势卵泡,选择优势卵泡的过程称为优势卵泡的选择。

优势卵泡的选择发生在卵泡早期(月经周期的第5～7天)。目前认为优势卵泡的选择与雌激素的负反馈调节有关,优势卵泡分泌雌激素的能力强,其卵泡液中的雌激素水平高。一方面,雌激素能在卵泡局部协同FSH,促进颗粒细胞的生长,提高卵泡对FSH的敏感性;另一方面,雌激素对垂体FSH的分泌具有负反馈抑制作用,使循环中的FSH水平下降。卵泡中期,随着卵泡的发育和雌激素分泌的增加,FSH分泌减少。优势卵泡分泌雌激素能力强,对FSH敏感,因此其生长对FSH的依赖较小,可继续发育。分泌雌激素能力低的卵泡,其卵泡液中的雌激素水平低,对FSH不敏感,生长依赖于高水平的FSH,FSH水平下降时它们将闭锁。

6.排卵

成熟卵泡直径可达20 mm以上。成熟卵泡破裂,卵母细胞排出,这个过程称为排卵。排卵发生在卵泡晚期,此时雌二醇水平迅速上升并达到峰值,该峰值水平可达350 pg/mL以上。高水平的雌二醇对下丘脑-垂体产生正反馈,诱发垂体LH峰性分泌,形成LH峰。LH峰诱发排卵,在LH峰出现36小时后发生排卵。

排卵需要孕酮和前列腺素。排卵前的LH峰诱导颗粒细胞产生孕激素受体,孕激素受体缺陷者存在排卵障碍,这说明孕激素参与排卵的调节。排卵前的LH峰激活环氧合酶的基因表达,环氧合酶合成增加,前列腺素生成增多。前列腺素缺乏会导致排卵障碍,这说明前列腺素也参与排卵的调节。

LH峰激活卵丘细胞和颗粒细胞内的透明质酸酶的基因表达,透明质酸酶的增加使卵丘膨大,目前认为卵泡膨大是排卵的必要条件之一。LH峰还激活溶酶体酶,在溶酶体酶的作用下排卵斑形成。孕激素的作用是激活排卵相关基因的转录,前列腺素参与排卵斑的形成过程。排卵斑破裂是蛋白水解酶作用的结果,这些酶包括纤溶酶原激活物和基质金属蛋白酶等。

7.卵泡闭锁

在每一个周期中都有许多卵泡生长发育。但是,最终每个月只有一个卵泡发育为成熟卵泡并排卵,其余的绝大多数(99.9%)卵泡都闭锁了。在卵泡发育的各个时期都可能发生卵泡闭锁。卵泡闭锁属于凋亡范畴,一些生长因子和促性腺激素参与其中。

(二)卵母细胞的变化

在卵泡发育的过程中,卵母细胞也发生了重大变化。随着卵泡的增大,卵母细胞的体积也不断增大。原始卵泡的卵母细胞为处于减数分裂前期的初级卵母细胞,LH峰出现后进入到减数分裂中期,排卵前迅速完成第一次减数分裂,形成两个子细胞,即次级卵母细胞和第一极体。次级卵母细胞很快进入到减数分裂中期,且停止于该期。直到受精后才会完成第二次减数分裂。

(三)卵泡发育的调节

FSH是促进卵泡发育的主要因子之一,窦前期卵泡和窦腔卵泡的颗粒细胞膜上均有FSH受体,FSH本身能上调FSH受体的基因表达。FSH能刺激颗粒细胞的增殖,激活颗粒细胞内的芳香化酶。另外FSH还能上调颗粒细胞上LH受体的基因表达。LH受体分布于卵泡膜细胞和窦期卵泡的颗粒细胞上,它对卵泡的生长发育也很重要。LH的主要作用是促进卵泡膜细胞合成雄激素,而雄激素是合成雌激素的前体。

雌激素参与卵泡生长发育各个环节的调节,颗粒细胞和卵泡膜细胞均为雌激素的靶细胞。雌激素能刺激颗粒细胞的有丝分裂,促进颗粒细胞FSH受体和卵泡膜细胞上LH受体的基因表达。雌激素在窦腔形成和优势卵泡选择的机制中居重要地位。雄激素在卵泡发育中的作用目前尚不清楚,但临床上有证据提示,雄激素过多可导致卵泡闭锁。

15

(四)卵巢的自分泌/内分泌

卵泡内还有许多蛋白因子,如抑制素、激活素、胰岛素样生长因子(insulin-like growth factor,IGF)等,它们也参与卵泡发育的调节,但是具体作用还有待研究。

1.抑制素、激活素和卵泡抑制素

抑制素、激活素和卵泡抑制素属同一家族的肽类物质,由颗粒细胞在 FSH 作用下产生。抑制素是抑制垂体 FSH 分泌的重要因子。激活素的作用是刺激 FSH 释放,在卵巢局部起增强 FSH 的作用。卵泡抑素具有抑制 FSH 活性的作用,此作用可能通过与激活素的结合实现。

抑制素是由 α、β 两个亚单位组成,其中 β 亚单位主要有两种,即 β_A 和 β_B。α 亚单位和 β_A 亚单位组成的抑制素称为抑制素 A($\alpha\beta_A$),α 亚单位和 β_B 亚单位组成的抑制素称为抑制素 B($\alpha\beta_B$)。激活素是由构成抑制素的 β 亚单位两两结合而成,由两个 β_A 亚单位组成的称为激活素 A($\beta_A\beta_A$),由两个 β_B 亚单位组成的称为激活素 B($\beta_B\beta_B$),由 1 个 β_A 亚单位和 1 个 β_B 亚单位组成的称为激活素 AB($\beta_A\beta_B$)。近年来又有一些少见的 β 亚单位被发现,目前尚不清楚它们的分布和作用。

在整个卵泡期抑制素 A 水平都很低,随着 LH 的出现,抑制素 A 的水平也开始升高,黄体期达到峰值,其水平与孕酮水平一致。黄体晚期抑制素水平很低,此时 FSH 水平升高,5 级卵泡募集。卵泡早期,FSH 水平升高,激活素和抑制素 B 水平也升高。卵泡中期抑制素 B 达到峰值,此时由于卵泡的发育和抑制素 B 水平的升高,FSH 水平下降,因此发生了优势卵泡的选择。优势卵泡主要分泌抑制素 A。排卵后,黄体形成,黄体主要分泌激活素 A 和抑制素 A。因此卵泡晚期和黄体期抑制素 B 水平较低。绝经后,卵泡完全耗竭,抑制素分泌也停止。除卵巢外,体内其他一些组织器官也分泌激活素,因此绝经后妇女体内的激活素水平没有明显的变化。由于抑制素 B 主要由早期卵泡分泌,因此它可以作为评估卵巢储备功能的指标。同样的道理,抑制素 A 可以作为评估优势卵泡发育情况的指标。

2.IGF

IGF 为低分子量的单链肽类物质,其结构和功能与胰岛素相似,故 IGF。IGF 有 2 种:IGF-Ⅰ和 IGF-Ⅱ。循环中的 IGF-Ⅰ由肝脏合成(生长激素依赖),通过循环到达全身各组织发挥生物效应。近年来,大量研究表明,体内多数组织能合成 IGF-Ⅰ,其产生受到生长激素或器官特异激素的调节。卵巢产生的 IGF 量仅次于子宫和肝脏。在卵巢中,IGF 产生于卵泡颗粒细胞和卵泡膜细胞,促性腺激素对其产生具有促进作用。

IGF 对卵巢的作用已经阐明,IGF 受体在人卵巢的颗粒细胞和卵泡膜细胞均有表达。已证明 IGF-Ⅰ具有促进促性腺激素对卵泡膜和颗粒细胞的作用,包括颗粒细胞增殖、芳香化酶活性、LH 受体合成及抑制素的分泌。IGF-Ⅱ对颗粒细胞有丝分裂也有刺激作用。在人类颗粒细胞中,IGF-Ⅰ协同 FSH 刺激蛋白合成和类固醇激素合成。在颗粒细胞上出现 LH 受体时,IGF-Ⅰ能提高 LH 的促孕酮合成作用及刺激颗粒细胞黄体细胞的增殖。IGF-Ⅰ与 FSH 协同促进排卵前卵泡的芳香化酶活性。因此,IGF-Ⅰ对卵巢雌二醇和孕酮的合成均具有促进作用。另外,IGF-Ⅰ的促卵母细胞成熟和促受精卵卵裂的作用在动物试验中得到证实;离体试验表明 IGF-Ⅰ对人未成熟卵具有促成熟作用。

有 6 种 IGF 结合蛋白,即 IGFBP-1 到 IGFBP-6,其作用是与 IGF 结合,调节 IGF 的作用。游离状态的 IGF 具有生物活性,与 IGF 结合蛋白的 IGF 无生物活性。另外,IGF 结合蛋白对细胞还具有与生长因子无关的直接作用。卵巢局部产生的 IGF 结合蛋白其基本功能是通过在局部与 IGF 结合,从而降低 IGF 的活性。

IGF 的局部活性还可受到蛋白水解酶的调节,蛋白水解酶可调节 IGF 结合蛋白的活性。雌激素占优势的卵泡液中 IGFBP-4 浓度非常低;相反雄激素占优势的卵泡液中有高浓度的 IGFBP-4;蛋白水解酶可降低 IGF 结合蛋白的活性及提高 IGF 的活性,这是保证优势卵泡正常发育的另一机制。

3.卵母细胞成熟抑制因子

卵母细胞成熟抑制因子由颗粒细胞产生,具有抑制卵母细胞减数分裂的作用,卵丘的完整性是其活性的保证,LH 排卵峰能克服或解除其抑制作用。

4.内皮素

内皮素-1 是肽类物质,产生于血管内皮细胞;具有抑制 LH、促进孕酮分泌的作用。

(五)黄体

排卵后卵泡壁塌陷,卵泡膜内的血管和结缔组织伸入到颗粒细胞层。在 LH 的作用下,颗粒细胞继续增大,空泡化,积聚黄色脂质,形成黄色的实体结构,称为黄体。颗粒细胞周围的卵泡膜细胞也演化成卵泡膜黄体细胞,成为黄体的一部分。如不受孕,黄体仅维持 14 天,以后逐渐被结缔组织取代,形成白体。受孕后黄体可维持 6 个月,以后也将退化成白体。

LH 是黄体形成的关键因素,研究表明它对黄体维持也有重要的意义。在黄体期,黄体细胞膜上的 LH 受体数先进行性增加,以后再减少。但是即使在黄体晚期,黄体细胞上也含有大量的 LH 受体。缺少 LH 时,孕酮分泌会明显减少。

在非孕期,黄体的寿命通常只有 14 天。非孕期黄体退化的机制目前尚不清楚,用 LH 及其受体的变化无法解释。有学者认为可能与一些调节细胞凋亡的基因有关。

(六)下丘脑-垂体-卵巢轴激素的相互关系

下丘脑-垂体-卵巢轴是一个完整而协调的神经内分泌系统。下丘脑通过分泌促性腺激素释放激素控制垂体 LH 和 FSH 的释放,从而控制性腺发育和性激素的分泌;卵巢在促性腺激素作用下,发生周期性排卵并伴有卵巢雌激素、孕激素分泌的周期性变化;而卵巢雌激素和孕激素分泌的周期性变化对中枢生殖调节激素的合成和分泌又具有反馈调节作用,从而使循环中 LH 和 FSH 呈密切相关的周期性变化。

雌、孕激素反馈作用于中枢使下丘脑促性腺激素释放激素和垂体促性腺激素合成或分泌增加,称正反馈;反之使下丘脑促性腺激素释放激素和垂体促性腺激素合成或分泌减少,称负反馈。

循环中当雌激素低于 200 pg/mL 时对垂体 FSH 的分泌起抑制作用(负反馈)。在卵泡期,随卵泡发育,由于卵巢分泌雌激素的增加,垂体释放 FSH 受到抑制,使循环中 FSH 下降。当卵泡接近成熟,卵泡分泌雌激素使循环中雌激素达到高峰,当循环中雌激素浓度达到或高于 200 pg/mL 时,即刺激下丘脑促性腺激素释放激素和垂体 LH、FSH 大量释放(正反馈),形成循环中的 LH、FSH 排卵峰。然后成熟卵泡在 LH、FSH 排卵峰的作用下排卵,继之黄体形成。卵巢不仅分泌雌激素,还分泌孕酮。黄体期无论是垂体 LH 和 FSH 的释放还是合成均受到抑制作用,循环中 LH、FSH 下降,卵泡发育受限制;黄体萎缩时,循环中雌激素和孕激素水平下降。由此可见,下丘脑-垂体-卵巢轴分泌的激素的相互作用是女性生殖周期运转的机制,卵巢是调节女性生殖周期的重要环节。若未受孕,卵巢黄体萎缩,致使子宫内膜失去雌、孕激素的支持而萎缩、坏死,引起子宫内膜脱落和出血。因此月经来潮是一个生殖周期生殖的失败及一个新的生殖周期开始的标志。

（肖　楠）

第二章

女性生殖系统炎症

第一节 外 阴 炎

外阴与阴道、尿道、肛门相毗邻,经常受到阴道分泌物、经血、尿液和粪便的刺激,若不注意局部清洁,常诱发外阴皮肤与黏膜的炎症。

一、非特异性外阴炎

凡由一般化脓性细菌引起的外阴炎称为非特异性外阴炎,大多为混合性细菌感染,常见病原菌有金黄色葡萄球菌、乙型溶血性链球菌、大肠埃希菌、变形杆菌、厌氧菌等。临床上可分为单纯性外阴炎、毛囊炎、外阴脓疱病、外阴疖病、蜂窝织炎及汗腺炎等。

(一)单纯性外阴炎

1.病因

当宫颈或阴道发炎时,阴道分泌物流出刺激外阴可引起外阴炎;穿着透气性差的化纤内裤、外阴皮肤经常湿润或尿瘘、粪瘘患者外阴长期被尿液、大便浸渍均可继发感染而导致外阴炎。

2.临床表现

炎症多发生于小阴唇内、外侧或大阴唇甚至整个外阴部,急性期表现为外阴发红、肿胀、灼热、疼痛,亦可发生外阴糜烂、表皮溃疡或成片湿疹样变。有时并发腹股沟淋巴结肿大、压痛。慢性患者由于长期刺激可出现皮肤增厚、粗糙、皲裂,有时呈苔藓化或色素减退。

3.治疗

(1)去除病因:积极治疗宫颈炎、阴道炎;改穿棉质内裤;有尿瘘或粪瘘者行修补术;糖尿病尿液刺激引起的外阴炎则应治疗糖尿病。

(2)局部用药:1∶5 000高锰酸钾温热水坐浴,每天2次,清洁外阴后涂1%硫酸新霉素软膏或金霉素软膏。

(3)物理疗法:红外线、微波或超短波局部治疗,均有一定的疗效。

(二)外阴毛囊炎

1.病因

外阴毛囊炎为细菌侵犯毛囊及其所属皮脂腺引起的急性化脓性感染。病原体多为金黄色葡

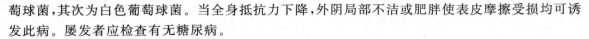

萄球菌,其次为白色葡萄球菌。当全身抵抗力下降,外阴局部不洁或肥胖使表皮摩擦受损均可诱发此病。屡发者应检查有无糖尿病。

2.临床表现

最初出现一个红、肿、痛的小结节,逐渐增大,呈锥状隆起,数天后结节中央组织坏死变软,出现黄色小脓栓,再过数天脓栓脱落,排出脓液,炎症逐渐消退,但常反复发作。

3.治疗

(1)保持外阴清洁,勤换内裤,勤洗外阴,避免进食辛辣食物或饮酒。

(2)出疹较广泛时,可口服头孢类大环内酯类抗生素。已有脓疱者,可用消毒针刺破,并局部涂上1%新霉素软膏或2%莫匹罗星软膏。

(三)外阴疖病

1.病因

由金黄色葡萄球菌或白色葡萄球菌引起。屡发者应检查有无糖尿病。

2.临床表现

开始时毛囊口周围皮肤轻度充血肿痛,逐渐形成高于周围皮肤的紫红色硬结,皮肤表面紧张,有压痛,硬结边缘不清楚,常伴腹股沟淋巴结肿大;以后疖肿中央变软,表面皮肤变薄,并有波动感,继而中央顶端出现黄白色点,不久溃破,脓液排出后,疼痛减轻,红肿消失,逐渐愈合。

3.治疗

保持外阴清洁,早期用1:5 000高锰酸钾温热水坐浴后涂敷抗生素软膏,以促使炎症消散或局限化,亦可用红外线照射以促使疖肿软化。有明显炎症或发热者应口服抗生素,有人主张用青霉素$(2\sim4)\times10^5$ U溶于0.5%普鲁卡因10~20 mL做封闭治疗,封闭时应在疖肿边缘外2~3 cm处注射。当疖肿变软,有波动感时,应切开引流。切口要适当大,以便脓液及坏死组织能顺利排出。但切忌挤压,以免炎症扩散。

(四)外阴急性蜂窝织炎

1.病因

外阴急性蜂窝织炎为外阴皮下、筋膜下、肌间隙或深部蜂窝组织的一种急性弥漫性炎症。致病菌以溶血性链球菌为主,其次为金黄色葡萄球菌及厌氧菌。炎症由皮肤或软组织损伤引起。

2.临床表现

特点是病变不易局限化,迅速扩散,与正常组织无明显界限。表浅的急性蜂窝织炎局部明显红肿、剧痛,并向四周扩大,病变中央常因缺血而坏死。深部的蜂窝织炎,局部红肿不明显,只有局部水肿和深部压痛,疼痛较轻,但病情较严重,有高热、寒战、头痛、全身乏力、白细胞计数升高,压迫局部偶有捻发音。蜂窝组织和筋膜有坏死,以后可有进行性皮肤坏死,脓液恶臭。

3.治疗

早期采用头孢类或青霉素类抗生素口服或静脉滴注。局部可采用热敷或中药外敷,若不能控制,应多处切开引流(切忌过早引流),去除坏死组织,伤口用3%过氧化氢溶液冲洗和湿敷。

(五)外阴汗腺炎

1.病因

青春期外阴部汗腺分泌旺盛,分泌物黏稠,加上继发性葡萄球菌或链球菌感染,致使腺管堵塞导致外阴汗腺炎。

2.临床表现

外阴部有多个瘙痒的皮下小结节,若不及时治疗则会形成脓疱,最后穿破。

3.治疗

保持外阴清洁,宣传教育了解外阴清洁的重要性,避免穿尼龙内裤。早期治疗可用1:5 000高锰酸钾液温热坐浴,每天2~3次。外阴清洁后保持干爽。严重时口服或肌内注射抗生素,形成脓疱时切开排脓。

二、婴幼儿外阴炎

(一)病因

由于婴幼儿卵巢功能尚未成熟,外阴发育较差,自我防御机制不健全,因而外阴易受到各种病原体感染导致婴幼儿外阴炎。常见病原体为大肠埃希菌、葡萄球菌、链球菌、淋病奈瑟菌、假丝酵母、滴虫或蛲虫等。传播方式为母亲或保育员的手、衣物、毛巾、浴盆等间接传播;也可由于自身大便污染或外阴不洁等。

(二)临床表现

局部皮肤红肿、疼痛或瘙痒致使婴幼儿烦躁不安及哭闹。检查发现外阴、阴蒂部红肿,尿道口或阴道口充血、水肿或破溃,严重时可致小阴唇粘连,因阴唇粘连覆盖尿道口,尿液由粘连部上方或下方裂隙排出,婴幼儿排尿时因尿液刺激致使疼痛加重而哭闹。

(三)治疗

(1)注意卫生,不穿开裆裤,减少外阴受污染机会。婴幼儿大小便后尤其大便后应清洗外阴,避免用刺激性强的肥皂。清洁外阴后撒布婴儿浴粉或氧化锌粉,以保持外阴干燥。

(2)急性炎症时,用1:5 000高锰酸钾液坐浴,每天2~3次。坐浴后擦干外阴,可选用下列药物涂敷:①40%紫草油纱布;②炉甘石洗剂;③15%氧化锌粉;④瘙痒明显者可用10%氢化可的松软膏。

(3)阴唇粘连时,粘连处可用两大拇指将两侧阴唇向外、向下轻轻按压使粘连分离。分离后创面用40%紫草油涂敷,以免再度粘连,也可涂擦0.1%雌激素软膏。

(4)口服或静脉滴注抗生素治疗。

三、老年性外阴炎

(一)病因

绝经后,雌激素水平明显降低,外阴脂肪减少,大小阴唇变平,皮肤变薄,弹性消失,阴毛稀疏,腺体减少,容易出现老年性外阴炎。

(二)临床表现

外阴因干枯发痒而搔抓,抓破后易导致感染,轻度摩擦均会引起外阴皮肤损伤。若外阴萎缩范围达肛门周围,导致肛门括约肌张力降低而发生轻度大便失禁,亦可因粪便污染而致炎症。

(三)治疗

保持外阴清洁。外阴瘙痒时可用氢化可的松软膏外涂以缓解瘙痒,而且软膏的润滑作用可使皮肤不会因干燥而发生磨损。症状严重者,如无禁忌证可给予雌激素治疗,口服倍美力0.625 mg,每晚1次,亦可用倍美力阴道软膏局部涂搽。

四、慢性肥厚性外阴炎

(一)病因

慢性肥厚性外阴炎又称外阴象皮肿。病原体为丝虫。其微丝蚴寄生于外阴淋巴系统中,引起淋巴管炎性阻塞,导致皮肤增厚。

(二)临床表现

外阴部皮肤(阴蒂、大小阴唇)呈局限性或弥漫性增厚,表面粗糙,有时凹凸不平呈结节状、乳头状或疣状。因外阴皮肤肥厚肿大,导致患者坐立不安、大小便困难、性生活受影响。病变局部瘙痒,抓破后容易引起继发性感染,出现溃疡、渗液、疼痛等。患者可有丝虫感染史或乳糜尿。

(三)治疗

乙胺嗪,4～6 mg/kg,每天 3 次,7 天为 1 个疗程,也有人主张用短程疗法,即每天 1.5 g 分 2 次口服,连服 2 天。局部病灶要注意干燥清洁,预防继发性感染,病灶增大及肥厚严重者,可考虑手术切除。

五、前庭大腺炎

(一)病因

前庭大腺为一对管泡状结构的腺体,位于两侧大阴唇下 1/3 深部,腺管开口于处女膜与小阴唇之间。因解剖部位的特点,在性交、流产、分娩等情况污染外阴时,病原体易侵入引起前庭大腺炎。炎症一般发生于生育年龄妇女。病原体多为金黄色葡萄球菌、大肠埃希菌、厌氧菌(类杆菌)或淋病奈瑟菌等混合感染。

(二)临床表现

前庭大腺炎可分为 3 种类型:前庭大腺导管炎、前庭大腺脓肿和前庭大腺囊肿。

1.前庭大腺导管炎

初期感染阶段多为导管炎,局部红肿、疼痛及性交痛,检查可见患侧前庭大腺开口处呈白色小点,有明显压痛。

2.前庭大腺脓肿

导管开口处闭塞,脓性分泌物不能排出,积聚于导管及腺体中,并逐渐扩大形成前庭大腺脓肿。脓肿直径达 3～6 cm,多为单侧,局部有红肿热痛,皮肤变薄,触痛明显,有波动感,脓肿继续增大,壁薄,可自行破溃,症状随之减轻,若破口小,脓液引流不畅,症状可反复发作。全身症状可有发热,白细胞计数增高,患侧腹股沟淋巴结肿大。

3.前庭大腺囊肿

前庭大腺导管因非特异性炎症阻塞,使腺体内分泌物积聚,形成囊性扩张所致,但腺体无炎症。小者长期存在而无自觉症状,大者囊肿阻塞阴道口,导致患者行动不便,有肿胀感。检查可见大阴唇下方有囊性块物,椭圆形,肿物大小不等,囊肿内含清澈透明液体,感染时可呈脓性。

(三)治疗

1.前庭大腺导管炎

多卧床休息;口服青霉素类、头孢菌素类、喹诺酮类抗生素;局部可用 1∶5 000 高锰酸钾液坐浴。

2.前庭大腺脓肿

待脓肿成熟有波动感时行切开引流术。消毒外阴后,在脓肿表面皮肤最薄处(大阴唇内侧)

做一半弧形切口,切口不宜过小,便于脓液充分引流排出,术后应置纱条于脓腔内引流,防止切口过早闭合。切开引流术后症状可迅速消除,但愈合后有可能反复发作,故可在炎症消除后,行前庭大腺摘除术。

3.前庭大腺囊肿

有感染时,按前庭大腺脓肿处理。无继发感染,则可行囊肿造口术。于大阴唇内侧皮肤与黏膜交界处行半弧形切口,剪去菱形状黏膜及囊壁一小块,然后将黏膜与囊壁间断缝合。由于前庭大腺开口未闭塞,故腺体仍有正常分泌功能。亦可采用 CO_2 激光造口术,复发率较低。

六、外阴前庭炎

外阴前庭炎为一慢性持续性临床综合征,其特点为外阴前庭部发红,性交时阴道口有剧痛不适,或触摸、压迫前庭时局部疼痛。

(一)病因

尚不清楚。可能与感染尤其是人乳头瘤病毒(HPV)感染、尿中尿酸盐刺激以及心理因素有关。

(二)临床表现

好发于性生活活跃的妇女。主要症状为性交时阴道口剧痛或长期阴道口处烧灼感,可伴有尿痛、尿频,严重者导致性交畏惧感。检查见前庭部充血、肿胀,压痛明显。

(三)治疗

由于病因不明,治疗效果不理想。对症状较轻者,可采用药物治疗;对病变严重或药物治疗无效者,可采用手术治疗。

1.药物治疗

1：5 000 高锰酸钾温水坐浴,性交前液状石蜡润滑前庭部,1%氢化可的松或 0.025%氟轻松软膏局部外涂,亦可同时应用 2%～5%利多卡因溶液外涂。近年报道前庭局部黏膜下注射 α-干扰素有一定疗效,有效率为 50%。

2.手术治疗

切除前庭部疼痛处黏膜层,然后潜行游离部分阴道黏膜予以覆盖。前庭大腺开口处被切除后仍能自行重建。

七、外阴接触性皮炎

(一)病因

外阴皮肤直接接触某些刺激性物质或变应原而发生的炎症,如接触消毒剂、卫生巾、肥皂、阴茎套、紧身内裤等。

(二)临床表现

外阴接触刺激物或变应原后,局部有灼热感、疼痛、瘙痒,检查见皮肤潮红、皮疹、水肿、水疱甚至坏死、溃疡。

(三)治疗

去除病因,避免用刺激性物质。可口服赛庚啶、阿司咪唑或肾上腺皮质激素,局部用 3%硼酸溶液冲洗后,涂抹炉甘石洗剂。若有继发感染时,可给予 1%新霉素软膏涂抹。

(姚盼盼)

第二节 阴 道 炎

女性阴道及其特定的菌群共同形成了一个巧妙的平衡生态体系,当此平衡被破坏时,即可导致阴道炎。改变阴道生态平衡的药物和其他因素有抗生素、激素、避孕药、阴道冲洗、阴道用药、性交、性传播疾病、紧张和多性伴侣等。

阴道内主要需氧菌有革兰阳性乳酸杆菌、类白喉杆菌、革兰阳性表皮葡萄球菌、链球菌、肠球菌和革兰阴性大肠埃希菌及阴道杆菌。主要厌氧菌有革兰阳性消化球菌属及消化链球菌属、革兰阴性类杆菌属、梭状芽孢杆菌。除细菌外尚有衣原体、支原体、病毒、原虫、真菌等。

阴道炎主要病因:①外阴阴道假丝酵母病;②滴虫性阴道炎;③细菌性阴道病;④老年性阴道炎;⑤阿米巴性阴道炎;⑥婴幼儿阴道炎;⑦过敏性阴道炎。

一、外阴阴道假丝酵母病

外阴阴道假丝酵母病是由假丝酵母引起的一种常见外阴阴道炎,约75%妇女一生中至少患过1次外阴阴道假丝酵母病。

(一)病因

假丝酵母呈卵圆形,有芽生孢子及细胞发芽伸长而形成的假菌丝,80%～90%病原体为白色假丝酵母,10%～20%为光滑假丝酵母、近平滑假丝酵母、热带假丝酵母等。假丝酵母系阴道内常驻菌种,也可由肠道传染来,其繁殖、致病、发病取决于宿主抵抗力以及阴道内环境的变化。当阴道内糖原增多,酸度增高时,最适宜假丝酵母繁殖而引起炎症。妊娠、避孕药、抗生素、激素和免疫抑制剂的使用均有利于假丝酵母繁殖,阴道和子宫颈有病理改变时,假丝酵母发病率亦增高,肥胖及甲状旁腺、甲状腺和肾上腺功能减退等均影响假丝酵母的繁殖和生长且与发病有关,亦与大量雌激素应用、糖尿病、穿紧身化纤内裤、性交过频、性传播、偏嗜甜食有关。

(二)临床表现

主要表现为外阴阴道瘙痒,严重时抓破外阴皮肤,可有外阴烧灼感、阴道痛、性交疼痛及排尿灼热感,排尿或性交可使症状加剧,阴道分泌物增多,典型的白带为白色豆渣样,稠厚,无臭味。

检查时可见阴道黏膜被白色膜状豆渣样分泌物覆盖,擦除后见黏膜充血、水肿或为表浅糜烂面,外阴因搔抓或分泌物刺激可出现抓痕、表皮剥脱、肿胀和红斑。

(三)诊断

典型病例不难诊断,若在分泌物中找到假丝酵母的芽孢及菌丝即可确诊。检查时可用悬滴法(加1滴生理盐水或10%氢氧化钾)在显微镜下找芽孢和假菌丝。若有症状而多次检查阴性时,可改用培养法。顽固病例应检查尿糖,必要时查血糖,并详细询问有无服用大量皮质激素和长期应用抗生素的病史,以寻找发病的可能诱因。

(四)治疗

1.去除诱因

及时了解存在的诱因并及时消除,如停服广谱抗生素、雌激素等。合并糖尿病时要同时予以治疗,宜选用棉质内裤,患者的毛巾、内裤等衣物要隔离洗涤,用开水烫,以免传播。假丝酵母培养阳性但无症状者无须治疗,因为 10%～20% 妇女阴道内有假丝酵母寄生。

2.改变阴道酸碱度

假丝酵母在 pH 5.5～6.5 环境下最适宜生长繁殖,因此可改变阴道酸碱度造成不利于其生长的环境。方法是用碱性溶液如 2%～4% 碳酸氢钠溶液冲洗阴道或坐浴,每天 2 次,10 天为1 个疗程。

3.药物治疗

(1)制霉菌素栓(米可定泡腾阴道片):每枚 1×10^5 U,每晚置阴道内 1 枚,10～14 天为 1 个疗程,怀疑系肠道假丝酵母传播致病者,应口服制霉菌素片剂,每次$(5～10) \times 10^5$ U,每天 3 次,7～10 天为 1 个疗程,以消灭自身的感染源。

(2)咪唑类药物:包括布康唑、咪康唑、克霉唑、酮康唑、益康唑、伊曲康唑、特康唑、氟康唑等,已成为治疗外阴阴道假丝酵母病的推荐疗法。①布康唑:阴道霜,5 g/d,睡时阴道内用,共 3 天。②咪康唑:阴道栓剂,每晚 1 粒,每粒 200 mg,共7 天或每粒 400 mg,共 3 天。2% 咪康唑乳膏,5 g/d,睡时阴道内用,共 7 天。③克霉唑:又称三苯甲咪唑,克霉唑阴道片 100 mg,每晚 1 次,7 天为 1 个疗程,或 200 mg,每晚 1 次,3 天为 1 个疗程;亦有用 1% 克霉唑阴道乳膏 5 g 每晚涂于阴道黏膜上,7～14 天为 1 个疗程。油膏亦可涂在外阴及尿道口周围,以减轻瘙痒症状及小便疼痛。克霉唑 500 mg 单剂阴道给药,疗效与上述治疗方案相近。④酮康唑:一种新型口服吸收的抗真菌药物,200 mg,每天 1 次或 2 次口服,5 天为 1 个疗程,疗效与克霉唑或咪康唑阴道给药相近。对于复发性外阴阴道假丝酵母病患者,现主张用酮康唑口服治疗。⑤益康唑:咪唑类药物,抗菌谱较广、对深部或浅部真菌均有效,制剂有 50 mg 或 150 mg 的阴道栓剂,1% 的阴道霜剂,3 天为 1 个疗程。⑥伊曲康唑:每片 200 mg,口服每天 2 次,每次 1 片即可,也可 200 mg 口服,每天 1 次,共 3 天。⑦特康唑:0.4% 霜剂,5 g/d,阴道内给药,共 7 天;0.8% 霜剂,5 g/d,阴道内给药,共 3 天;阴道栓剂 80 mg/d,共 3 天。⑧氟康唑:唯一获得 FDA 许可的治疗假丝酵母感染的口服药物,每片 150 mg,仅需服用 1 片即可。

(3)顽固病例的治疗:外阴阴道假丝酵母病患者经过治疗,临床症状及体征消失,真菌学检查阴性后,又出现症状,真菌学检查阳性,并且一年内发作 4 次或 4 次以上者,称为复发性外阴阴道假丝酵母病,复发原因可能与性交传播或直肠假丝酵母感染有关。①查尿糖、血糖,除外糖尿病。②月经期间不能中断治疗,治疗期间不能性交。③最佳方案尚未确定,推荐一开始给予积极治疗10～14 天,随即维持治疗 6 个月。如酮康唑每次 100 mg,每天 1 次,维持 6 个月;或者治疗 1 个疗程结束后 6 个月内,每次经前用阴道栓剂,共 3 天。④应用广谱抗生素治疗其他感染性疾病期间,应同时用抗真菌软膏涂抹阴道,以防复发。⑤口服氟康唑、伊曲康唑、制霉菌素治疗直肠假丝酵母感染。⑥当与滴虫性阴道炎并存时,应注意同时治疗。

(4)妊娠期感染的治疗:为避免新生儿感染,应进行局部治疗。目前认为制霉菌素或咪康唑妊娠期局部用药对胎儿无害,可用 2% 碳酸氢钠溶液冲洗外阴后,阴道置上述栓剂,孕中期阴道给药时不宜塞入过深。

二、滴虫性阴道炎

(一)病因

滴虫性阴道炎由阴道毛滴虫引起。阴道毛滴虫为厌氧可活动的原虫,梨形,全长 15～20 μm,虫体前端有 4 根鞭毛,在 pH 5.5～6.0 时生长繁殖迅速。月经前后阴道 pH 发生变化时,隐藏在腺体及阴道皱襞中的滴虫常得以繁殖,引起炎症发作。滴虫能消除或吞噬阴道细胞内的糖原,阻碍乳酸的生成。本病可因性交引起,也与使用不洁浴具或穿着污染衣裤、接触污染便盆、被褥等有关。

(二)临床表现

20％～50％患者无症状,称为带虫者。滴虫单独存在时可不导致炎症反应。但由于滴虫消耗阴道细胞内糖原,改变阴道酸碱度,破坏其防御机制,故常在月经前后、妊娠期或产后等阴道 pH 改变时,继发细菌感染,引起炎症发作。

临床症状表现为阴道分泌物异常增多,常为稀薄泡沫状,有臭味,当混合细菌感染时分泌物呈脓性。10％患者诉外阴、阴道口瘙痒,有时伴性交痛、尿频、尿痛、血尿。

检查可见阴道黏膜呈散在红色点状皮损或草莓状宫颈,后穹隆有较多的泡沫状分泌物。单纯带虫者阴道黏膜可无异常发现。

(三)诊断

采用悬滴法在阴道分泌物中找到滴虫即可确诊。阴道分泌物涂片可见大量白细胞而未能从镜下检出滴虫者,可采用培养法。采集分泌物前 24～48 小时应避免性交、阴道冲洗或局部用药,且不宜行双合诊检查,窥阴器不涂抹润滑剂。近来开始运用荧光标记单克隆抗体检测、酶联免疫吸附法和多克隆抗体乳胶凝集法诊断,敏感度为 76％～95％不等。

(四)治疗

1.甲硝唑

传统治疗方案:200 mg 口服,每天 3 次,7 天为 1 个疗程,或 400 mg 口服,每天 2 次,5 天为 1 个疗程。亦可 2 g 单次口服。单剂量治疗的好处是总药量少,患者乐意接受,但因剂量大,可出现不良反应,因此选用单剂量疗法一定要慎重。用药期间或用药后 24 小时内不能饮用含酒精的饮料,配偶亦需同时采用甲硝唑口服治疗。

2.替代方案

有以下几种:①替硝唑 500 mg,每天 2 次,连服 7 天。②甲苯达唑 100 mg,每天 2 次,连服 3 天。③硝呋拉太 200 mg,每天 3 次,连服 7 天。

3.阴道局部用药

阴道局部用药症状缓解相对较快,但不易彻底杀灭滴虫,停药后易复发。先采用 0.5％醋酸清洗阴道后,将甲硝唑 200 mg 置入阴道内,每晚 1 次,7 天为 1 个疗程,或用甲硝唑泡腾片 200 mg,滴维净(每片含乙酰胂胺 250 mg、硼酸30 mg),卡巴胂 200 mg,曲古霉素栓 1×10^5 U,每晚一枚置阴道内,7 天为 1 个疗程。

4.治疗中的注意事项

月经干净后阴道 pH 偏碱性,利于滴虫生长,因而可能在月经干净后复发,故应在下次月经净后再治疗 1 个疗程,以巩固疗效。

三、细菌性阴道病

(一)病因

细菌性阴道病为阴道内正常菌群失调所致的一种混合感染。以往曾称非特异性阴道炎、嗜血杆菌性阴道炎、棒状杆菌性阴道炎、加德纳菌性阴道炎、厌氧性阴道病,1984 年被正式命名为细菌性阴道病。此病非单一致病菌引起,而是多种致病菌大量繁殖导致阴道生态系统失调的一种阴道病理状态,因局部无明显炎症反应,分泌物中白细胞少,故而称作阴道病。

细菌性阴道病为生育妇女最常见的阴道感染性疾病。有统计在性传播疾病门诊的发生率为15％～64％,年龄在15～44岁,妊娠妇女发病率16％～29％。正常阴道内以产生过氧化氢的乳杆菌占优势,细菌性阴道病时,乳杆菌减少而其他细菌大量繁殖,主要有加德纳菌、动弯杆菌、普雷沃菌、类杆菌等厌氧菌以及人型支原体,其数量可增加100～1 000倍。阴道生态环境和pH的改变,是加德纳菌等厌氧菌大量繁殖的致病诱因,其发病与妇科手术、既往妊娠数、性伴侣数目有关。口服避孕药有支持乳杆菌占优势的阴道环境的作用,对细菌性阴道病起到一定防护作用。

(二)临床表现

20％～50％患者无症状,有症状者表现为阴道分泌物增多,呈灰白色或灰黄色,稀薄,腥臭味,尤其是性交后更为明显,因碱性黏液可使阴道pH升高,促进加德纳菌等厌氧菌的生长,引起胺类释放所致。少数患者可有外阴瘙痒及灼热感。细菌性阴道炎可引起宫颈上皮非典型增生、子宫内膜炎、输卵管炎、异位妊娠与不孕。孕期细菌性阴道炎感染可引起早产、胎膜早破、绒毛膜羊膜炎、产褥感染、新生儿感染。

检查见阴道口有分泌物流出,可闻到鱼腥味,分泌物稀薄并黏着于阴道壁,易擦掉,阴道黏膜无充血等炎症改变。

(三)诊断

根据临床特征和阴道分泌物镜检多能明确诊断。临床上如按滴虫性阴道炎、外阴阴道假丝酵母病治疗无效时,应考虑细菌性阴道炎。细菌性阴道炎诊断的4项标准,有其中的3项即可诊断:①阴道分泌物增多,均匀稀薄。②阴道pH＞4.5。③氨试验阳性,取阴道分泌物少许置玻片上,加入10％氢氧化钾溶液1～2滴,立即可闻及一种鱼腥味即为阳性。这是由于厌氧菌产生的胺遇碱释放氨所致,但非细菌性阴道炎患者性生活后由于碱性精液的影响,氨试验也可为阳性。④线索细胞阳性,取少许阴道分泌物置玻片上,加1滴生理盐水于高倍镜下观察,视野中见到20％以上的线索细胞即为阳性。线索细胞系阴道壁脱落的表层细胞,于细胞边缘吸附大量颗粒状物质,即各种厌氧菌尤其是加德纳菌,以致细胞边缘不清,呈锯齿状。

(四)治疗

治疗目的是缓解阴道症状和体征。治疗原则:①无症状者无须治疗;②性伴侣不必治疗;③妊娠期细菌性阴道炎应积极治疗;④经阴道手术如子宫内膜活检、宫腔镜、节育环放置、子宫输卵管碘油造影检查、刮宫术等应在术前积极治疗。

1.全身治疗

(1)首选药物为口服甲硝唑。甲硝唑有助于细菌性阴道炎患者重建正常阴道内环境。美国疾病控制中心的推荐方案:甲硝唑500 mg口服,每天2次,或400 mg口服,每天3次,共7天,治愈率达82％～97％。备用方案:甲硝唑2 g单次顿服,治愈率47％～85％。

(2)克林霉素对厌氧菌及加德纳菌均有效。用法:300 mg口服,1天2次,共7天,治愈率97％,尤其适用于妊娠期细菌性阴道炎患者及甲硝唑治疗失败或不能耐受者。不良反应有腹泻、皮疹、阴道刺激症状,均不严重,无须停药。

2.局部治疗

(1)甲硝唑500 mg置于阴道内,每晚1次,7～10天为1个疗程,或0.75％甲硝唑软膏(5 g)阴道涂布,每天2次,5～7天为1个疗程。

(2)2％克林霉素软膏5 g阴道涂布,每天1次,7天为1个疗程,治愈率80％～85％,适宜于妊娠期细菌性阴道炎治疗。

（3）乳酸（pH 3.5）5 mL 置入阴道内，每天 1 次，7 天为 1 个疗程。

（4）3％过氧化氢冲洗阴道，每天 1 次，7 天为 1 个疗程。

（5）对于混合感染如合并滴虫性阴道炎、外阴阴道假丝酵母病患者，可采用聚甲酚磺醛阴道栓 1 枚，每天 1 次，或保菌清阴道栓（含硫酸新霉素、多黏菌素 B、制霉菌素、乙酰肿胺）1 枚，每天 1 次，6 天为 1 个疗程。

3.妊娠期细菌性阴道炎的治疗

推荐方法为甲硝唑 200 mg，每天 3 次，共 7 天。替代疗法为甲硝唑 2 g 顿服或克林霉素 300 mg，每天 2 次，共 7 天。妊娠期不宜阴道内给药，有可能增加早产的危险。

四、老年性阴道炎

（一）病因

绝经后妇女由于卵巢功能衰竭，雌激素水平下降，阴道黏膜变薄，皱褶消失，细胞内缺乏糖原，阴道内 pH 多呈碱性，杀灭病原菌能力降低，加之血供不足，当受到刺激或被损伤时，毛细血管容易破裂，出现阴道不规则点状出血，如细菌侵入繁殖，可引起老年性阴道炎。

（二）临床表现

阴道分泌物增多，水样、脓性或脓血性。可有下腹坠胀不适及阴道灼热感。由于分泌物刺激，患者感外阴及阴道瘙痒。

检查见阴道呈老年性改变，皱襞消失，上皮菲薄，阴道黏膜充血，有点状出血，严重时形成表浅溃疡。若溃疡面相互粘连，阴道检查分离时可引起出血，粘连严重者可导致阴道闭锁，闭锁段上端分泌物不能排出可形成阴道或宫腔积脓。长期炎性刺激后可因阴道黏膜下结缔组织纤维化，致使阴道狭窄。

（三）诊断

根据临床表现不难诊断，但必须除外滴虫性阴道炎或外阴阴道假丝酵母病。此外，发现血性白带时还需警惕子宫恶性肿瘤的存在，必要时应行分段诊断性刮宫或局部活检予以确诊。

（四）治疗

治疗原则为增强阴道抵抗力和抑制细菌生长。

1.保持外阴清洁和干燥

分泌物多时可用 1％乳酸或 0.5％醋酸或 1∶5 000 高锰酸钾坐浴或冲洗阴道。

2.雌激素制剂全身给药

尼尔雌醇，每半月 2～4 mg 口服；结合雌激素，每天 0.625 mg 口服；戊酸雌二醇，每天 1～2 mg 口服；克龄蒙（每片含戊酸雌二醇 2 mg，醋酸环丙孕酮 1 mg），每天 1 片；诺更宁（每片含雌二醇 2 mg，醋酸炔诺酮 1 mg），每天 1 片。以上药物可任意选用一种。

3.雌激素制剂局部给药

己烯雌酚 0.5 mg，每晚 1 次，7 天为 1 个疗程；或结合雌激素阴道软膏 0.5～2 g/d，7 天为 1 个疗程。

4.抗生素软膏或粉剂局部给药

甲硝唑、氧氟沙星、磺胺异噁唑、氯霉素局部涂抹，隔天 1 次，7 次为 1 个疗程。

五、婴幼儿阴道炎

(一)病因

婴幼儿卵巢尚未发育,阴道细长,黏膜仅由数层立方上皮组成,阴道上皮糖原很少,阴道 pH 6.0～7.5,故对细菌的抵抗力弱,阴道内乳杆菌极少,而杂菌较多,这些细菌作用于抵抗力较弱或受损的阴道时,极易产生婴幼儿阴道炎。婴幼儿阴道炎常与外阴炎并存,多见于 1～5 岁的幼女。80%为大肠埃希菌属感染,葡萄球菌、链球菌、变形杆菌、淋病奈瑟菌、滴虫、假丝酵母、蛲虫也可引起感染。年龄较大儿童阴道内异物亦常致继发性感染。

(二)临床表现

主要症状为阴道口处见脓性分泌物,味臭。由于阴道分泌物刺激可导致外阴瘙痒,患者常用手搔抓外阴,甚至哭闹不安。检查可见外阴红肿、破溃、前庭黏膜充血。慢性外阴炎可致小阴唇粘连,慢性阴道炎可致阴道闭锁。

(三)诊断

根据症状、体征,临床诊断并不困难。应取分泌物找滴虫、假丝酵母或涂片染色找致病菌,必要时做细菌培养。还应做肛门检查以排除阴道异物及肿瘤。

(四)治疗

(1)保持外阴清洁、干燥,不穿开裆裤。如阴道分泌物较多,可在尿布内垫上消毒棉垫并经常更换棉垫与尿布。

(2)婴幼儿大小便后用 1∶5 000 高锰酸钾温热水冲洗外阴,年龄较大的小儿可用 1∶5 000 高锰酸钾温水坐浴,每天 3 次。外阴擦干后,可用下列药物:15%氧化锌粉、15%滑石粉、炉甘石洗剂、紫草油。瘙痒剧烈时可用制霉菌素软膏或氢化可的松软膏,外阴及阴道口可适量涂抹雌激素霜剂或软膏,也可口服己烯雌酚 0.1 mg,每晚 1 次,连服 7 天。

(姚盼盼)

第三节　子　宫　颈　炎

子宫颈炎(简称宫颈炎)是妇科常见疾病之一。正常情况下,宫颈具有多种防御功能,包括黏膜免疫、体液免疫及细胞免疫,是阻止病原菌进入上生殖道的重要防线,但宫颈也容易受分娩、性交及宫腔操作的损伤,且宫颈管柱状上皮抗感染能力较差,易发生感染。临床上一般将宫颈炎分为急性和慢性两种类型。

一、急性宫颈炎

(一)病因

急性宫颈炎常发生于不洁性交后,分娩、流产、宫颈手术等亦可导致宫颈损伤而继发感染。此外,接触高浓度刺激性液体、药物,阴道内异物如遗留的纱布、棉球也是引起急性宫颈炎的原因。最常见病原体为淋病奈瑟菌和沙眼衣原体,淋病奈瑟菌感染时 45%～60%常合并沙眼衣原体感染,其次为一般化脓菌如链球菌、葡萄球菌、肠球菌、大肠埃希菌以及假丝酵母、滴虫、阿米巴原虫等。淋病奈瑟菌及沙眼衣原体主要侵犯宫颈管柱状上皮,如直接向上蔓延可导致上生殖道黏膜感染,亦常侵袭尿道移行上皮、尿道旁腺和前庭大腺。一般化脓菌则侵入宫颈组织较深,并可沿两侧宫颈淋巴管向上蔓延导致盆腔结缔组织炎。

(二)临床表现

主要表现为白带增多,呈脓性或脓血性,常伴有下腹坠痛、腰背痛、性交疼痛和尿路刺激症状,体温可轻微升高。妇科检查见宫颈充血、红肿,颈管黏膜水肿,宫颈黏膜外翻,宫颈触痛,脓性分泌物从宫颈管内流出,若尿道、尿道旁腺、前庭大腺感染,则可见尿道口、阴道口黏膜充血、水肿以及多量脓性分泌物。沙眼衣原体性宫颈炎则症状不典型或无症状,有症状者表现为宫颈分泌物增多,点滴状出血或尿路刺激症状,妇科检查宫颈口可见黏液脓性分泌物。

(三)诊断

根据病史、症状及妇科检查,诊断急性宫颈炎并不困难,关键是确定病原体。疑为淋病奈瑟菌感染时,应取宫颈管内分泌物作涂片检查(敏感性 50%~70%)或细菌培养(敏感性 80%~90%),对培养可疑的菌落,可采用单克隆抗体免疫荧光法检测。检测沙眼衣原体感染时,可取宫颈管分泌物涂片染色找细胞质内包涵体,但敏感性不高,培养法技术要求高,费时长,难以推广,目前推荐的方法是直接免疫荧光法或酶免疫法,敏感性为 89%~98%。注意诊断时要考虑是否合并上生殖道感染。

(四)治疗

采用抗生素全身治疗。抗生素选择、给药途径、剂量和疗程则根据病原体和病情严重程度决定。目前,淋菌性宫颈炎推荐的首选药物为头孢曲松钠,备用药物有大观霉素、青霉素、氧氟沙星、左旋氧氟沙星、依诺沙星等,治疗时需同时加服多西环素。沙眼衣原体性宫颈炎推荐的首选药物为阿奇霉素或多西环素,备用药物有米诺环素、氧氟沙星等。一般化脓菌感染最好根据药敏试验进行治疗。急性宫颈炎的治疗应力求彻底,以免形成慢性宫颈炎。

二、慢性宫颈炎

(一)病因

慢性宫颈炎常由于急性宫颈炎未予治疗或治疗不彻底转变而来。急性宫颈炎容易转为慢性的原因主要是宫颈黏膜皱褶较多,腺体呈葡萄状,病原体侵入腺体深处后极难根除,导致病程反复、迁延不愈所致。阴道分娩、流产或手术损伤宫颈后继发感染亦可表现为慢性过程,此外,不洁性生活、雌激素水平下降、阴道异物均可引起慢性宫颈炎。病原体一般为葡萄球菌、链球菌、沙眼衣原体、淋病奈瑟菌、厌氧菌等。

(二)病理

1.宫颈糜烂

宫颈外口处的宫颈阴道部外观呈细颗粒状的红色区,称为宫颈糜烂。目前,已废弃宫颈糜烂这一术语,而改称为宫颈柱状上皮异位,并认为其不是病理改变,而是宫颈生理变化。在此沿用宫颈糜烂一词,专指病理炎性糜烂。宫颈糜烂是慢性宫颈炎最常见的一种表现,糜烂面呈局部细小颗粒状红色区域,其边界与正常宫颈上皮的界限清楚,甚至可看到交界线呈现一道凹入的线沟,有的糜烂可见到毛细血管浮现在表面上,表现为局部慢性充血。镜下见黏膜下有白细胞及淋巴细胞浸润,间质有小圆形细胞和浆细胞浸润。

根据糜烂面外观和深浅常分为 3 种类型:①单纯型糜烂,糜烂面仅为单层柱状上皮覆盖,浅而平坦,外表光滑。②颗粒型糜烂,由于腺体和间质增生,糜烂表面凹凸不平,呈颗粒状。③乳突型糜烂,糜烂表面组织增生更明显,呈乳突状。

根据糜烂区所占宫颈的比例可分为 3 度。①轻度糜烂:糜烂面积占整个宫颈面积的 1/3 以内。②中度糜烂:糜烂面积占宫颈的 1/3~2/3。③重度糜烂:糜烂面积占宫颈的 2/3 以上。

宫颈糜烂愈合过程中,柱状上皮下的基底细胞增生,最后分化为鳞状上皮。邻近的鳞状上皮也可向糜烂面的柱状上皮生长,逐渐将腺上皮推移,最后完全由鳞状上皮覆盖而痊愈。糜烂的愈合呈片状分布,新生的鳞状上皮生长于炎性糜烂组织的基础上,故表层细胞极易脱落而变薄,稍受刺激又可恢复糜烂,因此愈合和炎症的扩展交替发生,不容易彻底治愈。

2.宫颈肥大

由于慢性炎症的长期刺激,宫颈组织充血、水肿,腺体和间质增生,纤维结缔组织增厚,导致宫颈肥大,但表面仍光滑,严重者较正常宫颈增大 1 倍以上。

3.宫颈息肉

慢性炎症长期刺激,使宫颈管局部黏膜增生并向宫颈外口突出而形成一个或多个息肉,直径在 1 cm 左右,色红,舌形,质软而脆,血管丰富易出血,蒂长短不一,蒂根附着于宫颈外口或颈管壁内。镜检特点为息肉表面被柱状上皮覆盖,中心为充血、水肿及炎性细胞浸润的结缔组织。息肉的恶变率不到 1%,但极易复发。

4.宫颈腺囊肿

宫颈糜烂愈合过程中,宫颈腺管口被新生的鳞状上皮覆盖,腺管口堵塞,导致腺体分泌物排出受阻,液体潴留而形成囊肿。检查时见宫颈表面突出数毫米大小青白色囊泡,内含无色黏液。

5.宫颈管内膜炎

炎症局限于宫颈管黏膜及黏膜下组织,宫颈口充血,有脓性分泌物,而宫颈阴道部外观光滑。

(三)临床表现

主要症状为白带增多,常刺激外阴引起外阴不适和瘙痒。由于病原体种类、炎症的范围、程度和病程不同,白带的量、颜色、性状、气味也不同,可为乳白色黏液状至黄色脓性,可有血性白带或宫颈接触性出血。若白带增多,似白色干酪样,应考虑可能合并假丝酵母感染;若白带呈稀薄泡沫状,有臭味,则应考虑滴虫性阴道炎。严重感染时可有腰骶部疼痛、下腹坠胀,由于慢性宫颈炎可直接向前蔓延或通过淋巴管扩散,当波及膀胱三角区及膀胱周围结缔组织时,可出现尿路刺激症状。较多的黏稠脓性白带有碍精子上行,可导致不孕。妇科检查可见宫颈不同程度的糜烂、肥大,有时可见宫颈息肉、宫颈腺囊肿等,宫颈口多有分泌物,亦可有宫颈触痛和宫颈触血。

(四)诊断

宫颈糜烂诊断并不困难,但必须除外宫颈上皮内瘤样病变、早期宫颈癌、宫颈结核、宫颈尖锐湿疣等,因此应常规进行宫颈细胞学检查。目前已有电脑超薄细胞检测系统,准确率显著提高。必要时须作病理活检以明确诊断,电子阴道镜辅助活检对提高诊断准确率很有帮助。宫颈息肉、宫颈腺囊肿可根据病理活检确诊。

(五)治疗

局部治疗为主,方法有物理治疗、药物治疗及手术治疗。

1.物理治疗

目的在于使糜烂面坏死、脱落,原有柱状上皮为新生鳞状上皮覆盖。

(1)电灼(熨)治疗:采用电灼器或电熨器对整个病变区电灼或电熨,直至组织呈乳白色或微

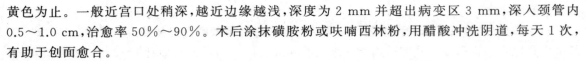

黄色为止。一般近宫口处稍深,越近边缘越浅,深度为 2 mm 并超出病变区 3 mm,深入颈管内 0.5~1.0 cm,治愈率 50%~90%。术后涂抹磺胺粉或呋喃西林粉,用醋酸冲洗阴道,每天 1 次,有助于创面愈合。

(2)冷冻治疗:利用液氮快速达到超低温(—196 ℃),使糜烂组织冻结、坏死、变性、脱落,创面修复而达到治疗目的。一般采用接触冷冻法,选择相应的冷冻头,覆盖全部病变区并略超过其范围 2~3 mm,根据快速冷冻、缓慢复温的原则,冷冻 1 分钟、复温 3 分钟、再冷冻 1 分钟。进行单次或重复冷冻,治愈率 80%左右。

(3)激光治疗:采用 CO_2 激光器使糜烂部分组织炭化、结痂,痂皮脱落后,创面修复而达到治疗目的。激光头距离糜烂面 3~5 cm,照射范围应超出糜烂面 2 mm,轻症的烧灼深度为 2~3 mm,重症可达 4~5 mm,治愈率 70%~90%。

(4)微波治疗:微波电极接触局部病变组织时,瞬间产生高热效应(44~61 ℃)而达到组织凝固的目的,并可出现凝固性血栓形成而止血,治愈率 90%左右。

(5)波姆光治疗:采用波姆光照射糜烂面,直至变为均匀灰白色为止,照射深度为 2~3 mm,治愈率可达 80%。

(6)红外线凝结法:红外线照射糜烂面,局部组织凝固、坏死,形成非炎性表浅溃疡,新生鳞状上皮覆盖溃疡面而达到治愈,治愈率 90%以上。

(7)高强度聚焦超声治疗:高强度聚焦超声是治疗宫颈糜烂的一种新方法,通过超声波在焦点处产生的热效应、空化效应和机械效应,破坏病变组织。与传统物理治疗方法有所不同的是,利用聚焦超声良好的组织穿透性和定位性,将声波聚焦在宫颈病变深部,对宫颈组织的损伤部位是在表皮下的一定深度,而不是直接破坏表面黏膜层,深部病变组织被破坏后,由深及浅,促进健康组织的再生和表皮的重建。

物理治疗的注意事项:①治疗时间应在月经干净后 3~7 天进行。②排除宫颈上皮内瘤样病变、早期宫颈癌、宫颈结核和急性感染期后方可进行。③术后阴道分泌物增多,甚至有大量水样排液,有时呈血性,脱痂时可引起活动性出血,如量较多先用过氧化氢清洗伤口,用消毒棉球局部压迫止血,24 小时后取出。④物理治疗的次数、持续时间、强度、范围应严格掌握。⑤创面愈合需要一段时间(2~8 周),在此期间禁止盆浴和性生活。⑥定期复查,随访有无宫颈管狭窄。

2.药物治疗

药物治疗适用于糜烂面积小和炎症浸润较浅的病例。

(1)硝酸银或重铬酸钾液:为强腐蚀剂,局部涂擦进行治疗,方法简单,但因疗效不佳,现基本已弃用。

(2)聚甲酚磺醛浓缩液或栓剂:目前临床上应用较多,聚甲酚磺醛是一种高酸物质,可使病变组织的蛋白质凝固脱落,对健康组织无损害且可增加阴道酸度,有利于乳酸杆菌生长。用法是将浸有聚甲酚磺醛浓缩液的棉签插入宫颈管,转动数次取出,然后将浸有浓缩液的纱布块轻轻敷贴于病变组织,纱布块应稍大于糜烂面,浸蘸的药液以不滴下为度,持续 1~3 分钟,每周 2 次,一个月经周期为 1 个疗程;聚甲酚磺醛栓剂为每隔天晚阴道放置一枚,12 次为 1 个疗程。

(3)免疫治疗:采用重组人 α 干扰素栓,每晚一枚,6 天为 1 个疗程。近年报道用红色奴卡放线菌细胞壁骨架 N-CWs 菌苗治疗宫颈糜烂,该菌苗具有非特异性免疫增强及消炎作用,能促进鳞状上皮化生,修复宫颈糜烂病变达到治疗效果。

(4)宫颈管内膜炎时,根据细菌培养和药敏试验结果,采用抗生素全身治疗。

3.手术治疗

对于糜烂面积广而深，或用上述方法久治不愈的患者可考虑行宫颈锥形切除术，多采取宫颈环形电切除术。锥形切除范围从病灶外缘 0.3～0.5 cm 开始，深入宫颈管 1～2 cm，锥形切除，术后压迫止血。宫颈息肉可行息肉摘除术或电切术。

（赵秀华）

第四节　盆腔炎性疾病

一、概述

盆腔炎性疾病是妇女常见疾病，包括子宫内膜炎、附件炎、盆腔腹膜炎、盆腔结缔组织炎、女性生殖器结核等。既往盆腔炎性疾病多因产后、剖宫产后、流产后以及妇科手术后细菌进入创面感染而致病，近年来则多由下生殖道的性传播疾病及细菌性阴道病上行感染造成。发病可局限于一个部位、几个部位或整个盆腔脏器。

（一）发病率

盆腔炎性疾病在一些性生活紊乱及性病泛滥的国家中是最常见的疾病。在工业化国家中，生育年龄组妇女每年盆腔炎性疾病的发生率可达 2%，估计美国每年有高达 100 万人患此病，其中需住院治疗者约 20 万人。我国盆腔炎性疾病发病率亦有升高的趋势，但尚无此方面确切的统计数字。

（二）病原体

通过对上生殖道细菌培养的研究，明确证明盆腔炎性疾病的发生为多重微生物感染所致，且许多细菌为存在于下生殖道的正常菌群。常见的致病菌有以下几种。

1.需氧菌

（1）葡萄球菌：属革兰阳性球菌，其中以金黄色葡萄球菌致病力最强，多于产后、剖宫产后、流产后或妇科手术后细菌通过宫颈上行感染至子宫、输卵管黏膜。葡萄球菌对一般常用的抗生素可产生耐药，根据药物敏感试验用药较为理想，耐青霉素的金黄色葡萄球菌对头孢唑林钠、万古霉素、克林霉素及第三代头孢菌素敏感。

（2）链球菌：也属革兰阳性球菌，其中以乙型链球菌致病力最强，能产生溶血素及多种酶，使感染扩散。本菌对青霉素敏感，患病后只要及时、足量、足疗程治疗基本无死亡。此菌可在成年女性阴道长期寄居，有报道妊娠后期此类菌在阴道的携带率为 5%～29%。

（3）大肠埃希菌：为肠道的寄生菌，一般不致病，但在机体抵抗力下降，或因外伤等侵入肠道外组织或器官时可引起严重的感染，甚至产生内毒素休克，常与其他致病菌混合感染。本菌对卡那霉素、庆大霉素、头孢唑林钠、羧苄西林敏感，但易产生耐药菌株，可在药敏试验指导下用药。

此外尚有肠球菌、克雷伯杆菌属、奈瑟淋病双球菌、阴道嗜血杆菌等。

2.厌氧菌

厌氧菌是盆腔感染的主要菌种。厌氧菌主要来源于结肠、直肠、阴道及口腔黏膜，肠腔中厌氧菌与需氧菌的数量比为 100∶1，阴道内两者的比例为 10∶1。女性生殖道内常见的厌氧菌有以下几种。

（1）消化链球菌：属革兰阳性菌，易滋生于产后子宫内坏死的蜕膜碎片或残留的胎盘中，其内毒素毒力低于大肠埃希菌，但能破坏青霉素的β-内酰胺酶，对青霉素有抗药性，还可产生肝素酶，溶解肝素。促进凝血，导致血栓性静脉炎。

（2）脆弱类杆菌：革兰阴性菌，为严重盆腔感染中的主要厌氧菌，这种感染易造成盆腔脓肿，恢复期长，伴有恶臭。本菌对甲硝唑、克林霉素、头孢菌素、多西环素敏感，对青霉素易产生耐药。

（3）产气荚膜梭状芽孢杆菌：革兰阴性菌，多见于创伤组织感染及非法堕胎等的感染，分泌物恶臭，组织内有气体，易产生中毒性休克、弥散性血管内凝血及肾衰竭。对克林霉素、甲硝唑及三代头孢菌素敏感。

除上述3种常见的厌氧菌外，二路拟杆菌和二向拟杆菌也是常见的致病菌，对青霉素耐药，对抗厌氧菌抗生素敏感。

3.性传播的病原体

如淋球菌、沙眼衣原体、支原体等。性传播的病原体是工业化国家中导致盆腔炎性疾病的主要病原体，占60%～70%。性传播病原体与多种微生物感染导致的盆腔炎性疾病常可混合存在，且在感染过程中可相互作用。淋球菌、衣原体所造成的宫颈炎、子宫内膜炎为阴道内的细菌上行感染创造了条件，也有人认为在细菌性阴道病时，淋球菌及衣原体更易进入上生殖道。

（三）感染途径

盆腔炎性疾病主要由病原体经阴道、宫颈的上行感染引起。其他途径尚以下几种。

1.经淋巴系统蔓延

细菌经外阴、阴道、宫颈裂伤、宫体创伤处的淋巴管侵入内生殖器及盆腔腹膜、盆腔结缔组织等部分，可形成产后感染，流产后感染或手术后感染。

2.直接蔓延

盆腔中其他脏器感染后，直接蔓延至内生殖器。如阑尾炎可直接蔓延到右侧输卵管，发生右侧输卵管炎。盆腔手术损伤后的继发感染亦可引起严重的盆腔炎性疾病。

3.经血液循环传播

病原体先侵入人体的其他系统，再经过血液循环达内生殖器，如结核菌感染，由肺或其他器官的结核灶可经血液循环而传至内生殖器，菌血症也可导致盆腔炎性疾病。

（四）盆腔炎性疾病的预防

盆腔炎性疾病可来自产后、剖宫产、流产以及妇科手术操作后。因此必须做好宣传教育，注意孕期的体质，分娩时减少局部的损伤，对损伤部位的操作要轻，注意局部的消毒。月经期生殖器官抵抗力较弱，宫颈口开放，易造成上行感染，故应避免手术。手术前应详细检查患者的体质，有无贫血及其他脏器的感染灶，如有应予以治疗。此外也存在一些盆腔手术后发生的盆腔炎性疾病，妇科围术期应选用广谱类抗生素，常用的有氨苄西林、头孢羟氨苄、头孢唑林钠、头孢西丁钠、头孢噻肟钠、头孢替坦、头孢曲松钠等。多数学者主张抗生素应在麻醉诱导期，即术前30分钟1次足量静脉输注，20分钟后组织内抗生素浓度可达高峰。必要时加用抗厌氧菌类抗生素如甲硝唑、替硝唑、克林霉素等。如手术操作60～90分钟，在4小时内给第2次药。剖宫产术可在钳夹脐带后给药，可选用抗厌氧菌类药物，如甲硝唑、替硝唑、克林霉素等。给药剂量及次数还需根据病变种类、手术的复杂性及患者情况而定。

可导致盆腔炎性疾病常见的其他手术，有各类需将器械伸入宫腔的操作，如人工流产，放、取环术,子宫输卵管造影等。我国在进行宫腔的计划生育手术前,需常规检查阴道清洁度、滴虫、真菌等,发现有阴道炎症者先给予治疗,有助于预防术后盆腔炎性疾病的发生。

性乱史是导致盆腔炎性疾病的重要因素。应加强对年轻妇女及其性伴侣的性传播疾病教育工作,包括延迟初次性交的时间,限制性伴侣的数量,避免与有性传播疾病者进行性接触,坚持使用屏障式的避孕工具,积极诊治无并发症的下生殖道感染等。

二、子宫内膜炎

子宫内膜炎是妇科常见的疾病,多与子宫体部的炎症并发,有急性子宫内膜炎及慢性子宫内膜炎两种。

(一)急性子宫内膜炎

1.概述

急性子宫内膜炎多发生于产后、剖宫产后、流产后以及宫腔内的手术后。一些妇女在月经期、身体抵抗力虚弱时性交,或医务人员在不适当的情况下(如宫腔或其他部位的脏器已有感染)进行刮宫术,宫颈糜烂的电熨术,输卵管通液或造影术等均可导致急性子宫内膜炎。感染的细菌最常见者为链球菌、葡萄球菌、大肠埃希菌、淋球菌、衣原体及支原体、厌氧菌等,细菌可突破子宫颈的防御功能侵入子宫内膜发生急性炎症。

(1)病理表现:子宫内膜炎时子宫内膜充血、肿胀,有炎性渗出物,可混有血,也可为脓性渗出物;重症子宫内膜炎内膜坏死,呈灰绿色,分泌物可有恶臭。镜下见子宫内膜有大量多核白细胞浸润,细胞间隙内充满液体,毛细血管扩张,严重者细胞间隙内可见大量细菌,内膜坏死脱落形成溃疡。如果宫颈开放,引流通畅,宫腔分泌物清除可自愈;但也有炎症向深部侵入导致子宫肌炎、输卵管炎;如宫颈肿胀,引流不畅则形成子宫腔积脓。

(2)临床表现:急性子宫内膜炎患者可见白带增多,下腹痛,白带呈水样、黄白色、脓性,或混有血,如系厌氧菌感染,则分泌物带有恶臭。下腹痛可向双侧大腿放射,疼痛程度根据病情而异。发生在产后、剖宫产后或流产后者则有恶露长时间不净,如炎症未治疗,可扩散至子宫肌层及输卵管、卵巢、盆腔结缔组织,症状可加重,高热可达 39~40 ℃,下腹痛加剧,白带增多。体检子宫可增大,有压痛,全身体质衰弱。

2.诊断要点

主要根据病史和临床表现来诊断。

3.治疗方案

(1)全身治疗:本病全身治疗较重要,需卧床休息,给以高蛋白流食或半流食,在避免感冒情况下,开窗通风,体位以头高脚低位为宜,以利于宫腔分泌物引流。

(2)抗生素治疗:在药物敏感试验无结果前给以广谱抗生素,如青霉素,氨基糖苷类抗生素如庆大霉素、卡那霉素等对需氧菌有效,而甲硝唑对厌氧菌有效。细菌培养药物敏感试验结果得出后,可更换敏感药物。①庆大霉素:80 mg 肌内注射,每 8 小时 1 次。②头孢菌素:可用第三代产品,对革兰阳性、阴性菌、球菌及杆菌均有效,急救情况下,可将此药 1 g 溶于 0.9% 盐水 100 mL 中同时加入地塞米松 5~10 mg,静脉点滴,每天 1~2 次,经 3 天治疗后体温下降病情好转时,可改服头孢唑林钠 0.25 g 每天 4 次,皮质激素也应逐渐减量至急性症状消失。如对青霉素过敏,可换用林可霉素 300~600 mg,静脉滴注,每天 3 次,体温平稳后,可改口服用药,每天1.5~2 g,分4 次给药,持续 1 周,病情稳定后停药。③诺氟沙星片:对变形杆菌、铜绿假单胞菌具有强大的抗菌作用,可抑制细菌 DNA 合成,服药后可广泛分布于全身,对急性子宫内膜炎有良好的治疗作用。每次 0.2 g,每天 3 次,连服 10～14 天,或氧氟沙星 200 mg 静脉滴注,每天 2～3 次,对喹诺酮类药物过敏者最好不用。④有条件者可对急性子宫内膜炎患者进行住院治疗,以解除症状及保持输卵管的功能。可选择抗生素方案:头孢西丁 2 g 静脉注射,每 6 小时 1 次,或头孢替坦 2 g 静脉注射,每 12 小时 1 次,加强力霉素 100 mg 每 12 小时 1 次口服或静脉注射,共 4 天,症状改善后 48 小时,继续使用多西环素 100 mg,每天 2 次,共 10～14 天。此方案对淋球菌及衣原体感染均有效。克林霉素 900 mg 静脉注射,每 8 小时 1 次,庆大霉素 2 mg/kg 静脉或肌内注射,此后约 1.5 mg/kg,每8 小时 1 次,共 4 天,用药 48 小时后,如症状改善,继续用多西环素 100 mg,每天 2 次口服,共给药 10～14 天,此方案对厌氧菌及兼性革兰阴性菌有效。使用上述方案治疗后,体温下降或症状消失 4 小时后患者可出院,继续服用多西环素 100 mg,每 12 小时 1 次,共 10～14 天,对淋球菌及衣原体感染均有效。

(3)手术治疗:一般急性子宫内膜炎不作手术治疗,以免引起炎症扩散,但如宫腔内有残留物、宫颈引流不畅,宫腔内积留分泌物,或老年妇女宫腔积脓时,需在给大量抗生素、病情稳定后清除宫腔残留物及取出宫内避孕器,或扩张宫颈使宫腔分泌物引流通畅,尽量不做刮宫。

(二)慢性子宫内膜炎

1.概述

慢性子宫内膜炎常因宫腔内分泌物通过子宫口流出体外,症状不甚明显,仅有少部分患者因防御机制受损,或病原体作用时间过长,对急性炎症治疗不彻底而形成。其病因如下。

(1)分娩、产后、剖宫产术后:有少量胎膜或胎盘残留于子宫腔,子宫复旧不全,引起慢性子宫内膜炎。

(2)宫内避孕器:宫内避孕器的刺激常可引起慢性子宫内膜炎。

(3)更年期或绝经期:体内雌激素水平降低,子宫内膜菲薄,易受细菌感染,发生慢性子宫内膜炎。

(4)宫腔内有黏膜下肌瘤、息肉、子宫内膜腺癌:子宫内膜易受细菌感染发生炎症。

(5)子宫内膜下基底层炎症:常可感染子宫内膜功能层而发生炎症。

(6)老年性子宫内膜炎:常可与老年性阴道炎同时发生。

(7)细菌性阴道病:病原体上行感染至子宫内膜所致。

2.病理表现

其内膜间质常见有大量浆细胞及淋巴细胞,内膜充血、肿胀,有时尚可见到肉芽组织及纤维性变。

3.临床表现

慢性子宫内膜炎患者常诉有不规则阴道流血或月经不规则,有时有轻度下腹痛及白带增多。妇科检查子宫可增大,有触痛。少数子宫内膜炎可导致不孕。

4.诊断要点

主要依据患者病史和临床表现来诊断。

5.治疗方案

慢性子宫内膜炎在治疗上应去除原因,如在产后、剖宫产后、人工流产后疑有胎膜、胎盘残留者,如无急性出血,可给抗生素 3～5 天后做刮宫术;如因宫内避孕器而致病者,可取出宫内避孕器;如有黏膜下息肉、肌瘤或内膜腺癌者,可做相应的处理;如合并有输卵管炎、卵巢炎等则应做相应的处理;同时存在细菌性阴道病者,抗生素中应加用抗厌氧菌药物。

三、附件炎、盆腔腹膜炎

(一)概述

附件炎和盆腔腹膜炎,目前本病仍为多发病,国外以淋球菌及沙眼衣原体感染为最多,占60%~80%,其他为厌氧菌及需氧菌多种微生物的混合感染;国内以后者感染为主,但由性传播疾病引起者亦有增加趋势。主要原因有以下几种。

1.产后、剖宫产后及流产后感染

内在及外来的细菌上行通过剥离面或残留的胎盘、胎膜、子宫切口等至肌层、输卵管、卵巢及盆腔腹膜发生炎症,也可经破损的黏膜、胎盘剥离面通过淋巴、血行播散到盆腔。通过对上生殖道细菌培养的研究,明确证明盆腔炎性疾病是多重微生物感染,包括阴道的需氧菌、厌氧菌、阴道加德纳菌、流感嗜血杆菌等,其中厌氧菌占70%~80%。厌氧菌中以各类杆菌及脆弱类杆菌最常见。

2.月经期性交

月经期宫颈口开放,子宫内膜剥脱面有扩张的血窦及凝血块,均为细菌的上行及滋生提供了良好的环境。如在月经期性交或使用不洁的月经垫,可使细菌侵入发生炎症。

3.妇科手术操作

任何通过宫颈黏液屏障的手术操作导致的盆腔感染,都称医源性盆腔炎性疾病,如放置宫内避孕器、人工流产、输卵管通液、造影等。其他妇科手术如宫颈糜烂电熨术、腹腔镜绝育术、人工流产子宫穿孔,盆腔手术误伤肠管等均可导致急性炎症。

4.邻近器官炎症的蔓延

邻近器官的炎症最常见者为急性阑尾炎、憩室炎、腹膜炎等。

5.盆腔炎性疾病

再次急性发作盆腔炎性疾病所造成的盆腔粘连、输卵管积水、扭曲等后遗症,易造成盆腔炎性疾病的再次急性发作,尤其是在患者免疫力低下、有不洁性交史等情况下。

6.全身性疾病

如败血症、菌血症等,细菌也可波及输卵管及卵巢发生急性盆腔炎性疾病。

7.淋球菌及沙眼衣原体

多为上行性急性感染,病原体多来自尿道炎、前庭大腺炎、宫颈炎等。

(二)病理表现

1.附件炎

当多重微生物造成产后、剖宫产后、流产后的急性输卵管炎、卵巢炎、输卵管卵巢脓肿时,病变可通过子宫颈的淋巴播散至子宫颈旁的结缔组织,首先侵及输卵管浆膜层再达肌层,输卵管内膜受侵较轻,或可不受累。病变是以输卵管间质炎为主,由于输卵管管壁增粗,可压迫管腔变窄,轻者管壁充血、肿胀,重者输卵管肿胀明显,且弯曲,并有纤维素性渗出物,引起周围组织粘连。炎症如经子宫内膜向上蔓延,首先引起输卵管内膜炎,使输卵管内膜肿胀、间质充血、肿胀及大量中性多核白细胞浸润,重者输卵管内膜上皮可有退行性变或成片脱落,引起输卵管管腔粘连闭塞或伞端闭锁,如有渗出物或脓液积聚,可形成输卵管积脓,与卵巢粘连形成炎性包块。卵巢表面有一层白膜包被,很少单独发炎,卵巢多与输卵管伞端粘连,发生卵巢周围炎,进一步形成卵巢脓肿,如脓肿壁与输卵管粘连贯通则形成输卵管卵巢脓肿。脓肿可发生于初次感染之后,但往往是在反复发作之后形成。脓肿多位于子宫后方、阔韧带后叶及肠管间,可向阴道、直肠间贯通,也可破入腹腔,发生急性弥漫性腹膜炎。

2.盆腔腹膜炎

病变腹膜充血、肿胀,伴有含纤维素的渗出液,可形成盆腔脏器粘连,渗出物聚集在粘连的间隙内,形成多个小脓肿,或聚集在子宫直肠窝形成盆腔脓肿,脓肿破入直肠,症状可减轻;如破入腹腔则可引起弥漫性腹膜炎,使病情加重。

(三)临床表现

视病情及病变范围大小,表现的症状不同,轻者可以症状轻微或无症状。重者可有发热及下腹痛,发热前可先有寒战、头痛,体温可高达 39~40 ℃,下腹痛多为双侧下腹部剧痛或病变部剧痛,可与发热同时发生。如疼痛发生在月经期则可有月经的变化,如经量增多、月经期延长;在非月经期发作则可有不规则阴道出血,白带增多,性交痛等。由于炎症的刺激,少数患者也可有膀胱及直肠刺激症状如尿频、尿急、腹胀、腹泻等。体格检查患者呈急性病容,脉速,唇干。妇科检查见阴道充血,宫颈充血有分泌物,呈黄白色或黏液脓性,有时带恶臭,阴道穹隆有触痛,宫颈有举痛,子宫增大,压痛,活动受限,双侧附件有增厚,或触及包块,压痛明显。下腹部剧痛常拒按,或一侧压痛,摆动宫颈时更明显,炎症波及腹膜时呈现腹膜刺激症状。如已发展为盆腔腹膜炎,则整个下腹部有压痛及反跳痛。

(四)诊断要点

重症及典型的盆腔炎性疾病病例根据病史、临床及实验室检查所见,诊断不难,但此部分患者只占盆腔炎性疾病的 4% 左右。临床上绝大多数盆腔炎性疾病为轻到中度及亚临床感染者。这部分患者可无明确病史,临床症状轻微,或仅表现有下腹部轻微疼痛,白带稍多,给临床诊断带来困难。有研究显示因感染造成的输卵管性不孕患者中,30%~75% 无盆腔炎性疾病病史,急性盆腔炎性疾病有发热者仅占 30%,有下腹痛、白带多、宫颈举痛者仅占 20%。有鉴于此,美国疾病控制与预防中心提出了新的盆腔炎性疾病诊断标准:①至少必须具备下列 3 项主要标准,下腹痛、宫颈举痛、附件区压痛。②此外,下列标准中具备一项或一项以上时,增加诊断的特异性。体温>38 ℃、异常的宫颈或阴道排液、沙眼衣原体或淋病双球菌的实验室证据、血沉加快或 C 反应蛋白升高。③对一些有选择的病例必须有下列的确定标准。阴道超声或其他影像诊断技术的阳性发现如输卵管增粗、伴或不伴管腔积液、输卵管卵巢脓肿或腹腔游离液体、子宫内膜活检阳性、腹腔镜下有与盆腔炎性疾病一致的阳性所见。

盆腔炎性疾病中有 10%~20% 伴有肝周围炎或局部腹膜炎,多在腹腔镜检查时发现,被认为是感染性腹腔液体直接或经淋巴引流到膈下区域造成,以沙眼衣原体引起者最多见,偶见有淋球菌及厌氧菌引起者。腹腔镜下见肝周充血,炎性渗出以及肝膈面与上腹、横膈形成束状、膜状粘连带。此种肝周炎很少侵犯肝实质,肝功能多正常。

1.阴道分泌物涂片检查

此方法简便、经济、实用。阴道分泌物涂片检查中每个阴道上皮细胞中多于 1 个以上的多形核白细胞就会出现白带增多,每高倍视野有 3 个以上白细胞诊断盆腔炎性疾病的敏感性达87%,其敏感性高于血沉、C 反应蛋白以及经过内膜活检或腹腔镜证实的有症状的盆腔炎性疾病所呈现出来的外周血的白细胞计数值。

2.子宫内膜活检

可得到子宫内膜炎的组织病理学诊断,被认为是一种比腹腔镜创伤小而又能证实盆腔炎性疾病的方法,因子宫内膜炎常合并有急性输卵管炎。子宫内膜活检与腹腔镜检查在诊断盆腔炎性疾病上有90%的相关性。子宫内膜活检的诊断敏感性达92%,特异性为87%,并可同时取材做细菌培养,但有被阴道细菌污染的机会。

3.超声等影像学检查

在各类影像学检查方法中,B超是最简便、实用和经济的方法,且与腹腔镜检查有很好的相关性。在急性、严重的盆腔炎性疾病时,经阴道超声可见输卵管增粗、管腔积液或盆腔有游离液体。B超还可用于监测临床病情的发展,出现盆腔脓肿时,B超可显示附件区肿块,伴不均匀回声。CT、MRI有时也可显示出较清晰的盆腔器官影像,但由于其价值昂贵而不能普遍用于临床。对于早期、轻度的盆腔炎性疾病,B超敏感性差。

4.腹腔镜检查

目前被认为是诊断盆腔炎性疾病的金标准,因可在直视下观察盆腔器官的病变情况,并可同时取材行细菌鉴定及培养而无阴道污染之虑。腹腔镜下诊断盆腔炎性疾病的最低标准为输卵管表面可见充血、输卵管壁肿胀及输卵管表面与伞端有渗出物,也可显示肝包膜渗出、粘连。

5.其他实验室检查

其他实验室检查包括白细胞计数增多、血沉增快、C反应蛋白升高、血清CA125升高等,虽对临床诊断有所帮助,但均缺乏敏感性与特异性。

(五)治疗方案

盆腔炎性疾病治疗目的是缓解症状、消除当前感染及降低远期后遗症的危险。

1.全身治疗

重症者应卧床休息,给予高蛋白流食或半流食,体位以头高脚低位为宜,以利于宫腔内及宫颈分泌物排出体外,盆腔内的渗出物聚集在子宫直肠窝内而使炎症局限。补充液体,纠正电解质紊乱及酸碱平衡,高热时给以物理降温,并应适当给予止痛药,避免无保护性交。

2.抗生素治疗

近年来由于新的抗生素不断问世,细菌培养技术的提高以及药物敏感试验的配合,使临床得以合理使用抗生素,对急性炎症可达到微生物学的治愈(治愈率为84%~98%),一般在药物敏感试验做出以前,先使用需氧菌、厌氧菌以及淋球菌、沙眼衣原体兼顾的广谱抗生素,待药敏试验做出后再更换,一般是根据病因以及发病后已用过何种抗生素作为参考来选择用药。急性附件炎、盆腔腹膜炎常用的抗生素如下。

(1)青霉素或红霉素与氨基糖苷类药物及甲硝唑联合:青霉素 G 每天 $(2.4 \sim 10) \times 10^6$ U,静脉滴注,病情好转后改为每天 $(1.2 \sim 2.4) \times 10^6$ U,每 4~6 小时 1 次,分次给药或连续静脉滴注。红霉素每天 0.9~1.25 g 静脉滴注,链霉素 0.75 g 肌内注射,每天 1 次。庆大霉素每天 $(1.6 \sim 3.2) \times 10^5$ U,分 2~3 次静脉滴注或肌内注射,一般疗程<10 天。甲硝唑 500 mg 静脉滴注,每 8 小时 1 次,病情好转后改口服 400 mg,每 8 小时 1 次。

(2)第 1 代头孢菌素与甲硝唑合用:对第 1 代头孢菌素敏感的细菌有 β 溶血性链球菌、葡萄球菌、大肠埃希菌等。头孢噻吩每天 2 g,分 4 次肌内注射;头孢唑林钠每次 0.5~1 g,每天 2~4 次,静脉滴注;头孢拉定,静脉滴注每天量为 100~150 mg/kg,分次给予,口服每天 2~4 g,分 4 次空腹服用。

(3)克林霉素与氨基糖苷类药物联合：克林霉素每次 600 mg，每 6 小时 1 次，静脉滴注，体温降至正常后 24～48 小时改口服，每次 300 mg，每 6 小时 1 次。克林霉素对多数革兰阳性和厌氧菌（如类杆菌，消化链球菌等）及沙眼衣原体有效。与氨基糖苷类药物合用有良好的效果。但此类药物与红霉素有拮抗作用，不可与其联合。

(4)林可霉素：其作用与克林霉素相同，用量每次 300～600 mg，每天 3 次，肌内注射或静脉滴注。

(5)第 2 代头孢菌素：对革兰阴性菌的作用较为优越，抗酶性能强，抗菌谱广。临床用于革兰阴性菌。如头孢呋辛，每次 0.75～0.5 g，每天 3 次肌内注射或静脉滴注；头孢孟多轻度感染每次 0.5～1 g，每天 4 次静脉滴注，较重的感染每天 6 次，每次 1 g；头孢西丁对革兰阳性及阴性需氧菌与厌氧菌包括脆弱类杆菌均有效，每次 1～2 g，每 6～8 小时 1 次静脉注射或静脉滴注，可单独使用。

(6)第 3 代头孢菌素：对革兰阴性菌的作用较第 2 代头孢菌素更强，抗菌谱广，耐酶性能强，对第 1、2 代头孢菌素耐药的一些革兰阴性菌株常可有效。头孢噻肟对革兰阴性菌有较强的抗菌效能，但对脆弱杆菌较不敏感。一般感染每天 2 g，分 2 次肌内注射或静脉注射，中度或重度感染每天 3～6 g，分 3 次肌内注射或静脉注射。头孢曲松钠 1～2 g，每天 2 次静脉注射。

(7)哌拉西林：对多数需氧菌及厌氧菌均有效，每天 4～12 g，分 3～4 次静脉注射或静脉滴注，严重感染每天可用 16～24 g。

(8)喹诺酮类药物：如诺氟沙星、氧氟沙星、环丙沙星等，其抗菌谱广，对革兰阳性、阴性菌均有抗菌作用，且具有较好的组织渗透性，口服量每天 0.2～0.6 g，分 2～3 次服用。其中氟罗沙星由于其半衰期长，每天 1 次服 0.2～0.4 g 即可。

3.中药治疗

主要为活血化瘀、清热解毒，如用银翘解毒汤、清营汤、安宫牛黄丸、紫雪丹等。

4.手术治疗

(1)经药物治疗 48～72 小时，体温持续不降，肿块增大，出现肠梗阻、脓肿破裂或中毒症状时，应及时行手术处理。年轻妇女要考虑保留卵巢功能，对体质衰弱的患者，手术范围需根据具体情况决定。如为盆腔脓肿，可在 B 超、CT 等影像检查引导下经腹部或阴道切开排脓，也可在腹腔镜下行盆腔脓肿切开引流，同时注入抗生素。

(2)输卵管脓肿、卵巢脓肿，经保守治疗病情好转，肿物局限，也可行手术切除肿物。

(3)脓肿破裂，患者出现腹部剧痛，伴高热、寒战、恶心、呕吐、腹胀、拒按等情况时应立即剖腹探查。

四、盆腔结缔组织炎

(一)急性盆腔结缔组织炎

1.概述

盆腔结缔组织是腹膜外的组织，位于盆腔腹膜的后方，子宫两侧及膀胱前间隙处，这些部位的结缔组织间并无明显的界限。急性盆腔结缔组织炎是指盆腔结缔组织初发的炎症，不是继发于输卵管、卵巢的炎症，是初发于子宫旁的结缔组织，然后再扩展至其他部位。

本病多由于分娩或剖宫产时宫颈或阴道上端的撕裂，困难的宫颈扩张术时宫颈裂伤，经阴道的子宫全切除术时阴道残端周围的血肿以及人工流产术中误伤子宫及宫颈侧壁等情况时细菌侵入发生感染。

本病的常见病原体多为链球菌、葡萄球菌、大肠埃希菌、厌氧菌、淋球菌、衣原体、支原体等。

2.病理表现

发生急性盆腔结缔组织炎后，局部组织出现肿胀、充血，并有多量白细胞及浆细胞浸润。炎症初起时多位于生殖器官受到损伤的部位，如自子宫颈部的损伤浸润至子宫颈一侧盆腔结缔组织，逐渐可蔓延至盆腔对侧的结缔组织及盆腔的前半部分。病变部分易化脓，形成大小不等的脓肿，如未能及时控制，炎症可通过淋巴向输卵管、卵巢或髂窝处扩散，由于盆腔结缔组织与盆腔内血管接近，可引起盆腔血栓性静脉炎。如阔韧带内已形成脓肿未及时切开引流，脓肿可向阴道、膀胱、直肠破溃，高位的脓肿也可向腹腔破溃引起弥漫性腹膜炎，脓毒血症使病情急剧恶化，但引流通畅后，炎症可逐渐消失。如排脓不畅，也可引起发生长期不愈的窦道。

3.临床表现

炎症初期患者可有高热，下腹痛，体温可达 39～40 ℃，下腹痛多与急性输卵管卵巢炎相似。如病史中在发病前曾有全子宫切除术、剖宫产术时有单侧壁或双侧壁损伤，诊断更易。如已形成脓肿，除发热、下腹痛外，常见有直肠、膀胱压迫症状如便意频数、排便痛、恶心、呕吐、尿频、尿痛等症状。

妇科检查在发病初期，子宫一侧或双侧有明显的压痛与边界不明显的增厚感，增厚可达盆壁，子宫略大，活动差，压痛，一侧阴道或双侧阴道穹隆可触及包块，包块上界常与子宫底平行，触痛明显。如已形成脓肿则因脓液向下流入子宫后方，阴道后穹隆常可触及较软的包块，且触痛明显。

4.诊断要点

根据病史、临床症状及妇科检查所见诊断不难，但需做好鉴别诊断。

(1)输卵管妊娠破裂：有停经史、下腹痛突然发生，面色苍白，急性病容，腹部有腹膜刺激症状，阴道出血少量、尿 HCG(＋)、后穹隆穿刺为血液。

(2)卵巢囊肿蒂扭转：有突发的一侧性下腹痛，有或无肿瘤史，有单侧腹膜刺激症状，触痛明显，妇科检查子宫一侧触及肿物及触痛，无停经史。

(3)急性阑尾炎：疼痛缓慢发生，麦氏点有触痛，妇科检查无阳性所见。

5.治疗方案

(1)抗生素治疗：可用广谱抗生素如青霉素、头孢菌素、氨基糖苷类抗生素、林可霉素、克林霉素、多西环素及甲硝唑等。待细菌药物敏感试验出结果后，改用敏感的抗生素。

(2)手术治疗：急性盆腔结缔组织炎，轻症者一般不作手术治疗，以免炎症扩散或出血，但有些情况需手术处理。①宫腔内残留组织伴阴道出血：首先应积极抗感染，如无效或出血较多时，在用药物控制感染的同时，用卵圆钳清除宫腔内容物，而避免做刮宫术。②子宫穿孔：如无肠管损伤及内出血，可不必剖腹修补。③宫腔积脓：应扩张宫口使脓液引流通畅。④已形成脓肿者：根据脓肿的部位采取切开排脓手术，如系接近腹股沟韧带的脓肿，应等待脓肿扩大后再作切开；如脓肿位于阴道一侧则应自阴道作切开，尽量靠近中线，以免损伤输尿管或子宫动脉。

(二)慢性盆腔结缔组织炎

1.概述

慢性盆腔结缔组织炎多由于急性盆腔结缔组织炎治疗不彻底，或患者体质较差，炎症迁延而成慢性。由于宫颈的淋巴管直接与盆腔结缔组织相通，故也可因慢性宫颈炎发展至盆腔结缔组织炎。

2.病理表现

本病的病理变化多为盆腔结缔组织由充血,肿胀,转为纤维组织,增厚、变硬的瘢痕组织,与盆壁相连,子宫被固定不能活动,或活动受限,子宫常偏于患侧的盆腔结缔组织。

3.临床表现

轻度慢性盆腔结缔组织炎,一般多无症状,偶尔于身体劳累时有腰痛,下腹坠痛,重度者可有较严重的下腹坠痛,腰酸痛及性交痛。妇科检查,子宫多呈后倾后屈位,三合诊时触及宫骶韧带增粗呈索条状,有触痛,双侧宫旁组织肥厚,有触痛,如为一侧性者可触及子宫变位,屈向于患侧,如已形成冰冻骨盆,则子宫的活动完全受到限制。

4.诊断要点

根据有急性盆腔结缔组织炎史、临床症状与妇科检查,诊断不难,但需与子宫内膜异位症、结核性盆腔炎、卵巢癌以及陈旧性异位妊娠等鉴别。

(1)子宫内膜异位症:多有痛经史,且进行性加重。妇科检查可能触及子宫骶韧带处有触痛结节,或子宫两侧有包块,B超及腹腔镜检查有助于诊断。

(2)结核性盆腔炎:多有其他脏器结核史,腹痛常为持续性,腹胀,偶有腹部包块,有时有闭经史,可同时伴子宫内膜结核,X线检查下腹部可见钙化灶,包块位置较慢性盆腔结缔组织炎高。

(3)卵巢癌:包块多为实质性,较硬,表面不规则,常有腹水,患者一般情况差,晚期患者有下腹痛,诊断时有困难,B超、腹腔镜检查、肿瘤标志物及病理活组织检查有助于诊断。

(4)陈旧性异位妊娠:多有闭经史及阴道出血,下腹痛偏于患侧,妇科检查子宫旁有境界不清的包块,触痛,B超及腹腔镜检查有助于诊断。

5.治疗方案

需积极治疗慢性宫颈炎及急性盆腔结缔组织炎。慢性宫颈炎的治疗包括物理治疗如超短波、激光、微波,中波直流电离子透入紫外线等。对慢性盆腔结缔组织炎可用物理治疗,以减轻疼痛。对急性盆腔结缔组织炎需积极彻底治疗,不使病原体潜伏于体内。应用抗生素治疗可取得一定的疗效,与物理治疗合用效果较好。慢性盆腔结缔组织炎经治疗后症状可减轻,但易复发,如月经期后、性交后以及过度体力劳动后。

五、女性生殖器结核

(一)概述

由人型结核杆菌侵入机体后在女性生殖器引起的炎症性疾病称为女性生殖器结核,常继发于肺、肠、肠系膜淋巴结、腹膜等器官的结核,也有少数患者继发于骨、关节结核,多数患者在发现生殖器结核时原发病灶已愈。结核杆菌首先侵犯输卵管,然后下行传播至子宫内膜和卵巢,很少侵犯子宫颈,阴道及外阴结核更属罕见。由于本病病程缓慢,症状不典型,易被忽视。

(二)传播途径

生殖器结核是全身结核的一种表现,一般认为是继发性感染,主要来源于肺或腹膜结核。传播途径可有以下几种。

1.血行传播

血行传播最为多见。结核杆菌一般首先感染肺部,短时间即进入血液循环,传播至体内其他器官,包括生殖器官。有研究发现,肺部原发感染发生在月经初期时结核菌通过血行播散可被单核-吞噬细胞系统清除,但在输卵管内可形成隐性传播灶,处于静止状态可达 1～10 年,直至机体免疫功能低下时细菌重新激活发生感染。青春期时生殖器官发育,血供较为丰富,结核菌易借血行传播。

2.淋巴传播

淋巴传播较少见。多为逆行传播,如肠结核通过淋巴管逆行传播至生殖器官。

3.直接蔓延

结核性腹膜炎和肠系膜淋巴结核可直接蔓延到输卵管。腹膜结核与输卵管结核常并存,平均占生殖器结核的 50%,两处结核病灶可通过直接接触相互传染。

4.原发性感染

原发性感染极为少见。一般多为男性附睾结核的结核菌通过性交传染给女性。

(三)病理表现

女性生殖器结核绝大多数首先感染输卵管,其次为子宫内膜、卵巢、宫颈、阴道及外阴。

1.输卵管结核

输卵管结核占 90%～100%。多为双侧性。典型病变输卵管黏膜皱襞可有广泛的肉芽肿反应及干酪样坏死,镜下可见结核结节。由于感染途径不同,结核性输卵管炎初期大致有 3 种类型。

(1)结核性输卵管周围炎:输卵管浆膜面充血、肿胀,见散在黄白色粟米状小结节,可与周围器官广泛粘连,常为盆腔腹膜炎或弥漫性腹膜炎的一部分。可能出现少量腹水。

(2)结核性输卵管间质炎:由血行播散而来。输卵管黏膜下层或肌层最先出现散在小结节,后波及黏膜和浆膜。

(3)结核性输卵管内膜炎:多由血行播散所致,继发于结核性腹膜炎者较少见,结核杆菌可由输卵管伞端侵入。输卵管黏膜首先受累,发生溃疡和干酪样坏死,病变以输卵管远端为主,伞端黏膜肿胀,黏膜皱襞相互粘连,伞端可外翻呈烟斗状但并不一定闭锁。

输卵管结核随病情发展可有两种类型:①增生粘连型,较多见,此型病程进展缓慢,临床表现多不明显。输卵管增粗僵直,伞端肿大开放呈烟斗状,但管腔可发生狭窄或阻塞。切面可在黏膜及肌壁找到干酪样结节,慢性病例可见钙化灶。当病变扩展到浆膜层或整个输卵管被破坏后,可有干酪样物质渗出,随后肉芽组织侵入,使输卵管与邻近器官如卵巢、肠管、肠系膜、膀胱和直肠等广泛紧密粘连,形成难以分离的实性肿块,如有积液则形成包裹性积液。②渗出型,病程急性或亚急性。渗出液呈草黄色,澄清,为浆液性,偶可见血性液体,量多少不等。输卵管管壁有干酪样坏死,黏膜有粘连,管腔内有干酪样物质潴留而形成输卵管积脓。与周围器官可无粘连而活动,易误诊为卵巢囊肿。较大的输卵管积脓可波及卵巢而形成结核型输卵管卵巢脓肿。

2.子宫内膜结核

子宫内膜结核占 50%～60%。多由输卵管结核扩散而来。由于子宫内膜有周期性脱落而使内膜结核病灶随之排出,病变多局限于子宫内膜,早期呈散在粟粒样结节,极少数严重者病变侵入肌层。宫体大小正常或略小,外观无异常。刮取的子宫内膜镜下可见结核结节,严重者出现干酪样坏死。典型的结核结节中央为 1～2 个巨细胞,细胞呈马蹄状排列,周围有类上皮细胞环绕,外侧有大量淋巴细胞和浆细胞浸润。子宫内膜结核结节的特点是结核结节周围的腺体对卵巢激素反应不敏感,表现为持续性增生或分泌不足。严重的内膜结核可出现干酪样坏死而呈表浅的溃疡,致使内膜大部分或全部被破坏,以后还可形成瘢痕,内膜的功能全部丧失而发生闭经。

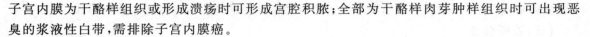

子宫内膜为干酪样组织或形成溃疡时可形成宫腔积脓;全部为干酪样肉芽肿样组织时可出现恶臭的浆液性白带,需排除子宫内膜癌。

3.卵巢结核

卵巢结核占 20%～30%。病变多由输卵管结核蔓延而来,多为双侧性,卵巢表面可见结核结节或干酪样坏死或肉芽肿。卵巢虽与输卵管相邻较近,但因有白膜包裹而较少受累,常仅有卵巢周围炎。若由血行传播引起的感染可在卵巢深层间质中形成结节,或发生干酪样坏死性脓肿。

4.子宫颈结核

子宫颈结核占 5%～15%。常由子宫内膜结核下行蔓延形成,或经血行淋巴播散而来。肉眼观病变呈乳头状增生或溃疡型而不易与宫颈癌鉴别,确诊需经病理组织学检查。宫颈结核一般有四种类型:溃疡型、乳头型、间质型和子宫颈黏膜型。

5.外阴、阴道结核

外阴、阴道结核占 1%。多自子宫和子宫颈向下蔓延而来或血行传播。病灶表现为外阴和阴道局部单个或数个表浅溃疡,久治不愈可形成窦道。

(四)临床表现

1.病史

病史对本病的诊断极为重要。需详细询问家族结核史、本人结核接触史及本人生殖器以外脏器结核史,生殖器结核患者中约有 1/5 的患者有结核家族史。

2.症状

患者的临床症状多为非特异性的。不少患者无不适主诉,而有的则症状严重。

(1)月经失调:为女性生殖器结核较常见的症状,与病情有关。早期患者因子宫内膜充血或形成溃疡而表现为月经量过多、经期延长或不规则阴道出血,易被误诊为功能失调性子宫出血。多数患者就诊时发病已久,此时子宫内膜已遭受不同程度的破坏,表现为月经量过少,甚至闭经。

(2)下腹坠痛:盆腔炎症和粘连,结核性输卵管卵巢脓肿等均可引起不同程度的下腹坠痛,经期尤甚。

(3)不孕:输卵管结核患者输卵管管腔可狭窄、阻塞,黏膜纤毛丧失或粘连,输卵管间质发生炎症者输卵管蠕动异常,输卵管失去正常功能而导致不孕。子宫内膜结核是引起不孕的另一主要原因。在原发性不孕患者中,生殖器结核常为主要原因之一。

(4)白带增多:多见于合并子宫颈结核者,尤其当合并子宫颈炎时,分泌物可呈脓性或脓血性,组织脆,有接触性出血,易误诊为癌性溃疡。

(5)全身症状:可有疲劳、消瘦、低热、盗汗、食欲下降或体重减轻等结核的一般症状。无自觉症状的患者临床亦不少见。有的患者可仅有低热,尤其在月经期比较明显,每次经期低热是生殖器结核的典型临床表现之一。生殖器结核常继发于肺、脑膜、肠和泌尿系统等脏器的结核,因而可有原发脏器结核的症状,如咯血、胸痛、血尿等。

3.体征

因病变部位、程度和范围不同而有较大差异。部分病例妇科检查子宫因粘连而活动受限,双侧输卵管增粗,变硬,如索条状。严重病例妇科检查可扪及盆腔包块,质硬,不规则,与周围组织广泛粘连,活动差,无明显触痛。包裹性积液患者可扪及囊性肿物,颇似卵巢囊肿。生殖器结核与腹膜结核并存患者腹部可有压痛,腹部触诊腹壁揉面感,腹水征阳性。个别患者于子宫旁或子宫直肠窝处扪及小结节,易误诊为盆腔子宫内膜异位症或卵巢恶性肿瘤。生殖器结核患者常有子宫发育不良,子宫颈结核患者窥阴器检查时可见宫颈局部乳头状增生或小溃疡形成。

(五)诊断要点

症状、体征典型的患者诊断多无困难,多数因无明显症状和体征极易造成漏诊或误诊。有些患者仅因不孕行诊断性刮宫,经病理组织学检查才证实为子宫内膜结核。如有以下情况应首先考虑生殖器结核可能:①有家族性结核史,既往有结核接触史,或本人曾患肺结核、胸膜炎和肠结核者。②不孕伴月经过少或闭经,有下腹痛等症状,或盆腔有包块者。③未婚妇女,无性接触史,主诉低热、盗汗、下腹痛和月经失调,肛门指诊盆腔附件区增厚有包块者。④慢性盆腔炎久治不愈者。

由于本病患者常无典型临床表现,需依靠辅助诊断方法确诊。常用的辅助诊断方法有以下几种。

1.病理组织学检查

盆腔内见粟粒样结节或干酪样物质者一般必须做诊断性刮宫。对不孕及可疑患者也应取子宫内膜做病理组织学检查。诊刮应在月经来潮后12小时之内进行,因此时病变表现较为明显。刮宫时应注意刮取两侧子宫角内膜,因子宫内膜结核多来自输卵管,使病灶多首先出现在宫腔两侧角。刮出的组织应全部送病理检查,最好将标本做系统连续切片,以免漏诊。如在切片中找到典型的结核结节即可确诊。子宫内膜有炎性肉芽肿者应高度怀疑内膜结核。无结核性病变但有巨细胞体系存在也不能否认结核的存在。可疑患者需每隔2~3个月复查,如3次内膜检查均阴性者可认为无子宫内膜结核存在。因诊刮术有引起结核扩散的危险性,术前、术后应使用抗结核药物预防性治疗。其他如宫颈、阴道、外阴等病灶也须经病理组织学检查才能明确诊断。

2.结核杆菌培养、动物接种

取经血、刮取的子宫内膜、宫颈分泌物、宫腔分泌物、盆腔包块穿刺液或盆腔包裹性积液等作培养,到2个月时检查有无阳性结果。或将这些物质接种于豚鼠腹壁皮下,6~8周后解剖检查,如在接种部位周围的淋巴结中找到结核杆菌即可确诊。如果结果为阳性,可进一步做药敏试验以指导临床治疗。经血培养(取月经第1天的经血6~8 mL)可避免刮宫术引起的结核扩散,但阳性率较子宫内膜细菌学检查为低。一般主张同时进行组织学检查、细菌培养和动物接种,可提高阳性确诊率。本法有一定技术条件要求,而且需时较长,尚难推广使用。

3.X线检查

(1)胸部X线摄片:必要时还可做胃肠系统和泌尿系统X线检查,以便发现其原发病灶。但许多患者在发现生殖器结核时其原发病灶往往已经愈合,而且不留痕迹,故X线片阴性并不能排除盆腔结核。

(2)腹部X线摄片:如显示孤立的钙化灶,提示曾有盆腔淋巴结结核。

(3)子宫输卵管碘油造影:子宫输卵管碘油造影对生殖器结核的诊断有一定的价值。其显影特征:①子宫腔形态各不相同,可有不同程度的狭窄或变形,无刮宫或流产病史者边缘亦可呈锯齿状。②输卵管管腔有多发性狭窄,呈典型的串珠状或细小僵直状。③造影剂进入子宫壁间质、宫旁淋巴管或血管时应考虑有子宫内膜结核。④输卵管壶腹部与峡部间有梗阻,并伴有碘油进入物卵管间质中的灌注缺损。⑤相当于输卵管、卵巢和盆腔淋巴结部位有多数散在粟粒状透亮斑点阴影,似钙化灶。子宫输卵管碘油造影有可能将结核菌或干酪样物质带入盆腹腔,甚至造成疾病扩散而危及生命,因此应严格掌握适应证。输卵管有积脓或其他疾病时不宜行造影术。造影前后应给予抗结核药物,以防病情加重。造影适宜时间在经净后2~3天内。

4.腹腔镜检查

腹腔镜检查在诊断妇女早期盆腔结核上较其他方法更有价值。对于宫内膜组织病理学和细菌学检查阴性的患者可行腹腔镜检查。镜下观察子宫和输卵管的浆膜面有无粟粒状结节,输卵管周围有无膜状粘连,以及输卵管卵巢有无肿块等,同时可取可疑病变组织做活检,并取后穹隆液体做结核菌培养等。

5.聚合酶链反应检测

经血或组织中结核杆菌特异的荧光聚合酶链反应定量测定可对疾病作出迅速诊断,但判断结果时要考虑病程。

6.血清 CA125 值测定

晚期腹腔结核患者血清 CA125 水平明显升高。伴或不伴腹水的腹部肿块患者血清 CA125 值异常升高也应考虑结核的可能,腹腔镜检查结合组织活检可明确诊断,以避免不必要的剖腹手术。血清 CA125 值的检测还可用于监测抗结核治疗的疗效。

7.宫腔镜检查

宫腔镜检查可直接发现子宫内膜结核病灶,并可在直视下取活组织做病理检查。但有可能使结核扩散,且因结核破坏所致的宫腔严重粘连变形可妨碍观察效果,难以与外伤性宫腔粘连鉴别,故不宜作为首选。如必须借助宫腔镜诊断,镜检前应排除有无活动性结核,并应进行抗结核治疗。宫腔镜下可见子宫内膜因炎症反应而充血发红,病灶呈黄白色或灰黄色。轻度病变子宫内膜高低不平,表面可附着粟粒样白色小结节;重度病变子宫内膜为结核破坏,致宫腔粘连,形态不规则,腔内可充满杂乱、质脆的息肉状突起,瘢痕组织质硬,甚至形成石样钙化灶,难以扩张和分离。

8.其他检查

如结核菌素试验、血常规、血沉和血中结核抗体检测等,但这些检查对病变部位无特异性,仅可作为诊断的参考。

(六)治疗方案

1.一般治疗

增强机体抵抗力及免疫力对治疗有一定的帮助。活动性结核患者,应卧床休息,至少休息3个月。当病情得到控制后,可从事部分较轻工作,但需注意劳逸结合,加强营养,适当参加体育活动,增强体质。

2.抗结核药物治疗

(1)常用的抗结核药物:理想的抗结核药物具有杀菌、灭菌或较强的抑菌作用,毒性低,不良反应小,不易产生耐药菌株,价格低廉,使用方便,药源充足;经口服或注射后药物能在血液中达到有效浓度,并能渗入吞噬细胞、腹膜腔或脑脊液内,疗效迅速而持久。

目前常用的抗结核药物分为 4 类:①对细胞内外菌体效力相仿者,如利福平、异烟肼、乙硫异烟胺和环丝氨酸等。②细胞外作用占优势者,如链霉素、卡那霉素、卷曲霉素和紫霉素等。③细胞内作用占优势者,如吡嗪酰胺。④抑菌药物,如对氨基水杨酸钠、乙胺丁醇和氨硫脲等。

链霉素、异烟肼和对氨基水杨酸钠称为第一线药物;其他各药称为第二线药物。临床上一般首先选用第一线药物,在第一线药物产生耐药菌株或因毒性反应患者不能耐受时则可换用1～2 种第二线药物。

常用的抗结核药物如下:①异烟肼具有杀菌力强、可以口服、不良反应小、价格低廉等优点。结核杆菌对本药的敏感性很易消失,故多与其他抗结核药物联合使用。其作用机制主要是抑制结核菌脱氧核糖核酸(DNA)的合成,并阻碍细菌细胞壁的合成。口服后吸收快,渗入组织杀灭细胞内外代谢活跃或静止的结核菌,局部病灶药物浓度亦相当高。剂量:成人口服 1 次 0.1～0.3 g,1 天 0.2～0.6 g;静脉用药 1 次 0.3～0.6 g,加 5%葡萄糖注射液或等渗氯化钠注射液 20～40 mL 缓慢静脉注射,或加入 250～500 mL 液体中静脉滴注;局部(子宫腔内、子宫直肠窝或炎性包块内)用药 1 次 50～200 mg;也可 1 天 1 次 0.3 g 顿服或 1 周 2 次,1 次 0.6～0.8 g 口服,以提高疗效并减少不良反应。本药常规剂量很少发生不良反应,大剂量或长期使用时可见周围神经炎、中枢神经系统中毒(兴奋或抑制)、肝脏损害(血清丙氨酸氨基转移酶升高)等。异烟肼急性中毒时可用大剂量维生素 B_6 对抗。用药期间注意定期检查肝功能。肝功能不良、有精神病和癫痫史者慎用。本品可加强香豆素类抗凝药、某些抗癫痫药、降压药、抗胆碱药、三环抗抑郁药等的作用,合用时需注意。抗酸药尤其是氢氧化铝可抑制本品吸收,不宜同时服用。②利福平是广谱抗生素。其杀灭结核菌的机制在于抑制菌体的 RNA 聚合酶,阻碍 mRNA 合成。对细胞内、外代谢旺盛及偶尔繁殖的结核菌均有作用,常与异烟肼联合应用。剂量:成人每天 1 次,空腹口服 0.45～0.6 g。本药不良反应轻微,除消化道不适、流感综合征外,偶有短暂性肝功能损害。与 INH、PAS 联合使用可加强肝毒性。用药期间检查肝功能,肝功能不良者慎用。长期服用本品可降低口服避孕药的作用而导致避孕失败。服药后尿、唾液、汗液等排泄物可呈橘红色。③链霉素为广谱氨基糖苷类抗生素,对结核菌有杀菌作用。其作用机制在于干扰结核菌的酶活性,阻碍蛋白合成。对细胞内的结核菌作用较小。剂量:成人每天 0.75～1.0 g,1 次或分 2 次肌内注射,50 岁以上或肾功能减退者用 0.5～0.75 g。间歇疗法每周 2 次,每次肌内注射 1 g。本药毒副作用较大,主要为第 8 对脑神经损害,表现为眩晕、耳鸣、耳聋等,严重者应及时停药;对肾脏有轻度损害,可引起蛋白尿和管型尿,一般停药后可恢复,肾功能严重减损者不宜使用;其他变态反应有皮疹、剥脱性皮炎和药物热等,过敏性休克较少见。单独用药易产生耐药性。④吡嗪酰胺能杀灭吞噬细胞内酸性环境中的结核菌。剂量:35 mg/(kg·d),分 3～4 次日服。不良反应偶见高尿酸血症、关节痛、胃肠不适和肝损害等。⑤乙胺丁醇对结核菌有抑菌作用,与其他抗结核药物联用时可延缓细菌对其他药物产生耐药性。剂量:1 次 0.25 g,1 天 0.5～0.75 g,也可开始 25 mg/(kg·d),分 2～3 次口服,8 周后减量为 15 mg/(kg·d),分 2 次给予;长期联合用药方案中,可 1 周 2 次,每次 50 mg/kg。不良反应甚少为其优点,偶有胃肠不适。剂量过大或长期服用时可引起球后神经炎、视力减退、视野缩小和中心盲点等,一旦停药多能缓慢恢复。与 RFP 合用有加强视力损害的可能。糖尿病患者须在血糖控制基础上方可使用,已发生糖尿病性眼底病变者慎用本品。⑥对氨基水杨酸钠为抑菌药物。其作用机制可能在结核菌叶酸的合成过程中与对氨苯甲酸竞争,影响结核菌的代谢。与链霉素、异烟肼或其他抗结核药联用可延缓对其他药物发生耐药性。剂量:成人每天 8～12 g,每次 2～3 g 口服;静脉用药每天 4～12 g(从小剂量开始),以等渗氯化钠或 5%葡萄糖液溶解后避光静脉滴注,5 小时内滴完,1 个月后仍改为口服。不良反应有食欲减退、恶心、呕吐和腹泻等,饭后服用或与碳酸氢钠同服可减轻症状。忌与水杨酸类同服,以免胃肠道反应加重和导致胃溃疡。肝肾功能减退者慎用。能干扰 RFP 的吸收,两者同用时给药时间最好间隔 6～8 小时。

(2)用药方案:了解抗结核药物的作用机制并结合药物的不良反应是选择联合用药方案的重要依据。

长程标准方案:采用 SM、INH 和 PAS 三联治疗,疗程 1.5～2 年。治愈标准为病变吸收,处于稳定而不再复发。但因疗程长,部分患者由于症状消失而不再坚持正规用药导致治疗不彻底,常是诱发耐药变异菌株的原因。治疗方案为开始 2 个月每天用 SM、INH 和 PAS,以后 10 个月用 INH 和 PAS;或 2 个月用 SM、INH 和 PAS,3 个月每周用 SM2 次,每天用 INH 和 PAS,7 个月用 INH 和 PAS。

短程方案:与长程标准方案对照,减少用药时间和药量同样可达到治愈效果。近年来倾向于短程方案,以达到疗效高、毒性低和价格低廉的目的。短程治疗要求:①必须含两种或两种以上杀菌剂。②INH 和 RFP 为基础,并贯穿疗程始末。③不加抑菌剂,但 EMB 例外,有 EMB 时疗程应为 9 个月。治疗方案有:前 2 个月每天口服 SM、INH、RFP 和 PZA,然后每天用 INH、RFP 和 EMB 4 个月;每天用 SM、INH、RFP 和 PZA 2 个月,然后 6 个月每周 3 次口服 INH、RFP 和 EMB;每天给予 SM、INH 和 RFP 2 个月,然后每周 2 次给予 SM、INH 和 RFP 2 个月,再每周 2 次给予 SM、INH5 个月,每天给予 SM、INH、RFP 和 PZA 治疗 2 个月,以后 4~6 个月用氨硫脲(T)和 INH。

(3)抗结核药物用药原则:①早期用药。早期结核病灶中结核杆菌代谢旺盛,局部血供丰富,药物易杀灭细菌。②联合用药。除预防性用药外,最好联合用药,其目的是取得各种药物的协同作用,并降低耐药性。③不宜同时给予作用机制相同的药物。④选择对细胞内和细胞外均起作用的药物,如 INH、RFP、EMB。⑤使用不受结核菌所处环境影响的药物,如 SM 在碱性环境中起作用,在酸性环境中不起作用;PZA 则在酸性环境中起作用。⑥须考虑抗结核药物对同一脏器的不良影响,如 RFP、INH、乙硫异烟胺等对肝功能均有影响,联合使用时应注意检测血清谷丙转氨酶。⑦规则用药。中断用药是治疗失败的主要原因,可使细菌不能被彻底消灭,反复发作,出现耐药。⑧适量用药。剂量过大会增加不良反应;剂量过小则达不到治疗效果。⑨全程用药。疗程的长短与复发率密切相关,坚持合理全程用药,可降低复发率。⑩宜选用杀菌力强、安全性高的药物,如 INH、RFP 的杀菌作用不受各种条件影响,疗效高;SM、PZA 的杀菌作用受结核菌所在环境影响,疗效较差。

3.免疫治疗

结核病病程中可引起 T 细胞介导的免疫应答,也有 I 型超敏反应。结核患者处于免疫紊乱状态,细胞免疫功能低下,而体液免疫功能增强,出现免疫功能严重失调,对抗结核药物的治疗反应迟钝,往往单纯抗结核药物治疗疗效不佳。辅助免疫调节剂可及时调整机体的细胞免疫功能,提高治愈率,减少复发率。常用的结核免疫调节剂有以下几种。

(1)卡提素(PNS):PNS 是卡介苗的菌体热酚乙醇提取物,含 BCG 多糖核酸等 10 种免疫活性成分,具有提高细胞免疫功能及巨噬核酸功能,使 T 细胞功能恢复,提高 H_2O_2 的释放及自杀伤细胞的杀菌功能。常用 PNS 1 mg 肌内注射,每周 2 次。与 INH、SM、RFP 并用作为短程化疗治疗初活动性肺结核。

(2)母牛分枝杆菌菌苗:其作用机制一是提高巨噬细胞产生 NO 和 H_2O_2 的水平杀灭结核菌,二是抑制变态反应。每 3~4 周深部肌内注射 1 次,0.1~0.5 mg,共用 6 次,并联合抗结核药物治疗初始和难治性肺结核,可缩短初治肺结核的疗程,提高难治性结核病的治疗效果。

(3)左旋咪唑:主要通过激活免疫活性细胞,促进淋巴细胞转化产生更多的活性物质,增强单核-吞噬细胞系统的吞噬能力,故对结核患者治疗有利,但对正常机体影响并不显著。LMS 作为免疫调节剂治疗某些难治性疾病已被临床日益重视。LMS 一般联合抗结核药物辅助治疗初始肺结核。用法:150 mg/d,每周连服 3 天,同时每天抗结核治疗,疗程 3 个月。

(4)γ-干扰素:可使巨噬细胞活化产生 NO,从而抑制或杀灭分枝杆菌。常规抗结核药物无效的结核患者在加用 γ-IFN 后可以缓解临床症状。$25\sim50\ \mu g/m^2$，皮下注射，每周 2 次或 3 次。作为辅助药物治疗难治性播散性分枝杆菌感染的用量为 $50\sim100\ \mu g/m^2$，每周至少 3 次。不良反应有发热、寒战、疲劳、头痛，但反应温和而少见。

4.耐药性结核病的治疗

耐药发生的结果必然是近期治疗失败或远期复发。一般结核杆菌对 SM、卡那霉素、紫霉素有单相交叉耐药性，即 SM 耐药的结核杆菌对卡那霉素和紫霉素敏感，对卡那霉素耐药者对 SM 也耐药，但对紫霉素敏感，对紫霉素耐药者则对 SM、卡那霉素均耐药。临床上应按 SM、卡那霉素、紫霉素的顺序给药。

初治患者原始耐药不常见，一般低于 2%，主要是对 INH 和/或 SM 耐药，而对 RFP、PZA 或 EMB 耐药者很少见。用药前最好做培养和药敏，以便根据结果调整治疗方案，要保证至少 2～3 种药敏感。如果患者为原发耐药，必须延长治疗时间，才能达到治疗目的。怀疑对 INH 和/或 SM 有原发耐药时，强化阶段应选择 INH、RFP、PZA 和 EMB，巩固阶段则用 RFP 和 EMB 治疗。继发耐药是最大也是最难处理的耐药形式，一般是由于药物联合不当、药物剂量不足、用药不规则、中断治疗或过早停药等原因引起。疑有继发耐药时，选用化疗方案前一定要做培养和药敏。如果对 INH、RFP、PZA 和 EMB 等多药耐药，强化阶段应选用 4～5 种对细菌敏感的药物，巩固阶段至少用 3 种药物，总疗程 24 个月。为防止出现进一步耐药，必须执行短程化疗法。

5.手术治疗

(1)手术适应证：①输卵管卵巢脓肿经药物治疗后症状减退，但肿块未消失，患者自觉症状反复发作。②药物治疗无效，形成结核性脓肿者。③已形成较大的包裹性积液。④子宫内膜广泛破坏，抗结核药物治疗无效。⑤结核性腹膜炎合并腹水者，手术治疗联合药物治疗有利于腹膜结核的痊愈。

(2)手术方法：手术范围应根据年龄和病灶范围决定。由于患者多系生育年龄妇女，必须手术治疗时也应考虑保留患者的卵巢功能。如患者要求保留月经来潮，可根据子宫内膜结核病灶已愈的情况予以保留子宫。对于输卵管和卵巢已形成较大的包块并无法分离者可行子宫附件切除术。盆腔结核导致的粘连多，极为广泛和致密，以致手术分离困难，若勉强进行可造成不必要的损伤，手术者应及时停止手术，术后抗结核治疗 3～6 个月，必要时进行二次手术。

(3)手术前后和手术时用药：一般患者在术前已用过 1 个疗程的化疗。手术如行子宫双侧附件切除者，除有其他脏器结核尚需继续正规药物治疗外，一般术后只需再予以药物治疗一个月左右即可。如果术前诊断未明确，术中发现结核病变，清除病灶引流通畅，术中可予 4～5 g SM 腹腔灌注，术后正规抗结核治疗。

(七)预防生殖器结核

原发病灶以肺最常见，预防措施与肺结核相同。加强防痨的宣传教育，增加营养，增强体质。加强儿童保健，防痨组织规定：体重在 2 200 g 以上的新生儿出生 24 小时后即可接种卡介苗；体重不足 2 200 g 或出生后未接种卡介苗者，3 个月内可补种；出生 3 个月后的婴儿需先作结核菌素试验，阴性者可给予接种。青春期少女结核菌素试验阴性者应行卡介苗接种。

生殖器结核患者的阴道分泌物和月经血内可有结核菌存在，应加强隔离，避免传染给接触者。

（赵秀华）

第三章

女性生殖系统发育异常

第一节　阴道发育异常

一、先天性无阴道

先天性无阴道为双侧副中肾会合后未能向尾端伸展形成管道所致,多数伴无子宫或只有始基子宫,但极少数也可有发育正常的子宫。半数伴泌尿系统畸形。一般均有正常的卵巢功能,第二性征发育也正常。

(一)临床表现

(1)先天性无阴道几乎均合并无子宫或仅有痕迹子宫,卵巢一般均正常。

(2)青春期后一直无月经,或婚后性生活困难而就诊。

(3)第二性征发育正常。

(4)无阴道口或仅在阴道外口处见一浅凹陷窝,或有 2 cm 短浅阴道盲端。

(5)极少数先天性无阴道者仍有发育正常的子宫,至青春期因宫腔积血出现周期性腹痛,直肠腹部联合诊可扪及增大子宫。

(二)诊断

(1)原发闭经。

(2)性生活困难。

(3)周期性腹痛:有子宫或残留子宫及卵巢者,可有周期性腹痛,症状同处女膜闭锁症。

(4)全身检查:第二性征正常,常伴有泌尿系统和骨骼系统的畸形。

(5)妇科检查:外阴发育正常,无阴道和阴道短浅,肛查无子宫颈和子宫,或只扪到发育不良子宫。

(6)卵巢功能检查:卵巢性激素正常。

(7)染色体检查:为 46,XX。

(8)B 超检查:无阴道,多数无子宫,双侧卵巢存在。

(9)腹腔镜:可协助诊断有无子宫,卵巢多正常。

(三)鉴别诊断

(1)阴道短而无子宫的睾丸女性化:染色体检查异常。

(2)阴道横隔:多伴有发育良好的子宫,横隔左侧多见一小孔。

(四)治疗

1.压迫扩张法

此法适用于阴道下段有一定深度者。从光而圆的小棒沿阴道轴方向加压,每天 2 次,每次 20 分钟,2～3 个月为 1 个疗程,可使局部凹陷加深。

2.阴道成形术

(1)手术时间的选择:无阴道无子宫者,术后只能解决性生活问题,故最好在婚前或婚后不久进行,有正常子宫者,在初潮年龄尽早手术,以防经血潴留。

(2)手术方法的选择。①Willian 法:术后 2 个月即可结婚。②羊膜或皮瓣法:应在婚前半年手术。

(3)手术注意点:①避免损伤直肠与尿道。②术后注意外阴清洁,防止感染。③坚持带模型,防止阴道塌陷。皮肤移植,应于术后取出纱布后全日放模型 3 个月,然后每晚坚持直到结婚,婚后如分居仍应间断放置模型。羊膜移植后,一般放模时间要 6～12 个月。

(五)注意事项

(1)阴道成形术并不复杂,但由于瘢痕再次手术更为困难,故应重视术后防止感染、粘连及瘢痕形成,否则会前功尽弃。

(2)副中肾管阙如者半数伴泌尿系统畸形,故于术前须做静脉肾盂造影。

二、阴道闭锁或狭窄

胚胎发育时两侧副中肾管下端与泌尿生殖窦未能形成空腔,或空腔贯通后发育不良,则发生阴道闭锁或狭窄。后天性发病多由药物腐蚀或创伤所引起。

(一)临床表现

(1)症状与处女膜闭锁相似。

(2)处女膜无孔,但表面色泽正常,亦不向外膨隆。

(3)直肠指诊扪及向直肠凸出的阴道积血肿块,其位置较处女膜闭锁者为高。

(二)诊断

(1)青春期后无月经来潮,并有逐渐加重的周期性下腹痛。如阴道狭窄,可有经血外流不畅。

(2)性生活困难。

(3)妇科检查:处女膜完整,但无阴道,仅有陷窝,肛门指检于闭锁以上部分扪及积血所形成的包块。阴道窄狭者,阴道壁僵硬,窥器放置困难。

(4)B超检查:闭锁多为阴道下段,上段可见积液包块,子宫及卵巢正常。

(三)鉴别诊断

主要通过 B 超、妇科检查与先天性无阴道及处女膜闭锁相鉴别。

(四)治疗

(1)尽早手术治疗,切开闭锁阴道段阴道并游离阴道积血段阴道黏膜,再切开积血段阴道黏膜,再切开积血肿块,排出积血。

(2)利用已游离的阴道黏膜覆盖创面。

(3)术后定期扩张阴道,防止阴道下段挛缩。

(五)注意事项

手术治疗应充分注意阴道扩张问题,以防挛缩。

三、阴道横隔

胚胎发育时双侧副中肾管会合后的尾端与泌尿生殖窦未贯通,或部分性贯通所致。横隔位于阴道上、中段交界处为多见,完全性横隔较少见。

(一)临床表现

(1)常由偶然或因不育检查而发现,也有少数因性生活不满意而就诊发现。

(2)横隔大多位于阴道上、中段交界处,其厚度约 1 cm。

(3)月经仍可正常来潮。

(二)诊断

1.腹痛

完全性横隔可有周期性腹痛,大多表现为经血外流不畅的痛经。

2.不孕

因横隔而致不孕或受孕率低。

3.闭经

完全性横隔多有原发性闭经。

4.妇科检查

月经来潮时可寻找到横隔的小孔,如有积血可扪及包块。

5.横隔后碘油造影

通过横隔上小孔注入碘油,观察横隔与子宫颈的距离及厚度。

6.B超检查

子宫及卵巢正常,如有积血可呈现积液影像。

(三)鉴别诊断

注意与阴道上段不完全阴道闭锁鉴别;通过肛腹诊或 B 超探查观察有无子宫及上段阴道腔可确诊。

(四)治疗

1.手术治疗

横隔切开术。若横隔薄,只需行"X"形切口;横隔厚,应考虑植羊膜或皮片。

2.妊娠期处理

分娩时发现横隔,如薄者可切开横隔,由阴道分娩;如厚者,应行剖宫产,并将横隔上的小孔扩大,以利恶露排出。

(五)注意事项

(1)术后应注意预防感染和瘢痕挛缩。

(2)横隔患者经阴道分娩时,要注意检查横隔有无撕裂出血,如有则应及时缝合以防产后出血。

四、阴道纵隔

本病由双侧副中肾管会合后,其中隔未消失或未完全消失所致。阴道纵隔分为完全纵隔、不完全纵隔。完全纵隔形成双阴道,常合并双子宫颈及双子宫。如发育不等,也可以一侧大而一侧小,有时则可成为斜隔。

(一)临床表现

(1)绝大多数阴道纵隔无临床症状。

(2)有些婚后性生活困难才被发现。

(3)也有在作人工流产时发现,一些晚至分娩时产程进展缓慢才发现。

(4)临床有完全纵隔和不全纵隔两种,前者形成双阴道、双宫颈、双子宫。

(5)有时纵隔偏向一侧,形成斜隔,以致该侧阴道闭锁而有经血潴留。

(二)诊断

1.完全性阴道纵隔

一般无症状,少数人有性交困难,或分娩时造成产程进展缓慢。

2.阴道斜隔

因宫腔、宫分泌物引流不畅可出现阴道流恶臭脓样分泌物。

3.妇科检查

妇科检查可确诊。但要注意双阴道在进入一侧时常难发现畸形。

4.B超检查

子宫、卵巢正常。

(三)鉴别诊断

1.阴道囊性肿物

斜隔检查时阴道一侧隔易与阴道囊性肿物相混淆,可行碘油造影鉴别。

2.继发性阴道狭窄

有外伤、炎症、局部使用腐蚀药史。

(四)治疗

1.完全阴道纵隔

一般无须特殊处理。

2.部分性阴道纵隔

影响性生活、经血排出不畅时,可于非孕时行纵隔切除术。

3.分娩时发现阴道纵隔阻碍分娩时

宫口开大 4~5 cm 后,将纵隔中央切断,胎儿娩出后再检查处理伤口。

4.阴道斜隔合并感染

斜隔切开术,引流通畅,并用抗生素治疗。

(1)首选青霉素:每次 8×10^5 U,每天 3 次,肌内注射,皮试阴性后用。

(2)氨苄西林:每天 6 g,分 3 次静脉推注,皮试阴性后用;或氨苄西林每次 1.5 g 加入 5% 葡萄糖 100 mL 中静脉滴注,每天 4 次,皮试阴性后用。

耐药菌株可选用以下两种:①头孢呋,每天 2~8 g。分 4 次静脉注射或静脉滴注。②头孢哌酮,每天 3~6 g,分 3~4 次静脉注射。

如对青霉素过敏者可选用以下 3 种:①庆大霉素,每次 8×10^4 U,每天 2~3 次,肌内注射。②复方磺胺甲噁唑,每次 2 片,每天 2 次,口服。③林可霉素,每天 1.2 g,静脉滴注。

(王冬霞)

第二节　子宫发育异常

子宫发育异常由副中肾管产生的器官,以子宫最易发生畸形。副中肾管发生、发育异常越早出现,它所造成的畸形越严重。绝大多数的子宫畸形为双角子宫、双输卵管、单子宫颈,占70%;最危险的子宫畸形是双子宫,其中一侧为残角子宫,占5%。其之所以严重是因为残角子宫不易被发现,一旦宫外孕破裂,容易导致死亡。

一、分类及临床表现

(一)子宫未发育或发育不全

1.先天性无子宫

先天性无子宫为两侧副中肾管中段及尾段未发育,未能在中线会合形成子宫。常合并无阴道,但卵巢发育正常,临床表现为原发性闭经,第二性征正常,肛诊触不到子宫,偶尔在膀胱后触及一横行的索条状组织。

2.始基子宫

始基子宫又称痕迹子宫,为双侧副中肾管向中线横行伸展会合后不久停止发育所致。子宫极小,仅长1~3 cm,无宫腔,多数因无子宫内膜而无月经。

3.子宫发育不良

子宫发育不良又称幼稚型子宫,是因两侧副中肾管融合后在短时间内即停止发育。子宫发育小于正常,子宫颈相对较长而外口小,宫体和宫颈之比为1∶1或2∶3,有时子宫体呈极度的前屈或后屈。临床表现为月经量过少,婚后不孕,直肠-腹部诊可扪及小而活动的子宫。

(二)子宫发育畸形

各子宫发育畸形类型见图3-1。

1.双子宫

双子宫为两侧副中肾管完全未融合,各自发育形成双子宫、双宫颈及双阴道。左右侧子宫各有单一的卵巢和输卵管。患者多无自觉症状,不影响生育,常在产前检查、人工流产或分娩时被发现。偶有双子宫单阴道,或双子宫伴阴道纵隔,常因性交困难或经血不畅而就诊。妊娠晚期胎位异常率增加,产程中难产机会增多,以子宫收缩乏力、胎先露下降受阻为常见。

2.双角子宫及鞍状子宫

两副中肾管中段的上部未完全融合而形成双角子宫,轻者仅子宫底部下陷而呈鞍状或弧形。一般无症状,妊娠后易发生流产及胎位异常。

3.单角子宫

仅一侧副中肾管发育而成为单角子宫,常偏向一侧,仅有一条输卵管及一个卵巢,未发育侧的输卵管及卵巢多缺如。单角子宫一旦妊娠,多发生流产或早产。

4.残角子宫

残角子宫为一侧副中肾管发育正常,另一侧发育不全形成残角子宫,正常子宫与残角子宫各有一条输卵管和一个卵巢。多数残角子宫与对侧的正常子宫腔不相通仅有纤维带相连,若残角子宫内膜无功能,多无自觉症状,若残角子宫内膜有功能,可因宫腔积血而引起痛经,甚至并发子宫内膜异位症。偶有残角子宫妊娠至 16～20 周时发生破裂,出现典型输卵管妊娠破裂的症状和体征,若不及时手术治疗可因大量内出血而危及生命。

5.纵隔子宫

纵隔子宫为两侧副中肾管已完全会合,但纵隔未完全退化所致。子宫外形正常,由宫底至宫颈内口将宫腔完全隔为两部分为完全纵隔,仅部分隔开者为不全纵隔。纵隔子宫易发生流产、早产及胎位异常。子宫输卵管造影及子宫镜检查是诊断纵隔子宫的可靠方法。

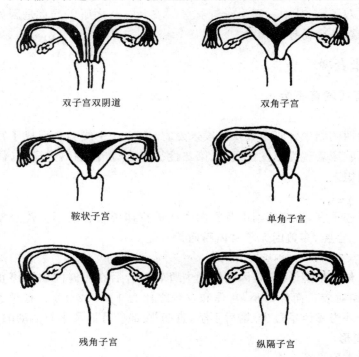

双子宫双阴道　　　　　　　　　　　　双角子宫

鞍状子宫　　　　　　　　　　　　单角子宫

残角子宫　　　　　　　　　　　　纵隔子宫

图 3-1　各种子宫发育畸形

二、诊断

由于某些子宫畸形不影响生理功能,若无症状可终生不被发现。而部分患者由于生殖系统功能受到不同程度的影响,到了月经初潮、婚后、妊娠期、分娩期出现临床症状或人工流产并发症时才被发现。先天性无子宫患者无月经,因往往同时合并有先天性无阴道,致婚后性交困难;幼稚子宫、残角子宫等可表现为月经过少、痛经、经期不规律;双子宫、双角子宫可表现月经过多及经期延长。患者常有不育。如有妊娠,常有并发症。往往引起流产、早产、胎膜早破、胎位异常,其中臀位横位发生率高。发育畸形之子宫围产病率、新生儿死亡率均增高。

近年来,由于腔道造影、内镜、超声、CT、MRI 等诊断技术的广泛应用,发现女性生殖道畸形这类疾病已非少见,上述畸形的诊断并不困难,关键是要想到这些异常的存在。如患者有原发性闭经、痛经、不孕、习惯性流产、流产不全史、重复胎位不正、难产等病史,家属或姐妹中有子宫畸形史,应考虑到子宫畸形的可能,需作仔细的妇科检查,用探针探测宫腔大小、方向、有无隔的存在,必需时选择下列检查。

(一)B超检查

其特点是简便、直观、无损伤、可重复多次检查。能清晰显示子宫形态、大小、位置及内部解剖结构。近年逐渐普及的阴道超声,可更清楚地显示子宫内膜、宫颈和子宫底部。在对纵隔子宫与双子宫或双角子宫的诊断中,应把B超检查作为首要的选择方法。但子宫B超检查难以了解纵隔子宫、双角子宫、残角子宫与阴道的畸形衔接及子宫腔之间相通的情况。

(二)X线造影

X线造影是利用一定的器械将造影剂从子宫内口注入子宫、输卵管的检查方法。能较好地显示子宫内腔的形态、输卵管通畅及异常的子宫通道情况,是诊断先天性子宫畸形最常用、最有效的方法之一。但是不能发现Ⅱ型和Ⅲ型残角子宫,改用盆腔充气造影可以发现。

(三)腹腔镜检查

可以直接观察子宫、卵巢及输卵管的发育情况。通过对腹腔的窥视,对各类生殖器畸形能做出全面的了解和评估。腹腔镜检查亦有不足之处,因为它只能看到盆腔表面的情况,也就是说只有子宫表面的畸形才能够准确地诊断,并不能了解到宫腔内情况。

(四)宫腔镜检查

可证实或发现子宫畸形,但是,它不能提供子宫浆膜表面的情况,有时不能对纵隔子宫和双角子宫做出肯定的区别。如果纵隔延伸到宫颈,且宫腔镜仅插入一侧,有时可能误诊为单角子宫。如果宫腔镜和腹腔镜联合运用,即更有利于评价先天性子宫异常,特别是对纵隔子宫和双角子宫的区别。结合宫腔镜,通过腹腔镜对宫底表面轮廓的评价,对区分纵隔子宫和双角子宫有较大价值,同时亦可弥补宫腔镜检查的不足。

宫腔镜检查的一个很大优点是可以施行某些矫治手术。

(五)静脉肾盂造影

生殖系统和泌尿系统的先天性畸形常常并存,如70%～90%单肾合并子宫畸形,而15%先天性无阴道合并肾脏畸形,因此有必要常规作静脉肾盂造影以排除泌尿系统畸形。

(六)其他

可行染色体核型分析,H-Y抗原检测,SRY基因检测,酶、性激素测定及性腺活检等,以明确有无遗传性疾病或性分化异常。

三、手术治疗

对子宫畸形常用的手术矫治方法有下列四种。

(一)子宫吻合术(双子宫的合并术)

子宫吻合术适宜于双子宫,纵隔子宫以及双侧子宫角发育相称的双角子宫患者。子宫畸形经过整形手术后宫腔成为一较大的整体,有利于胚胎发育,减少流产和早产的发生。

(二)子宫纵隔切除术

子宫纵隔切除术适宜于完全或部分子宫纵隔者,有3种手术途径。

(1)经腹部手术。

(2)宫腔镜下切除子宫纵隔:手术时间选在卵泡期。

(3)经阴道切除子宫纵隔:在腹腔镜或B超监视下施行手术。

(三)残角子宫切除术

临床上,残角子宫多是由于残角子宫妊娠时被发现,一经确诊,及时切除;在剖宫产或妇科手术时发现残角子宫,亦应切除。若粘连重难以切除时,应将患侧输卵管结扎。

(四)宫腔积血的人工通道术

部分双子宫、双宫颈患者,一侧宫颈流出道受阻于起自两侧宫颈之间、斜行附着于同侧阴道壁的隔膜,这称为阴道斜隔综合征。结果是受阻侧宫腔积血,继发感染即形成积脓,一般在初潮后不久即出现进行性痛经。由于隔后的阴道子宫腔积血或积脓,妇科检查时在一侧穹隆或阴道侧壁触到囊性肿物,该侧子宫颈暴露不清,其上子宫有时误诊为包块。一经确诊,即行斜隔切开术。关于患侧子宫去留问题,意见不一。有学者主张开腹切除患侧子宫,而有的学者则持相反意见。因患者都是未婚或尚未生育者,保留积血侧子宫有可能提高受孕能力。

(姚盼盼)

第三节　输卵管发育异常

输卵管是两个苗勒管上端各自分离的一段,因此,输卵管较子宫、阴道发生畸形的机会少得多。

一、分类

(一)输卵管未发育

尚未见双侧输卵管未发育单独出现的报道。这种畸形多伴有其他严重畸形而不能存活,往往与同侧的子宫不发育合并存在。输卵管不发育的原因,有原发性和继发性两种。前者原因不明,是指整个一侧的苗勒管都未形成,不但没有输卵管,同侧的子宫、子宫颈也不发育。后者如真两性畸形,一侧有卵巢,另一侧有睾丸或卵睾。在有睾丸或卵睾的一侧不形成输卵管,甚至不形成子宫。

(二)输卵管发育不全

实性的输卵管、索状的输卵管及发育不良的输卵管,都属于输卵管发育早期受到程度不同的抑制或阻碍使其不能完全发育所致。有时与发育不良的子宫同时存在。

(三)小副输卵管

小副输卵管是一个比较短小的输卵管,它有完整的伞端(单侧或双侧),附着于正常输卵管的上面。有的副输卵管腔与正常的输卵管腔沟通,有的不沟通而在其附着处形成盲端。

(四)单侧双输卵管或双侧双输卵管

双输卵管均有管腔通于子宫腔,发生机制不明。

(五)输卵管憩室

憩室较易发生于输卵管的壶腹部,容易造成宫外孕而危及生命。

(六)输卵管中段缺如

类似输卵管绝育手术后的状态,缺失段组织镜下呈纤维肌性。

(七)输卵管位置异常

在胎儿的分化发育过程中因发育迟缓未进入盆腔,使之位置异常(包括卵巢)。

二、临床表现

无明显临床表现,临床上多因检查不孕症、子宫畸形腹腔镜检查,或剖腹探查,或宫外孕破裂才被发现。

三、辅助检查

(一)子宫输卵管碘油造影

子宫输卵管碘油造影可提示小副输卵管、单侧或双侧双输卵管、输卵管憩室。但不能鉴别输卵管缺如与输卵管梗阻。

(二)腹腔镜

腹腔镜可在直视下发现输卵管发育异常(包括位置异常)(图3-2)。

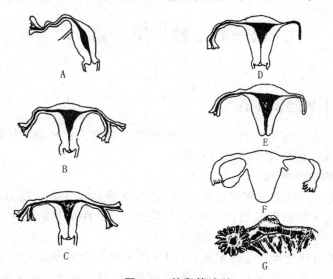

图3-2 输卵管畸形

A.单侧输卵管及单侧子宫;B.小副输卵管(左侧);C.双侧双输卵管
D.实管输卵管;E.输卵管发育不良(左);F.中段节断性输卵管;G.输卵管憩室

四、诊断

输卵管先天性畸形不易被发现,原因首先是常与生殖道先天畸形同时存在而被忽略,其二是深藏在盆腔侧方。常用的诊断方法:子宫输卵管造影术后可发现单角子宫单侧输卵管,双输卵管;腹腔检查可能发现各种畸形;剖腹术可予较明确的诊断。

五、治疗

对由于输卵管异常引起不孕者,在腹腔镜或剖腹术行输卵管整形术。发生输卵管妊娠破裂或流产者,术中认真检查,对可修复的输卵管畸形不要轻易切除,应采取显微手术技巧进行整复输卵管,以保留功能。

(姚盼盼)

第四章

女性生殖内分泌疾病

第一节 性 早 熟

一、性早熟的发生机制和分类

对女孩来说,8岁之前出现第二性征就称为性早熟。根据发病机制,性早熟可分为GnRH依赖性性早熟和非GnRH依赖性性早熟两大类。

(一)正常青春期的启动机制

了解正常的青春期启动机制是理解性早熟发生机制的基础。正常女孩的青春期启动发生在8岁以后,临床上表现为8岁以后开始出现第二性征的发育。性早熟患儿在8岁前就出现青春期启动。

正常青春期启动是由两个生理过程组成,它们分别被称为性腺功能初现和肾上腺皮质功能初现。女性性腺功能初现是指青春期下丘脑-垂体-卵巢轴(H-P-O轴)被激活,卵巢内有卵泡的发育,卵巢性类固醇激素分泌显著增加,临床上表现为乳房发育和月经初潮。肾上腺皮质功能初现是指肾上腺皮质雄激素分泌显著增加,临床上主要表现为血脱氢表雄酮(DHEA)和硫酸脱氢表雄酮(DHEAS)水平升高及阴毛出现,青春期阴毛出现称为阴毛初现。目前认为,性腺功能初现和肾上腺功能初现是两个独立的过程,两者之间不存在因果关系。对女性来讲,青春期启动主要是指卵巢功能被激活。

青春期出现的最主要的生理变化是第二性征的发育和体格生长加速。女性第二性征的发育表现为乳房发育、阴毛生长和外阴发育。乳房是雌激素的靶器官,乳房发育反映的是卵巢的内分泌功能,Tanner把青春期乳房发育分成5期(表4-1)。阴毛生长是肾上腺皮质分泌的雄激素作用的结果,因此反映的是肾上腺皮质功能初现,Tanner把青春期阴毛生长也分成5期。Tanner 2期为青春期启动的标志。一般来说,肾上腺皮质功能初现的时间较性腺功能初现的时间早,月经初潮往往出现在乳房开始发育后的2~3年内。

青春期体格生长加速又称为生长突增,女孩青春期生长突增发生的时间与卵巢功能初现发生的时间一致,临床上表现为生长突增发生在乳房开始发育的时候。青春期启动前女孩生长速度约为每年5 cm,生长突增时可达9~10 cm。生长突增时间持续2~3年,初潮后生长速度明显减慢,整个青春期女孩身高可增加 25 cm。

表 4-1 女孩青春发育分期(Tanner 分期)

女性	乳房发育	阴毛发育	同时的变化
1 期	青春前	无阴毛	
2 期	有乳核可触及,乳晕稍大	有浅黑色阴毛稀疏地分布在大阴唇	生长速度开始增快
3 期	乳房和乳晕继续增大	阴毛扩展到阴阜部	生长速度达高峰,阴道黏膜增厚角化,出现腋毛
4 期	乳晕第二次凸出于乳房	类似成人,但范围小,阴毛稀疏	月经初潮(在 3 期或 4 期时)
5 期	成人型	成人型	骨骺闭合,生长停止

(二)性早熟的发生机制及病因分类

性早熟的病因分类见表 4-2。GnRH 依赖性性早熟又称为真性性早熟或中枢性性早熟(CPP),是由下丘脑-垂体-卵巢轴提前激活引起的。其中未发现器质性病变的 GnRH 依赖性性早熟,称为特发性 GnRH 依赖性性早熟。非 GnRH 依赖性性早熟又称为假性性早熟或外周性性早熟,该类性早熟不是由下丘脑-垂体-卵巢轴功能启动引起的,患者体内性激素水平的升高与下丘脑 GnRH 的作用无关。所谓同性性早熟是指提前出现的第二性征与患者的性别一致,如女性提前出现乳房发育等女性第二性征。异性性早熟是指提前出现的第二性征与其性别相反或不一致,如女性提前出现男性的第二性征。不完全性性早熟又称为部分性性早熟。单纯乳房早发育可以认为是正常的变异,其中一部分可以发展为中枢性性早熟,因此需要长期随访。单纯性阴毛早现是由肾上腺皮质功能早现引起的,多数单纯的月经初潮早现与分泌雌激素的卵巢囊肿有关。

表 4-2 性早熟的病因分类

GnRH 依赖性性早熟

1.特发性

2.中枢性神经系统异常

先天性:如下丘脑错构瘤、中隔神经发育不良、蛛网膜囊肿等

获得性:化疗、放疗、炎症、外伤、手术等

肿瘤

3.原发性甲状腺功能减退

非 GnRH 依赖性性早熟

1.女性同性性早熟

McCune-Albright 综合征

自发性卵泡囊肿

分泌雌激素的卵巢肿瘤

分泌雌激素的肾上腺皮质肿瘤

异位分泌促性腺激素的肿瘤

外源性雌激素

2.女性异性性早熟

先天性肾上腺皮质增生症

分泌雄激素的卵巢肿瘤

分泌雄激素的肾上腺皮质肿瘤

外源性雄激素

不完全性性早熟

1.单纯性乳房早发育

2.单纯性阴毛早现

3.单纯性月经初潮早现

McCune-Albright 综合征是一种少见的 G 蛋白病,临床上以性早熟、多发性骨纤维异常增殖症及皮肤斑片状色素沉着为最常见的症状,病因是胚胎形成过程中的鸟嘌呤核苷酸结合蛋白(G 蛋白)α 亚基(Gsα)基因发生突变,使 α 亚基的 GTP 酶活性增加,引起腺苷酸环化酶活性持续被激活,导致 cAMP 水平升高,最后出现卵巢雌激素分泌。McCune-Albright 综合征是一个典型的假性性早熟,它还可以有其他内分泌异常:结节性甲状腺增生伴甲状腺功能亢进、甲状旁腺腺瘤、多发性垂体瘤伴巨人症或高催乳素血症、肾上腺结节伴库欣综合征等。

原发性甲状腺功能减退引起性早熟的机制与促甲状腺素释放激素(TRH)有关。一般认为 TRH 水平升高时不仅使促甲状腺素(TSH)和泌乳素分泌增加,也可使促卵泡生长激素(FSH)和促黄体生成素(LH)分泌增加,这可能是原发性甲状腺功能减退引起性早熟的原因。有学者认为原发性甲状腺功能减退引起性早熟的机制与过多的 TSH 和 FSH 受体结合,导致雌激素分泌有关。

(三)诊断及鉴别诊断

8 岁之前出现第二性征就可以诊断为性早熟。为区别性早熟的类型和病因,临床上要做一系列辅助检查。

1.骨龄测定

骨龄超过实际年龄 1 年或 1 年以上就视为提前,是判断骨质成熟度最简单的指标。

2.超声检查

可了解子宫和卵巢的情况。卵巢功能启动的标志是卵巢容积＞1 mL,并有多个直径＞4 mm 的卵泡。另外盆腔超声可鉴别卵巢肿瘤,肾上腺超声可鉴别肾上腺肿瘤。

3.头颅 MRI 检查

对 6 岁以下的女性性早熟患者应常规做头颅 MRI 检查,目的是除外中枢神经系统病变。

4.激素测定

性早熟儿体内的雌激素水平明显升高,升高程度与 Tanner 分期相关。另外肿瘤患者体内的激素水平异常升高,21-羟化酶患者体内的睾酮水平常≥2 ng/mL,17-羟孕酮水平超过正常水平的数十倍或数百倍。

非 GnRH 依赖性性早熟患者体内的促性腺激素水平通常不升高,但异位分泌促性腺激素的肿瘤患者例外。从理论上讲,GnRH 依赖性性早熟患者体内的促性腺激素水平升高,但临床上测定时却可能发现 GnRH 依赖性性早熟患者体内的促性腺激素水平并无升高。这与青春期启动早期促性腺激素分泌存在昼夜差别有关,在青春期早期促性腺激素分泌增加只出现在晚上。因此,白天测定出来的促性腺激素水平并无增加。

测定甲状腺功能对鉴别甲状腺功能减退是必要的。

5.促性腺激素释放激素(GnRH)兴奋试验

该试验是鉴别 GnRH 依赖性性早熟和非 GnRH 依赖性性早熟的重要方法：GnRH 50～100 μg 或 2.5～3.0 μg/kg 静脉注射，于 0、30、60 和 90 分钟分别采集血样，测定血清 FSH 和 LH 浓度。如果 LH 峰值＞12 U/L，且 LH 峰值/FSH 峰值＞1，则考虑诊断为 GnRH 依赖性性早熟。

(四)性早熟的处理原则

性早熟的处理原则是去除病因，抑制性发育，减少不良心理影响，改善最终身高。对由中枢神经系统病变引起的 GnRH 依赖性性早熟，有手术指征者给予手术治疗，无手术指征者治疗原则同特发性 GnRH 依赖性性早熟。特发性 GnRH 依赖性性早熟主要使用 GnRH 类似物(GnRHa)治疗，目的是改善成年身高，防止性早熟和月经早初潮带来的心理问题。甲状腺功能减退者需补充甲状腺素。

二、特发性 GnRH 依赖性性早熟的治疗

特发性 GnRH 依赖性性早熟的治疗目的是阻止性发育，使已发育的第二性征消退；抑制骨骺愈合，提高成年身高；消除不良心理影响，避免过早性交。目前，临床上常用的药物有孕激素、GnRH 类似物、达那唑和生长激素等，首选 GnRH 类似物。

(一)孕激素

用于治疗特发性 GnRH 依赖性性早熟的孕激素有甲羟孕酮、甲地孕酮和环丙孕酮。

1.甲羟孕酮

主要作用机制是通过抑制下丘脑-垂体轴抑制促性腺激素的释放，另外甲羟孕酮还可以直接抑制卵巢类固醇激素的合成。可使用口服或肌内注射给药。口服，10～40 mg/d；肌内注射 100～200 mg/m²，每周 1 次或每 2 周 1 次。临床上多选口服制剂。

长期大量使用甲羟孕酮的主要不良反应有：①皮质醇样作用，能抑制 ACTH 和皮质醇的分泌；②增加食欲，使体重增加；③可引起高血压和库欣综合征样表现。

2.甲地孕酮

其作用机制和不良反应与甲羟孕酮相似。用法：甲地孕酮 10～20 mg/d，口服。

3.环丙孕酮

环丙孕酮有抗促性腺激素、孕激素活性，作用机制和不良反应与甲羟孕酮相似。环丙孕酮最大的特点是有抗雄激素活性。用法：每天 70～100 mg/m²，口服。

由于孕激素无法减缓骨龄增加速度，因此对改善最终身高没有益处。另外，许多患儿不能耐受长期大量使用孕激素。目前临床上更主张用 GnRH 类似物来代替孕激素。

(二)达那唑

达那唑能抑制下丘脑-垂体-卵巢轴，增加体内雌二醇的代谢率，因此能降低体内的雌激素水平。临床上常用达那唑治疗雌激素依赖性疾病，如子宫内膜异位症、子宫内膜增生症和月经过多等。有作者用达那唑治疗 GnRH 依赖性性早熟也取得了不错的疗效。北京市儿童医院李文京等用 GnRH 激动剂治疗特发性 CPP 1～2 年后，改用达那唑治疗 1 年，剂量为 8～10 mg/kg，结果发现达那唑药物治疗可以促进骨龄超过12岁的性早熟患儿身高生长。另外，达那唑还可以作为 GnRH 激动剂停药后继续用药的选择(表 4-3)。

表 4-3　GnRH 激动剂治疗最后 1 年与达那唑治疗 1 年后的比较

项目	GnRH 激动剂治疗的最后 1 年	达那唑治疗 1 年后
生物年龄（CA）（岁）	（9.76±1.7）	（10.6±1.7）
骨龄（BA）（岁）	（11.85±0.99）	（12.81±0.78）
△BA/△CA	（0.58±0.36）	（0.95±0.82）
身高增长速度（厘米/年）	（4.55±2.63）	（6.78±3.11）
预测身高（PAH）（cm）	（156.79±7.3）	（158.01±6.66）

达那唑的主要不良反应如下。①胃肠道反应：恶心、呕吐等不适；②雄激素过多的表现：皮脂增加、多毛等；③肝功能受损。由于达那唑的不良反应比较明显，因此许多患儿无法耐受。事实上，在临床上达那唑也很少用于治疗性早熟。

（三）GnRH 类似物

根据作用机制可以将 GnRH 类似物分为 GnRH 激动剂和 GnRH 拮抗剂两种，它们均可用于治疗 GnRH 依赖性性早熟。目前，临床上最常用的是长效 GnRH 激动剂，如亮丙瑞林、曲普瑞林、戈舍瑞林等，一般每 4 周肌内或皮下注射一次。长效 GnRH 激动剂对改善第二性征、抑制下丘脑-垂体-卵巢轴有非常好的疗效。另外，由于它能延缓骨龄增加速度，增加骨骺愈合时间，所以能改善最终身高。

1.GnRH 激动剂治疗规范

关于 GnRH 激动剂的使用，中华医学会儿科学分会内分泌遗传代谢学组提出以下建议供参考。

（1）GnRH 激动剂的使用指征：为改善成年身高，建议使用指征如下。①骨龄：女孩≤11.5 岁，骨龄＞年龄 2 岁或以上；②预测成年身高：女孩＜150 cm；③骨龄/年龄＞1，或以骨龄判断身高的标准差积分（SDS）≤－2；④发育进程迅速，骨龄增长/年龄增长＞1。

（2）慎用指征：有以下情况时，GnRH 激动剂改善成年身高的疗效差，应酌情慎用。①开始治疗时骨龄：女孩＞11.5 岁；②已有阴毛显现；③其靶身高低于同性别、同年龄正常身高平均值 2 个标准差（$\overline{x}-2S$）。

（3）不宜使用指征：有以下情况不宜应用 GnRH 激动剂，因为治疗几乎不能改善成年身高。①骨龄：女孩≥12.5 岁；②女孩月经初潮。

（4）不需应用的指征：因性发育进程缓慢（骨龄进展不超越年龄进展）而对成年身高影响不大的 CPP 不需要治疗，但需定期复查身高和骨龄变化。

（5）GnRH 激动剂使用方法。

剂量：首剂为 80～100 μg/kg，2 周后加强 1 次，以后每 4 周 1 次，剂量为 60～80 μg/kg，根据性腺轴功能抑制情况（包括性征、性激素水平和骨龄进展）而定，抑制差者可参照首次剂量，最大剂量为每次3.75 mg。为确切了解骨龄进展的情况，临床医师应自己对治疗前后的骨龄进行评定和对比，不宜只按放射科的报告。

治疗监测：首剂 3 个月末复查 GnRH 激发试验，LH 激发值在青春前期水平说明剂量合适，以后对女孩只需定期复查基础血清雌二醇（E_2）浓度判断性腺轴功能抑制状况。治疗过程中每2～3 个月测量身高和检查第二性征。每 6 个月复查骨龄，同时超声复查子宫和卵巢。

疗程：为改善成年身高，GnRH 激动剂的疗程至少需要 2 年。一般在骨龄 12～12.5 岁时可停止治疗。对年龄较小开始治疗者,在年龄已追赶上骨龄,且骨龄已达正常青春期启动年龄时可停药,使其性腺轴功能重新启动。

停药后监测:治疗结束后第 1 年内应每 6 个月复查身高、体重和第二性征。

2.GnRH 激动剂的不良反应

GnRH 激动剂没有明显的不良反应。少部分患者有变态反应及注射部位硬结或感染等。临床上人们最关心的是 GnRH 激动剂对患者的远期影响,目前的研究表明长期使用 GnRH 激动剂不会给下丘脑-垂体-卵巢轴造成永久性的抑制。一旦停用 GnRH 激动剂,受抑制的下丘脑-垂体-卵巢轴会很快恢复活动。另外,有患者担心使用 GnRH 激动剂可造成将来的月经失调,目前尚无证据说明患者以后的月经失调与 GnRH 激动剂治疗之间存在着联系。

3.GnRH 拮抗剂

GnRH 拮抗剂也可用于治疗 GnRH 依赖性性早熟,它与 GnRH 激动剂的区别在于开始使用时就会对下丘脑-垂体-卵巢轴产生抑制作用。

(四)生长激素

生长激素(GH)是由垂体前叶生长激素细胞产生的一种蛋白激素,循环中的生长激素可以单体、二聚体或聚合体的形式存在。80% 为相对分子质量 22×10^3 单体,含有 191 个氨基酸,20% 为相对分子质量 20×10^3 单体,含有 176 个氨基酸。GH 对正常的生长是必需的。青春期性激素和 GH 的水平同步增加提示这两类激素之间存在着相互调节作用,一般认为是性激素驱动 GH 的分泌和促生长作用。

GnRH 激动剂可以减慢生长速率及骨骼成熟、提高患儿最终身高,但一部分患儿生长速率过缓,以致不能达到成年预期身高。近年来,为了提高 CPP 患者的最终身高,采取了与生长激素联合治疗的方案。Pasquino 等用曲普瑞林治疗 20 例特发性中枢性性早熟(ICCP)2～3 年后发现这些患儿的身高比正常同龄儿童低 25 个百分点,随后他们把这些患儿平均分成两组:一组继续单用曲普瑞林,而另一组同时加用 GH 继续治疗 2～4 年后发现,GnRH 激动剂加生长激素组的平均成年身高比治疗前预期成年身高高(7.9±1.1)cm,而单用 GnRH 激动剂组只比治疗前预期成年身高高(1.6±1.2)cm。国内一些学者的研究也得出了类似的结果。这说明 GnRH 激动剂联合生长激素治疗可提高患者的成年身高。

临床上使用的生长激素是用基因重组技术合成的,与天然生长激素具有完全相同的药效学和药代学的人生长激素(HGH)。HGH 半衰期为 3 小时,皮下注射后 4～6 小时出现 GH 峰值。用法:每周皮下注射 0.6～0.8 U/kg,分 3 次或 6 次给药,晚上注射。一般连续治疗 6 个月以上才有意义。

不良反应:①注射部位脂肪萎缩,每天更换注射部位可避免;②亚临床型甲状腺功能减退,约 30% 的用药者会出现,此时需要补充甲状腺激素;③少数人会产生抗 rGH 抗体,但在多数情况下抗体不会影响生长速度。

(五)心理教育

青春期过早启动可能会对儿童的心理产生不利影响。为了避免这种情况的发生,家长和医师应告诉患儿有关知识,让她们对性早熟产生正确的认识。另外,还应对患儿进行适当的性教育。

三、其他性早熟的治疗

对于除特发性 GnRH 依赖性性早熟以外的性早熟治疗来说,治疗的关键是去除原发病因。

（一）颅内疾病

颅内疾病包括颅内肿瘤、脑积水及炎症等。颅内肿瘤主要是下丘脑和垂体部位的肿瘤，这些肿瘤可以引起GnRH依赖性性早熟，治疗主要采用手术、放疗或化疗。脑积水者应行引流减压术。

（二）自发性卵泡囊肿

自发性卵泡囊肿是非 GnRH 依赖性性早熟的常见病因。青春期前儿童卵巢内看到生长卵泡属于正常现象，但这些卵泡直径通常小于 10 mm。个别情况下，卵泡增大成卵泡囊肿，直径可大于 5 cm。如果这些卵泡囊肿反复存在且分泌雌激素，就会导致性早熟的出现。

自发性卵泡囊肿发生的具体机制尚不清楚，有研究提示部分患者可能与 FSH 受体或 LH 受体基因突变，导致受体被激活有关。

自发性卵泡囊肿有时需要与卵巢颗粒细胞瘤相鉴别。另外，自发性卵泡囊肿与其他卵巢囊肿一样，也可出现扭转或破裂，临床上表现为急腹症，此时需要手术治疗。

自发性卵泡囊肿的处理：可以在超声监护下行卵泡囊肿穿刺术。另外，也可口服甲羟孕酮抑制雌激素的合成。

（三）卵巢颗粒细胞瘤

青春期儿童可以发生卵巢颗粒细胞瘤，由于卵巢颗粒细胞瘤能分泌雌激素，因此这些儿童会发生性早熟。一旦诊断为卵巢颗粒细胞瘤，应立即手术，术后需要化疗。

卵巢颗粒细胞瘤能分泌抑制素和抗苗勒管激素（AMH），这两种激素被视为卵巢颗粒细胞瘤的肿瘤标志物，可用于诊断和治疗后随访。

（四）McCune-Albright 综合征

McCune-Albright 综合征的发病机制和临床表现见前面所述。治疗为对症处理。对性早熟可用甲羟孕酮治疗。

（五）先天性肾上腺皮质增生症

导致肾上腺皮质雄激素分泌过多的先天性肾上腺皮质增生症患者会发生女性异性性早熟，临床上表现为女性儿童有男性化体征。这些疾病中最常见的是 21-羟化酶缺陷。

（六）芳香化酶抑制剂的使用

芳香化酶是合成雌激素的关键酶，其作用是将雄激素转化成雌激素。芳香化酶抑制剂可以抑制芳香化酶的活性，阻断雌激素的合成，从而降低体内的雌激素水平。目前临床上有作者认为可用芳香化酶抑制剂如来曲唑等，治疗非 GnRH 依赖性性早熟，如 McCune-Albright 综合征等。

（姚盼盼）

第二节　功能失调性子宫出血

功能失调性子宫出血（简称功血，dysfunctional uterine bleeding）是因下丘脑-垂体-卵巢轴内分泌功能调节失衡所导致的大量的子宫出血，而没有器质性原因。功血可发生在青春期至绝经期之间的任何年龄，表现为周期的缩短、经期的延长和/或月经量的增多，是妇产科的常见病和多发病之一。临床上一般分为无排卵型和有排卵型两大类，85%的患者为无排卵型，其中绝大部分发生在绝经前期。

功血出血所涉及的机制各不相同,但每个机制均与类固醇激素的刺激相关。临床治疗的关键是要识别或确定发生机制。各式各样的内外生殖道病理都可以表现为无排卵性出血。仔细询问月经史和体格检查,通常可提供区别于其他异常出血的原因的大部分信息。当强烈怀疑有器质性改变或经验治疗失败时,需重新评估。

一、病理生理机制

(一)正常月经出血的生理

月经期的阴道流血是子宫内膜在卵巢周期的调控下发生的规律性剥脱的结果。它的正常周期的范围应是25～35天,一般大多数为28～30天。月经期的时间范围应是2～7天,一般大多数为3～5天。月经量平均是每周期80 mL。子宫内膜在卵巢周期的卵泡期中受雌激素的影响,发生增生期改变;排卵后,黄体形成分泌大量的孕激素和雌激素,子宫内膜发生分泌期改变。如果排出的卵母细胞没有发生受精,黄体的寿命为10～12天,当黄体自然萎缩造成雌孕激素的水平骤然下降到一定的水平,子宫内膜的血管破裂出血,形成黏膜下血肿和出血,内膜组织崩解,月经来潮。

1.月经的出血机制

经典的关于月经期出血的机制认为,一个月经周期的子宫内膜变化,是由于雌孕激素的撤退诱导子宫内膜基底层中的螺旋小动脉血管痉挛,引起内膜缺氧的凝固性坏死,导致月经的开始。而持续更强烈的血管收缩导致子宫内膜萎缩坏死脱落,月经血止。在下一个周期中产生的雌激素作用下子宫内膜上皮再生。

但是较近期的调查结果不支持经典的月经缺氧学说。在月经前,经过灌注研究未能证明子宫内膜血流减少,人类在处于月经前期子宫内膜并未测到经典的缺氧诱导因子。组织学证明,月经早期的子宫内膜是呈灶性坏死、炎症和凝血改变,而不是血管收缩和缺氧引起的弥漫性透明变性或凝固性坏死。过去十年中,月经发生机制的理论已经有所改变。可能不能完全用"血管事件"来解释,推测是延伸到子宫内膜基底层螺旋动脉系统上的子宫内膜功能层的毛细血管丛的酶的自身消化引发月经。月经止血的经典机制没有发生变化,包括了凝血机制、局部的血管收缩和上皮细胞再形成。血管事件在月经止血中发挥重要的作用。

2.月经出血机制相关的酶活性

由雌孕激素的撤退引起的子宫内膜酶降解机制,包括细胞内溶酶体酶的释放数量,炎性细胞的浸润蛋白酶和基质金属蛋白酶。在分泌早期,酸性磷酸酶和其他溶解酶只限于细胞内溶酶体内,孕激素抑制溶酶体膜的稳定,抑制酶的释放。由于雌激素和孕激素水平在经前下降,溶酶体膜破坏,酶释放到上皮细胞和间质细胞的胞质中,最终进入细胞间隙。完好的子宫内膜表层和桥粒可以阻碍这些蛋白酶对自身的消化降解,桥粒的溶解也就破坏了这个防御功能,造成内膜细胞连接的崩解导致血管内皮细胞中血小板沉积,前列腺素释放,血管栓塞,红细胞渗出和组织坏死。

3.月经出血时内膜的炎性反应

孕激素撤退也会刺激子宫内膜的炎性反应。在月经前期,子宫内膜白细胞总数显著增加,较血浆增加高达40%,子宫内膜中炎性细胞浸润(包括中性粒细胞、嗜酸性粒细胞、巨噬细胞和单核细胞),趋化因子合成的白细胞介素-8(IL-8)等细胞因子增加。月经时,白细胞产生一系列细胞分子活化,包括细胞因子、趋化因子以及一系列的酶,有助于降解细胞外基质,直接或间接地激活其他蛋白酶。

基质金属蛋白酶是蛋白水解酶家族的一种,可降解细胞外基质和基膜。基质金属蛋白酶包括了可降解细胞间质和基膜的胶原酶,进一步消化胶原的胶原酶,可连接纤维蛋白、层粘连蛋白和糖蛋白的纤维连接蛋白。每个家族成员都需要酶作用底物和以酶原形式存在,能被纤维蛋白酶、白细胞蛋白酶或其他金属蛋白酶激活。在月经前期子宫内膜酶原被广泛激活并显著增加。总之,孕激素抑制子宫内膜金属蛋白酶的表达,孕激素的撤退促进了细胞外基质的金属蛋白的酶的分泌,局部子宫内膜上皮细胞、基质和血管内皮细胞和局部组织的基质金属蛋白酶抑制了酶的活化。在正常月经后因为增加的雌激素水平,金属蛋白酶的表达也是被抑制的。

4.月经的内膜毛细血管出血机制

由于子宫内膜内逐渐增加的酶的降解,最终扰乱了内膜下毛细血管和静脉血管系统,导致间质出血;内膜的表面破溃,血液流入子宫内膜腔。最终内膜的改变延伸到功能层,基底动脉破裂导致增厚、水肿和松懈的内膜间质出血。子宫内膜脱落开始并逐步延伸至宫底。

月经血是包括子宫内膜碎片、大量的炎症细胞、红细胞和蛋白水解酶。由于纤溶酶对纤维蛋白的溶解作用,使月经血呈不凝固,并促进蜕变组织排出。纤维蛋白酶原(纤维蛋白溶酶原激活剂)常出现在分泌晚期和月经期内膜中,激活了蛋白激酶导致出血。在一定程度上,月经出血量是由纤维蛋白溶解和凝固之间的平衡所决定的。子宫内膜间质细胞组织因子和纤溶酶原激活物抑制物(PAI)-1促进凝血纤维溶解之间的平衡。月经早期,血管内血小板以及血栓形成自限性地减少出血量。血小板减少症及血友病的妇女月经量多,可以推断在月经止血中血小板和凝血因子的重要作用。然而,最终的月经出血停止依赖于血管收缩反应,有可能是子宫内膜基底层螺旋动脉,或子宫肌层的动脉的收缩。内皮素是强有力的长效血管收缩剂,月经期子宫内膜含有高浓度的内皮素和前列腺素,两者共同作用导致螺旋动脉收缩。

5.子宫内膜月经期出血还受到内分泌和免疫系统各种因子的调节

(1)前列腺素(prostaglandins,PGs):PGs在全身分布广泛。子宫内膜不仅是PGs的合成场所,也是作用部位。主要的种类是$PGF_{2\alpha}$和$PGE_{2\alpha}$。PGs在月经周期各个阶段都有分泌,但在月经期含量最高。PGs对血管平滑肌有强收缩作用,在雌孕激素的调控下,使月经期子宫内膜血管发生痉挛,出血。

(2)血管内皮素(endothelin,ET):内皮素-1是一种强血管收缩剂,在子宫内膜中合成和释放。它能够促使$PGF_{2\alpha}$的合成,对月经后内膜修复起重要的作用。

(3)雌激素受体和孕激素受体:雌激素受体有$ER\alpha$和$ER\beta$两个亚型,在内膜中以$ER\alpha$为主。孕激素受体亦有PRA和PRB两个亚型,位于子宫内膜的受体以PRA为主。雌孕激素通过其受体分别作用在子宫内膜上,使子宫内膜产生周期性改变。雌激素促使子宫内膜腺体和腺上皮增生,而孕激素则促使子宫内膜间质水肿,使间质中的酸性黏多糖结构崩解,便于内膜的剥脱。

(4)溶酶体酶:在月经周期中的子宫内膜,受雌孕激素调节,合成许多溶酶体,包含很多种水解酶。当雌孕激素水平下降或撤退时,溶酶体膜释放大量水解酶和胶质酶,使子宫内膜崩解,刺激PGs的大量合成,使螺旋小动脉痉挛性收缩,继而破裂出血。

(5)基质金属蛋白酶(matrix metalloproteinase,MMPs):MMPs包括胶原酶、明胶酶、间质溶解素等,月经期子宫内膜中分泌增多,这些酶对细胞外基质有强的降解作用,可能参与月经内膜的溶解和破坏的机制。

6.正常月经出血的自限性模式

(1)在雌孕激素同时撤退时,子宫内膜脱落产生月经。由于月经周期中的雌孕激素均匀作用

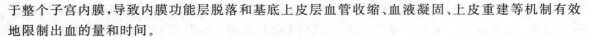

于整个子宫内膜,导致内膜功能层脱落和基底上皮层血管收缩、血液凝固、上皮重建等机制有效地限制出血的量和时间。

(2)随着雌孕激素序贯刺激子宫内膜,使上皮细胞增殖、间质细胞和微血管的结构稳定,避免了内膜的突破性出血。

7.子宫内膜对类固醇激素的生理和药理反应

正常月经出血是由一个排卵周期结束后雌孕激素同时撤退引起的。同样的出血机制也出现在黄体酮撤退时或激素剂量不足时,包括绝经后雌孕激素替代治疗后和规律口服避孕药后的阴道出血。在这种情况下,出血一般是可预测的,量和时间都是可控的。

(1)雌激素撤退性出血:卵巢去势,即双侧卵巢切除术后的妇女或绝经后妇女接受单一的雌激素替代治疗时或停药时可发生出血,或某些患者排卵前雌激素短暂下降时可引起月经间期出血。

(2)雌激素突破性出血:发生在各种原因的长期持续性无排卵的妇女。雌激素突破性出血的量和持续时间取决于子宫内膜雌激素作用的剂量和持续时间。相对较低的长时间的雌激素刺激通常出血量少或点滴出血,但持续时间较长。而持续的高水平雌激素刺激常在时间不等的闭经后,发生急剧的大量出血。

(3)孕激素撤退性出血:发生在外源性孕激素治疗停止后。孕激素撤退性出血通常只发生在已经有一定外源性或内源性雌激素的子宫内膜中。出血量和持续时间差别很大,一般与既往雌激素刺激子宫内膜的时间和量有关。雌激素水平作用或闭经时间很短时,出血程度轻,量很少,甚至可能不会发生出血。雌激素高水平持续作用或闭经很长时间时,出血可能量大,持续时间长,但仍然是自限性的。在接受外源性雌激素和孕激素治疗的妇女,即使雌激素持续应用,孕激素撤退仍然可以发生出血;当雌激素水平提高10倍时,孕激素撤退性出血可能会延长。

(4)孕激素突破性出血:孕激素突破性出血发生在孕激素和雌激素的比值较高时,特别是单独使用孕激素避孕药或其他长效孕激素(孕激素植入物,甲羟孕酮)时,除非有足够的雌激素水平与孕激素对抗才能止血。非常类似于雌激素水平低时的突破性出血。使用结合雌孕激素口服避孕药的妇女有时也会有突破性出血。尽管所有的口服避孕药含有标准药理学上雌激素和孕激素的剂量,但孕激素始终是主导成分。

(二)功血的出血机制

1.无排卵性功血

因排卵障碍,下丘脑-垂体-卵巢轴的功能紊乱,卵巢自然周期丧失,子宫内膜没有周期性的雌孕激素的作用,而为单一的雌激素刺激,不规则地发生雌激素突破性出血(breakthrough bleeding)。因为雌激素对内膜的增生作用,间质缺少孕激素所诱导的溶解酶的生成和基质的降解,子宫内膜常常剥脱不完全,修复不同步,使阴道出血淋漓不尽。内膜组织反复剥脱,组织破损使纤维溶解酶活化,子宫内膜纤溶亢进,局部凝血功能缺陷,出血不止;但如果雌激素水平较高,对内膜的作用较强,子宫内膜持续增厚而不发生突破性出血,临床上出现闭经。一旦发生突破性出血,血量将会很大,甚至出现失血性贫血和休克。最严重的无排卵性出血往往发生在雌激素水平持续刺激,而无孕激素作用的妇女。临床上多见的是多囊卵巢综合征、肥胖女性、青春期和绝经期妇女。青少年可出现贫血,老年妇女则担心的是患癌症的风险。

无排卵性妇女的卵巢类固醇激素对子宫内膜刺激的模式是混乱和不可预测的。根据定义,无排卵女性总是处于卵巢周期的卵泡期和子宫内膜增生期。子宫内膜唯一接受的卵巢激素是雌激素,子宫内膜受雌激素持续刺激,异常增生但高度脆弱。持续性增生和局灶增殖的子宫内膜近基质层表面的细胞小血管多灶破裂,基质细胞内毛细血管的血小板/纤维蛋白血栓形成脱落。因此,功血的发生不仅与异常增生的上皮和基质细胞组成的子宫内膜密切相关,还与内膜表面的微循环有关。

在持续增生和增殖的子宫内膜中毛细血管非正常增加、扩张,超微结构的研究揭示了这种非正常的结构使得组织变脆弱。微血管异常也可能是导致不正常出血的直接原因。从组织学和分子生物学研究表明,增生的异常血管结构脆弱、易破裂,引起溶酶体蛋白水解酶的释放,周围上皮细胞、基质细胞、迁徙白细胞和巨噬细胞聚集,导致了无排卵性出血。一旦启动,这个过程进一步加剧了局部前列腺素的释放尤其是前列腺素 E_2(PGE_2),其他分子抑制毛细血管血栓和降低毛细血管静脉丛的形成。因为局部浅表组织破损,子宫内膜基底层和肌层血管不发生收缩。正常月经的止血机制是子宫上皮细胞修复重建和内膜增生。然而,在异常月经出血中多个局灶上皮细胞修复和脱落出血与局灶性脱落。

2.有排卵性功血

有排卵性功血的子宫内膜虽然有周期性的雌孕激素刺激,但其规律和调节机制的缺陷,使子宫内膜不能正常剥脱。

(1)黄体萎缩不全是由于溶黄体因子功能不良或缺陷,使黄体萎缩的时间过长,孕激素持续分泌,子宫内膜呈不规则剥脱,出现阴道持续流血不止。

(2)黄体功能不足也是一种常见的内分泌紊乱,卵泡缺乏足够的 FSH 的刺激,卵泡颗粒细胞增生不良,不能分泌足够的雌激素,并且卵泡不能成熟,因而无法具备正常的颗粒黄体细胞来提供孕酮的分泌。还可以因为下丘脑-垂体分泌促性腺激素 LH 的频率和幅度的异常,使得卵泡黄体细胞不能产生足够的孕酮,子宫内膜的分泌相对滞后和缩短,月经周期变短和频繁,出血量增多。

二、诊断

一般视月经周期短于 21 天,月经期长于 7 天或经量多于 80 毫升/周期,为异常子宫出血,经临床检查排除器质性的病变,如子宫肌瘤、凝血机制障碍等,方能作出功血的诊断。如果出血量较多,可能伴随失血性贫血的临床症状和体征。

(一)病史

月经史是区别无排卵性子宫出血和其他异常出血最简单而重要的方法。详细记录月经周期时间(天数,规律性)、月经量(多,少,或变化)、持续时间(正常或延长,一致的或变化的)、月经异常的发病特点(初潮前,突然的,渐进的)、发生时间(性交后,产后,体重增加或减少)、伴随症状(经前期不适,痛经,性交困难,溢乳,多毛)、全身性疾病(肾,肝,造血系统,甲状腺)和药物(激素,抗凝血剂)等均可以快速帮助评估出血原因,是否需要治疗。

(二)体检

体格检查应发现贫血的全身表现,应排除明显的阴道或宫颈病变,确定子宫的大小(正常或增大)、轮廓(光滑、对称或不规则)、质地(硬或软)和触痛。

(三)辅助检查

对大多无排卵性子宫出血的妇女,根据月经史便可以制订治疗方案,不需要额外的实验室或影像学检查。

1.妊娠试验

可以迅速排除任何与妊娠相关或妊娠并发症导致的异常子宫出血。

2.血常规

对于经期延长或经量增多的妇女,血常规可排除贫血和血小板减少症。

3.内分泌激素

(1)在黄体期血清孕酮测定可鉴别有无排卵,当数值大于 3 ng/mL 均提示有排卵可能。但出血频繁时很难确定检查孕激素的适当时机。

(2)血清促甲状腺激素(TSH)水平可迅速排除甲状腺疾病。

4.凝血机制检测

对那些有可疑的个人史或家族史的青少年,出现不明原因月经过多,凝血筛选实验可排除出血性疾病。对于血友病患者凝血因子的检测是最好的筛查指标,同时需咨询血液病学家。

5.子宫内膜活组织检查

可以排除子宫内膜增生过长或癌症。年龄 40 岁以上是子宫内膜疾病的危险因素,所以需进行子宫内膜活检。在绝经前妇女的子宫内膜组织学异常的比例相对较高(14%),而月经规则者则较低(小于 1%)。目前广泛应用的宫腔吸引管较传统的方法可减少患者痛苦。除了可以发现任何子宫内膜疾病,活检有助于对子宫异常出血进一步诊断或直接止血。在异常出血,近期没有服用外源性孕激素的妇女,"分泌期子宫内膜"给排卵提供可靠的证据,就需进一步检查其他器质性病变。

6.子宫影像学检查

可以帮助区分无排卵性和器质性病变所致子宫出血,最常见的是子宫肌瘤、子宫内膜息肉。标准的经阴道超声检查可以检测子宫平滑肌瘤大小、位置,可以解释因肌瘤所致的异常出血或月经量过多。还可发现宫腔损伤,或薄或厚的子宫内膜。子宫内膜很薄(小于 5 mm)时,内膜活检可能根本取不到组织。在围绝经期和绝经后妇女子宫异常出血时,如果子宫内膜厚度小于4 mm或 5 mm,则认为没有必要进行子宫内膜活检,因为此时子宫内膜发生增生或癌症的风险很小。同样适用于绝经前期异常出血的妇女。但是否活检取决于临床证据和危险因素,而不是超声检测子宫内膜的厚度,一旦子宫内膜厚度增厚(大于 12 mm),就增加了疾病的危险。抽样研究表明,即使在临床病理诊断疾病风险低时也需行内膜活检;特别是当临床病史提示有长期雌激素作用史时,即使子宫内膜厚度正常,都应进行活检;当子宫内膜厚度大于 12 mm,即使临床没有发现病变时都应该行活检。

宫腔声学造影(hydrosonography)经阴道超声下,导管灌注无菌生理盐水充盈宫腔显示宫腔轮廓,显现子宫内小占位,敏感性和特异性均高于经阴道超声和宫腔镜检查。宫腔镜检查同时能诊断和治疗宫腔内病变。磁共振(MRI)方法可以诊断子宫内膜病变的性质,是否向基底层浸入。

7.宫腔镜检查

在治疗疾病中较其他方法侵入最小,现代宫腔镜直径仅有 2 mm 或 3 mm,对可疑诊断进行直观的诊断和精细手术操作。目前在各级医院已经相当普及。

三、分类诊断标准

(一)无排卵性功血

1.诊断的依据

各项排卵功能的检查结果为无排卵发生:①基础体温(basic body temperature,BBT)测定为单相;②闭经时、不规则出血时、经期 6 小时内或经前诊断性刮宫提示子宫内膜组织学检查无分泌期改变;③B 超动态监测卵巢无优势卵泡可见;④激素测定提示孕激素分泌始终处于基础低值水平;⑤宫颈黏液始终呈单一雌激素刺激征象。

2.病理诊断分类

(1)子宫内膜增生过长(国际妇科病理协会 ISGP,1998)。①简单型增生过长:即囊腺型增生过长,腺体增生有轻至中度的结构异常,子宫内膜局部或全部增厚,或呈息肉样增生;镜下为腺体数目增多,腺腔囊性扩大,犹如瑞士干酪样外观,腺上皮细胞高柱状,可形成假复层排列,无分泌表现。②复杂型增生过长:即腺瘤型增生过长,腺体增生拥挤且结构复杂,子宫内膜腺体高度增生,形成子腺体或突向腺腔,腺体数目明显增多,出现背靠背现象;腺上皮细胞呈复层或假复层排列,细胞核大、深染,有核分裂,但无不典型病变。③不典型增生过长:即癌前病变,10%～15%可转化为子宫内膜癌,腺上皮出现异型改变,增生层次增多,排列紊乱,细胞核大,深染有异型性。

(2)增生期子宫内膜:与正常月经周期的增生期子宫内膜完全一样,但不发生分泌期改变。

(3)萎缩型子宫内膜:子宫内膜萎缩,菲薄,腺体少而小,腺管狭而直,腺上皮为单层立方形或低柱状细胞。

3.常见的临床分类

(1)青春期功血:指初潮后 1～2 年,一般不大于 18 岁,由于下丘脑-垂体-卵巢轴发育不完善,雌激素对下丘脑和垂体的反馈机制不健全,不能形成血 LH 的峰值诱发排卵,使子宫内膜缺乏孕激素作用而长期处于雌激素的刺激之下,继而出现子宫内膜不能同步脱落引发的子宫多量的不规则出血。

(2)围绝经期功血:该类患者由于卵巢功能衰退,雌激素分泌显著减少,不能诱导垂体的 LH 峰值发生排卵,出现周期、经期和经量不规则的子宫出血。

(3)育龄期的无排卵性功血:该组患者常常由于下丘脑-垂体-卵巢轴以及肾上腺或甲状腺等内分泌系统功能紊乱造成。例如,多囊卵巢综合征造成的慢性无排卵现象,在临床上除了闭经、月经稀发外,也常常表现为功血。

(二)有排卵型功血

1.诊断依据

卵巢功能检测表明有排卵发生而出现的子宫异常出血:①基础体温(BBT)测定为双相;②经期前诊断性刮宫提示子宫内膜组织学检查呈分泌期改变;③B 超动态监测卵巢可见优势卵泡生长;④黄体中期孕酮测定≥10 ng/mL;⑤宫颈黏液呈周期性改变。

2.常见的临床分类

(1)黄体功能不足:因不良的卵泡发育和排卵以及垂体 FSH、LH 分泌,导致的黄体期孕激素分泌不足造成的子宫异常出血。表现为:①经期缩短和经期延长;②基础体温高温相持续短于 12 天;③黄体期子宫内膜病理提示分泌相有 2 天以上的延迟,或分泌反应不良;④黄体中期的孕酮值持续 5～15 nmol/L。

(2)子宫内膜不规则脱落:发育良好的黄体萎缩时间过长,雌、孕激素下降缓慢,使子宫内膜不能同步剥脱,出现异常子宫出血。表现为:①经期延长,子宫出血淋漓不净;②基础体温高温下降缓慢,伴有子宫不规则出血;③月经期第 5 天子宫内膜病理,提示仍可见到分泌期子宫内膜,并呈残留的分泌期子宫内膜和新增生的子宫内膜混合现象。

（三）子宫异常出血的其他类型鉴别

并非所有的不规则或月经过多或经期延长都是因为不排卵。妊娠并发症可通过一个简单的怀孕测试排除。任何可疑的子宫内膜癌和生殖道肿瘤都需要宫颈和子宫内膜活检。

1.慢性子宫内膜炎

慢性子宫内膜炎很少单独引起出血，但往往可能是一个间接的或促使异常出血的原因。炎症细胞释放蛋白水解酶，破坏上皮的毛细血管丛和表面上皮细胞，组织变脆弱。蛋白酶阻止内膜修复和血管的再生。此外，白细胞和巨噬细胞释放血小板活化因子和前列腺素这些强血管扩张剂使血管扩张，出血增加。

慢性炎症相关的异物反应，几乎可以肯定是导致月经增多的原因，这与带铜宫内节育器（IUD）导致异常子宫出血的机制相同。组织学研究提示慢性子宫内膜炎也与黏膜下肌瘤或肌壁间肌瘤、子宫内膜息肉引起的异常出血有关。

2.子宫肌瘤

子宫异常出血最常见的临床原因是子宫肌瘤，特别是导致排卵女性持续大量出血的主要病因，大多数患子宫肌瘤的妇女有正常月经。子宫肌瘤发病率高，首先需鉴别异常出血的原因是否为排卵异常或有其他原因。因此，肌瘤在不能排除其他明显因素导致异常出血，特别是当肌瘤不凸出在宫体外或脱出在子宫腔内的时候。经阴道超声通常提供关于肌瘤大小、数量和位置。

宫腔声学造影更清楚地显示肌瘤与子宫腔的关系，因此可帮助诊断无症状的肌瘤。肌瘤导致子宫异常出血的机制不是很清楚，可能主要取决于肌瘤的位置。组织学研究表明，黏膜下肌瘤和大而深的壁间肌瘤导致子宫内膜拉长和受压。受压迫的上皮细胞可能会导致慢性炎症，甚至溃烂、出血。在压迫或损坏的子宫内膜，血小板等其他止血机制也可能受到损害，进一步导致经期延长和大量出血。远离子宫内膜的多发的大肌瘤使患者宫腔表面积严重扩大，导致月经过多。

对有些妇女，内科治疗可以降低由子宫肌瘤导致的异常出血。黏膜下肌瘤的妇女使用口服避孕药可减少月经量和持续时间。非甾体抗炎药和促性腺激素释放激素激动剂对控制出血也有益处。

对造成异常出血的子宫肌瘤的手术治疗必须考虑到个性化，肌瘤大小、数量以及位置、相对风险、手术利益和不同手术方案，以及年龄和生育要求。一般来说，对于单个黏膜下小肌瘤，不论年龄和生育要求宫腔镜下肌瘤切除术是合适的选择。对于多个黏膜下大肌瘤，宫腔镜下黏膜下肌瘤手术需要更多的技术和更大的风险，这些更适于有生育要求的妇女。位置较深的黏膜下子宫肌瘤根据手术技巧和生育要求选择宫腔镜下子宫肌瘤切除术、腹式子宫肌瘤切除术或子宫切除术。对于经验丰富的医师，腹腔镜子宫肌瘤切除术为未生育妇女提供了更多选择。对于多个子宫大肌瘤，没有生育要求的妇女首选的治疗是子宫切除术。

3.子宫内膜息肉

子宫内膜息肉是因慢性炎症和表面侵蚀等造成血管脆性增加的异常出血，较大的有蒂息肉在其顶部毛细血管易缺血坏死，阻止血栓形成。阴道超声或子宫声学造影可发现息肉，宫腔镜手术是一种简单高效治疗方法。

4.子宫内膜异位症

子宫内膜异位症是非子宫肌瘤而因月经过多行子宫切除最常见的病因。超声见到子宫肌层出现特异性回声可帮助诊断。磁共振成像也可用于鉴别子宫腺肌病和子宫肌瘤，主要表现局部厚度增加大于12 mm或与肌层厚度比小于40%，为最有价值的诊断标准，但是性能价格比是否合适还是需要考虑。带孕酮宫内避孕器是一种有效的治疗方法。在80％的患者子宫腺肌病和子宫肌瘤是同时发生的,增生的肌层多在子宫内膜异位灶附近,发生的机制可能类似于肌瘤。

5.出血性疾病

许多研究已提示月经过多与遗传的凝血功能障碍有关。当出现不能解释的月经过多时需要查凝血功能。血管性血友病是最常见的女性遗传性出血的疾病。血管性血友病在血液循环中缺少凝血因子Ⅷ,以致在血管损伤部位的血小板黏附蛋白和血栓形成减少。这种疾病有几个亚型,出血倾向在个人和家庭之间有很大的差异。

四、治疗原则

(一)无排卵性功血

1.支持治疗

对长期出血造成贫血的患者,要适当补充铁剂和其他造血营养成分;对急性大出血的患者,要及时扩容,补充血液成分,防止休克发生;对已经发生休克的患者,在争分夺秒止血的同时,应积极抗休克治疗,防止重要器官的衰竭;对长期出血的患者,要适当给予预防感染的治疗。去氨加压素是一种精氨酸加压素合成类似物,可用于治疗子宫异常出血的凝血功能障碍,特别是血管性血友病患者。该药物可静脉注射和可作为高度集中的鼻腔喷雾剂(1.5 mg/mL)使用。鼻腔喷雾制剂一般建议血友病的预防性治疗。

2.止血

(1)刮宫:适用于绝经前和育龄期出血的患者,可以同时进行子宫内膜的病理诊断;如果青春期功血在充分的药物治疗无效和生命体征受到威胁时,也可在麻醉下进行刮宫;雌激素低下的患者在刮宫后可能出现淋漓不净的子宫出血,需补充雌激素治疗。

(2)甾体激素

雌激素:适用于内源性雌激素不足的患者,过去常用于青春期功血,现已较少用。①苯甲酸雌二醇2 mg,每6小时1次,肌内注射,共3～4天血止;之后每3天减量1/3,直至维持量2 mg,每天1次,总时间22～28天。②结合雌激素1.25～2.5 mg,每6小时1次,血止后每3天减量1/3,直至维持量每天1.25 mg,共22～28天。③雌二醇1～2 mg,每6小时1次,血止后每3天减量1/3,直至维持量每天1 mg,共22～28天。

孕激素:适用于有一定内源性雌激素水平的无排卵性功血患者。炔诺酮2.5 mg,每小时1次,3～4天血止后;以后每3天减量1/3,直至维持量2.5 mg,每天2次,总时间22～28天。含左炔诺孕酮(LNG)释放性宫内节育器(曼月乐)是2 000年批准在美国使用的唯一的孕激素释放性宫内节育器,使用年限是10年。近年来,在国际上因为性能价格比优越被广泛使用。由于孕酮可使子宫内膜转化,可使月经量减少75％。与非甾体抗炎药(非类固醇消炎药)或抗纤溶药物相比,宫内节育器更有效。手术可以更显著地减少出血量,但闭经发生率高,这两种治疗方案在临床的满意度最高。

雌孕激素联合止血:最常用和推荐的方法。①在孕激素止血的基础上,加用结合雌激素0.625～1.25 mg,每天1次,共22～28天。②在雌激素止血的基础上,于治疗第2天起每天加用甲羟孕酮10 mg左右,共22～28天。③短效避孕药2～4片,每天1次,共22～28天。无论有无器质性病变,口服避孕药明显减少月经量。在不明原因的月经过多者,预计将减少约40％的出血量。

雄激素:适用于绝经前功血。甲睾酮 25 mg,每天 3 次。每月总量不超过 300 mg。

其他药物:①非甾体抗炎药,抗前列腺素制剂氟芬那酸 200 mg,每天 3 次;在月经周期的人类子宫内膜中 PGE_2 和 $PGF_{2α}$ 逐渐增加,月经期含量最高;非类固醇消炎药可以抑制 PG 的形成,减少月经失血量;非甾体抗炎药也可改变血栓素 A_2(血管收缩剂和血小板聚集促进剂)和前列环素(PGI_2)(血管扩张剂和血小板聚集抑制剂)的水平。一般情况下,类固醇抗炎药可减少约 20% 的失血量。非类固醇消炎药可被视为无排卵性和功能失调性子宫大量出血的一线治疗方案。不良反应很少,通常开始出血时使用并持续 3 天。在正常月经中,非甾体抗炎药可改善痛经症状。②一般止血药,如纤溶药物氨甲苯酸、卡巴克洛等。③促性腺激素释放激素激动剂(GnRHα)可以短期止血,经常作为异常出血术前辅助治疗。月经过多伴严重贫血者术前使用 GnRHα 暂时控制出血,可使血红蛋白恢复正常,减少手术输血的可能性。GnRHα 治疗也往往减少子宫肌瘤和子宫的体积。在因为大肌瘤的子宫切除术前使用可以缩小子宫便于经阴道手术,并减少手术难度。GnRHα 可以减少在器官移植后免疫抑制药物降低性激素造成的毒性作用。然而,由于价格昂贵和低雌激素不良反应,使其不能作为长期治疗方案。

3.调整周期

止血治疗后调整周期的治疗是提高治愈效果的关键。止血周期撤药性出血后即开始周期治疗,共连续 4～6 个周期。对无生育要求的患者,可以长期周期性用药。

(1)对子宫内膜增生过长的患者,可给甲羟孕酮 10 mg,每天 1 次,共 22～28 天。

(2)对高雄激素血症,长期无排卵的患者,可给半量或全量短效避孕药周期用药。

(3)对雌激素水平较低的患者,可给雌孕激素序贯治疗调整周期,结合雌激素 0.625 mg,或雌二醇 2 mg 于周期第 5 天起,每天 1 次,共 22～28 天,于用药第 12～15 天起,加用甲羟孕酮 8～10 mg,每天 1 次共 10 天,两药同时停药。

4.诱导排卵

对要求生育的患者,在调整周期后,进行诱导排卵治疗。

(1)氯米芬:50～100 mg,于周期第 3～5 天起,每天 1 次共 5 天。B 超监测卵泡生长。

(2)促性腺激素(HMG 或 FSH):于周期第 3 天起,每天 0.5～2 支(每支 75U),直至卵泡生长成熟;也可和氯米芬合用,于周期第 5～10 天,氯米芬 50 mg,每天 1 次,于周期第 2～3 天开始,每天或隔天 1 次肌内注射 HMG 或 FSH 75 U,直至卵泡成熟。

(3)人绒毛膜促性腺激素(HCG):于卵泡生长成熟后,肌内注射 HCG 5 000 U,模拟内源性 LH 峰值促进卵母细胞的成熟分裂,发生排卵。

(4)促性腺激素释放激素(LHRH):对下丘脑性功能失调的患者,可给 LHRH 泵式脉冲样静脉注射 25～50 μg,每 90～120 分钟的频率,促使垂体分泌 FSH 和 LH 刺激卵巢排卵。

5.手术治疗

对药物治疗无效,并且已经没有生育要求的患者,可以行手术治疗。

(1)子宫内膜去除术:现有的子宫内膜去除术包括热球法、微波法、电切法、热疗法、滚球法等。可以有效地破坏子宫内膜的基底层结构,起到止血的目的。这些操作大多在宫腔镜下进行,需要有经验的医师进行很细致的手术,防止子宫穿孔。热球法较为方便安全,但是内膜有可能残留,造成出血淋漓不净,也有个别手术后怀孕的病例。

(2)子宫血管选择性栓塞术:在大出血的急诊情况下,或黏膜下和肌壁间肌瘤,或子宫肌腺病患者,可以在 X 线下进行放射介入的选择性子宫血管栓塞术。能够紧急止血,并减少日后的出血量。有报道术后的患者似乎仍然可能妊娠。

(3)子宫切除术:对合并子宫器质性病变、不能或不愿行子宫内膜去除术的患者,可行子宫次全或全切术。

(4)子宫内膜消融术:另一种日益流行的治疗月经过多的方法,尤其是药物治疗失败、效果不佳或耐受性的。有多种子宫内膜射频消融的方法,宫腔镜下 Nd:YAG(钕:Yttrium-铝-Garnet)激光气液化治疗现已超过 20 年的历史;虽然许多患者消融治疗后还需要后续治疗,使治疗费用升高,但获得的满意率高。近期有一些新的不需要宫腔镜的子宫内膜消融技术,与传统的宫腔镜相比,在技术上更容易掌握,需要更短的时间。新设备和新技术仍在发展和完善中。

接受子宫内膜消融术后,80%的患者减少了出血量,闭经占 25%,痛经减少了 70%,75%对手术满意,80%的不需要在 5 年内行后续治疗。有证据显示,子宫内膜消融术后可能发生子宫内膜癌,往往能在宫腔残余部分的孤立的子宫内膜发展成腺癌,因为没有出血不易被发现。因此应充分强调术前评估的重要性,其中包括子宫内膜活检,消融的规范和患者的选择。不建议在子宫内膜癌高风险的患者使用子宫内膜消融术。

(二)有排卵型功血

针对患者的不同病因,采用个体化的治疗方案。

1.黄体功能不足

主要是促排卵治疗以促进黄体功能,通常采用氯米芬方案刺激卵泡生长,并辅以黄体酮 20 mg 或口服孕激素,或 3 天一次肌内注射 HCG 2 000 U,每 3 天 1 次肌内注射的健黄体治疗。

2.子宫内膜不规则脱落

于排卵后开始,黄体酮 20 mg 每天肌内注射,或甲羟孕酮 10 mg 每天 1 次口服,共 10～14 天,促使黄体及时萎缩。

3.排卵期出血

雌孕激素序贯疗法可以改善症状,一般需要连续治疗 4～6 个月。

4.月经过多

在不需要生育的情况下可以使用口服短效避孕药,或进行子宫内膜去除术,减少月经量。

(三)疗效评估

治愈标准:①恢复自发的有排卵的规则月经者。②月经周期长于 21 天,经量少于 80 mL,经期短于 7 天者。

(四)治疗原则

考虑到异常月经出血是最常见的就诊原因,所有医师都必须在治疗前有能力给出充分的合乎逻辑的评估和处理问题的方法。

(1)某一个月经周期突然的异常出血,最常见的原因是偶然的妊娠及其并发症。

(2)无排卵性子宫出血通常是不规则的,不可预测的,月经量不定,时间长短和性质不定,最常见于青少年和老年妇女、肥胖妇女,有多囊卵巢综合征的妇女。

(3)规则的、逐渐加重的或长时间的出血往往是子宫结构异常的原因,而不是因为无排卵。

(4)从月经初潮开始就出现、创伤或手术时失血过多,月经过多未见其他原因,往往警惕出血性疾病的可能性。一般常发生在自月经初潮以来月经过多的青少年和不明原因重度或长期月经过多的妇女,检查凝血试验即可明确诊断。

(5)当临床病史和检查显示无排卵性出血时,可行经验性治疗,不需要额外的实验室或影像学检查。但怀孕测试和全血细胞计数是合理的和必需的。

(6)当不确定是否为无排卵性出血时，测定血清孕酮的水平帮助诊断。TSH检查可以排除无排卵患者的甲状腺疾病。

(7)无论年龄如何，长期暴露于雌激素的患者在治疗前需行子宫内膜活检，除非子宫内膜很薄(<5 mm)时。子宫内膜异常增厚(>12 mm)，无论如何都应该行子宫内膜活检。

(8)当病史(出血周期、持续时间，新发的月经间期出血)、实验室检查(血清孕酮大于3 ng/mL)，或子宫内膜活检(分泌期)均显示有排卵时，经验性治疗失败，需行子宫声学造影与超声显像检查，以发现子宫异常大小或轮廓。

(9)宫腔声学造影及子宫内膜活检组合是一个高灵敏度的、预测子宫内膜癌和子宫结构异常的检查。

(10)孕激素治疗对于异常出血的无排卵妇女是合适的，但没有避孕目的，此时雌孕激素避孕药是更好的选择。

(11)对长期大量无排卵性出血的患者，通常最佳治疗是口服避孕药，必要时增加起始剂量(一次一片，2次/日，持续5～7天)，然后逐渐变成标准避孕药的剂量。治疗失败时需进一步的评估。

(12)当子宫内膜脱落不全或萎缩不全时雌激素是最好的治疗药物。临床上雌激素治疗对象包括组织活检数量极少、长期接受孕激素治疗和子宫内膜较薄的妇女。治疗失败时需进一步的评估。

(13)当需立即止血的或来不及使用止血药物的患者需要行诊刮术时，宫腔镜检查下诊刮更有助于协助诊断。

(14)长期无排卵妇女，因为无孕激素作用会导致子宫内膜增生，往往没有细胞学异型性改变。除了少数例外，可使用周期孕激素疗法或雌孕激素避孕药。

(15)有细胞学异型性的子宫内膜增生是一种癌前病变，除了有生育要求的妇女，最佳治疗方案是手术。非典型子宫内膜增生需要高剂量孕激素治疗，需定期行子宫内膜活检和长期的密切随访。

(16)子宫肌瘤是常见病，如没有排除其他明显原因的阴道异常出血，特别当肌瘤不凸进子宫腔时，宫腔声学造影明确界定肌瘤的位置，帮助区分无症状的肌瘤。

(17)类固醇消炎药、雌激素、孕激素避孕药，以及宫内节育器，可有效地治疗子宫腺肌症、宫腔扩张与多个肌壁间肌瘤和其他不明原因的月经过多。

(18)宫腔镜下子宫内膜消融，在异常子宫出血患者中替代治疗时，尤其是药物治疗被拒绝、失败或效果不佳，不能耐受药物时采用。

功血，特别是长期的无排卵性功血，不仅有出血、不孕的近期问题，长期单一的内源性雌激素的刺激会带来子宫内膜癌、冠心病、糖尿病、高脂血症等一系列远期并发症，造成致命的健康损害。适当合理的药物治疗可以改善和治愈部分患者的功血，但对有些患者的治疗周期可能会较长。一般坚持周期性的治疗可以较好地改善出血，保护子宫内膜，甚至妊娠，但药物治疗也有一定的不良反应；对顽固不愈的患者，或合并有其他疾患的患者，可以选择手术治疗。

功能失调性子宫出血是妇科一种常见的疾病，是一种内分泌系统的功能紊乱。它的临床类型和发病原因非常复杂，在诊断和治疗功血的问题时，一定要非常清楚地理解月经生理和雌孕激素的治疗原理和机制,治疗一定要针对病因,并且采用个体化的方案,才能得到较为有效和合理的治疗。

(崔悦婵)

第三节　经前期综合征

经前期综合征(premenstrual syndromes,PMS)又称经前紧张症(premenstrual tension,PMT)或经前紧张综合征(premenstrual tension syndrome,PMTS),是育龄妇女常见的问题。PMS是指月经来潮前7～14天(即在月经周期的黄体期),周期性出现的躯体症状(如乳房胀痛、头痛、小腹胀痛、水肿等)和心理症状(如烦躁、紧张、焦虑、嗜睡、失眠等)的总称。PMS症状多样,除上述典型症状外,自杀倾向、行为退化、嗜酒、工作状态差甚至无法工作等也常出现于PMS。由于PMS临床表现复杂且个体差异巨大,因此,诊断的关键是症状出现的时间及严重程度。PMS发生于黄体期,随月经的结束而完全消失,具有明显的周期性,这是区分PMS和心理性疾病的重要依据;上述心理及躯体症状只有达到影响女性正常的工作、生活、人际交往的程度才称为PMS。

一、历史、概念及在疾病分类学中的位置

有关PMS的定义、概念以及其在疾病分类学中的位置在相当一段时间并无定论。Dalton(1984)的定义为"经前再发症状,月经后期则缺乏症状"。美国精神病协会(APA)出版的《诊断统计手册》第三修订版(DSM-Ⅲ-R,1987)用"黄体后期心境恶劣障碍(late-luteal phasedysphoric disorder,LLPDD)"来概括经前出现的一组症状,后来在《诊断统计手册第四版》(DSM-Ⅳ,1994)更名为"经前心境恶劣障碍(premenstrual dysphoric disorder,PMDD)"。国际疾病分类系统(ICD-9,1978;ICD-10,1992)将大多数疾病实体按他们的主要表现分类,PMS被包括在"泌尿生殖疾病"类目之下,犹如伴发于女性生殖器官和月经周期的疼痛或其他状态一样。因此,国际上两大分类系统对PMS作了不同的处理,DSM认为它可能是一种心境障碍,ICD则视为妇科疾病。《中国精神疾病分类方案与诊断标准第二版》修订(CCMD-2-R,1995)将PMS列入"内分泌障碍所致精神障碍"类目中,认为PMS"能明确内分泌疾病性质",但命名为经期精神障碍(经前期综合征)。

PMS的临床特点必须考虑:①在大多数月经周期的黄体期,再发性或循环性出现症状;②症状于经至不久缓解,在卵泡期持续不会超过1周;③招致情绪或躯体苦恼或日常功能受累或受损;④症状的再发、循环性和定时性,症状的严重性和无症状期均可通过前瞻性逐日评定得到证实。

二、流行病学研究

PMS的患病率各地报道不一,这与评定方法(回顾性或前瞻性)、调查者的专业、调查样本人群、症状严重水平不一,以及一些尚未确定的因素有关。在妇女生殖阶段可发生,初潮后未婚少女的患病率低,产后倾向出现PMS。

美国妇产科学院委员会声明 66 号(1989 年 1 月)指出,一般认为 20%～40% 妇女在经前体验到一些症状,只有 5% 对工作或生活方式带来一定程度的显著影响。

对生活方式不同(包括尼姑、监狱犯人、女同性恋者)的 384 名妇女进行 147 项问卷研究,结果发现家庭主妇和教育水平低者有较多的水潴留、自主神经症状和负性情感,但年龄、种族、性偏向、显著的体育活动、婚姻状态或收入与 PMS 的发生率不相关(Friedman 和 Jaffe,1985)。双生儿研究显示单卵双生儿发生 PMS 的同病率为 94%,双卵双生儿为 44%,对照组为 31%(Dalton等,1987)。另一项来自伯明翰的 462 对妇女双生儿的研究亦支持 Dalton 等的结果,并认为PMS 是具遗传性的(Vanden Akker 等,1987)。口服避孕药(OC)似可降低 PMS 的发生率。爱丁堡大学于 1974 年调查 3 298 名妇女,其中 756 人服用 OC,2 542 人未服,结果发现口服 OC 者较少发生 PMS(Sheldrake 和 Cormack,1976)。月经长周期(>40 天)和周期不规律者 PMS 发生率低,而且主要表现为躯体症状如胃痛、背痛和嗜睡。月经周期长度在 31～40 天者体验到较多的经前症状,而且躯体症状和情绪症状均明显。短而不规律的月经周期妇女则经前症状主要表现为情绪症状,如抑郁、紧张和激惹(Sheldrake 和 Cormack,1976)。

PMS 与产后抑郁症呈正相关,已得到证实。Dalton(1982)报道 610 例 PMS 妇女中,56% 在产后出现抑郁症。一些妇女回忆 PMS 是继产后抑郁症之后发生的,另一些则报道受孕前出现PMS,但 PMS 的严重程度却在产后抑郁症减轻后加重。

PMS 与围绝经期综合征的相关性也为多数学者研究证实。PMS 与围绝经期综合征均有心理症状及躯体症状,均可表现为与卵巢激素水平波动相关的烦躁、抑郁、疲惫、失眠及乳房胀痛、水肿等,在激素水平稳定后(月经结束及绝经后数年)原有症状及体征消失。在经前期和围绝经期原有的抑郁等心理疾患可表现增强,因此 PMS 和围绝经期抑郁均需和原发心理疾病相鉴别。除了临床表现的相关性,围绝经期综合征和 PMS 在流行病学上也密切相关。Harlow 等的研究发现,围绝经期综合征的女性在抑郁流行病学评分(CES-D)中表现为明显抑郁者,多数患有PMS。同样 Becker 等用视觉模拟评分(VAS)评价女性的心情状态,也发现女性围绝经期的情绪感受与既往经前期的心境变化明显相关。Freeman 等的研究认为患有 PMS 的女性在围绝经期出现抑郁、失眠、性欲低下的可能性大。因此,PMS 在一定程度上可以预测围绝经期抑郁的出现。在易感人群中,PMS 和围绝经期抑郁不但易相继出现,还常常同时发生。围绝经期女性,患有围绝经期抑郁的较未患者出现月经周期相关症状及 PMDD 的明显增多。在 Richards 等的研究中有 21% 的围绝经期抑郁患者同时伴有中度以上的 PMDD,而仅有 3% 的围绝经期非抑郁女性出现这一疾病。此外,患有 PMS 及围绝经期抑郁的女性也常伴有其他激素相关的情绪异常如产褥抑郁,及其他激素非相关的心理疾患如抑郁症。

经前期综合征与精神疾病关系受到妇科学家、心理学家、精神病学家较多的重视与研究。妇女复发性精神病状态,不论是认知、情感或混合功能障碍均易于在经前复发。Schukit(1975)和Wetzel(1975)报道类似结果,情感性疾病患者不仅 PMS 发生率高(72%),症状严重,出现经前不适症状亦较正常人多(Coppen,1956),并且现存的情感症状在经前趋向恶化。精神分裂症患者往往在经前恶化,急性精神病症状掩盖了经前不适,导致对检出 PMS 发生率带来困难。多数研究指出,经前期和月经期妇女自杀较之其他阶段多,但这些资料的取得多系回顾性。Mackinnon(1959)的研究并非回顾性,而系死后病理检查子宫内膜改变以确定月经周期。他们指出,黄体期自杀者增多,其高峰在黄体期的早、中期,死于黄体中期者约占 60%;与其他死亡者比较,自然死亡发生于黄体期者占 84%,意外事故为 90%,自杀为 89%,提示在月经周期后半期内妇女容易死于自杀、外伤、中毒和疾病。

三、病因与发病机制

近年研究表明,PMS病因涉及诸多因素的联合,如社会心理因素、内分泌因素及神经递质的调节等。但PMS的准确机制仍不明,一些研究结果尚有矛盾之处,进一步的深入研究是必要的。

(一)社会心理因素

情绪不稳定及神经质、特质焦虑者容易体验到严重的PMS症状。应激或负性生活事件可加重经前症状,而休息或放松可减轻之,均说明社会心理因素在PMS的发生或延续上发挥作用。

(二)内分泌因素

1.孕激素

英国妇产科学家Dalton(1984)推断PMS是由于经前孕酮不足或缺陷,而且应用黄体酮治疗可以获得明显效果。然而相反的报道则发现PMS妇女孕酮水平升高。Hammarback等(1989)对18例PMS妇女连续2月逐日测定血清雌二醇和孕酮,发现严重PMS症状与黄体期血清这两种激素水平高相关。孕酮常见的不良反应如心境恶劣和焦虑,类似普通的经前症状。

这一疾病仅出现于育龄女性,青春期前、妊娠期、绝经后期均不会出现,且仅发生于排卵周期的黄体期。给予外源性孕激素可诱发此病,在激素替代治疗(hormone replace therapy,HRT)中使用孕激素建立周期引发的抑郁情绪和生理症状同PMS相似;曾患有严重PMS的女性,行子宫加双附件切除术后给予HRT,单独使用雌激素不会诱发PMS,而在联合使用雌孕激素时PMS复发。相反,卵巢内分泌激素周期消失,如双卵巢切除或给予促性腺激素释放激素激动剂(GnRHa)均可抑制原有的PMS症状。因此,卵巢激素尤其是孕激素可能与PMS的病理机制有关,孕激素可增加女性对甾体类激素的敏感性,使中枢神经系统受激素波动的影响增加。

2.雌激素

(1)雌激素降低学说:正常情况下雌激素有抗抑郁效果,经前雌激素水平下降可能与PMS,特别是经前心境恶劣的发生有关。Janowsky(1984)强调雌激素波动(中期雌激素明显上升,继之降低)的作用。

(2)雌激素过多学说:持此说者认为雌激素水平绝对或相对高,或者对雌激素的特异敏感性可招致PMS。Morton(1950)报道给妇女注入雌激素可产生PMS样症状。Backstrom和Cartenson(1974)指出,具有经前焦虑的妇女,雌激素/黄体酮比值较高。雌孕激素比例异常可能与PMS发生有关。

3.雄激素

Lahmeyer(1984)指出,妇女雄激素来自卵巢和肾上腺。在排卵前后,血中睾酮水平随雌激素水平的增高而上升,且由于大部分来自肾上腺,故于围月经期并不下降,其时睾酮/雌激素及睾酮/孕激素之比处于高值。睾酮作用于脑可增强两性的性驱力和攻击行为,而雌激素和孕酮可对抗之。经前期雌激素和孕酮水平下降,脑中睾酮失去对抗物,这至少与一些人PMS的发生有关,特别是心境改变和其他精神病理表现。

(三)神经递质

研究表明在PMS女性中血清性激素的浓度表现为正常,这表明除性激素外还可能有其他因素作用。PMS 患者常伴有中枢神经系统某些神经递质及其受体活性的改变，这种改变可能与中枢对激素的敏感性有关。一些神经递质可受卵巢甾体激素调节，如 5-羟色胺（5-HT）、乙酰胆碱、去甲肾上腺素、多巴胺等。

1.乙酰胆碱（Ach）

Janowsky（1982）推测 Ach 单独作用或与其他机制联合作用与 PMS 的发生有关。在人类 Ach 是抑郁和应激的主要调节物，引起脉搏加快和血压上升，负性情绪，肾上腺交感胺释放和止痛效应。Rausch（1982）发现经前胆碱能占优势。

2.5-HT 与 γ-氨基丁酸

经前 5-HT 缺乏或胆碱能占优势可能在 PMS 的形成上发挥作用。选择性 5-HT 再摄取阻断剂（SSRIs），如氟西汀、舍曲林问世后证明它对 PMS 有效，而那些主要作用于去甲肾上腺素能的三环类抗抑郁药的效果较差，进一步支持 5-HT 在 PMS 病理生物学中的重要作用。PMDD 患者与患 PMS 但无情绪障碍者及正常对照组相比，5-HT 在卵泡期增高，黄体期下降，波动明显增大，因此 Inoue 等认为，5-HT 与 PMS、PMDD 出现的心理症状密切相关。5-羟色胺能系统对情绪、睡眠、性欲、食欲和认知具有调节功能，在抑郁的发生发展中起到重要作用。雌激素可增加 5-HT 受体的数量及突触后膜对 5-HT 的敏感性，并增加5-HT的合成及其代谢产物 5-羟吲哚乙酸的水平。有临床研究显示选择性 5-HT 再摄取抑制剂（SSRIs）可增加血液中 5-HT 的浓度，对治疗 PMS/PMDD 有较好的疗效。

另外，有研究认为在抑郁、PMS、PMDD 的患者中 γ-氨基丁酸（GABA）活性下降，Epperson 等用磁共振质谱分析法测定 PMDD 及正常女性枕叶皮质部的 GABA、雌激素、孕激素等水平发现，PMDD 者卵泡期 GABA 水平明显低于对照组；同时 Epperson 等认为 PMDD 患者可能存在 GABA 受体功能的异常。PMS 女性黄体期异孕烷醇酮水平较低，而异孕烷醇酮有 GABA 激活作用，因此低水平的异孕烷醇酮使 PMS 女性 GABA 活性降低，产生抑郁。此外，雌激素兼具增加 GABA 的功能及 GABA 受体拮抗剂的双重功能。

3.类阿片物质与单胺氧化酶

Halbreich 和 Endicott（1981）认为内啡肽水平变化与 PMS 的发生有关。他们推测 PMS 的许多症状类似类阿片物质撤出。目前认为在性腺类固醇激素影响下，过多暴露于内源性阿片肽并继之脱离接触可能参与 PMS 的发生（Reiser 等，1985）。持单胺氧化酶（MAO）学说则认为 PMS 的发生与血小板 MAO 活性改变有关，而这一改变是受孕酮影响的（Klaiber 等，1971）。正常情况下，雌激素对 MAO 活性有抑制效应，而黄体酮对组织中 MAO 活性有促进作用。MAO 活性增强被认为是经前抑郁和雌激素/孕激素不平衡发生的中介。MAO 活性增加可以减少有效的去甲肾上腺素，导致中枢神经元活动降低和减慢。MAO 学说可解释经前抑郁和嗜睡，但无法说明其他众多的症状。

4.其他

前列腺素可影响钠潴留，以及精神、行为、体温调节及许多 PMS 症状，前列腺素合成抑制剂能改善 PMS 躯体症状。一般认为此类非甾体抗炎药物可降低引起 PMS 症状的中介物质的组织浓度起到治疗作用。维生素 B_6 是合成多巴胺与五羟色胺的辅酶，维生素 B_6 缺乏与 PMS 可能有关，一些研究发现维生素 B_6 治疗似乎比安慰剂效果好，但结果并非一致。

四、临床表现

历来提出的症状甚为分散，可达 200 项之多，近年研究提出大约 20 类症状是常见的，包括躯体、心理和行为 3 个方面。其中恒定出现的是头痛、疼痛、肿胀、嗜睡、易激惹和抑郁,行为笨拙,渴望食物。但表现有较大的个体差异,取决于躯体健康状态、人格特征和环境影响。

(一)躯体症状

1.水潴留

经前水潴留一般多见于踝、小腿、手指、腹部和乳房,可导致乳房胀痛、体重增加、面部虚肿或水肿,腹部不适或胀满或疼痛,排尿量减少。这些症状往往在清晨起床时明显。

2.疼痛

头痛较为常见,背痛、关节痛、肌肉痛、乳房痛发生率亦较高。

3.自主神经功能障碍

常见恶心、呕吐、头晕、潮热、出汗等。可出现低血糖,许多妇女渴望摄入甜食。

(二)心理症状

主要为负性情绪或心境恶劣。

1.抑郁

心境低落、郁郁不乐、消极悲观、空虚孤独,甚至有自杀意念。

2.焦虑、激动

烦躁不安,似感到处于应激状态。

3.运动共济和认知功能改变

可出现行动笨拙、运动共济不良、记忆力差、自感思路混乱。

(三)行为改变

可表现为社会退缩,回避社交活动;社会功能减低,判断力下降,工作时失误;性功能减退或亢进等改变。

五、诊断与鉴别诊断

(一)诊断标准

PMS 具有三项属性(经前期出现;在此以前无同类表现;经至消失),诊断一般不难。

美国国立精神卫生研究院的工作定义如下:一种周期性的障碍,其严重程度是以影响一个妇女生活的一些方面(如为负性心境,经前一周心境障碍的平均严重程度较之经后一周加重30%),而症状的出现与月经有一致的和可以预期的关系。这一定义规定了 PMS 的症状出现与月经有关,对症状的严重程度做出定量化标准。美国精神学会对经前有精神症状(premenstrual dysphoric disorder,PMDD)的 PMS 测定的诊断标准见表 4-4。

表 4-4 PMS 的诊断标准

对患者 2~3 个月经周期所记录的症状前瞻性评估。在黄体期的最后一个星期存在 5 个(或更多个)下述症状,并且在经后消失,其中至少有 1 种症状必须是 1、2、3 或 4。

1.明显的抑郁情绪,自我否定意识,感到失望。

2.明显焦虑、紧张、感到"激动"或"不安"。

3.情绪不稳定,比如突然伤感、哭泣或对拒绝增加敏感性。

4.持续和明显易怒或发怒或与他人的争吵增加。

5.对平时活动(如工作、学习、友谊、嗜好)的兴趣降低。

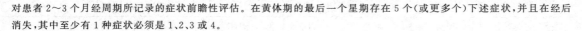

对患者 2～3 个月经周期所记录的症状前瞻性评估。在黄体期的最后一个星期存在 5 个(或更多个)下述症状,并且在经后消失,其中至少有 1 种症状必须是 1、2、3 或 4。

6.主观感觉注意力集中困难。

7.嗜睡、易疲劳或能量明显缺乏。

8.食欲明显改变,有过度摄食或产生特殊的嗜食渴望。

9.失眠。

10.主观感觉不安或失控。

11.其他身体症状,如乳房触痛或肿胀、头痛、关节或肌肉痛、肿胀感、体重增加。

这些失调必是明显干扰工作、学习或日常的社会活动及与他人的关系(如逃避社会活动,生产力和工作学习效率降低)。

这些失调务必不是另一种疾病加重的表现(如重症抑郁症、恐慌症、恶劣心境或人格障碍)

(二)诊断方法

前瞻性每天评定计分法目前获得广泛应用,它在确定 PMS 症状的周期性方面是最为可信的,评定周期需患者每天记录症状,记录 2～3 个周期,见表 4-5。

表 4-5　经前症状日记

姓名		日期			末次月经		
	周一	周二	周三	周四	周五	周六	周日
月经(以×表示)							
体重增加							
臂/腿肿胀							
乳房肿胀							
腹部肿胀							
痛性痉挛							
背痛							
身体痛							
神经紧张							
情绪波动							
易怒							
不安							
失去耐心							
焦虑							
紧张							
头晕							
抑郁							
健忘							
哭闹							
精神错乱							
失眠							

姓名		日期			末次月经		
	周一	周二	周三	周四	周五	周六	周日
嗜甜食							
食欲增加							
头痛							
疲劳							
兴奋							
松弛							
友好							
活力							
每天体重							
每天基础体温							

①每晚记下你注意到的上述症状：无，空格；轻，记 1；中，记 2(干扰每天生活)；重，记 3(不能耐受)。②记录每天清晨的体重(排空膀胱)。③起床前测基础体温。

(三)鉴别诊断

1.月经周期性精神病

PMS 可能是在内分泌改变和心理社会因素作用下起病的，而月经周期性精神病则有着更为深刻的原因和发病机制。PMS 的临床表现是以心境不良和众多躯体不适组成，不致发展为重型精神病形式，可与月经周期性精神病区别。

2.抑郁症

PMS 妇女有较高的抑郁症发生风险以及抑郁症患者较之非情感性障碍患者有较高的 PMS 发生率已如上述。根据 PMS 和抑郁症的诊断标准，可做出鉴别。

3.其他精神疾病经前恶化

根据 PMS 的诊断标准与其他精神疾病经前恶化进行区别。

需注意疑难病例诊断过程中妇科、心理、精神病专家协作的重要性。

六、治疗

PMS 的治疗应针对躯体、心理症状、内在病理机制和改变正常排卵性月经周期等方面。此外，心理治疗和家庭治疗亦受到较多的重视。轻症 PMS 病例采取环境调整、适当膳食、身体锻炼、改善生活方式、应激处理和社会支持等措施即可，重症患者则需实施以下治疗。

(一)调整生活方式

包括合理的饮食与营养、适当的身体锻炼、戒烟、限制盐和咖啡的摄入。可改变饮食习惯，增加钙、镁、维生素 B_6、维生素 E 的摄入等，但尚没有确切、一致的研究表明以上维生素和微量元素治疗的有效性。体育锻炼可改善血液循环，但其对 PMS 的预防作用尚不明确，多数临床专家认为每天锻炼 20～30 分钟有助于加强药物治疗和心理治疗。

(二)心理治疗

心理因素在 PMS 发生中所起的作用是不容忽视的。精神刺激可诱发和加重 PMS。要求患者日常保持乐观情绪，生活有规律，参加运动锻炼，增强体质，行为疗法曾用以治疗 PMS，放松技术有助于改善疼痛症状。生活在经前综合征妇女身边的人,如父母、丈夫、子女等,要多关心患者,对她们在经前出现的心境烦躁、易激惹等给以容忍和同情。工作周围的人也应体谅她们经前发生的情绪症状,在各方面予以照顾,避免在此期间从事驾驶或其他具有危险性的作业。

(三)药物治疗

1.精神药物

(1)抗抑郁药:5-羟色胺再摄取抑制剂(selective serotonergic reuptake inhibitors,SSRIs)对PMS有明显疗效,达 60%～70%且耐受性较好,目前认为是一线药物。如氟西汀(百忧解)20 mg每天一次,经前口服至月经第 3 天。减轻情感症状优于躯体症状。舍曲林(Sertraline)剂量为每天 50～150 mg。三环类抗抑郁药氯丙咪嗪(Clomipramine)是一种三环类抑制 5 羟色胺和去甲肾上腺素再摄取的药物,每天 25～75 mg 对控制 PMS 有效,黄体期服药即可。SSRIs 与三环类抗抑郁药物相比,无抗胆碱能、低血压及镇静等不良反应,并具有无依赖性和无特殊的心血管及其他严重毒性作用的优点。SSRIs 除抗抑郁外也有改善焦虑的效应,目前应用明显多于三环类。

(2)抗焦虑药:苯二氮䓬类用于治疗 PMS 已有很长时间,如阿普唑仑为抗焦虑药,也有抗抑郁性质,用于 PMS 获得成功,起始剂量为 0.25 mg,1 天 2～3 次,逐渐递增,每天剂量可达 2.4 mg或 4 mg,在黄体期用药,经至即停药,停药后一般不出现戒断症状。

2.抑制排卵周期

(1)口服避孕药:作用于 H-P-O 轴可导致不排卵,常用以治疗周期性精神病和各种躯体症状。口服避孕药对 PMS 的效果不是绝对的,因为一些亚型用本剂后症状不仅未见好转反而恶化。就一般病例而论复方短效单相口服避孕药均有效。国内多选用复方炔诺酮或复方甲地孕酮。

(2)达那唑:一种人工合成的 17α-乙炔睾酮的衍生物,对下丘脑-垂体促性腺激素有抑制作用。100～400 mg/d 对消极情绪、疼痛及行为改变有效,200 mg/d 能有效减轻乳房疼痛。但其雄激素活性及致肝功能损害作用,限制了其在 PMS 治疗中的临床应用。

(3)促性腺激素释放激素激动剂(GnRHa):GnRHa 在垂体水平通过降调节抑制垂体促性腺激素分泌,造成低促性腺激素水平及低雌激素水平,达到药物切除卵巢的疗效。有随机双盲安慰剂对照研究证明 GnRHa 治疗 PMS 有效。单独应用 GnRHa 应注意低雌激素血症及骨量丢失,故治疗第 3 个月应采用反加疗法(add-back therapy)克服其不良反应。

(4)手术切除卵巢或放射破坏卵巢功能:虽然此方法对重症 PMS 治疗有效,但卵巢功能破坏导致绝经综合征及骨质疏松性骨折、心血管疾病等风险增加,应在其他治疗均无效时酌情考虑。对中、青年女性患者不宜采用。

3.其他

(1)利尿剂:PMS 的主要症状与组织和器官水肿有关。醛固酮受体拮抗剂螺内酯不仅有利尿作用,对血管紧张素功能亦有抑制作用。剂量为 25 mg,每天 2～3 次,可减轻水潴留,并对精神症状亦有效。

(2)抗前列腺素制剂:经前子宫内膜释放前列腺素,改变平滑肌张力、免疫功能及神经递质代谢。抗前列腺素如甲芬那酸 250 mg 每天 3 次,于经前 12 天起服用。餐中服可减少胃刺激。如果疼痛是 PMS 的标志,抗前列腺素有效。除对痛经、乳胀、头痛、痉挛痛、腰骶痛有效,对紧张易怒症状也有报道有效。

(3)多巴胺拮抗剂:高催乳素血症与 PMS 关系已有研究报道。溴隐亭为多巴胺拮抗剂,可降低 PRL 水平并改善经前乳房胀痛。剂量为 2.5 mg,每天 2 次,餐中服药可减轻不良反应。

(崔悦婵)

第四节 痛 经

痛经(dysmenorrhea)是指伴随着月经的疼痛。疼痛可以出现在行经前后或经期,主要集中在下腹部,常呈痉挛性,通常还伴有其他症状,包括腰腿疼、头痛、头晕、乏力、恶心、呕吐、腹泻、腹胀等。痛经是育龄期妇女常见的疾病,发生率很高,文献报道为 30%~80%,每个人的疼痛阈值差异及临床上缺乏客观的评价指标使得人们对确切的发病率难以评估。我国 1980 年全国抽样调查结果表明:痛经发生率为 33.19%,其中原发性痛经占 36.06%,其余为继发性痛经。不同年龄段痛经发生率不同,初潮时发生率较低,随后逐渐升高,16~18 岁达顶峰,30~35 岁时下降,生育期稳定在 40%左右,以后更低,50 岁时为 20%左右。

痛经分为原发性和继发性两种。原发性痛经(primary dysmenorrhea)是指不伴有其他明显盆腔疾病的单纯性功能性痛经;继发性痛经(secondary dysmenorrhea)是指因盆腔器质性疾病导致的痛经。

一、原发性痛经

青春期和年轻的成年女性的痛经大多数是原发性痛经,是功能性的,与正常排卵有关,没有盆腔疾患;但有大约 10%的严重痛经患者可能会查出有盆腔疾患,如子宫内膜异位症或先天性生殖道发育异常。原发性痛经的发病原因和机制尚不完全清楚,研究发现原发性痛经发作时有子宫收缩的异常,而造成收缩异常的原因有局部前列腺素、白三烯类物质、血管升压素、催产素的增高等。

(一)病因和病理生理

1.子宫收缩异常

正常月经期子宫的基础张力<1.33 kPa,宫缩时可达 16 kPa,收缩频率为 3~4 次/分。痛经时宫腔的基础压力提高,收缩频率增高且不协调。因此原发性痛经可能是子宫肌肉活动增强、过渡收缩所致。

2.前列腺素(PG)的合成和释放过多

子宫内膜是合成前列腺素的主要场所,子宫合成和释放前列腺素过多可能是导致痛经的主要原因。PG 的增多不仅可以刺激子宫肌肉过度收缩,导致子宫缺血,并且使神经末梢对痛觉刺激敏感化,使痛觉阈值降低。

3.血管紧张素和催产素过高

原发性痛经患者体内的血管紧张素增高,血管紧张素可以引起子宫肌层和血管的平滑肌收缩加强,因此,被认为是引起痛经的另一重要因素。催产素是引起痛经的另一原因,临床上应用催产素拮抗剂可以缓解痛经。

4.其他因素

主要是精神因素,紧张、压抑、焦虑、抑郁等都会影响对疼痛的反应和主观感受。

（二）临床表现

原发性痛经主要发生在年轻女性身上，初潮或初潮后数月开始，疼痛发生在月经来潮前或来潮后，在月经期的 48～72 小时持续存在，疼痛呈痉挛性，集中在下腹部，有时伴有腰痛，严重时伴有恶心、呕吐、面色苍白、出冷汗等，影响日常生活和工作。

（三）诊断与鉴别诊断

诊断原发性痛经，首先要排除器质性盆腔疾病的存在。全面采集病史，进行全面的体格检查，必要时结合辅助检查，如 B 超、腹腔镜、宫腔镜、子宫输卵管碘油造影等，排除子宫器质性疾病。鉴别诊断主要排除子宫内膜异位症、子宫腺肌症、盆腔炎性疾病等疾病引起的于继发性痛经，还要与慢性盆腔痛相区别。

（四）治疗

1.一般治疗

对痛经患者，尤其是青春期少女，必须进行有关月经的生理知识教育，消除其对月经的心理恐惧。痛经时可卧床休息，热敷下腹部，还可服用非特异性的止痛药。研究表明，对痛经患者施行精神心理干预可以有效减轻症状。

2.药物治疗

（1）前列腺素合成酶抑制剂：非甾体抗炎药是前列腺素合成酶抑制剂，通过阻断环氧化酶通路，抑制前列腺素合成，使子宫张力和收缩力下降，达到止痛的效果。有效率 60%～90%，服用简单，不良反应小，还可以缓解其他相关症状，如恶心、呕吐、头痛、腹泻等。用法：一般于月经来潮、痛经出现前开始服用，连续服用 2～3 天，因为前列腺素在月经来潮的最初 48 小时释放最多，连续服药的目的是减少前列腺素的合成和释放。因此疼痛时临时间断给药效果不佳，难以控制疼痛。

常用于治疗痛经的非甾体类药物及剂量见表 4-6。

表 4-6　常用治疗痛经的非甾体类止痛药

药物	剂量
甲芬那酸	首次 500 mg, 250 mg/6 h
氟芬那酸	100～200 mg/6～8 h
吲哚美辛（消炎痛）	25～50 mg/6～8 h
布洛芬	200～400 mg/6 h
酮洛芬	50 mg/8 h
芬必得	300 mg/12 h

布洛芬和酮洛芬的血药浓度 30～60 分钟达到峰值，起效很快。吲哚美辛等对胃肠道刺激较大，容易引起消化道大出血，不建议作为治疗痛经的一线药物。

（2）避孕药具：短效口服避孕药和含左炔诺孕酮的宫内节育器（曼月乐）适用于需要采用避孕措施的痛经患者，可以有效地治疗原发性痛经。口服避孕药可以使 50% 的患者疼痛完全缓解，40% 明显减轻。曼月乐对痛经的缓解的有效率也高达 90% 左右。避孕药的主要作用是抑制子宫内膜生长、抑制排卵、降低前列腺素和血管升压素的水平。各类雌、孕激素的复合避孕药均可以减少痛经的发生，它们减轻痛经的程度无显著差异。

（3）中药治疗：中医认为痛经是由于气血运行不畅引起，因此一般以通调气血为主，治疗原发性痛经一般用当归、川芎、茯苓、白术、泽泻等组成的当归芍药散,效果明显。

3.手术治疗

以往对原发性痛经药物治疗无效者的顽固性病例,可以采用骶前神经节切除术,效果良好,但有一定的并发症。近年来,主要用子宫神经部分切除术。无生育要求者,可进行子宫切除术。

二、继发性痛经

继发性痛经是指与盆腔器官的器质性病变有关的周期性疼痛。常在初潮后数年发生。

(一)病因

有许多妇科疾病可能引起继发性痛经,它们包括以下。

1.典型周期性痛经的原因

处女膜闭锁、阴道横隔、宫颈狭窄、子宫异常(先天畸形、双角子宫)、子宫腔粘连(Asherman综合征)、子宫内膜息肉、子宫平滑肌瘤、子宫腺肌病、盆腔瘀血综合征、子宫内膜异位症、IUD等。

2.不典型的周期性痛经的原因

子宫内膜异位症、子宫腺肌病、残留卵巢综合征、慢性功能性囊肿形成、慢性盆腔炎等。

(二)病理生理

研究表明,子宫内膜异位症和子宫腺肌症患者体内产生过多的前列腺素,可能是痛经的主要原因之一。前列腺素合成抑制制剂可以缓解该类疾病的痛经症状。环氧化酶(COX)是前列腺素合成的限速酶,在子宫内膜异位症和子宫腺肌症患者体内表达量过度增高。这些均说明前列腺素合成代谢异常与继发性痛经的疼痛有关。

宫内节育器(IUD)的不良反应主要是月经过多和继发痛经,其痛经的主要原因可能是子宫的局部损伤和 IUD 局部的白细胞浸润导致的前列腺素合成增加。

(三)临床表现

痛经一般发生在初潮后数年,生育年龄妇女较多见。疼痛多发生在月经来潮之前,月经前半期达到高峰,此后逐渐减轻,直到结束。继发性痛经症状常有不同,伴有腹胀、下腹坠痛、肛门坠痛等。但子宫内膜异位症的痛经也有可能发生在初潮后不久。

(四)诊断和鉴别诊断

诊断继发性痛经,除了详细询问病史外,主要通过盆腔检查,相关的辅助检查,如 B 超、腹腔镜、宫腔镜及生化指标的化验等,找出相应的病因。

(五)治疗

继发性痛经的治疗主要是针对病因进行治疗,具体方法请参阅相关章节。

(崔悦婵)

第五节　围绝经期综合征

围绝经期综合征是指妇女在自然绝经前后或因其他原因丧失卵巢功能,而出现一系列性激素减少所致的症状,包括自主神经功能失调的表现。

一、病因及病理生理

更年期的变化包括两个方面:一方面是卵巢功能衰退,此时期卵巢逐渐趋于排卵停止,雌激素分泌减少,体内雌激素水平低落;另一方面是机体老化,两者常交织在一起。神经血管功能不稳定的综合征主要与性激素水平下降有关,但发生机制尚未完全阐明。

二、诊断

(一)临床表现

临床表现主要根据患者的自觉症状,而无其他器质性疾病。

(1)血管舒缩综合征:潮热、面部发红、出汗,瞬息即过,反复发作。

(2)精神神经症状:情绪不稳定、易激动,自己不能控制,忧郁失眠,精力不集中等。

(3)生殖道变化:外阴与阴道萎缩,阴道干燥疼痛,外阴瘙痒。子宫萎缩、盆底松弛导致子宫脱垂及阴道膨出。

(4)尿频急或尿失禁;皮肤干燥、弹性消失;乳房萎缩、下垂。

(5)心血管系统:胆固醇、三酰甘油和致动脉粥样硬化脂蛋白增高,抗动脉粥样硬化脂蛋白降低,可能与冠心病的发生有关。

(6)全身骨骼发生骨质疏松。

(二)鉴别诊断

必须排除心血管、神经精神和泌尿生殖器各处的病变;潮热、出汗、精神症状、高血压等需与甲状腺功能亢进症和嗜铬细胞瘤相鉴别。

(三)辅助检查

(1)血激素测定:FSH 及 LH 增高、雌二醇下降。

(2)X 线检查:脊椎、股骨及掌骨可发现骨质疏松。

三、治疗

(一)一般治疗

加强卫生宣教,解除不必要的顾虑,保证劳逸结合与充分的睡眠。轻症者不必服药治疗,必要时可选用适量镇静药,如地西泮2.5～5 mg/d或氯氮䓬10～20 mg/d睡前服,谷维素 20 mg,每天 3 次。

(二)性激素治疗

绝经前主要用孕激素或雌孕激素联合调节月经异常;绝经后用替代治疗。

1.雌激素

对于子宫已切除的妇女,可单纯用妊马雌酮 0.625 mg 或 17β-雌二醇 1 mg,连续治疗 3 个月。对于存在子宫的妇女,可用尼尔雌醇片每次 5 mg,每月 1 次,症状改善后维持量 1～2 mg,每月 2 次,对稳定神经血管舒缩活动有明显的疗效,而对子宫内膜的影响少。

2.雌激素、孕激素序贯疗法

雌激素用法同上,后半期加用 7～10 天炔诺酮,每天 2.5～5 mg;或黄体酮 6～10 mg,每天 1 次;或甲羟孕酮 4～8 mg,每天 1 次,可减少子宫内膜癌的发生率。但周期性子宫出血的发生率高。

3.雌激素、雄激素联合疗法

妊马雌酮 0.625 mg 或 17β-雌二醇 1 mg,每天 1 次,加甲睾酮 5～10 mg,每天 1 次,连用 20 天,对有抑郁型精神状态患者较好,且能减少对子宫内膜的增殖作用,但有男性化作用,而且常用雄激素有成瘾可能。

4.雌激素替代治疗应注意的几点

(1)激素替代治疗(HRT)应该是维持围绝经期和绝经后妇女健康的全部策略(包括关于饮食、运动、戒烟和限酒)中的一部分。在没有明确应用适应证时,比如雌激素不足导致的明显症状和身体反应,不建议使用 HRT。

(2)绝经后 HRT 不是一个给予女性的标准单一的疗法,HRT 必须根据临床症状,预防疾病的需要,个人及家族史,相关试验室检查,女性的偏好和期望做到个体化治疗。

(3)没有理由强制性限制 HRT 使用时限。她们也可以有几年时间中断 HRT,但绝经症状可能会持续许多年,应该给予她们最低有效的治疗剂量。是否继续 HRT 治疗取决于具有充分知情权的医患双方的审慎决定,并视患者特殊的目的或对后续的风险与收益的客观评估而定。只要女性能够获得症状的改善,并且了解自身情况及治疗可能带来的风险,就可以选择 HRT。

(4)使用 HRT 的女性应该至少 1 年进行一次临床随访,包括体格检查,更新病史和家族史,相关试验室和影像学检查,与患者进行生活方式和预防及减轻慢性病策略的讨论。

(5)总体来说,在有子宫的所有妇女中,全身系统雌激素治疗中应该加入孕激素,以防止子宫内膜增生或是内膜癌。无子宫者,无须加用孕激素。用于缓解泌尿生殖道萎缩的低剂量阴道雌激素治疗,可被全身吸收,但雌激素还达不到刺激内膜的水平,无须同时给予孕激素。

(6)乳腺癌与绝经后 HRT 的相关性程度还存在很大争议。但与 HRT 有关的可能增加的乳腺癌风险是很小的(少于每年 0.1%),并小于由生活方式因素如肥胖、酗酒所带来的风险。

(7)禁忌证,如血栓栓塞性疾病、镰状细胞贫血、严重肝病、脑血管疾病、严重高血压等。

(肖　楠)

第六节　闭　　经

闭经(amenorrhea)在临床生殖内分泌领域是一个最复杂而治疗困难的症状,可由多种原因造成。对临床医师来说,妇科内分泌学中很少有问题像闭经那样烦琐而又具有挑战性,诊断时必须考虑到一系列可能潜在的疾病和功能紊乱,其中一些可能给患者带来致病甚至致命的影响。传统上将闭经分成原发性和继发性。但因为闭经的病因和病理生理机制十分复杂,加上环境和时间的变迁,以及科技的发展,人们对闭经的认识、定义、诊断标准和治疗方案都有了较大的改变和进步。

闭经有生理性和病理性之分。青春期前、妊娠期、哺乳期、绝经后月经的停止,均属于生理性闭经。本文讨论的只是病理性闭经的问题。

一、闭经的定义和分类

(一)闭经的定义

(1)已达 14 岁尚无月经来潮,第二性征不发育者。

(2)已达 16 岁尚无月经来潮,不论其第二性征发育是否正常者。

(3)已经有月经来潮,但月经停止 3 个周期(按自身原有的周期计算)或超过 6 个月不来潮者。

(二)闭经的分类

根据月经生理的不同层面和功能,为便于对导致闭经的原因的识别和诊断,将闭经归纳为以下几类。

Ⅰ度闭经:子宫和生殖道的异常。

Ⅱ度闭经:卵巢异常。

Ⅲ度闭经:垂体前叶的异常。

Ⅳ度闭经:中枢神经系统(下丘脑)的异常。

先天性性腺发育不良在闭经中占有重要的比例。既往对于性腺衰竭导致的闭经的病因和病理生理是根据染色体和月经情况划分的,概念比较混乱且各型疾病之间有交叉和重复的内容。一般认为,原发性闭经伴 45,XO 或 45,XO/46,XX 嵌合型染色体核型异常且身材矮小者定义为 Turner 综合征,但此类核型患者中有一小部分为继发性闭经;患者如果染色体核型大致正常,身高正常但卵巢先天性未发育引起的原发性闭经,我们把其定义为先天性性腺发育不良。但该类患者可能伴有染色体的异位或微缺失;另一些患者为继发性闭经,染色体核型大致正常,卵巢曾有排卵但提前衰竭,被临床定义为卵巢早衰。实际上,这一类疾病在本质上是相同的,即性腺(卵巢)发育不良,但临床表现和闭经时间则有不同程度的差别。

二、闭经的诊断程序

(一)病史和临床表现

对闭经的诊断首先应开始于一个细致和完整的病史采集程序:神经精神方面的状况;家族遗传史;营养情况;发育成长史;生殖道的完整性;中枢神经系统体征;还要仔细鉴别半乳糖血症的存在。

(二)经典的闭经诊断程序

多年来,对闭经的诊断有一个经典的程序。

第一步:孕激素试验＋血清促甲状腺激素测定＋血清催乳素测定。

孕激素试验的方法为:①黄体酮 20 mg,每天 1 次肌内注射,共 3 天;②微粒化黄体酮,每次 100～200 mg,每天 3 次,共 7～10 天;③地屈孕酮每次 10 mg,每天 2 次,共 7～10 天;④甲羟孕酮 8～10 mg/d,共 5～7 天。为避免不良反应最好在睡前服用。观察停药后 1 周内是否发生子宫内膜脱落造成的撤药性出血。

此步骤可以大致诊断:①孕激素试验有撤药性出血可确定卵巢、垂体、下丘脑有最低限度的功能,说明体内有一定水平的雌激素但缺少孕激素的分泌,提示卵巢内有可能有窦卵泡分泌雌激素但没有发生排卵。②PRL 水平正常说明可以基本排除由高催乳素血症引起的闭经;PRL 水平异常升高伴溢乳则提示可能存在高催乳素血症或垂体分泌 PRL 的肿瘤;如果 PRL

水平持续较高,建议行垂体影像学检查。③促甲状腺激素的异常可能反映甲状腺功能亢进或低下对月经的影响,虽然发病率较低,但是因为治疗较简单且有效,因此仍然建议作为第四步筛查。④孕激素试验有撤药性出血说明生殖道解剖正常,且子宫内膜存在一定程度的功能,女性生殖道是完整的。⑤即使内源性 E_2 足够,仍有两种情况导致孕激素撤药试验阴性,即子宫内膜蜕膜化,停用外源性孕激素后子宫内膜不会剥脱。第一种情况是子宫内膜应对高孕酮水平而蜕膜化,见于黄体期或妊娠;第二种情况即子宫内膜由于高浓度的孕激素或睾酮伴随一种特殊的肾上腺酶的不足而蜕膜化,见于雄激素过多症伴无排卵及多囊卵巢的患者,但这种临床现象并不常见。

第二步:雌孕激素试验。

雌孕激素试验的方法为:雌孕激素序贯用药一个周期(结合雌激素、天然雌激素或其他类型的雌激素,每天 1～2 mg 口服,共 20～28 天,最后 7～10 天加口服或肌内注射黄体酮(见第1步),与雌激素共用并同时停药。观察 1 周内是否有撤药性出血。

此步骤可以大致诊断:①雌孕激素试验有撤药性出血说明体内缺少雌激素分泌,雌激素分泌低下可能是卵巢功能低下所致;②雌孕激素试验无撤药性出血说明子宫或生殖道异常,有子宫内膜病变或生殖道畸形可能。

第三步:血清 FSH、LH、E_2、T、DHEA-S 水平测定。

仅对第 2 步试验有撤药性出血的闭经患者进行,用来确定内源性雌激素低下是否由于卵泡(Ⅱ度闭经)的缺陷,抑或中枢神经系统-垂体轴的(Ⅲ或Ⅳ度闭经)功能缺陷。孕激素试验阴性的闭经妇女,其 Gn 水平可能异常地偏高、偏低或正常水平。

此步骤可以大致诊断:①FSH,LH 水平升高(FSH＞20 U/L)和 E_2 水平降低,提示卵巢功能衰竭,低雌激素导致的反馈性高促性腺激素分泌;②LH/FSH 和 T 水平升高提示高雄激素血症及多囊卵巢综合征可能;③DHEA-S 明显升高提示有肾上腺来源的高雄激素血症;④FSH、LH 和 E_2 水平正常或降低(FSH 和 LH 均＜5 U/L),提示下丘脑性或垂体性闭经。

第四步:垂体兴奋试验。

如果血清 FSH 和 LH 水平测得正常或偏低,则需要通过垂体兴奋试验来鉴别垂体或下丘脑所导致的闭经原因。方法:LHRH 25～50 μg,静脉推注,于注射前、注射后 30 分钟、60 分钟、90 分钟、120 分钟分别测血清 LH 和 FSH。因为 LHRH 主要刺激 LH 的分泌,也可以只测血清 LH。

此步骤可以大致诊断:鉴别下丘脑或垂体的功能异常;正常情况下 LH 和 FSH 的升高峰值在 LHRH 注射后 30 分钟左右,数值升高基础值的 3 倍以上。如果 LH 和 FSH 水平没有反应、反应低下或反应延迟,均提示闭经的原因可能在垂体而非下丘脑。如果反应正常,则提示为下丘脑性的闭经。对垂体的 LH 反应延迟者,也可能因为正常垂体长期"失用"而对 LHRH 的刺激不敏感,可以反复试验几次,以激活垂体。

(三)闭经的其他诊断方法

1.B 超检查

盆腔的 B 超扫描提示子宫和内生殖器是否发育正常;子宫的大小、内膜的厚度和形态与月经的关系密切,长期雌激素低下的患者,子宫可能发育不良,也可能发生萎缩。两侧卵巢的体积和形态学是否正常,是否有优势卵泡生长,卵巢内窦卵泡数目等反映了卵巢的排卵功能和储备状况,卵巢的形态学异常与闭经的病因有关,卵巢体积增大,多个窦卵泡发育,提示高雄激素血症和

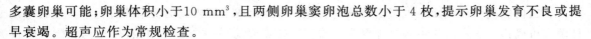

多囊卵巢可能；卵巢体积小于10 mm³，且两侧卵巢窦卵泡总数小于4枚，提示卵巢发育不良或提早衰竭。超声应作为常规检查。

2.内镜检查

宫腔镜可以直接观察到宫腔和子宫内膜的形态，鉴别子宫内膜的厚度、色泽、子宫腔发育畸形、宫腔粘连等造成闭经的病因。腹腔镜可在直视下观察卵巢的形态、大小、排卵的痕迹等，鉴别闭经的原因。如果卵巢呈条索状形态，无卵泡和排卵证据，可提示卵巢发育不全，可伴或不伴子宫的发育不良。

3.染色体检查

所有30岁以下因高Gn水平诊断为卵巢早衰的患者，必须检查染色体核型。一些患者存在Y染色体嵌合现象，因为性腺（卵巢）内存在任何睾丸成分，都有形成恶性肿瘤风险，必须手术切除性腺。因为嵌合体核型（比如46,XX/45,XO）的妇女在过早绝经之前可以有正常的青春期发育、正常月经甚至正常妊娠。有10%～20%的卵巢早衰或先天性性腺发育不良者伴有染色体畸变，10%的Turner综合征女孩有自发性的青春期发育，2%有月经初潮。虽然染色体核型检查对治疗不产生影响，但对于诊断还是有一定意义。况且对其家人的生育功能咨询亦有一定价值。

三、闭经的分类诊断

（一）Ⅰ度闭经[生殖道和/或子宫性闭经]

为子宫和生殖道畸形，造成的先天性阙如或梗阻，以及反复子宫手术、子宫内膜结核或炎症造成的不可逆的损伤。

1.诊断依据

（1）雌孕激素试验无撤药性出血。

（2）B超检查子宫发育不良或阙如，或子宫内膜极薄和回声异常。

（3）子宫造影和/或宫腔镜提示子宫腔粘连、畸形或子宫内膜病变。

（4）对周期性腹痛的青春期患者注意下生殖道的发育畸形。

2.Asherman综合征

子宫内膜的破坏（Asherman综合征）可导致继发性闭经，这种情况通常是由产后过度刮宫致子宫内膜损伤的结果。子宫造影可以看到宫腔不规则粘连的典型影像；阴道B超可见子宫内膜线不连续和间断征象；宫腔镜检查诊断更精确，可以检出X线片无法显现的极微小的粘连。患者卵巢功能正常时，基础体温是双相的，提示闭经的原因与排卵无关。

Asherman综合征还可发生于剖宫产术、子宫肌瘤切除术、子宫成形术后。产后刮宫术后伴发产后性腺功能减退（如席汉综合征）者因内膜缺少雌激素支持，严重营养不良和菲薄，也可发生严重的宫腔粘连。据报道，选择性子宫动脉栓塞治疗子宫平滑肌瘤术后可能导致局部缺血性反应，造成子宫内膜的损伤而发生Asherman综合征。粘连可导致子宫腔、子宫颈外口、宫颈管或这些区域部分或完全闭塞，但不一定发生宫腔积血。如果影像学检查提示宫腔内积血，用宫颈扩张术就可以解决积血的引流问题。

Asherman综合征患者除了闭经还可能有其他问题，如流产、痛经、月经过少，也可有正常的月经周期。轻度粘连也可导致不孕、反复性流产或胎儿丢失。此类患者需通过子宫造影或宫腔镜检查确诊子宫内膜腔的情况。

　　子宫内膜损伤导致闭经也可由结核病引起。将经血或子宫内膜活检组织进行培养找到结核杆菌方可确诊。子宫血吸虫病是导致终末器官功能障碍的另一个罕见原因,可在尿、粪、直肠排出物、经血以及子宫内膜内找到寄生虫虫卵。还有因子宫内感染发生严重而广泛盆腔炎性疾病导致的 Asherman 综合征的病例报道。

　　过去,Asherman 综合征的治疗是通过扩张宫颈及刮宫术来解除粘连。宫腔镜下通过电切、电凝、激光等技术直接松解粘连,效果优于扩张宫颈及刮宫术。手术后为了防止宫腔壁的粘连,过去会放置一枚宫内节育器(IUD),然而儿科的气囊导尿管也是很好的选择。囊内充有 3 mL 液体,7 天后将导管取出。术前即开始用广谱抗生素持续 10 天。前列腺素合成抑制剂可解除子宫痉挛。患者连续两个月用高刺激剂量的雌激素治疗,如每月前 3 周每天口服结合雌激素 2.5 mg,第 3 周开始每天加用醋酸甲羟孕酮 10 mg。如果初次手术未能重建月经流出道,为了恢复生育能力,还需要重复数次持续治疗。此类患者有 70% 能成功妊娠,然而妊娠经常合并早产、胎盘植入、前置胎盘和/或产后出血。

　　3.苗勒管异常

　　苗勒管发育不全是指无明显阴道的原发性闭经患者,这是原发性闭经相对常见病因,发生率仅次于性腺发育不全。在芬兰,其发生率大约为 1/5 000 新生女婴。原发性闭经者需先排除苗勒管终端导致的生殖道不连续,对青春期女孩,必须先排除处女膜闭锁、阴道口闭锁以及阴道腔不连续、子宫颈甚至子宫缺失。这类患者阴道发育不全或缺失,且通常伴子宫及输卵管缺失。有正常子宫者却缺乏对外的通道,或者有始基子宫或双角子宫存在。如果有部分子宫内膜腔存在,患者可能主诉有周期性下腹痛。由于与男性假两性畸形的某些征象相似,所以应证明是否为正常女性核型。由于卵巢不属于苗勒结构,故卵巢功能正常而且可以通过双相基础体温及外周血孕酮水平来证实。卵巢的生长及发育都无异常。生殖道闭锁导致的闭经伴随有阴道积血、子宫腔积血或腹腔积血所致的扩张性疼痛。

　　苗勒管发育不全的确切原因至今未明。可能是抗苗勒管激素(AMH)基因或 AMH 受体基因突变。尽管通常为散发,偶尔也有家族性发病。苗勒管发育不全的女儿和她们的母亲可存在半乳糖-1-磷酸尿苷酰基转移酶的基因突变。这与经典的半乳糖血症不同,推断由于半乳糖的代谢失调致使子宫内暴露有过高浓度的半乳糖,这可能就是苗勒管发育不全的生物学基础。给孕期小鼠高半乳糖喂食,会延迟雌性子代的阴道开放。在这群苗勒管发育不全的患者中,卵巢衰竭亦较常见。

　　进一步评估和诊断需包括放射学检查,大约 1/3 患者伴有泌尿道畸形,12% 以上的患者有骨骼异常,其中多数涉及脊柱畸形,也可能发生缺指或并指。肾畸形包括异位肾、肾发育不全、马蹄肾、集合管异常。B 超检查子宫的大小和匀称性,若 B 超的解剖图像不确定,可选择 MRI 扫描。通常没必要用腹腔镜直视检查,MRI 比 B 超准确得多,而且费用及创伤性都低于腹腔镜检查。然而存在不同程度的 MRI 描述与腹腔镜检查所见不符。术前准确诊断有助于手术规划及手术的顺利实施。

　　手术之前必须明确拟解决的问题,切除苗勒管残留肯定是没有必要的,除非导致子宫纤维增生,子宫积血、子宫内膜异位症或有症状的腹股沟疝。宫、腹腔镜手术可以解决上述病症。顾虑到手术困难及并发症高,更倾向于用替代材料方法构造人工阴道。推荐用渐进式扩张术,如 Frank 及后来的 Wabrek 等人描述的方法。首先向后,2 周后改为向上沿着通常的阴道轴线方向,用阴道扩条每天扩张 20 分钟直至达到明显的不适。每次使用的扩条逐渐增粗,几个月后即可产生一条功能性阴道。塑料的注射器可用于代替昂贵的玻璃扩条,将扩条放在阴道的部位,维持类似于坐在赛车车座上的压力。Vecchietti 在经腹或腹腔镜手术中采用一种牵引装置。术后再牵引 7 天就可形成一个功能性阴道。

对于不愿意或不能进行扩张术的患者,采用 Williams 阴道成形术的 Creatsas 矫形可迅速并简便地构建新阴道。该手术适用于那些不能接受 Frank 扩张术或 Frank 扩张术失败的妇女,或有完好的子宫并保留生育能力的患者。一种推荐方式为先做开腹手术来评估宫颈管情况,如果子宫颈闭锁就切除子宫,如果是相对简单的处女膜闭锁或阴道横隔问题,就联合阴道手术。多数人建议不必试图保留完全性阴道发育不全患者的生育力,建议在构建新阴道的同时切除苗勒管组织。

阴道横隔患者(远端 1/3 阴道未能成腔)通常有梗阻及尿频症状,阴道横隔可利用声门关闭强行呼气法与处女膜闭锁相鉴别,前者阴道外口处无膨胀。阴道横隔可合并有上生殖道畸形,如输卵管的节段性缺失或单侧输卵管、卵巢的缺失。

生殖道远端闭锁可视为急症,延误手术治疗可能会因炎症性改变或子宫内膜异位症导致不孕,必须尽快完成矫形引流手术。应尽量避免进行诊断性穿刺,因为一旦感染阴道积血则会转变为阴道积脓。

在引导患者进行一系列治疗的程序中,需进行心理咨询和安抚,帮助患者处理好失去生殖道以后的心理障碍。

(二)Ⅱ度闭经(卵巢性闭经)

1.Turner 综合征和先天性性腺发育不良

无论是原发性闭经或继发性闭经都可以有性腺发育的问题,30%～40%的原发性闭经为性腺条索化的性腺发育不全者。核型的分布为 50%的 45,X;25%的嵌合体;25%的 46,XX。继发性闭经的妇女也可存在性腺发育不全,有关的核型按出现频率依次排列为 46,XX(最常见);嵌合体(如 45,X/46,XX);X 长臂或短臂缺失,47,XXX;45,X。染色体核型正常的性腺发育不全者也与感音神经性聋症(Perrault 综合征)有关联。所以核型为 46,XX 的性腺发育不全者都必须进行听力评估。

单纯性腺发育不全是指双侧性腺条索状,无论其核型如何。混合型性腺发育不全是指一侧性腺内含有睾丸组织,而另一侧性腺条索状。常染色体异常也可与高促性腺激素性卵巢衰竭相关,如一个 28 岁的 18 染色体三体的嵌合体的高促性腺激素的继发性闭经患者,所有卵巢功能丧失。性染色体量变的患者都可列入性腺发育不全的范畴。

(1)Turner 综合征。临床诊断依据为:①16 岁后仍无月经来潮(原发性闭经);②身材矮小、第二性征发育不良、蹼状颈、盾胸、肘外翻;③高促性腺激素,低性腺激素;④染色体核型为 45,XO;或 46,XX/45,XO;或 45,XO/47,XXX;⑤体检发现内外生殖器发育均幼稚,卵巢常呈条索状。

Turner 综合征为一条 X 染色体缺失或存在异常导致的性腺发育不良。由于卵泡的损失,青春期时无性激素产生,故此类患者多表现为原发性闭经。然而须特别关注此症较少见的变异类型,如自身免疫性疾病、心血管畸形以及各种肾脏异常。Turner 综合征的患者 40%为嵌合体或在 X、Y 染色体上有结构改变。

嵌合体即不同的性染色体成分形成的多核型细胞系。若核型中存在 Y 染色体,说明性腺内存在的睾丸组织,容易形成肿瘤及存在向男性发育的因素,需切除性腺区域。大约 30%的 Y 染色体携带者不会出现男性第二性征,故即使正常外观女性,高促性腺激素性闭经患者都必须检查核型,以发现功能静止的 Y 染色体,以便在癌变之前对性腺进行预防性切除术。

大约 5％诊断为 Turner 综合征的患者核型上有 Y 染色体成分。进一步用 Y 染色体特异性 DNA 探针发现另有 5％的核型中有 Y 染色体成分。然而 Turner 综合征的患者的性腺肿瘤发生率较低(约 5％),似乎局限于那些常规核型检查有 Y 染色体成分的患者。即使常规核型未发现有 Y 染色体成分,一旦出现男性第二性征或当发现一个未知来源的染色体片段时,都需用探针来特异性检测 Y 染色体成分。

嵌合体的意义重大,当有 XX 细胞系嵌合时,性腺内可找到功能性卵巢组织,有时可有正常的月经甚至可生育。嵌合体者也可表现正常月经初潮,达到正常的身高,但出现过早绝经。大多数这类患者身材矮小、身高低于 160 cm,由于功能性卵泡加速闭锁导致早年绝经。

(2)先天性性腺发育不良:染色体核型和身高正常,第二性征发育大致正常,性腺呈条索状。余同 Turner 综合征。该类患者的染色体可能存在嵌合型、小的微缺失、平衡易位或基因的缺陷。

2.卵巢早衰和卵巢抵抗综合征

两组均属于高 Gn 性的闭经患者,去势或绝经后的 Gn 高水平与卵泡加速闭锁所致的卵泡缺乏之间存在联系,但并不是绝对的,因为在某些少见的情况下,Gn 高水平时仍有卵泡存在。发生单纯 FSH 或 LH 分泌异常的罕见病例可能由于某种 Gn 基因的纯合子突变所致。曾报道过由于 LH 亚基的基因突变造成性腺功能低下,和由于 FSH 的亚基突变造成原发性闭经。基因的突变导致生成蛋白的亚基改变,使之失去了应有的免疫活性及生物活性。所以这种性腺功能低下者表现为一种 Gn 升高而另一种 Gn 降低。基因突变杂合子携带者常有相对不孕的问题,利用外源性 Gn 促排卵可以让这些患者成功妊娠。当出现 FSH 高水平,而 LH 低或正常水平时,伴有垂体占位则提示存在分泌 FSH 的腺瘤。表现为持续性无排卵、自发性的卵巢过度刺激,卵巢上有多发的大卵泡囊肿,而且影像学证据提示有垂体腺瘤。因此强调两种 Gn 同时测定,如果一种异常单独升高,需要考虑上述情况。一般卵巢功能衰退的顺序首先是 FSH 的升高,逐渐伴随 LH 升高。

(1)卵巢早衰(premature ovarian failure,POF)。卵巢早衰的诊断依据:①40 岁前绝经;②高促性腺激素和低性腺激素,FSH＞20 U/L,雌激素水平低值;③约 20％有染色体核型异常,常为易位、微缺失、45XO/46,XX 嵌合型等;④约 20％伴有其他自身免疫性疾病,如弥漫性甲状腺肿,肾上腺功能减退等;⑤病理检查提示卵巢中无卵泡或仅有极少原始卵泡,部分患者的卵巢呈浆细胞浸润性的"卵巢炎"现象;⑥腹腔镜检查见卵巢萎缩,体积变小,有的呈条索状;⑦有的患者有医源性损坏卵巢的病史,如卵巢肿瘤手术史、卵巢巧克力囊肿剥除术史、盆腔严重粘连史以及盆腔放疗和化疗史等;⑧对内源性和外源性促性腺激素刺激无反应,用氯米芬无法诱导出反馈的 GnRH 升高,用外源性 GnRH 刺激卵巢呈不反应或低反应,无卵泡生长。

大约 1％的妇女在 40 岁之前会发生卵巢衰竭,而在原发性闭经患者中,发生率为 10％～28％,多数病例的卵巢早衰机制不明。各个不同年龄都可以发生卵巢早衰,取决于卵巢所剩的卵泡数目。无论患者年龄多少,如果卵泡的丢失速度较快,则将表现为原发性闭经及性腺发育低下。假如卵泡耗损发生在青春期或青春期之后,则继发性闭经发生的时间将相应地推迟。

脆性 X 染色体综合征携带者中卵巢早衰的发生率为 10％,已经鉴定出至少有 8 个基因与卵巢早衰有关,5 个在 X 染色体上,3 个在常染色体上。此类患者可考虑供卵妊娠。对于卵巢早衰妇女,推荐进行脆性 X 染色体综合征的筛查,尤其是当有 40 岁之前绝经的家族史的情况下。一种由 3 号染色体上转录因子基因(FOXL2)突变引起的常染色体显性疾病也已证实与眼睑畸形及卵巢早衰有关。另外,卵巢早衰也有可能是自身免疫性疾病、感染流行性腮腺炎性卵巢炎,或化疗及放疗造成的卵泡破坏所致。这些因素导致卵泡消失加速所致。

卵巢早衰存在一定比例的特异性性染色体异常,最常见的异常是 45,X 及 47,XXX,其次是嵌合体、X 染色体结构异常。用荧光原位杂交法寻找 45,X/46,XX 嵌合体,卵巢早衰患者体内发现较高比例的单 X 性染色体细胞,也曾发现 X 染色体长臂上关键区域的易位。

放疗对卵巢功能的影响取决于患者年龄及 X 线的剂量,卵巢内照射 2 周后可出现类固醇激素水平下降,Gn 水平升高。年轻妇女体内有较多的卵母细胞可以抵抗内照射的完全去势作用,闭经多年后仍可恢复卵巢功能。如放疗时正常怀孕,子代的先天异常率并不高于普通人群。若放射区域为骨盆以外,则无卵巢早衰的风险。对盆腔肿瘤患者腹腔镜手术中将卵巢选择性的移出骨盆再作放疗,可有望今后妊娠。

烷化剂(抗肿瘤药)对性腺有剧毒,与放疗一样,导致卵巢衰竭的剂量与开始治疗时患者年龄存在负相关。其他化疗药物也有潜在的卵巢损害性,但研究较少,联合化疗对卵巢的影响与烷化剂相似。约 2/3 的绝经前乳腺癌患者使用环磷酰胺、甲氨蝶呤、氟尿嘧啶(5-FU)治疗者丧失卵巢功能。虽然月经及生育力的确有可能恢复,但无法预测未来的卵巢功能以及生育力。在猴模型模拟放疗过程中,用 GnRHα 抑制 Gn 并不能抵抗卵泡的丢失但确实可保护卵泡免受环磷酰胺的损害。化疗或放疗前将卵母细胞或卵巢组织深低温保存将是保存此类患者生育力的最佳选择。

对自身免疫性"卵巢炎"的卵巢早衰患者,应进行自身免疫性疾病的血液检查,而且需要每几年一次周期性进行,作为对自身免疫性相关疾病的长期监测。检查内容包括血钙、血磷、空腹葡萄糖、21-羟化酶的肾上腺抗体、游离 T_4、TSH、甲状腺抗体。

曾有人建议,有时需要每周测 Gn 及 E_2 水平,如 FSH 低于 LH(FSH/LH<1),或如果 E_2 高于 50 pg/mL 时,应考虑诱导排卵。由于很多案例报道证实了核型正常患者可恢复正常的卵巢功能(10% 的患者),由于有偶发性排卵,对无生育要求者雌孕激素联合性避孕药是较好的选择。如有生育要求者,最好选择供卵。不推荐用治疗剂量的糖皮质激素治疗特发性卵巢早衰,因为并未证明能使卵泡恢复对 Gn 的反应性。

(2)卵巢抵抗综合征(resistant ovarian syndrome,ROS)。卵巢抵抗综合征的临床特征为:①原发或继发性闭经;②高促性腺激素和低性腺激素;③病理检查提示卵巢中有多量始基卵泡和原始卵泡;④腹腔镜检查见卵巢大小正常,但无生长卵泡和排卵痕迹;⑤对内源性和外源性促性腺激素刺激无反应。也称卵巢不敏感综合征,这是一组少见但颇有争议的病征。其临床表现与卵巢早衰极其相似,但如果行卵巢组织学检查,可以发现卵巢皮质中多个小的原始卵泡结构。有人推测这是 Gn 受体不敏感或缺陷,或受体前信号缺陷的原因。在雌激素和孕激素序贯治疗数月后,卵巢可能自然恢复排卵和妊娠。也有人认为这是 POF 的先兆征象和过渡阶段。

3.多囊卵巢综合征(见无排卵和多囊卵巢综合征节)

(1)临床表现:①月经稀发、闭经、不孕的持续性无排卵现象;②多毛、痤疮和黑棘皮病等高雄激素血症现象;③肥胖。

(2)超声检查诊断标准:①双侧卵巢各探及 12 个以上的小卵泡排列在卵巢表面,形成"项链征";②卵巢偏大,卵巢髓质部分增多,反光增强。

(3)实验室检查:①血清 LH/FSH 增高 2 倍以上;②雄激素 T、A、DHEA-S 升高,SHBG 降低;③胰岛素水平升高,糖耐量试验(OGTT)和餐后胰岛素水平升高;④PRL 可轻度升高。

(4)经腹或腹腔镜:卵巢体积增大,表面光滑,白色,无排卵痕迹,见表面多枚小卵泡。

(三)Ⅲ度闭经(垂体性闭经)

1.垂体肿瘤和高催乳素血症

(1)概况:由于颅底狭窄的垂体窝空间,垂体良性肿瘤的生长也会造成问题。肿瘤向上生长压迫视神经交叉,产生典型的双颞侧偏盲。如果肿瘤很小则很少出现视野受损。而此区域的其他肿瘤(如颅咽管瘤,影像学上通常以钙化为标志),由于更邻近视神经交叉,会较早导致视力模糊和视野缺损。除了颅咽管瘤,还有其他更少见的肿瘤,包括脑膜瘤、神经胶质瘤、转移性肿瘤、脊索瘤。曾报道,可能由于松果体的囊性病变导致褪黑激素分泌增加,引起青春期延迟。性腺发育不全及青春发育延迟者应检查头颅 MRI。

当 GH 过度分泌导致肢端肥大症,或 ACTH 的过量分泌引起库欣综合征时,会更加怀疑垂体肿瘤的存在。TSH 分泌性肿瘤(不到垂体肿瘤的 1%)引起继发性甲状腺功能亢进,或 ACTH 或 GH 分泌的肿瘤则非常罕见。如果临床表现提示库欣综合征,则须检测ACTH 水平及 24 小时尿中游离皮质醇水平,以及地塞米松快速抑制试验;如怀疑为肢端肥大症,则应做 GH 的检测。循环中 IGF-1 水平较稳定,随机测定血样中 IGF-1 高水平即可诊断 GH 过度分泌;ACTH 或 GH 分泌性肿瘤都很少见,最常见的两种垂体肿瘤是 PRL 分泌性肿瘤及无临床功能性肿瘤。PRL 分泌性肿瘤也可在青春期前或青春期出现,故可能影响生长发育,并导致原发性闭经。

大多数无临床功能性肿瘤(约占垂体肿瘤的 30%)起源于 Gn 细胞,活跃分泌 FSH 及其游离亚基,但很少分泌 LH,故此类患者仅表现肿瘤占位性症状。所分泌的 FSH 游离亚基可作为一项肿瘤指标。然而由于游离 FSH 亚基增加合并本身 Gn 的升高,在绝经后妇女情况就变得复杂。但并不是所有 Gn 腺瘤都合并有游离 FSH 亚基增加。对于 FSH 升高而 LH 低水平者高度提示为 Gn 分泌性腺瘤。绝经前出现 Gn 分泌性腺瘤的妇女,其特征是卵巢内多发囊性改变(卵巢过度刺激)、E_2 高水平以及子宫内膜超常增生。用 GnRHa 治疗通常不能降低 Gn 的分泌,反而可导致 FSH 及其游离亚基的持续升高。然而大多数此类肿瘤患者由于肿瘤对垂体柄的压迫影响了下丘脑 GnRH 向垂体的运输,导致 Gn 分泌下降和闭经,并常因肿瘤的占位阻碍了多巴胺向垂体前叶的运输,PRL 水平的轻度升高。

并非所有蝶鞍内占位都是肿瘤,据报道囊肿、结核病、肉瘤样病以及脂肪沉着体也可成为垂体压迫的原因,导致低促性腺素性闭经。淋巴细胞性垂体炎是垂体内少见的自身免疫性浸润,酷似垂体肿瘤,常发生于妊娠期或绝经后的前 6 个月。初期出现高 PRL 血症,接着可发生垂体功能减退症。经蝶骨手术可诊断并治疗这类有潜在致命危险的垂体疾病。在一项大型经蝶骨手术调查中发现,91% 的蝶鞍内及蝶鞍周围占位是腺瘤,与尿崩症无关,但常常伴随着非垂体来源性肿瘤。

垂体周围的病变,如颈内动脉瘤、脑室导水管梗阻也可导致闭经。垂体局部缺血即梗死可导致功能不全,即为产科著名的席汉综合征。

(2)临床表现:①闭经或月经不调;②泌乳;③如较大的垂体肿瘤可引起头痛和视力障碍;④如为空蝶鞍综合征可有搏动性头痛;⑤需排除服药引起的高催乳素血症。

(3)辅助检查:①血清 PRL 升高;②如果为垂体肿瘤或空蝶鞍综合征可经蝶鞍 X 线摄片、CT

或 MRI 检查垂体确诊,应强调增强扫描,以增加检出率。

2.垂体功能衰竭

(1)临床表现:①有产后大出血或垂体手术的病史;②消瘦、乏力、畏寒、苍白,毛发稀疏,产后无乳汁分泌,无性欲,无卵泡发育和月经,生殖道萎缩;③检查为性腺激素低下、甲状腺功能低下和肾上腺功能低下的症状和体征,根据病情程度,功能低下的程度不同,但常见以性腺激素低下为主,其次为甲状腺功能低下,最后为肾上腺功能低下。

(2)辅助检查(根据病情依次有):①血 FSH、LH、E_2、PRL、T 值均低下,血甲状腺激素(FT_3、FT_4)下降促甲状腺素(TSH)升高;②血肾上腺皮质激素(皮质醇,17-羟孕酮)水平低下;③垂体兴奋试验显示垂体反应低下;④空腹血糖和糖耐量试验提示血糖值偏低,反应低下。

(四)Ⅳ度闭经(中枢和下丘脑性闭经)

下丘脑性闭经(促性腺激素不足性性腺功能减退)的患者具有 GnRH 脉冲式分泌的缺陷。在排除了下丘脑器质性病变后,可诊断为功能性抑制,常常是由生活事件所致的心理生理反应,也可与工作或学校中面对的应激状况有关,常见于低体质量及先前月经紊乱的妇女。很多垂体性闭经的妇女也表现为由亚临床饮食障碍引起相似的内分泌、代谢和心理特征。

GnRH 的抑制程度决定了临床表现。轻度抑制可对生育力有微小影响,如黄体期不足;中度抑制可致无排卵性月经失调;重度即表现为下丘脑性闭经。

下丘脑性闭经患者可表现为低或正常水平促性腺激素,正常催乳素水平,正常蝶鞍的影像学表现,雌孕激素撤退性出血试验多为阴性。对这样的患者应每年评估一次,监测指标包括催乳素及蝶鞍的影像学检查。如果几年监测指标均无变化,影像学检查可不必要。与心理应激或体重减轻有关的闭经,大多在6~8年内都自然恢复。83%的妇女在病因(应激、体重减少或饮食障碍)纠正后恢复月经。但仍有一部分患者需持续监测。在饮食障碍的妇女当中,月经往往与体重增加有关。

无明显诱因的下丘脑性闭经的妇女,其下丘脑-垂体-肾上腺轴的活性是存在的,可能是应激反应干扰了生育功能的过程。自发性下丘脑性闭经的妇女其 FSH、LH、催乳素的分泌降低,促肾上腺皮质激素释放激素所致皮质醇的分泌增加。有些患者有多巴胺能抑制的 GnRH 脉冲频率,GnRH 脉冲性分泌的抑制可能与内源性阿片肽及多巴胺的增加有关。功能恢复过程中高皮质醇血症先于卵巢功能恢复正常。

需要告知患者促排卵的有效性及生育的可能性,促排卵仅用于有怀孕需求的妇女。没有证据表明周期性激素补充或是促排卵可以诱导下丘脑恢复正常生理功能。

下丘脑性闭经的诊断依据:①原发性闭经;卵泡存在但不发育;②有的患者有不同程度的第二性征发育障碍;③Kallmann 患者伴嗅觉丧失;④FSH、LH、E_2 均低下;⑤对 GnRH 治疗有反应;⑥可有 X 染色体(Xp22.3)的 KAL 基因缺陷。

功能性下丘脑性闭经的临床表现:①闭经或不规则月经;②常见于青春期或年轻女性,多有节食、精神紧张、剧烈运动及不规律生活史;③体型多瘦弱。

主要的辅助检查:①TSH 水平正常,T_3 和 T_4 较低;②FSH 和 LH 偏低或接近正常,E_2 水平偏低;③超声检查提示卵巢正常大小,多个小卵泡散在分布,髓质反光不增强。

1.体重下降,食欲缺乏和暴食综合征

肥胖可以与闭经有关,但肥胖者闭经时促性腺激素分泌不足的状态不常见,除非这个患者同时有情绪障碍。相反,急剧的体质量降低,可致促性腺激素分泌不足。对下丘脑性闭经的诊断必须先排除垂体瘤。

临床表现从与饮食匮乏所致的间歇性闭经到神经性厌食所致的危及生命的极度衰弱。因为这种综合征的死亡率大概为 6％，因此受到高度重视。也有些研究认为大多数患者都能够复原，而病死率并没有增加。这些结果的差异可能因为被评估的人群不一致。临床医师应该警惕有些患者可能会死于神经性厌食。

（1）神经性厌食的诊断。

主要临床特点：①发病于 10～30 岁；②体质量下降 25％或是体重低于正常同年龄和同身高女性的 15％；③特殊的态度，包括对自己身体状况的异常认知，对食物奇怪的存积或拒绝；④毳毛的生长；⑤心动过缓；⑥过度活动；⑦偶发的过度进食（食欲过盛）；⑧呕吐，可为自己所诱发。

临床表现：①闭经；②无已知医学疾病；③无其他精神疾病。

其他特征：①便秘；②低血压；③高胡萝卜素血症；④糖尿病、尿崩症。

（2）神经性厌食的临床表现：神经性厌食曾被认为多见于中高阶层的低于 25 岁的年轻白人妇女，但现在看来这个问题可出现在社会各阶层，占年轻妇女的 0.5％。厌食一族均期望成功改变形象，其实家庭往往存在严重的问题，父母却努力维持和谐家庭的表象，掩饰或者否认矛盾冲突。根据心理学家的理解，父母一方，私下里对另一方不满，希望获得他们孩子的感情。当一个完美的孩子的角色变得极其困难时，厌食便开始了。病程往往起源于为控制体质量而自行节食，这种感觉带来一种力量和成就感，随即有一种若自我约束松懈则体质量不能控制的恐惧感产生。有观点认为厌食症可以作为一项辨别内在混乱家庭的指标。

青少年时期正常的体质量增加可能被认为过度增加，这可以使青少年患上真性神经性厌食症。过度的体力活动是神经性厌食症的最早信号。这些孩子是典型的过分强求者，他们很少惹麻烦，但很挑剔，要求其他人达到他们苛刻的价值标准，常常导致自己在社会上的孤立。

有饮食问题的患者常常表现出滞后的性心理发展，其性行为出现得很晚。由身材苗条判断社会地位的价值观，影响她们的进食。依赖身体苗条的职业及娱乐环境容易使得妇女暴露于神经性厌食及神经性贪食的风险之中。所以通常饮食问题反映的是心理上的困境。

除了痛经，便秘也是其常见的临床表现，常常较为严重并合并腹痛。大量进食低热量食物。低血压、低体温、皮肤粗糙、背部及臀部出现松软汗毛、心动过速及水肿是最常见的并发症。长期利尿剂及泻药的滥用可致明显的低钾。低钾性酸中毒可导致致死性的心律失常。血清胡萝卜素的升高表示机体存在维生素 A 的利用障碍，见于手脚掌的皮肤黄染。

贪食症典型表现在阶段性偷偷地疯狂进食，紧接着便是自己诱发呕吐、禁食，或是服用缓泻药和利尿剂，甚至灌肠剂。尽管贪食行为相对较常见，但临床上真正的贪食症并不常见（在一个大学学生样本中，占女性学生的 1％，男性学生的 0.1％）。贪食症行为常见于神经性厌食症患者（约占一半）。有贪食症行为的患者其抑郁症状或焦虑障碍的发生率较高，而且还会有入店行窃的问题（通常是偷食物）。约 50％的病例神经性厌食和贪食症行为长期持续。神经性厌食症患者可分为贪食性厌食症和禁食伴过度锻炼者。贪食性厌食症者比较年长，相对更加抑郁、在社交上不太孤立，但家庭问题的发生率较高。单纯贪食症者体重波动较大，但不会减少到厌食症者那么低水平。克服了贪食症的患者可有正常的生育力。

严重的神经性厌食病例经常被内科医师碰到，而临界性神经性厌食病例通常来看妇科医师、儿科医师或家庭医师。厌食症相关的各种问题都代表下丘脑调控的身体功能的障碍：食欲、渴感、水分保持、体温、睡眠、自主平衡以及内分泌。FSH、LH 水平下降，皮质激素水平升高，PRL、

TSH、T_4 水平正常,但 T_3 水平较低,反式 T_3 水平升高。许多症状可用甲状腺功能减退来解释(如便秘、寒冷耐受不良、心动过缓、低血压、皮肤干燥、基础代谢率低、高胡萝卜素血症)。随着体重的增长,所有的代谢性改变恢复到正常,Gn 的分泌也可恢复到正常水平。有 30% 的患者持续闭经,这是持续性心理冲突的指标。

当体重恢复到正常体重 15% 以下时,即可恢复机体对 GnRH 的反应,方可恢复正常月经。神经性厌食患者的 Gn 持续低水平,与青春期前孩子的水平相似;随着体重的增长,出现 LH 夜间分泌,类似于青春早期的水平;而当完全恢复正常体重时,24 小时 LH 分泌形式就与正常成年人一样,只是峰值有所差异。如果患者 Gn 的浓度低到无法检测的水平时,可检测血中的皮质醇含量。没必要做其他太多的实验室检测。

需要告知患者闭经与低体重之间的紧密联系,以刺激患者恢复正常体重,进而恢复正常月经。有时有必要参与指导患者的每天能量计算方案[每天至少进食 10 920 kJ(2 600 kcal 能量)],以打破患者养成的饮食习惯。如果进展很慢,则可用激素治疗。对于体重低于 45.36 kg(100 磅)的患者,如体重持续下降,需进行心理咨询,进行心理干预。

关于厌食症目前尚无特殊的或新的治疗方法,只能强调在疾病发展到最严重的阶段之前,及早发现并进行心理干预。需要初诊医师、心理医师、营养学医师进行临床会诊帮助患者处理自己情绪的认知行为,必要时也可以加用抗抑郁药治疗。

2.过度运动与闭经

从事女性竞赛运动员、芭蕾、现代舞的专业人员中,月经失调或下丘脑抑制性闭经的发生率较高。多达 2/3 有月经的跑步运动员黄体期较短,甚至无排卵,即使月经正常,周期与周期之间的差异也很大,常常合并有激素功能的下降。如在月经初潮之前就开始过度运动,则月经初潮会延迟长达 3 年之久,随后月经紊乱的发生率较高。对于体重低于 115 kg 的年轻妇女,如在训练中体重下降大于 10 kg 就很可能出现闭经,也支持 Frisch 关于临界体重观念。

临界体重理论描述为:月经正常需要维持在临界水平之上的体重,需达到临界的躯体脂肪含量。可利用 Frisch 的临界体重计算。基于身体总水量占总体重的百分比,计算出躯体脂肪的百分比,为脂肪指数。16 岁时身体总水量占总体重 10% 时相当于脂肪含量为 22%,这是维持月经所需的最低标准,13 岁时身体总水量占总体重 10% 时相当于脂肪含量为 17%,这是发生月经初潮所需的最低标准,减少标准体重的 10%～15% 时就可使躯体脂肪含量下降到 22% 以下,造成月经紊乱。

这种闭经类似于下丘脑功能障碍,剧烈运动减少 Gn 分泌,但促进 PRL、GH、睾酮、ACTH 以及肾上腺激素的分泌,同时减低它们的清除率从而增加了这些激素的血浓度。低营养状态妇女的 PRL 一般无改变,相反过度运动者的 PRL 是增加的,但幅度较小,持续时间极短,所以不能用 PRL 的增加来解释月经异常。当闭经运动员与非闭经运动员或非运动员相比较时,她们的 PRL 含量并没有明显差异。另外,月经正常的女性运动员褪黑素水平在白天升高,而闭经运动员褪黑素有夜间分泌。这也可见于下丘脑性闭经的妇女,反映对 GnRH 脉冲分泌的抑制。与低营养状态妇女相反的另一个现象出现在甲状腺轴。运动员的 T_4 水平相对较低,过度锻炼的闭经患者的甲状腺激素都完全受抑制,包括反式 T_3。

运动员经常会有竞赛后或训练后的欣快愉悦感。尚不清楚这究竟是一种心理反应还是由于内源性阿片的增加。大量证据显示,内源性阿片通过抑制下丘脑 GnRH 的分泌来抑制 Gn 的分泌。纳曲酮(一种长效的阿片受体阻滞剂)用于体重下降导致的闭经患者可促使恢复月经,提示内啡肽在应激相关的下丘脑性闭经中的关键作用。运动员不管是否闭经都会出现运动诱导的血内啡肽水平的升高。

下丘脑性闭经(包括运动相关性或饮食失调)妇女由于 CRH 及 ACTH 增加,伴有皮质醇增多症,表明这是应激状态干扰生殖功能。皮质醇水平恢复正常的闭经运动员 6 个月内可恢复正常的月经。

闭经运动员处于能量负平衡的状态,IGFBP-1 水平升高,胰岛素敏感性增强,胰岛素水平下降,IGF-1 不足以及 GH 水平升高。IGFBP-1 的增加会抑制下丘脑 IGF 的活性,继而抑制 GnRH 的分泌。

瘦素(leptin)对生殖的影响也被视为维持应激反应,月经周期正常的运动员 leptin 水平可显示出正常的昼夜节律,然而闭经患者则不具有昼夜节律。运动员 leptin 水平普遍较低(不到30%),这与身体脂肪含量的减少有关,但在血胰岛素不足及皮质醇增多症者其水平进一步降低。当身体脂肪减少到体重的 15% 以下,以及 leptin 低于 3 ng/mL 的水平时会发生月经紊乱及闭经。

Fries 描绘了饮食障碍连续的 4 个阶段:以美容为目的的忌口;因对饮食及体重神经过敏而忌口;厌食反应;神经性厌食。

厌食反应与真正的神经性厌食之间有几点重要差异,从心理上来说,神经性厌食患者对疾病以及她自身的问题缺乏认识,她并不认为自己体重过低,毫不担心自己可怕的身体现状及外表,医患之间很难沟通,患者对医师极其不信任。而厌食反应的患者有自我批评的能力,他们知道问题所在,而且能描述出来运动员、过度锻炼的妇女或舞蹈演员都可能发生厌食反应。厌食反应的发生是自觉地有意识的故意努力减少体重。及早发现,给予忠告以及自信心的支持可以制止问题的进展。由病理性饮食失调进展到完全综合征仅需 1 年时间。

尽早发现的预后较好,简单地增加体重就可以扭转闭经状态。然而这些患者通常不愿意放弃他们的运动规律。所以应鼓励激素治疗来阻止骨质流失及心血管系统的改变。如正常激素水平仍不足以使骨质密度恢复到正常水平,必须恢复足量的饮食和体重。当患者有生育要求时,推荐其减少运动量并增加一定的体重,有时必须考虑诱导排卵。

3.遗传基因缺陷

导致低促性腺素功能减退症特异性遗传缺陷尚不清楚。然而,随着分子生物学研究的深入,发现 FSH 亚基突变和 Kallmann 综合征的基因缺陷。

(1)闭经、嗅觉丧失、Kallmann 综合征:有一种少见的因 GnRH 分泌不足导致低促性腺素功能减退症,联合嗅觉丧失或嗅觉减退的综合征,亦即 Kallmann 综合征。在女性,这种综合征的特征是原发性闭经、性发育幼稚、低促性腺素,正常女性核型以及无法感知嗅觉,比如咖啡、香水。她们的性腺对 Gn 有反应。所以可用外源性 Gn 成功地诱导排卵,而氯米芬无效。

Kallmann 综合征与特殊的解剖缺陷有关,MRI 和尸体剖检证实了嗅脑内嗅沟的发育不全或缺失。这一缺陷是嗅觉神经轴突及 GnRH 神经元未能从嗅板中迁移出来的结果。目前已证实有 3 种遗传方式:X 染色体连锁遗传、常染色体显性遗传、常染色体隐性遗传。男性的发病率高出 5 倍,表明 X 染色体连锁遗传是其主要的遗传方式,但在女性患者中,遗传模式为常染色体隐性或常染色体显性遗传。X 染色体连锁遗传的 Kallmann 综合征可联合有其他因 X 染色体短臂远端的邻近基因缺失或易位所致的疾病(如 X 染色体连锁的矮小症或鱼鳞病及硫酸酯酶缺乏症)。

导致这一综合征的 X 染色体连锁基因的突变或缺失包括 X 染色体短臂上(Xp22.3)的一个独立基因(KAL),它编码一种负责神经元迁移的必需蛋白 anosmin-1。这种嗅觉丧失闭经综合征是由于嗅觉神经及 GnRH 神经元未能穿透前脑,组织了成功迁移。同时还可能有其他神经异常,如镜像运动、听觉缺失、小脑性共济失调等,提示泛发的神经缺陷。肾和骨异常、听力缺陷、色盲、唇裂、腭裂(最常见的异常)也可以出现在这些患者中。表明除了下丘脑这一基因突变还可以在其他组织内表达。这一综合征的发生具有家族遗传性及散发性。尚未证实有常染色体的突变。

(2)单纯促性腺激素低下性闭经:单独的 GnRH 分泌不足导致的下丘脑性闭经患者可能有类似于 Kallmann 综合征患者的缺陷,但由于外显率较低,只有 GnRH 神经元的迁移缺陷表达出来。在一些嗅觉正常的闭经患者中,其家族成员有嗅觉丧失的患者。一些 GnRH 分泌不足但嗅觉正常的患者有常染色体遗传形式。然而尚未发现 GnRH 基因缺陷,X 染色体连锁基因的突变也并不常见。

报道一个家族遗传性 GnRH 受体基因突变所致的低促性腺素功能减退症,患者的父母和一个姐妹是正常的杂合子,所以突变是常染色体隐性遗传的。筛选 46 个低促性腺素功能减退症男女,发现有女性患者的家族中,1/14 存在常染色体遗传性 GnRH 受体基因突变,在另一项研究中,证实常染色体隐性遗传嗅觉正常的患者中有 40% 存在 GnRH 受体基因突变。GnRH 受体基因突变会干扰信号传导,导致对GnRH刺激抵抗,各种不同的表型反映了特殊突变后基因表达的质与量的差异。GnRH 受体基因突变可能在 20% 的自发性下丘脑性闭经患者中发生。GnRH 受体基因突变导致的低促性腺素功能减退症不容易用 GnRH 治疗,但外源性的 Gn 的反应未受损。由于大多数低促性腺素功能减退症患者对 GnRH 治疗起反应,因此 GnRH 受体基因突变并不常见。只有家族成员有类似表现的患者才值得继续追踪。

四、闭经的治疗

闭经的治疗应根据患者的病因、年龄、对生育的要求,采用个体化的方案进行。

(一)雌孕激素疗法

1.雌孕激素序贯疗法

适用于因卵巢早衰、卵巢抵抗综合征、垂体或下丘脑性闭经等情况。对要求生育的患者,雌激素种类的选择应为天然制剂。

2.雌孕激素联合疗法

适用于显著高雄激素血症和没有生育要求的情况。一般可选用避孕药半量或全量。对暂时不需要生育的患者,可长期服用数年。

(二)促排卵治疗

对要求生育的患者,针对不同的闭经原因,个体化地选择适当的促排卵药物和方案。

(三)手术治疗

针对患者病因,采用适当的手术诊断和治疗。对先天性下生殖道畸形的闭经,多有周期性腹痛的急诊情况,需要紧急进行矫形手术,以开放生殖道引流月经血;对多囊卵巢综合征的患者经第一线的促排卵治疗卵巢抵抗者,可通过经腹或腹腔镜进行卵巢打孔术,促进卵巢排卵;对垂体肿瘤的患者,可行肿瘤切除手术。垂体分泌催乳素的腺瘤的患者,在有视神经压迫症状时,可选择手术治疗。

（四）其他治疗

根据患者的具体情况，可针对性地采用适当的治疗方法。

（1）对高催乳素血症的患者用溴隐亭治疗。

（2）对高雄激素血症的患者可应用螺内酯、环丙孕酮等抗雄激素制剂治疗。

（3）对胰岛素抵抗的高胰岛素血症，可用胰岛素增敏剂及减轻体重的综合治疗。

（4）对甲状腺功能减低的患者应补充甲状腺素。

（5）对肾上腺来源的高雄激素血症可用地塞米松口服。

（6）对卵巢早衰、先天性性腺发育不良或 Turner 综合征可采用激素替代，并运用赠卵的辅助生殖技术帮助妊娠。

（五）治愈标准

（1）恢复自发的有排卵的规则月经。

（2）自然的月经周期长于 21 天，经量少于 80 mL，经期短于 7 天。

（3）对于不可能恢复自发排卵的患者，如卵巢早衰等，建立规律的人工周期的阴道出血即可。

闭经是一组原因复杂的临床症状，有一百余种病因，有功能性的，也有器质性的。对闭经的诊断是在病史、体格检查和妇科检查的基础上，根据一套经典的诊断程序逐步作出的。这一诊断程序可以将闭经的原因定位在下丘脑、垂体、卵巢、子宫和生殖道以及其他内分泌腺的部位，以便准确诊断和合理治疗。

因为闭经是由多种不同的原因造成的，所以对闭经的治疗方案也要根据其基础疾病而制订。有的疾病因原因不明，治疗的原则就是调整和维护机体的正常内分泌状态，帮助因闭经而不孕的夫妇怀孕，防止因闭经导致的近期和远期并发症。

（肖　楠）

第五章

女性盆底功能障碍及损伤性疾病

第一节 阴道脱垂

阴道脱垂包括阴道前壁脱垂与阴道后壁脱垂。

一、阴道前壁脱垂

阴道前壁脱垂常伴有膀胱膨出和尿道膨出，以膀胱膨出为主（图 5-1）。

（一）病因病理

阴道前壁的支持组织主要是耻骨尾骨肌、耻骨膀胱宫颈筋膜和泌尿生殖膈的深筋膜。

若分娩时，上述肌肉、韧带和筋膜，尤其是耻骨膀胱宫颈筋膜、阴道前壁及其周围的耻尾肌过度伸张或撕裂，产褥期又过早从事体力劳动，使阴道支持组织不能恢复正常，膀胱底部失去支持力，膀胱及与其紧连的阴道前壁上 2/3 段向下膨出，在阴道口或阴道口外可见，称为膀胱膨出。膨出的膀胱随同阴道前壁仍位于阴道内，称Ⅰ度膨出；膨出部暴露于阴道口外称Ⅱ度膨出；阴道前壁完全膨出于阴道口外，称Ⅲ度膨出。

若支持尿道的耻骨膀胱宫颈筋膜严重受损，尿道及与其紧连的阴道前壁下 1/3 段则以尿道外口为支点，向后向下膨出，形成尿道膨出。

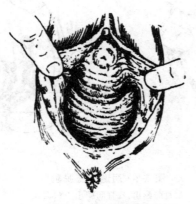

图 5-1　阴道前壁脱垂

（二）临床表现

轻者可无症状。重者自觉下坠、腰酸,并有块物自阴道脱出,站立时间过长、剧烈活动后或腹压增大时,阴道"块物"增大,休息后减小。仅膀胱膨出时,可因排尿困难而致尿潴留,易并发尿路感染,患者可有尿频、尿急、尿痛等症状。膀胱膨出合并尿道膨出时,尿道膀胱后角消失,在大笑、咳嗽、用力等增加腹压时,有尿液溢出,称张力性尿失禁。

（三）诊断及鉴别诊断

主要依靠阴道视诊及触诊,但要注意是否合并尿道膨出及张力性尿失禁。患者有上述自觉症状,视诊时阴道口宽阔,伴有陈旧性会阴裂伤。阴道口突出物在屏气时可能增大。若同时见尿液溢出,表明合并膀胱膨出和尿道膨出。触诊时突出包块为阴道前壁,柔软而边界不清。如用金属导尿管插入尿道膀胱中,则在可缩小的包块内触及金属导管,可确诊为膀胱或尿道膨出,也除外阴道内其他包块的可能,如黏膜下子宫肌瘤、阴道壁囊肿、阴道肠疝、肥大宫颈及子宫脱垂(可同时存在)等。

（四）预防

正确处理产程,凡有头盆不称者及早行剖宫产术,避免第二产程延长和滞产;提高助产技术,加强会阴保护,及时行会阴侧切术,必要时手术助产结束分娩;产后避免过早参加重体力劳动;提倡做产后保健操。

（五）治疗

轻者只需注意适当营养和缩肛运动。严重者应行阴道壁修补术;因其他慢性病不宜手术者,可置子宫托缓解症状,但需日间放置、夜间取出,以防引起尿瘘、粪瘘。

二、阴道后壁脱垂

阴道后壁脱垂常伴有直肠膨出。阴道后壁脱垂可单独存在,也可合并阴道前壁脱垂。

（一）病因病理

经阴道分娩时,耻尾肌、直肠-阴道筋膜或泌尿生殖膈等盆底支持组织由于长时间受压而过度伸展或撕裂,如在产后未能修复,直肠支持组织削弱,导致直肠前壁向阴道后壁逐渐脱出,形成伴直肠膨出的阴道后壁脱垂(图 5-2)。

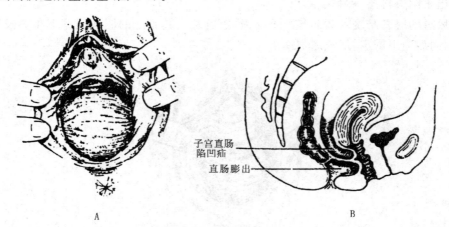

图 5-2　阴道后壁脱垂
A.直肠膨出;B.直肠膨出矢状面观

若较高处的耻尾肌纤维严重受损,可形成子宫直肠陷凹疝,阴道后穹隆向阴道内脱出,内有肠管,称肠膨出。

(二)临床表现

轻者无明显表现,严重者可感下坠、腰酸、排便困难,甚至需要用手向后推移膨出的直肠方能排便。

(三)诊断与鉴别诊断

检查可见阴道后壁呈球形膨出,肛诊时手指可伸入膨出部,即可确诊。

(四)预防

同阴道前壁脱垂。

(五)治疗

轻度者不需治疗,重者需行后阴道壁及会阴修补术。

（肖　楠）

第二节　子宫脱垂

子宫脱垂是子宫从正常位置沿阴道下降,宫颈外口达坐骨棘水平以下,甚至子宫全部脱出阴道口以外。子宫脱垂常伴有阴道前壁和后壁脱垂。

一、临床分度与临床表现

(一)临床分度

我国采用 1981 年全国部分省、市、自治区"两病"科研协作组的分度,以患者平卧用力向下屏气时,子宫下降最低点为分度标准。将子宫脱垂分为 3 度(图 5-3)。

Ⅰ度:①轻型,宫颈外口距处女膜缘小于 4 cm,未达处女膜缘;②重型,宫颈外口已达处女膜缘,阴道口可见子宫颈。

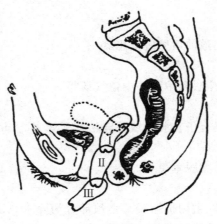

图 5-3　子宫脱垂

Ⅱ度：①轻型，宫颈已脱出阴道口外，宫体仍在阴道内；②重型，宫颈及部分宫体脱出阴道口。

Ⅲ度：宫颈与宫体全部脱出阴道口外。

(二)临床表现

1.症状

Ⅰ度：患者多无自觉症状。Ⅱ、Ⅲ度患者常有程度不等的腰骶区疼痛或下坠感。

Ⅱ度：患者在行走、劳动、下蹲或排便等腹压增加时有块状物自阴道口脱出，开始时块状物在平卧休息时可变小或消失。严重者休息后块状物也不能自行回缩，常需用手推送才能将其还纳至阴道内。

Ⅲ度：患者多伴Ⅲ度阴道前壁脱垂，易出现尿潴留，还可发生压力性尿失禁。

2.体征

脱垂子宫有的可自行回缩，有的可经手还纳，不能还纳的，常伴阴道前后壁脱出，长期摩擦可致宫颈溃疡、出血。Ⅱ、Ⅲ度子宫脱垂患者宫颈及阴道黏膜增厚角化，宫颈肥大并延长。

二、病因

分娩损伤，产后过早体力劳动，特别是重体力劳动；子宫支持组织疏松薄弱，如盆底组织先天发育不良；绝经后雌激素不足；长期腹压增加。

三、诊断

通过妇科检查结合病史很容易诊断。检查时嘱患者向下屏气或增加腹压，以判断子宫脱垂的最大程度，并分度。同时注意观察有无阴道壁脱垂、宫颈溃疡、压力性尿失禁等，必要时做宫颈细胞学检查。如可还纳，需了解盆腔情况。

四、处理

(一)支持疗法

加强营养，适当安排休息和工作，避免重体力劳动，保持大便通畅，积极治疗增加腹压的疾病。

(二)非手术疗法

1.放置子宫托

适用于各度子宫脱垂和阴道前后壁脱垂患者。

2.其他疗法

包括盆底肌肉锻炼、物理疗法和中药补中益气汤等。

(三)手术疗法

适用于国内分期Ⅱ度及以上子宫脱垂或保守治疗无效者。

1.阴道前、后壁修补术

适用于Ⅰ、Ⅱ度阴道前、后壁脱垂患者。

2.曼氏手术

手术包括阴道前后壁修补、主韧带缩短及宫颈部分切除术。适用于年龄较轻、宫颈延长、希望保留子宫的Ⅱ、Ⅲ度子宫脱垂伴阴道前、后壁脱垂患者。

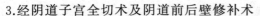

3.经阴道子宫全切术及阴道前后壁修补术

适用于Ⅱ、Ⅲ度子宫脱垂伴阴道前、后壁脱垂、年龄较大、无须考虑生育功能的患者。

4.阴道纵隔形成术或阴道封闭术

适用于年老体弱不能耐受较大手术、不需保留性交功能者。

5.阴道、子宫悬吊术

可采用手术缩短圆韧带，或利用生物材料制成各种吊带，以达到悬吊子宫和阴道的目的。

五、预防

推行计划生育，提高助产技术，加强产后体操锻炼，产后避免重体力劳动，积极治疗和预防使腹压增加的疾病。

（肖　楠）

第三节　子宫损伤

一、子宫穿孔

子宫穿孔（uterine perforation）多发生于流产刮宫，特别是钳刮人工流产手术时，但诊断性刮宫、安放和取出宫腔内节育器（intrauterine device，IUD）均可导致子宫穿孔。

（一）病因

1.术前未做盆腔检查或判断错误

刮宫术前未做盆腔检查或对子宫位置、大小判断错误，即盲目操作，是子宫穿孔的常见原因之一，特别是当子宫前屈或后屈，而探针、吸引头或刮匙放入的方向与实际方向相反时，最易发生穿孔。双子宫或双角子宫畸形患者，早孕时勿在未孕侧操作，亦易导致穿孔。

2.术时不遵守操作常规或动作粗暴

初孕妇宫颈内口较紧，强行扩宫，特别是跳号扩张宫颈时，可能发生穿孔。此外，如在宫腔内粗暴操作，过度搔刮或钳夹子宫某局部区域，均可引起穿孔。

3.子宫病变

以往有子宫穿孔史、反复多次刮宫史或剖宫产后瘢痕子宫患者，当再次刮宫时均易发生穿孔。子宫绒癌或子宫内膜癌累及深肌层者，诊断性刮宫或宫腔镜检查时，可导致或加速其穿孔或破裂。

4.子宫萎缩

当体内雌激素水平低落，如产后子宫过度复旧或绝经后，子宫往往小于正常，且其肌层组织脆弱、肌张力低，探针很容易直接穿透宫壁，甚至可将IUD直接放入腹腔内。

5.强行取出嵌入肌壁的IUD

IUD已嵌入子宫肌壁，甚至部分已穿透宫壁时，如仍强行经阴道取出，有引起子宫穿孔的可能。

（二）临床表现

绝大多数子宫穿孔均发生在人工流产手术,特别是大月份钳刮手术时。子宫穿孔的临床表现可因子宫原有状态、引起穿孔的器械大小、损伤的部位和程度,以及是否并发其他内脏损伤而有显著不同。

1. 探针或 IUD 穿孔

凡探针穿孔,由于损伤小,一般内出血少,症状不明显,检查时除可能扪及宫底部有轻压痛外,余无特殊发现。产后子宫萎缩,在安放 IUD 时,有时可穿透宫壁将其直接放入腹腔而未察觉,直至以后 B 型超声随访 IUD 或试图取出 IUD 失败时方始发现。

2. 卵圆钳、吸管穿孔

卵圆钳或吸管所致穿孔的孔径较大,特别是当穿孔后未及时察觉仍反复操作时,常伴急性内出血。穿孔发生时患者往往感突发剧痛。腹部检查,全腹均有压痛和反跳痛,以下腹部最为明显,但肌紧张多不显著,如内出血少,移动性浊音可为阴性。妇科检查宫颈举痛和宫体压痛均极显著。如穿孔部位在子宫峡部一侧,且伤及子宫动脉的下行支时,可在一侧阔韧带内扪及血肿形成的块物;但也有些患者仅表现为阵发性颈管内活跃出血,宫旁无块物扪及,宫腔内亦已刮净而无组织残留。子宫绒癌或葡萄胎刮宫所导致的子宫穿孔,多伴有大量内、外出血,患者在短时间内可出现休克症状。

3. 子宫穿孔并发其他内脏损伤

人工流产术发生穿孔后未及时发现,仍用卵圆钳或吸引器继续操作时,往往夹住或吸住大网膜、肠管等,以致造成内脏严重损伤。如将夹住的组织强行往外牵拉,患者顿感刀割或牵扯样上腹剧痛,术者亦多觉察往外牵拉的阻力极大,有时可夹出黄色脂肪组织、粪渣或肠管,严重者甚至可将肠管内黏膜层剥脱拉出。因肠管黏膜呈膜样,故即使夹出亦很难肉眼辨认其为何物。肠管损伤后,其内容物溢入腹腔,迅速出现腹膜炎症状。如不及时手术,患者可因中毒性休克死亡。

如穿孔位于子宫前壁,伤及膀胱时可出现血尿。当膀胱破裂,尿液流入腹腔后,则形成尿液性腹膜炎。

（三）诊断

凡经阴道宫腔内操作出现下列征象时,均提示有子宫穿孔的可能。

（1）使用的器械进入宫腔深度超过事先估计或探明的长度,并感到继续放入无阻力时。

（2）扩张宫颈的过程中,如原有阻力极大,但忽而阻力完全消失,且患者同时感到有剧烈疼痛时。

（3）手术时患者有剧烈上腹痛,检查有腹膜炎刺激征,或移动性浊音阳性;如看到夹出物有黄色脂肪组织、粪渣或肠管,更可确诊为肠管损伤。

（4）术后子宫旁有块物形成或宫腔内无组织物残留,但仍有反复阵发性颈管内出血者,应考虑在子宫下段侧壁阔韧带两叶之间有穿孔可能。

（四）预防

（1）术前详细了解病史和做好妇科检查,并应排空膀胱。产后 3 个月哺乳期内和宫腔小于6 cm 者不放置 IUD。有刮宫史、子宫穿孔史或哺乳期受孕而行人工流产术时,在扩张宫颈后即注射子宫收缩剂,以促进子宫收缩变硬,从而减少损伤。

（2）经阴道行宫腔内手术若不用超声可视而是完全凭手指触觉的"盲目"操作,故应严格遵守操作规程,动作轻柔,安全第一,务求做到每次手术均随时警惕有损伤的可能。

（3）孕 12～16 周行引产或钳刮术时，术前 2 天分四次口服米非司酮共 150 mg，同时注射依沙吖啶 100 mg 至宫腔，以促进宫颈软化和扩张。一般在引产第 3 天，胎儿胎盘多能自行排出，如不排出时，可行钳刮术。钳刮时先取胎体，后取胎盘，如胎块长骨通过宫颈受阻时，忌用暴力牵拉或旋转，以免损伤宫壁。此时应将胎骨退回宫腔最宽处，换夹胎骨另一端则不难取出。

（4）如疑诊子宫体绒癌或子宫内膜腺癌而需行诊断性刮宫确诊时，搔刮宜轻柔。当取出的组织足以进行病理检查时，则不应再做全面彻底的搔刮术。

(五)治疗

手术时一旦发现子宫穿孔，应立即停止宫腔内操作。然后根据穿孔大小、宫腔内容物干净与否、出血多少和是否继续有内出血、其他内脏有无损伤以及妇女对今后生育的要求等而采取不同的处理方法（图 5-4）。

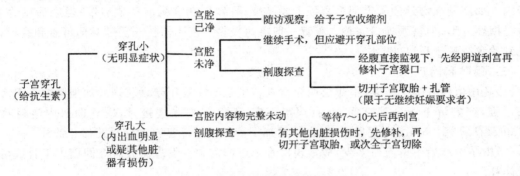

图 5-4　人工流产导致子宫穿孔的处理方法

（1）穿孔发生在宫腔内容物已完全清除后，如观察无继续内、外出血或感染，3 天后即可出院。

（2）凡穿孔较小者（用探针或小号扩张器所致），无明显内出血，宫腔内容物尚未清除时，应先给予麦角新碱或缩宫素以促进子宫收缩，并严密观察有无内出血。如无特殊症状出现，可在 7～10 天后再行刮宫术；但若术者刮宫经验丰富，对仅有部分宫腔内容物残留者，可在发现穿孔后避开穿孔部位将宫腔内容物刮净。

（3）如穿孔直径大，有较多内出血，尤其合并有肠管或其他内脏损伤者，则不论宫腔内容物是否已刮净，应立即剖腹探查，并根据术时发现进行肠修补或部分肠段切除吻合术。子宫是否切开或切除，应根据有无再次妊娠要求而定。已有足够子女者，最好做子宫次全切除术；希望再次妊娠者，在肠管修补后再行子宫切开取胎术。

（4）其他辅助治疗：凡有穿孔可疑或证实有穿孔者，均应尽早经静脉给予抗生素预防和控制感染。

二、子宫颈撕裂

子宫颈撕裂(laceration of uterine cervix)多发生于产妇分娩时，一般均在产后立即修补，愈合良好。但中孕人流引产时亦可引起宫颈撕裂。

(一)病因

多因宫缩过强但宫颈未充分容受和扩张，胎儿被迫强行通过宫颈外口或内口所致。一般见于无足月产史的中孕引产者。加用缩宫素特别是前列腺素引产者发生率更高。

（二）临床表现

临床上可表现为以下 3 种不同类型。

1.宫颈外口撕裂

宫颈外口撕裂与一般足月分娩时撕裂相同，多发生于宫颈 6 或 9 点处，长度可由外口处直达阴道穹隆部不等，常伴有活跃出血。

2.宫颈内口撕裂

内口尚未完全扩张，胎儿即强行通过时，可引起宫颈内口处黏膜下层结缔组织撕裂，因黏膜完整，故胎儿娩出后并无大量出血，但因宫颈内口闭合不全以致日后出现复发性流产。

3.宫颈破裂

凡裂口在宫颈阴道部以上者为宫颈上段破裂，一般同时合并有后穹隆破裂，胎儿从后穹隆裂口娩出。如破裂在宫颈的阴道部为宫颈下段破裂，可发生在宫颈前壁或后壁，但以后壁为多见。裂口呈横新月形，但宫颈外口完整。患者一般流血较多。窥阴器扩开阴道时即可看到裂口，甚至可见到胎盘嵌顿于裂口处。

（三）预防和治疗

（1）凡用依沙吖啶引产时，不应滥用缩宫素特别是不应采用米索前列醇加强宫缩。引产时如宫缩过强，产妇诉下腹剧烈疼痛，并有烦躁不安，而宫口扩张缓慢时，应立即肌内注射哌替啶 100 mg 及莨菪碱 0.5 mg 以促使子宫松弛，已加用静脉注射缩宫素者应尽速停止滴注。

（2）中孕引产后不论流血多少，应常规检查阴道和宫颈。发现撕裂者立即用人工合成可吸收缝线修补。

（3）凡因宫颈内口闭合不全出现晚期流产者，可在非妊娠期进行手术矫正，但疗效不佳。现多主张在妊娠 14～19 周期间用 10 号丝线前后各套 2 cm 长橡皮管绕宫颈缝合扎紧以关闭颈管。待妊娠近足月或临产前拆除缝线。

（肖　楠）

第四节　生　殖　道　瘘

生殖道瘘是指生殖道与其邻近器官间有异常通道。临床上尿瘘最多见且常有多种尿瘘并存，称多发性尿瘘，其次为粪瘘。如果尿瘘与粪瘘并存，称混合瘘。此外，还有子宫腹壁瘘。本节仅介绍尿瘘和粪瘘（图 5-5）。

一、尿瘘

尿瘘是指生殖道与泌尿道之间形成的异常通道。表现为患者无法自主排尿。尿瘘可发生在生殖道与泌尿道之间的任何部位，根据泌尿生殖瘘发生的部位，分为膀胱阴道瘘、膀胱宫颈瘘、尿道阴道瘘、膀胱尿道阴道瘘、膀胱宫颈阴道瘘及输尿管阴道瘘等。其中膀胱阴道瘘最多见，有时可同时并存两种或多种类型尿瘘。

（一）病因

导致泌尿生殖瘘的常见病因为产伤和盆腔手术损伤。

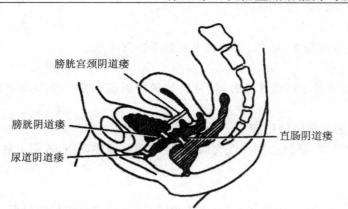

膀胱宫颈阴道瘘

膀胱阴道瘘

尿道阴道瘘

直肠阴道瘘

图 5-5　尿瘘和粪瘘

1.产伤

多发生在经济、医疗条件落后的地区。国内资料显示产伤引起的尿瘘占 90% 以上。根据发病机制分为坏死型尿瘘:由于骨盆狭窄、胎儿过大或胎位异常所致头盆不称,产程延长,特别是第二产程延长者,阴道前壁膀胱尿道被挤压在胎头和耻骨联合之间,导致局部组织坏死形成尿瘘。损伤型尿瘘:产科助产手术直接损伤,应用缩宫素不当致宫缩过强,胎头明显受阻发生子宫破裂并损伤膀胱等。

2.妇科手术损伤

近年妇科手术所致尿瘘的发生率有上升趋势。经腹手术和经阴道手术损伤均有可能导致尿瘘,通常是由于分离组织粘连时伤及输尿管或输尿管末端游离过度导致的输尿管阴道瘘。

3.其他病因

外伤、放射治疗后、膀胱结核、晚期生殖泌尿道肿瘤、子宫托安放不当、局部治疗药物注射等均能导致尿瘘。但并不多见。

根据病变程度可分为简单尿瘘、复杂尿瘘和极复杂尿瘘。简单尿瘘指膀胱阴道瘘,瘘孔直径<3 cm;尿道阴道瘘,瘘孔直径<1 cm。复杂尿瘘指膀胱阴道瘘,瘘孔直径 3 cm 或瘘孔边缘距输尿管开口<0.5 cm;尿道阴道瘘,瘘孔直径>1 cm。其他少见的尿瘘均归类为极复杂尿瘘。

(二)临床表现

1.漏尿

漏尿为主要症状,尿液不能控制地自阴道流出。根据瘘孔的位置,患者可表现为持续漏尿、体位性漏尿、压力性尿失禁或膀胱充盈性漏尿等,如较高位的膀胱瘘孔患者在站立时无漏尿,而平卧时则漏尿不止。瘘孔极小者在膀胱充盈时方漏尿。一侧输尿管阴道瘘由于健侧输尿管的尿液进入膀胱,因此在漏尿同时仍有自主排尿。漏尿发生的时间也因病因不同而有区别,坏死型尿瘘多在产后及手术后 3~7 天开始漏尿。手术直接损伤者术后即开始漏尿。放射损伤所致漏尿发生时间晚且常合并粪瘘。

2.外阴皮炎

由于尿液长期的刺激、局部组织炎症增生及感染等,外阴皮炎表现为外阴部瘙痒和烧灼痛,外阴呈湿疹、丘疹样皮炎改变,继发感染后疼痛明显,影响日常生活。如为一侧输尿管下段断裂而致阴道漏尿,由于尿液刺激阴道一侧顶端,周围组织引起增生,盆腔检查可触及局部增厚。

3.尿路感染

合并尿路感染者有尿频、尿急、尿痛及下腹部不适等症状。

4.闭经及不孕

约15%的尿瘘患者闭经或月经失调,可能与精神创伤有关。亦因阴道狭窄可致性交障碍,导致不孕。

5.复杂巨大的膀胱尿道阴道瘘

特别是有性生活者,膀胱被用作性交器官,导致膀胱慢性炎症,若向上蔓延至输尿管或肾,可有腰痛、肾区叩痛。

(三)诊断

尿瘘诊断不困难。应仔细询问病史、手术史、漏尿发生时间和漏尿表现。仔细行妇科检查以明确瘘孔部位、大小及其周围瘢痕情况,大瘘孔极易发现,小瘘孔则通过触摸瘘孔边缘的瘢痕组织可明确诊断,阴道检查可以发现瘘孔位置。如患者系盆腔手术后,检查未发现瘘孔,仅见尿液自阴道穹隆一侧流出,多为输尿管阴道瘘。检查暴露不满意时,患者可取胸膝卧位,用单叶拉钩将阴道后壁上提,可查见位于耻骨后或较高位置的瘘孔。较难确诊时,行下列辅助检查。

1.亚甲蓝试验

亚甲蓝试验用于鉴别膀胱阴道瘘、膀胱宫颈瘘或输尿管阴道瘘,并可协助辨认位置不明的极小瘘孔。将100～200 mL亚甲蓝稀释液注入膀胱,若蓝色液体经阴道壁小孔流出为膀胱阴道瘘,自宫颈口流出为膀胱宫颈瘘或膀胱子宫瘘,阴道内为清亮尿液则为输尿管阴道瘘。

2.靛胭脂试验

亚甲蓝试验瘘孔流出清亮尿液的患者,静脉注射靛胭脂5 mL,5～10分钟见蓝色液体自阴道顶端流出者为输尿管阴道瘘。

3.膀胱镜、输尿管镜检查

了解膀胱容积、黏膜情况,有无炎症、结石、憩室,明确瘘孔的位置、大小、数目及瘘孔和膀胱三角的关系等。必要时行双侧输尿管逆行插管及输尿管镜检查确定输尿管瘘位置。

4.静脉肾盂造影

限制饮水12小时及充分肠道准备后,静脉注射76%泛影葡胺20 mL,分别于注射后5分钟、15分钟、30分钟、45分钟摄片,根据肾盂、输尿管及膀胱显影情况,了解双侧肾功能及输尿管有无异常,用于诊断输尿管阴道瘘、结核性尿瘘和先天性输尿管异位。

5.肾图

能了解肾功能和输尿管功能情况。

(四)治疗

手术修补为主要治疗方法。非手术治疗仅限于分娩或手术后1周内发生的膀胱阴道瘘和输尿管小瘘孔,经放置导尿管和/或输尿管导管后,2～4周偶有自行愈合可能。年老体弱不能耐受手术者,可使用尿收集器。

1.手术治疗时间的选择

直接损伤的尿瘘一经发现立即手术修补。其他原因所致尿瘘应等3～6个月,待组织水肿消退、局部血液供应恢复正常再行手术。瘘修补失败后至少应等待3个月后再手术。

2.手术途径的选择

手术途径有经阴道、经腹和经阴道腹部联合等。原则上应根据瘘孔类型和部位选择不同途径。绝大多数膀胱阴道瘘和尿道阴道瘘可经阴道手术,输尿管阴道瘘多需经腹手术。手术成功与否不仅取决于手术,术前准备及术后护理是保证手术成功的重要环节。

3.术前准备

术前要排除尿路感染,治疗外阴炎。方法:①术前 3～5 天用 1∶5 000 高锰酸钾液坐浴;有外阴湿疹者,在坐浴后局部涂搽氧化锌油膏,待痊愈后再行手术。②老年妇女或闭经患者术前口服雌激素制剂 15 天,促进阴道上皮增生,有利于伤口愈合。③常规进行尿液检查,有尿路感染应先控制感染,再行手术。④术前数小时开始应用抗生素预防感染。⑤必要时术前给予地塞米松,促使瘢痕软化。

4.术后护理

术后每天补液量不应少于 3 000 mL,留置尿管 10～14 天,增加尿量起冲洗膀胱的作用,保持导尿管引流通畅。发现阻塞及时处理。防止发生尿路感染。放置输尿管导管者,术后留置至少 1 个月。绝经患者术后继续服用雌激素 1 个月。术后 3 个月禁性生活,再次妊娠者原则上行剖宫产结束分娩。

(五)预防

绝大多数尿瘘可以预防,预防产伤所致的尿瘘更重要。提高产科质量是预防产科因素所致尿瘘的关键。经阴道手术助产时,术前必先导尿,若疑有损伤者,留置导尿管 10 天,保证膀胱空虚,有利于膀胱受压部位血液循环恢复,预防尿瘘发生。妇科手术时,对盆腔粘连严重、恶性肿瘤有广泛浸润等估计手术困难时,术前经膀胱镜放入输尿管导管,使术中易于辨认。即使是容易进行的全子宫切除术,术中也需明确解剖关系后再行手术操作。术中发现输尿管或膀胱损伤,需及时修补。使用子宫托需日放夜取。宫颈癌进行放射治疗时注意阴道内放射源的安放和固定,放射剂量不能过大。

二、粪瘘

粪瘘是指肠道与生殖道之间有异常通道,致使粪便由阴道排出,最常见的粪瘘是直肠阴道瘘。

(一)病因

1.产伤

与尿瘘相同,分娩时胎头长时间停滞在阴道内,阴道后壁及直肠受压,造成缺血、坏死是形成粪瘘的主要原因。难产手术操作、手术损伤导致Ⅲ度会阴撕裂,修补后直肠未愈合或会阴撕裂后缝线穿直肠黏膜未发现也可导致直肠阴道瘘。

2.先天畸形

先天畸形为非损伤性直肠阴道瘘,发育畸形出现先天直肠阴道瘘,常合并肛门闭锁。

3.盆腔手术损伤

行根治性子宫切除或左半结肠和直肠手术时,可直接损伤或使用吻合器不当等原因均可导致直肠阴道瘘,此种瘘孔位置一般在阴道穹隆处。

4.其他

长期放置子宫托不取出、生殖道癌肿晚期破溃或放疗不当等,均能引起粪瘘。

(二)临床表现

阴道内排出粪便为主要症状。瘘孔大者,成形粪便可经阴道排出,稀便时呈持续外流,无法控制。瘘孔小者,阴道内可无粪便污染,但肠内气体可自瘘孔经阴道排出,稀便时则从阴道流出。

(三)诊断

除先天性粪瘘外,一般均有明确病因。根据病史、症状及妇科检查不难做出诊断。阴道检查时大的粪瘘显而易见,小的粪瘘在阴道后壁见到一颜色鲜红的小肉芽样组织,用示指行直肠指检,可以触及瘘孔,如瘘孔极小,用一探针从阴道肉芽样处向直肠方向探查,直肠内手指可以触及探针。阴道穹隆处小的瘘孔、小肠和结肠阴道瘘需行钡剂灌肠检查方能确诊。

(四)治疗

手术修补为主要治疗方法。手术或产伤引起的粪瘘应即时修补。先天性粪瘘应在患者15岁左右月经来潮后再行手术,过早手术容易造成阴道狭窄。压迫坏死性粪瘘,应等待3～6个月炎症完全消退后再行手术修补。高位巨大直肠阴道瘘合并尿瘘者、前次手术失败阴道瘢痕严重者,应先暂时行乙状结肠造口术,1个月后再行修补手术。术前3天严格肠道准备:少渣饮食2天,术前流质饮食1天,同时口服肠道抗生素、甲硝唑等3天以抑制肠道细菌。手术前晚及手术当日晨行清洁灌肠。每天用1:5000高锰酸钾液坐浴1～2次。术后5天内控制饮食及不排便,禁食1～2天后改少渣饮食,同时口服肠蠕动抑制药物。保持会阴清洁。第5天起,口服药物软化大便,逐渐使患者恢复正常排便。

(五)预防

原则上与尿瘘的预防相同。分娩时注意保护会阴,防止会阴Ⅲ度裂伤。会阴缝合后常规进行肛门指检,发现有缝线穿透直肠黏膜,应立即拆除重缝。避免长期放置子宫托不取出。生殖道癌肿放射治疗时应掌握放射剂量和操作技术。

(肖　楠)

第六章

女性生殖系统肿瘤

第一节 子宫颈癌

一、概述

子宫颈癌(简称宫颈癌)发病率居女性生殖系统恶性肿瘤第一位,根据世界卫生组织(World Health Organization,WHO)的数据,全球每年有新增病例53万,约25万女性因宫颈癌死亡,其中发展中国家女性因宫颈癌死亡人数占全球女性因宫颈癌死亡人数的80%。人乳头瘤病毒(human papilloma virus,HPV)是导致宫颈癌的病因,其型别有100多种,WHO确认的与宫颈癌相关的高危型HPV有14种:HPV16、18、31、33、35、39、45、51、52、56、58、59、66、68。另有一些高危因素与宫颈癌有关:性生活过早(<16岁)、早婚、早产、多产、多性伴侣及性混乱、吸烟、经济状况低下、口服避孕药和免疫抑制等。在西方发达国家,由于HPV疫苗的使用和宫颈癌筛查的普及,宫颈癌发病率缓慢下降;在中国,每年新增宫颈癌病例约14万,死亡病例约3.7万。

二、临床症状

早期宫颈癌可能无任何不适,仅在体检及普查时发现,所以,凡是有性生活的妇女,每年应进行妇科查体,采用细胞学联合HPV筛查,有助于发现早期患者。症状的出现与病变的早晚、肿瘤的生长方式、组织病理学类型及患者的全身状况等有一定关系。

(一)阴道流血

80%~85%宫颈癌患者可表现为不规则阴道出血。年轻患者常主诉接触性出血,外生菜花型肿瘤出现流血较早、出血量多,严重者可导致贫血。老年妇女常表现为绝经后阴道流血,量时多时少、时有时无。

(二)阴道分泌物增多

约82.3%的患者可有不同程度的白带增多,多发生在阴道出血以前,呈稀薄水样或米泔水样,最初可无异味,随着肿瘤的生长,癌组织继发感染、坏死,分泌物量增多,呈血性或脓血性,伴腥臭、恶臭。肿瘤向上蔓延累及子宫内膜时,子宫颈(简称宫颈)管为癌组织阻塞,分泌物不能排出,可形成子宫腔(简称宫腔)积液或积脓,患者可出现下腹不适、疼痛、腰骶酸痛及发热等症状。

(三)疼痛

肿瘤沿宫旁组织延伸,侵犯骨盆壁,压迫周围神经,表现为坐骨神经痛或一侧骶髂部持续性疼痛,肿瘤压迫(侵犯)输尿管时可出现肾盂积水及肾功能异常,静脉及淋巴管回流受阻时可出现下肢水肿和疼痛等。

(四)其他症状

肿瘤侵犯膀胱可出现尿频、尿急、排尿困难及血尿,严重者形成膀胱阴道瘘;侵犯直肠可出现排便困难、里急后重、便血等,严重者可出现直肠阴道瘘;长期消耗者可伴有恶病质,远处转移较常见的部位是锁骨上淋巴结,亦可通过血液或淋巴系统扩散到远处器官而出现相应部位的转移灶。

三、临床体征

早期宫颈癌局部可无明显病灶,随着病变的发展,外生型见宫颈赘生物向外生长,呈息肉状或乳头状突起,继而形成菜花状肿物,合并感染时表面覆有灰白色渗出物,触之出血。内生型则见宫颈肥大、质硬,宫颈管膨大如桶状,晚期由于癌组织坏死、脱落,形成凹陷性溃疡,被覆灰褐色坏死组织,伴有恶臭味;向宫旁侵犯时骶主韧带呈结节增粗、缩短,有时可达盆壁并形成冰冻骨盆。

四、辅助检查

(一)宫颈脱落细胞学检查

宫颈脱落细胞学检查是宫颈癌筛查的首选方法,但并非宫颈病变的最终诊断方法。

(二)HPV 病原学检测

几乎所有的宫颈癌标本中可检及 HPV-DNA,HPV 对宫颈高度病变筛查的敏感性可达 $80\%\sim100\%$,特异性达 98%,阴性预测值几乎是 100%。因此,检测高危型 HPV 有助于筛选宫颈癌高危人群。

(三)阴道镜

可全面观察鳞-柱交界处和移行带,有无异型上皮或早期癌变,选择病变部位进行活组织检查(简称活检),可提高诊断正确率。阴道镜检查的敏感性高达 87%,特异性偏低为 15%,容易过度诊断,且难以观察宫颈管内的病变。

(四)肉眼醋酸试验

$3\%\sim5\%$冰醋酸溶液涂于宫颈,直接观察宫颈上皮对醋酸的反应,病变区域是否变成白色。该方法适用于筛查,灵敏度和特异度均相对较低。

(五)碘试验

将碘溶液涂于宫颈和阴道壁上,不染色为阳性。主要用于识别宫颈病变的危险区,以确定活检取材部位。

(六)宫颈和宫颈管活检

宫颈和宫颈管活检是确诊宫颈癌及其癌前病变"金标准"。选择宫颈鳞-柱交界处多点活检,或在碘试验、阴道镜检查的引导下,在可疑部位进行活检。所取组织既要有上皮组织,又要有间质组织。若宫颈刮片异常,宫颈活检阴性时,可搔刮宫颈管送病理学检查。

（七）宫颈锥切术

宫颈活检不除外早期浸润癌，或疑诊病变来自宫颈管时，可行宫颈锥切术，进行组织病理学检查以确诊。

五、病理学特点

宫颈癌包括宫颈鳞癌与腺癌，在外观上两者无特殊差异，均发生在宫颈阴道部或宫颈管内。

（一）鳞状细胞癌

鳞状细胞癌占 80%～85%。早期仅表现为宫颈糜烂，随着病变逐步发展分四型：①外生型；②内生型；③溃疡型；④宫颈管型。

（二）腺癌

腺癌占 15%～20%。依据组织学类型又分为：①黏液腺癌；②宫颈恶性腺瘤；③鳞腺癌；④其他少见病理类型，如透明细胞癌、浆液性癌、中肾管腺癌、宫颈小细胞神经内分泌癌等。

六、临床分期

（一）分期原则

目前宫颈癌仍采用临床分期。当分期存在疑问时，必须归于较早的分期。准确分期是确定宫颈癌治疗方案的先决条件，是判断治疗效果及预后的重要因素，统一的国际分期标准有利于国际间资料的可比性。

（二）宫颈癌的分期

宫颈癌的分期为临床分期，为准确分期，必须进行全面的盆腔检查，罕有需要在麻醉下进行。注意几个特殊问题：ⅠA 期诊断仅为镜下诊断。ⅡB 期确诊：盆腔三合诊检查宫旁增厚、有弹性、光滑、无结节感，为炎症；宫旁增厚、无弹性、结节感为癌浸润，必要时参考计算机体层成像（CT）、磁共振成像（MRI）或盆腔穿刺活检确诊。Ⅲ期：输尿管梗阻及无功能肾，未发现其他原因。

1.分期规则

宫颈癌分期规则采用国际上统一使用的国际妇产科联盟（International Federation of Gynecology and Obstetrics，FIGO）2018 年分期、TNM 分期作为参考。FIGO 2018 年宫颈癌分期与2009 年分期相比，主要有以下不同：①因存在取材和病理"伪影"误差，微小浸润癌的分期不再考虑病变宽度。②ⅠB 期根据宫颈病变的最大直径细分为 ⅠB$_1$、ⅠB$_2$ 和 ⅠB$_3$ 期。③由于淋巴结受累其预后更差，所有伴淋巴结转移的病例归为Ⅲ C 期，若仅有盆腔淋巴结阳性，则为Ⅲ C$_1$ 期；若腹主动脉旁淋巴结也受累，则为Ⅲ C$_2$ 期，分期规则还指出，添加符号标明影像学评估为"r"，已获得病理学确诊的为"p"。因此，FIGO 2018 年宫颈癌分期规则为临床结合影像学及病理学诊断结果的分期。

分期需注意以下 4 点：①需 2 名及以上高年资医师共同查体明确临床分期，有条件时最好在麻醉状态下行盆腔检查。②分期有分歧时以分期较早的为准。③允许影像学和病理学检查结果用于分期。④微小浸润癌诊断必须根据宫颈锥切标本，由有经验的病理科医师作出诊断。

2.分期前检查

宫颈癌治疗前分期很重要，应全面检查、评估患者的病情及身体状态，避免遗漏转移病灶，以下检查应作为常规检查。

（1）宫颈活检：镜下浸润必要时行宫颈锥切及宫颈管搔刮术以明确组织病理学诊断及病变范围。

（2）妇科检查仍然是临床分期的主要依据。

（3）分期为ⅡB期以上或有相关的临床症状或必要时，需行肾图、膀胱镜、肠镜检查。

（4）血清鳞状细胞癌抗原（诊断宫颈鳞癌）、糖类抗原125（CA125）（诊断宫颈腺癌）检查。

（5）胸部CT、盆腔及上、下腹（含腹主动脉旁）平扫＋增强MRI或增强CT，无条件者可行上、下腹超声检查和胸部CT，建议ⅠB$_1$期以上有条件者行正电子发射计算机体层显像仪（PET/CT）检查。

（6）宫颈HPV定性或定量检测。

（7）肿瘤相关基因检测可选择。

3.临床分期

遵照FIGO 2018年分期原则，宫颈癌FIGO临床分期见表6-1，TNM分期采用美国癌症联合委员会（American Joint Committee on Cancer，AJCC）第9版。

表 6-1　宫颈癌的临床分期（FIGO 2018 年分期）

分期	描述
Ⅰ期	癌症仅局限于宫颈（扩散至子宫体者不予考虑）
ⅠA期	显微镜下诊断的浸润癌，最大浸润深度≤5 mm[a]
ⅠA$_1$期	间质浸润深度≤3.0 mm
ⅠA$_2$期	间质浸润深度>3.0 mm 而≤5.0 mm
ⅠB期	最大浸润深度>5.0 mm 的浸润癌（>ⅠA期的范围），病变局限在宫颈，病变大小为肿瘤最大直径[b]
ⅠB$_1$期	间质浸润深度>5.0 mm 而最大径线≤2.0 cm 的浸润癌
ⅠB$_2$期	最大径线>2.0 cm 而≤4.0 cm 的浸润癌
ⅠB$_3$期	最大径线>4.0 cm 的浸润癌
Ⅱ期	宫颈癌侵犯至子宫外，但未扩散到阴道下 1/3 或骨盆壁
ⅡA期	累及阴道上 2/3，无子宫旁浸润
ⅡA$_1$	浸润癌最大径线≤4 cm
ⅡA$_2$	浸润癌最大径线>4 cm
ⅡB期	子宫旁浸润，但未达骨盆壁
Ⅲ期	癌症累及阴道下 1/3 和/或扩散到骨盆壁，和/或导致肾积水或无功能肾，和/或累及盆腔和/或腹主动脉旁淋巴结
ⅢA	癌症累及阴道下 1/3，未扩散到骨盆壁
ⅢB	扩散到骨盆壁和/或肾积水或无功能肾（明确排除其他原因所致）
ⅢC	盆腔和/或腹主动脉旁淋巴结受累（包括微小转移）[c]，不论肿瘤的大小与范围（采用 r 与 p 标注）[d]
ⅢC$_1$	只有盆腔淋巴结转移
ⅢC$_2$	腹主动脉旁淋巴结转移癌症已扩散超出真骨盆或已累及膀胱或直肠黏膜（活检证实）。出现泡状水肿不足以诊断为Ⅳ期
Ⅳ	肿瘤浸润膀胱黏膜或直肠黏膜（活检证实）和/或超出真骨盆
ⅣA	扩散至邻近的器官
ⅣB	转移至远处器官

a：所有的分期，都可以利用影像学和病理学检查结果来辅助临床所见而判定肿瘤的大小与浸润深度。病理学检查结果优于影像学与临床判别。b：脉管受累不改变分期，不再考虑病灶的横向范围。c：孤立的肿瘤细胞不改变分期，但需要记录下来。d：r 与 p 的加入是为了标注诊断Ⅲ C 期的依据来源。例如，假如影像提示盆腔淋巴结转移，则分期为Ⅲ C$_{1r}$期，当病理学检查确诊后，就成为Ⅲ C$_{1p}$期。影像学的检查手段、病理学诊断技术都应该记录下来。

4.影像分期

FIGO 2018 年分期把影像学检查结果纳入分期,盆腔和/或腹主动脉旁淋巴结受累,无论肿瘤的大小与范围(采用 r 标记),ⅢC1 r 表示只有盆腔淋巴结转移,ⅢC2 r 表示腹主动脉旁淋巴结转移。对于ⅠB₃、ⅡA₂~ⅣA 期的宫颈癌患者,可采用影像学评估分期,根据影像学评估淋巴结是否阳性决定下一步治疗方案。影像学提示盆腔淋巴结阳性、腹主动脉旁淋巴结阴性,可选择下列一种治疗方式:①盆腔全量同步放射治疗(简称放疗)、化学治疗(简称化疗)+腔内近距离放疗±腹主动脉旁淋巴结放疗;②腹主动脉旁淋巴结切除,建议术后影像学检查确定淋巴结已充分切除,照射范围需根据临床和影像学结果决定;③病理学检查结果证实腹主动脉旁淋巴结阳性,选择延伸野全量放、化疗+腔内近距离放疗。影像学分期提示盆腔淋巴结阳性,腹主动脉旁淋巴结阳性,直接选择延伸野全量放、化疗+腔内放射治疗。影像学分期盆腔及腹主动脉旁淋巴结均阴性,可选择盆腔全量同步放、化疗+腔内近距离放射治疗。

5.手术分期

ⅠB₃、ⅡA₂~ⅣA 期的宫颈癌患者也可以采用手术病理学分期,不论肿瘤的大小与范围(采用 p 标记)。ⅢC₁p 表示只有盆腔淋巴结转移,ⅢC₂p 表示腹主动脉旁淋巴结转移。采用腹主动脉旁淋巴结切除±盆腔淋巴结切除的手术分期(2B 级证据),淋巴结切除上界至肠系膜下动脉水平,建议分期术后行影像学检查,明确的淋巴结,予以充分切除,具体照射范围需根据临床和影像学表现决定:①手术分期病理学检查提示淋巴结阴性,采用盆腔全量放、化疗+腔内近距离放射治疗。②手术分期病理学检查提示盆腔淋巴结阳性、腹主动脉旁淋巴结阴性(ⅢC₁p 期),选择盆腔全量放疗+腔内近距离放射治疗+含铂药物同步化疗。③手术分期病理学检查提示腹主动脉旁淋巴结阳性(ⅢC₂p 期),需行全身检查排除远处转移,若无远处转移选择延伸野全量放疗+腔内近距离放射治疗+含铂药物同步化疗;若存在远处转移,选择系统性全身治疗及个体化治疗。

ⅠB₃、ⅡA₂~ⅣA 期的宫颈癌患者影像学分期提示盆腔淋巴结阳性、腹主动脉旁淋巴结阴性,可再次选择腹主动脉旁淋巴结切除手术病理学分期,如果手术分期病理学检查提示腹主动脉旁淋巴结阴性,采用盆腔全量放疗+腔内近距离放射治疗+铂类药物同步化疗;如果腹主动脉旁淋巴结阳性,选择延伸野全量放疗+腔内近距离放射治疗+铂类药物同步化疗。

七、转移途径

主要为直接蔓延及淋巴转移,血行转移少见。

(一)直接蔓延

最常见,癌组织局部浸润,向邻近器官及组织扩散。外生型常向阴道壁蔓延,向上可侵及宫颈管及子宫体下段,向两侧蔓延至主韧带、阴道旁组织,甚至达盆壁,向前、后蔓延可侵及膀胱或直肠。

(二)淋巴转移

当宫颈癌局部扩散侵入淋巴管,形成瘤栓,随淋巴液引流到达区域淋巴结。宫颈癌淋巴结转移具有规律性,一级淋巴结包括宫旁、宫颈旁或输尿管旁、闭孔、髂内、髂外淋巴结,二级淋巴结包括髂总、腹股沟深、腹股沟浅及腹主动脉旁淋巴结。

(三)血行转移

少见,可转移至肺、肾或脊柱等。

八、诊断要点

(一)临床表现

重视症状及病史询问,患者有性接触性出血、白带增多或混有血丝常为宫颈癌的早期表现。晚期可表现为异常阴道排液或不规则出血、下腹或腰骶部疼痛,病情进而加重者,可伴尿频、尿急、尿痛等泌尿系统症状。

(二)体征及辅助检查

(1)妇科检查可见宫颈呈糜烂状、溃疡型或菜花样,组织硬而脆,触之易于出血。强调妇科检查的重要性,尤其重视三合诊检查,以利于正确评估宫旁情况,指导正确的临床分期。

(2)宫颈活检是确诊宫颈癌的"金标准"。对于临床检查高度可疑为宫颈癌者,可直接行宫颈多点活检,疑似病例可阴道镜检查并于镜下可疑部位多点活检,以提高诊断的准确性。

(3)一旦病理确诊为宫颈癌,不计其临床分期,均应进行影像学评估,包括盆腹腔 CT 检查、胸部平片或 CT,以及鳞状细胞癌抗原检查,切忌仅依据一项病理学诊断而盲目决定治疗原则。值得注意的是,如果患者有泌尿或肠道症状,推荐进行膀胱镜或直肠镜检查。

九、鉴别诊断

(一)慢性子宫颈炎

早期宫颈癌与慢性子宫颈炎有相似的症状及体征。

(二)宫颈结核

宫颈结核表现为不规则阴道流血和白带增多,局部见多个溃疡,甚至菜花样赘生物。

(三)宫颈乳头状瘤

宫颈乳头状瘤为良性病变,多见于妊娠期,表现为接触性出血和白带增多,外观呈乳头状或菜花状。

(四)子宫内膜异位症

宫颈有多个息肉样病变,甚至累及穹隆。

最可靠的诊断方法是做宫颈和宫颈管的活检,经病理确诊。

十、治疗

(一)基本原则

宫颈癌治疗方法主要有手术治疗和放疗,化疗广泛应用于与手术、放疗配合的综合治疗和晚期复发性宫颈癌的治疗。目前靶向治疗、免疫治疗及其联合治疗可用于复发或转移宫颈癌的全身系统性治疗。宫颈癌综合治疗不是几种方法的盲目叠加,而应有计划地分步骤实施,治疗中根据手术结果和放疗后肿瘤消退情况予以调整,原则上早期宫颈癌以手术治疗为主,中、晚期宫颈癌以放疗为主、化疗为辅。放疗适用于各期宫颈癌,外照射可采用前后对穿野、盆腔四野、三维适形、调强放疗。适形放疗和调强放疗已应用于临床,但由于宫颈癌腔内近距离放疗的剂量学特点,其仍具有不可替代性。手术治疗适用于分期为 IA 期、IB_1、IB_2、IIA_1 的患者,IB_3 期及 IIA_2 患者首选同步放、化疗,在放疗资源缺乏地区可选择手术。对于未绝经的患者,特别是年龄 <40 岁的患者,放疗容易引起盆腔纤维化和阴道萎缩狭窄,早于 IIB 期、无手术禁忌证者可选择手术治疗。手术入路推荐开腹手术或经阴道手术,对于 IA_1 期无脉管侵犯的患者,可选腔镜

微创手术。目前化疗广泛适用于宫颈癌治疗,采用以铂类药物为基础的单药或联合化疗,化疗中可联合贝伐珠单抗治疗。而对于二线治疗,可以选用靶向治疗或免疫治疗。*NTRK* 基因融合阳性的患者可以选用拉罗曲替尼或恩曲替尼。治疗方式的选择取决于本地区现有的设备、妇科肿瘤医师的技术水平,以及患者的一般状况、年龄、愿望、肿瘤分期和肿瘤标志物检测结果,治疗前应与患者进行充分的沟通。

(二)宫颈癌的手术治疗

1.手术分型

宫颈癌手术治疗方式包括保留生育功能手术、不保留生育功能手术、盆腔廓清术和腹主动脉±盆腔淋巴结切除分期手术。保留生育功能手术包括宫颈锥切术和经腹或经阴道根治性宫颈切除术。不保留生育功能手术采用 Querleu and Morrow(QM)分型,包括筋膜外子宫切除术(A 型)、改良根治性子宫切除术(B 型)、根治性子宫切除术(C 型)和超根治性子宫切除术(D 型)。C 型手术又分为保留膀胱神经型(C_1)和不保留膀胱神经型(C_2)。根治性子宫切除手术方式推荐开放性手术。放疗后盆腔中心性复发或病灶持续存在可选择盆腔廓清术,包括前盆腔廓清术、后盆腔廓清术和全盆腔廓清术。关于盆腔淋巴结的处理,可选择双侧盆腔淋巴结切除或前哨淋巴结显影。QM 分型见表 6-2,Piver 分型见表 6-3。

表 6-2　QW 分型

QM 分型	术式
A	亦称筋膜外子宫切除术,在输尿管和宫颈之间切断宫颈旁组织,宫骶韧带和膀胱宫颈韧带不切除,切除阴道<10 mm,病灶<20 mm,盆腔淋巴结阴性、无脉管受侵者,为实施缩小手术的安全性评价的临床试验而设计;也适用于晚期癌放疗和/或化疗后患者
B	亦称改良式广泛性子宫切除术,在输尿管隧道处切断宫颈旁组织,不切除子宫深静脉后方的膀胱神经,切除阴道10 mm 或距肿瘤10 mm,也称 B_1 型手术;B_2 型手术是 B_1+宫颈旁淋巴结切除
C	是经典的广泛性子宫切除术,切除宫颈旁组织至与髂内血管系统交界处;直肠旁切断宫骶韧带、近膀胱切断宫颈膀胱韧带
D	超广泛性子宫切除术,D_1 型近盆侧壁血管切除宫颈旁、下腹部血管及邻近的筋膜;D_2 型即盆腔器官廓清术

2.前哨淋巴结显影

在早期病例中应用,可以避免系统的盆腔淋巴结切除。肿瘤直径<2.0 cm 时检测率和显影效果最好。前哨淋巴结显影推荐用于经选择的Ⅰ期宫颈癌患者手术。具体操作为在宫颈 3 点和 9 点或 3、6、9、12 点位置注射染料或放射性胶体^{99m}Tc。注射染料采用直观观察有色染料,注射^{99m}Tc 采用 γ 探测器,吲哚菁绿采用荧光摄像。病理科医师对前哨淋巴结进行超分期可提高微小转移的检出率。吲哚菁绿能识别出比蓝色染料更多的前哨淋巴结。

3.各期宫颈癌手术治疗

(1)ⅠA_1 期的治疗:针对患者个性化特点及要求采用不同的治疗策略,年轻有生育要求者,宫颈锥切也是该期的一个治疗选择。已完成生育者,推荐经腹、经阴道或腹腔镜下筋膜外全子宫切除术。选择宫颈锥切手术者,术后 3 个月、6 个月随访追踪细胞学和阴道镜检查,并行宫颈管搔刮术,两次检查阴性后每年检查 1 次。

表 6-3 Piver 分 型

分型	手术范围					适应证
	子宫动脉	主韧带	宫骶韧带	阴道	淋巴结	
I	宫颈筋膜外侧缘	宫颈筋膜外侧缘	宫颈筋膜外侧缘	宫颈外侧缘	不切除	宫颈癌 I A$_1$ 期
II	与输卵管交汇处结扎	从中间切断	靠近子宫切断	切除上 1/3	选择性切除增大的淋巴结	宫颈癌 I A$_2$ 期
III	髂内动脉起始处结扎	全部切除	近骶骨处切断	切除上 1/2	常规行盆腔淋巴结切除术	宫颈癌 I B$_1$ 期
IV	必要时于盆壁结扎髂内动脉	全部切除	近骶骨处切断	切除 3/4	常规行盆腔淋巴结切除术	宫颈癌中央型复发
V	结扎髂内动脉	全部切除	近骶骨处切断	切除 3/4	常规行盆腔淋巴结切除术	宫颈癌中央型复发，累及远端输尿管或膀胱

(2) I A$_2$ 期的治疗：要求保留生育功能者，可选择宫颈锥切/宫颈广泛切除＋盆腔淋巴清扫术；无须保留生育功能者可行次广泛子宫切除＋盆腔淋巴清扫。选择宫颈锥切术者，术后 3～6 个月进行 1 次细胞学检查和阴道镜检查，2 年后每半年检查 1 次。

(3) I B$_1$～II A$_1$ 期的治疗：采用手术加或不加辅助治疗，或者初始就采用放疗，疗效相当，但放疗患者的远期并发症偏高。标准的术式是经腹、腹腔镜或阴道广泛性子宫切除术和盆腹腔淋巴结切除术。

(4) II A$_2$～II B、III B 和 IV A 期的治疗：该期别宫颈癌的标准治疗方案是同期放、化疗。标准的同期放疗包括盆腔外照射＋腔内近距离照射。

(5) IV B 期/远处转移的治疗：远处转移的病例约占 2%。目前尚没有随机试验对比化疗和最好的支持治疗对 IV B 期患者的疗效，有一些证据表明同期放、化疗优于单纯化疗。远处转移患者的中位生存期约为 7 个月。

(三)宫颈癌放疗

各期宫颈癌都适合放疗，包括各种病理学类型，有内科疾病不能耐受手术的宫颈上皮内瘤变 III 级患者可以选择单纯腔内放疗。但对于年轻的早期宫颈癌患者，考虑到对卵巢功能的保护，主要采用手术治疗或卵巢移位以后的盆腔放疗。

1.一般性原则

宫颈癌放疗包括外照射治疗和近距离放疗，两者针对的靶区不同，外照射治疗主要针对宫颈癌原发灶和盆腔蔓延及淋巴转移区域，近距离放疗主要照射宫颈癌的原发病灶区域。应用足够的剂量以保证疗效，与此同时也需要最大限度地保护邻近正常组织，提高患者生存质量。需要根据患者一般状况、肿瘤范围，以及治疗单位放疗设备条件、患者意愿来选择放疗方式。外照射治疗可选择前、后二野传统照射技术或精确放疗技术，如三维适形放疗、调强适形放疗等。近距离放疗可选择二维、三维或四维技术。外照射治疗不能取代近距离放疗在宫颈癌根治性放疗中的作用。

宫颈癌的放疗剂量根据分期不同而有所差别。A 点总剂量为盆腔外照射联合近距离放疗换算后的总的生物等效剂量,对于早期(ⅠA 期及病灶<1.0 cm 的 ⅠB₁ 期)宫颈局部肿瘤小的患者,也可以单独接受腔内近距离放疗,特别是对外照射放疗有相对禁忌证者。A 点常给予 60～65 Gy 的等效剂量。外照射放疗与腔内近距离放疗联合方案也是这类患者的一种选择。局部肿瘤大或晚期患者 A 点总剂量≥85 Gy[常规 2 Gy 分次放射的生物等效剂量(equivalent dose in 2 Gy/f,EQD2)]。治疗剂量应根据治疗过程中的患者症状、盆腔检查及影像学检查等获得的肿瘤变化及时调整,采用个体化放疗方案。根治性放疗应尽量在 8 周内完成。无化疗禁忌证者,放疗过程中需要接受铂类药物为基础的同步化疗。

2.外照射

外照射主要针对宫颈癌原发灶和盆腔蔓延及淋巴转移区域,要求在 5～6 周内完成,尽量避免放疗时间延长。强调不能以任何外照射方式替代近距离放疗。

(1)外照射靶区设定:宫颈癌放疗靶区的设定应根据妇科检查情况和影像学检查(如 CT、MRI、PET/CT)确认,应包括子宫、宫颈、子宫旁和上 1/3 阴道(或距阴道受侵最低点下 2.0 cm,ⅢA 期患者包括全部阴道),以及盆腔淋巴引流区,如闭孔、髂内、髂外、髂总、骶前;如果腹股沟区淋巴结、腹主动脉旁淋巴结转移,该区域也应包括在照射野内。

(2)照射野设定:采用 X 线模拟定位机或 CT、MRI 模拟定位机定位。

盆腔等中心照射:包括下腹及盆腔,设前、后野等中心垂直照射。上界在 L4～L5 间隙,下界在闭孔下缘或肿瘤下界以下至少 2.0 cm,侧界在真骨盆最宽处向外 1.5～2.0 cm,同时应用铅块(有条件者用多叶光栅技术)遮挡正常器官。每次盆腔中平面处方剂量为 1.8～2.0 Gy,每周 4～5 次。盆腔等中心照射可分两阶段完成,第 1 阶段为全盆腔等中心照射,肿瘤吸收剂量为 20～30 Gy,2～3 周完成;第 2 阶段建议行影像学复查,可根据情况重新定位,中间遮挡照射,全盆腔中间遮挡 4.0 cm×(8.0～12.0)cm,以降低危及器官膀胱和直肠的受量,给近距离放疗提供剂量空间,肿瘤吸收剂量为 20～25 Gy(EQD2),2～3 周完成。

四野箱式照射:即盆腔前、后两野照射加两个侧野照射,主要适用于特别肥胖的患者拟增加子宫旁或淋巴引流区的剂量。上界在 L4～L5 间隙,下界在闭孔下缘或肿瘤下界以下至少 2.0 cm,侧界在真骨盆最宽处向外 1.5～2.0 cm。两侧野前缘达耻骨联合(包括髂外淋巴引流区),后缘在 S2～S3 骶椎交界水平(包括骶前淋巴引流区),如宫颈原发灶大,宫骶韧带受累,后缘可达 S3～S4 骶椎水平,应用铅块或多叶光栅技术遮挡正常器官。每天四野同时照射,一般给予 B 点肿瘤吸收剂量为 45～50 Gy(EQD2),4～5 周完成。

腹主动脉旁野(延伸野)照射:髂总或主动脉旁淋巴结转移时需行延伸野照射,照射野的宽度一般为 6.0～8.0 cm,长度依据淋巴结转移的范围予以个体化设计。建议肿瘤吸收剂量为 40～45 Gy,4～5 周,每天 1 次,1.8～2.0 Gy,照射时要注意保护肾脏和脊髓。对腹主动脉旁淋巴引流区的照射,建议采用三维适形或调强适形精确放疗技术。

(3)射线选择:根据采用的放疗技术、照射野数,以及医疗机构的设备、防护条件而选择射线。射线能量越高,其穿透能力越强,需要的防护条件越高,前、后二野照射可选择 10～15 MV X 射线,多野照射可选择 6～10 MV X 射线。

(4)精确放疗:精确放疗技术实施基于靶区的精确定位,包括靶区准确定义、针对治疗中靶区变化和器官移动的应对、摆位及质量控制,其中合理的靶区勾画是治疗成败的关键,也直接影响放疗并发症的发生与否。建议行 MRI 或 PET/CT 检查以保证照射靶区覆盖受侵子宫旁及转移淋巴结组织,同时最大限度地保护直肠、小肠、膀胱等器官。宫颈癌的靶区包括大体肿瘤区、临床靶区和计划靶区。

肿瘤区:指临床可见的肿瘤灶靶区,一般诊断手段如妇科检查、CT、MRI、PET/CT,能够确定具有一定形状和大小的病变范围,包括原发病灶、转移淋巴结和其他转移病灶。理论上,宫颈癌行广泛性子宫切除术+淋巴结切除术后没有肿瘤区。未行手术切除者,肿瘤区应包括宫颈和受累的阴道、子宫体、子宫旁、转移淋巴结及其他转移病灶。

临床靶区:包括肿瘤临床靶区和亚临床靶区。临床靶区主要包括盆腔原发肿瘤区和淋巴引流区,亚临床灶靶区为肿瘤可能侵犯的范围。盆腔原发肿瘤区对于未行子宫切除者包括肿瘤、全子宫(宫颈+子宫体)、部分阴道、子宫旁或阴道旁软组织;对于已行子宫切除者包括残存肿瘤、阴道残端、上段阴道(3.0~4.0 cm)、阴道旁或瘤床软组织。淋巴引流区包括闭孔、髂内、髂外、髂总±腹主动脉旁淋巴结引流区。对于影像学诊断宫颈间质受侵的患者,应包括骶前淋巴引流区;如果髂总淋巴结、腹主动脉旁淋巴结有转移则需行腹主动脉旁淋巴引流区照射,其靶区上界要求达肾血管水平;如果转移淋巴结超过肾血管水平,则根据受侵淋巴结范围决定上界;肿瘤侵及阴道下 1/3 时,靶区需包括全阴道及双腹股沟淋巴引流区。需要特别指出的是,应建立考虑膀胱体积变化的内靶区,若在制订计划时发现直肠过度扩张,应考虑再次行 CT、MRI 模拟定位。

计划靶区:确定计划靶区的目的是确保临床靶区得到规定的治疗剂量。计划靶区应包括临床靶区、照射中患者器官运动和由于日常摆位、治疗中靶位置和靶体积变化等因素引起的扩大照射范围。宫颈癌外照射由临床靶区外放一定距离形成计划靶区,目前没有统一标准。

处方剂量:外照射处方剂量为 45~50 Gy,对于转移淋巴结,可采用同步加量照射或后程加量,根据转移淋巴结大小,增加剂量为 10~15 Gy,总剂量可达 55~65 Gy。加量照射时需要注意保护邻近正常组织。

3.近距离放射治疗

近距离放射治疗主要照射宫颈癌的原发区域,在宫颈癌治疗中占有重要地位。根据情况选择传统二维近距离放疗或图像引导的三维近距离放疗。

(1)剂量率:根据近距离放疗时放射源对 A 点剂量的贡献速率分为低剂量率、中剂量率和高剂量率。目前,国内多使用高剂量率后装治疗机。A 点剂量以传统剂量分割及低剂量率近距离放疗为依据。对于近距离放疗,设定为一个 4~7 Gy/h 的低剂量率。应用高剂量率近距离放疗应当依据线性二次方程定义高剂量率的 A 点剂量,即转化成生物等效低剂量率的 A 点剂量。如30 Gy 的高剂量率的 A 点剂量被分割为 5 次照射,等同于采用低剂量率的 A 点的 40 Gy 剂量。

(2)腔内放疗剂量:应与外照射剂量统筹考虑,一般给予 A 点剂量 20~42 Gy,体外联合腔内放疗总剂量(EQD2)>75 Gy,每次 5~7 Gy,每周 1 次,腔内近距离放疗当天不进行外照射。外照射联合腔内治疗 A 点的 EQD2 因期别而异,ⅠA$_2$ 期应为 75~80 Gy(EQD2),ⅠB$_1$、ⅠB$_2$ 和ⅡA$_1$ 期达到 80~85 Gy,ⅠB$_3$、ⅠA$_2$ 和ⅡB~ⅣA 期≥85 Gy(EQD2),采用不同剂量率后装治疗机时,应进行生物剂量转换(腔内剂量以体外常规分割等效生物剂量换算),同时注意对膀胱及直肠剂量的监测,避免膀胱及直肠的过高受量。

(3)近距离放疗时机:通常在外照射开始后,宫颈口便于暴露时进行,在宫颈条件允许原则下应尽早进行,最好与外照射同步进行,以缩短总放疗时间。最常用的传统二维近距离放疗采用剂量参数系统包括 A、B 点及膀胱和直肠点的剂量。

(4)三维近距离放疗:宫颈癌近距离放疗中采用图像引导的三维治疗计划有明显优势,可以提高局控率、肿瘤特异性生存率和总生存率。采用 CT 或 MRI 进行定位,扫描范围从髂前上棘(或子宫底上 3.0 cm)至坐骨结节下缘,层厚为 3 mm。对于无法行 MRI 定位的单位,可进行 CT 扫描定位,但需要参照定位前 MRI 扫描图像。靶区、危及器官勾画,参考 ICRU89 号文件:以 MRI T_2 加权像上的高信号及灰色信号加上妇科查体病灶确定为肿瘤区。临床靶区分 3 类:肿瘤高危临床靶区,包括整个宫颈和近距离放疗时残留的可见肿瘤及查体和 MRI 确定的残留病变组织。肿瘤中危临床靶区,包括肿瘤区的范围映射在近距离放疗时影像上的区域及肿瘤高危临床靶区基础上外扩的总和。肿瘤低危临床靶区代表来自原发肿瘤潜在的连续或非连续的具有临床病灶扩散的危险区域。以肿瘤高危临床靶区确定处方剂量,剂量至少达到 80 Gy,对于肿瘤体积大或退缩不佳病灶,应该≥87 Gy。当腔内近距离放疗无法满足上述剂量要求时,可考虑联合组织间插植放疗。

(5)特殊情况近距离放疗:对于子宫切除术后患者(尤其是阴道切缘阳性或肿瘤近切缘者),可采用阴道施源器近距离放疗作为外照射治疗的补充。以阴道黏膜表面或阴道黏膜下 5 mm 处为参照点,高剂量率 ^{192}Ir 剂量为 20~24 Gy(EQD2)。对于宫颈外生型大肿瘤,特别是出血较多者,外照射治疗前可先给予近距离放疗消瘤止血,肿瘤表面出血多采用阴道施源器,以阴道黏膜表面为参考点,一般给予 10~12 Gy。

4.危及器官的耐受剂量

宫颈癌放疗邻近器官的耐受剂量:宫颈癌放疗的危及器官包括膀胱、直肠、结肠、骨髓、皮肤、小肠、输尿管等,一般用 TD5/5 表示最小放射耐受量,表示在治疗后 5 年内,预计严重并发症发生率不超过 5%。

5.根治性放射治疗时间控制

宫颈癌放射治疗包含外照射和腔内照射,总时间应控制在 7~8 周内。

6.各期宫颈癌的放疗

(1) ⅠA_1 期宫颈癌的放疗:ⅠA_1 期宫颈癌的放疗以腔内近距离放疗为主,如果宫颈锥切标本无淋巴脉管间隙浸润,可单独行近距离放疗,宫颈锥切标本有淋巴脉管间隙浸润,近距离放疗±盆腔外照射,参考点 A 点的 EQD2 为 60~65 Gy。

(2) ⅠA_2、ⅠB_1、ⅠB_2、ⅡA_1 期宫颈癌的放疗:采用盆腔外照射+近距离放疗,盆腔外照射 45~50 Gy,近距离放疗+外照射给予 A 点的 EQD2 为 75~85 Gy。

(3)ⅠB_3、ⅡA_2、ⅡB~ⅣA 期宫颈癌的放疗:放疗前必须进行盆腔淋巴结状况的评估,建议用影像学评估或手术评估确定照射野,盆腔为 45~50 Gy 的体外放射剂量,局部病灶可以在图像引导下加量 10~15 Gy。如腹主动脉旁淋巴引流区需加量,应在影像引导下予以 45~50 Gy 照射,局部病灶可缩野加量 10~15 Gy。对于宫颈局部病灶,近距离放疗+外照射给予 A 点总剂量 85 Gy 以上。放疗中应该有 2~3 次临床和影像学疗效评估,必要时重新定位,以确定个体化治疗剂量。

(4)ⅣB 期宫颈癌的放疗:ⅣB 期宫颈癌的放疗为姑息性治疗,剂量基本同ⅣA 期宫颈癌治疗剂量,但由于有直肠或膀胱侵犯,应尽量采用个体化放疗。

(5)其他部位寡转移病灶:对于腹股沟、颈部淋巴结、肺、肝等寡转移病灶,可以考虑根治性放疗。

采用立体定向放疗给予 1~5 分次的较高剂量照射;照射野内复发病灶的再程放疗可以考虑采用立体定向放疗技术。

7.术后放疗

宫颈癌术后放疗包括宫颈癌根治术后放疗及单纯性全子宫切除术后意外发现的宫颈癌的放疗。由于术后粘连,肠管的活动度变差,肠管易导致肠道局部受量过大,推荐调强放疗等立体照射技术,盆腔剂量为 45～50 Gy,建议在术后 8 周内完成。照射野可根据术后病理学检查结果来确定。有髂总或腹主动脉旁淋巴结转移者,腹主动脉旁淋巴引流区也应给予(50±5)Gy 的照射剂量;阴道切缘阳性或近切缘者,应增加后装近距离放疗,推荐柱状施源器阴道黏膜下 0.5 cm 5.5 Gy×2 次,或阴道黏膜面 6.0 Gy ×3 次。

(四)宫颈癌的化疗

宫颈癌化疗采用以顺铂为基础的联合化疗或单用顺铂化疗为主。目前主要适用于同步放、化疗及新辅助化疗、姑息化疗。同期放、化疗一般采用顺铂单药,不能耐受顺铂者可采用卡铂或可选择的含铂联合化疗。新辅助化疗主要用于 I B_3 或 II A_2 期患者,即肿瘤直径≥4.0 cm 的局部晚期宫颈癌术前化疗,一般 2～3 个疗程。新辅助化疗可以提高局部控制率和手术切净率,但不能改善宫颈癌的预后,且术后病理学高危因素易被掩盖,原则上不推荐使用。晚期及复发性宫颈癌初始化疗首选含铂类药物联合化疗＋贝伐珠单抗的联合方案,如顺铂/卡铂＋紫杉醇/紫杉醇酯质体＋贝伐珠单抗,也可选择顺铂＋紫杉醇/紫杉醇酯质体、拓扑替康＋紫杉醇/紫杉醇酯质体等联合化疗方案。派姆单抗可用于无法切除或转移性的高肿瘤突变负荷肿瘤,而拉罗曲替尼、恩曲替尼用于 NTRK 基因阳性肿瘤。

(五)各期宫颈癌的治疗选择建议

1. I A_1 期宫颈癌治疗

应根据患者是否有生育要求选择治疗方法。

(1)有生育要求者:可采用宫颈锥切术,宫颈锥切标本无脉管浸润,切缘至少达 3 mm 阴性距离为适应证,如果切缘阴性(边缘没有浸润性癌或高度鳞状上皮内病变),可选择观察,如果切缘阳性,则推荐再次锥切或行宫颈切除术。有脉管浸润时,首选宫颈根治性切除术＋盆腔淋巴结切除术(或前哨淋巴结显影),手术先行盆腔淋巴结切除,送快速冷冻切片病理学检查或快速石蜡切片病理学检查。有转移者,应改行改良根治性子宫切除术(B 型);无转移者,行根治性宫颈切除术。次选宫颈锥切＋盆腔淋巴结切除(或前哨淋巴结显影),锥切切缘至少有 3 mm 的阴性距离,如果切缘阳性,推荐再次锥切或行宫颈切除术。对于宫颈神经内分泌癌、胃型腺癌或恶性腺瘤患者,不支持其保留生育能力。

(2)无生育要求者: I A_1 期无淋巴脉管间隙浸润者,行宫颈锥切术,确认锥切切缘阴性。不能手术者可选择观察,可行手术者选择筋膜外子宫切除术(A 型)。如切缘阳性,可考虑重复锥切活检以更好地评估浸润深度以排除 I A_2/ I B_1 期病变;或选择筋膜外或改良根治性性子宫切除术(B 型)＋盆腔淋巴结切除术(切缘为癌时淋巴结清扫为 2B 类证据)(或前哨淋巴结显影)。如果患者伴有淋巴血管受侵,行改良根治性子宫切除术(B 型)＋盆腔淋巴结切除术(或前哨淋巴结显影)。对于不能手术的患者或拒绝手术的患者,可选择近距离放疗±外照射。根据正常组织的耐受性、放疗分割方法和靶区大小调整方案。A 点剂量一般为 60～70 Gy(EQD2)。

2. I A_2 期宫颈癌治疗

I A_2 期宫颈癌治疗仍可根据是否有生育要求选择。

(1)有生育要求者:行根治性宫颈切除术＋盆腔淋巴结切除术,术中先行盆腔淋巴结切除,送冷冻切片或快速石蜡切片检查,有淋巴结转移者,改行根治性子宫切除术(C 型)±腹主动脉旁淋巴结取样(髂总淋巴结阳性或疑有腹主动脉旁淋巴结转移者);淋巴结无转移者,行根治性宫颈切除术(宫颈病变距切缘>8 mm)。

(2)无生育要求者:行改良根治性子宫切除术(B 型)＋盆腔淋巴结切除术,年龄<45 岁者可

切除输卵管,保留双侧卵巢。

有手术禁忌、无生育要求者可选择根治性放疗。近距离放疗±盆腔外照射,A 点的 EQD2一般为 70~80 Gy(EQD2)。

3.ⅠB₁、ⅠB₂及ⅡA₁期宫颈癌治疗

(1)有生育要求者:ⅠB₁期可行根治性宫颈切除术(C 型)。ⅠB₂期肿瘤直径为 2.0~4.0 cm者,推荐行经腹根治性宫颈切除术(C 型)。术中先行盆腔淋巴结切除,送术中快速冷冻切片病理学检查,如无转移,根治性宫颈切除术(C 型)+盆腔淋巴结切除术±腹主动脉旁淋巴结切除(可考虑行前哨淋巴结显影;阳性和可疑均送术中快速冷冻切片病理学检查);如有转移,应考虑放弃手术改行根治性放疗或行根治性子宫切除术(C 型)+盆腔淋巴结切除术±腹主动脉旁淋巴结切除。宫颈神经内分泌癌和胃型腺癌被认为不适用此种手术。

(2)无生育要求者:可选择以下治疗方式。①根治性子宫切除术(C 型)+盆腔淋巴结切除(1 类证据)±主动脉旁淋巴结切除(2B 类证据),可考虑行前哨淋巴结显影。绝经前如双侧卵巢正常,45 岁前,可保留双侧卵巢。根治性子宫切除术的标准术式是开腹手术(1 类证据)。②有手术禁忌证或拒绝手术者,可行盆腔外照射+阴道近距离放疗±含铂药物的同期化疗。

4.ⅠB₃和ⅡA₂期

(1)盆腔外照射+含顺铂方案的同步化疗+近距离放疗(传统方法为 75~80 Gy 至总 A 点)[A 点的 EQD2≥85 Gy(EQD2),B 点为 40~50 Gy](EQD2,首选)。对于阴道侵犯明显的患者,必要时可加用阴道塞进行腔内近距离放疗,黏膜下 0.5 cm 处给予 20~30 Gy(EQD2)。同时治疗根据正常组织耐受性、分割和靶体积大小进行调整。

(2)根治性子宫切除术(C 型)+盆腔淋巴结切除±主动脉旁淋巴结取样(肿瘤较大、怀疑或已知有盆腔淋巴结疾病的患者)。首先进行盆腔淋巴结切除术,如果淋巴结为阴性,进行根治性子宫切除术。如果淋巴结为阳性,选择放、化疗。不推荐术前以铂类药物为基础的新辅助化疗,根治性术后应根据病理学高危/中危因素选择放疗或同步放、化疗。

根治性子宫切除术后如有病理学高危因素(淋巴结转移,子宫旁或手术切缘受累),首选同步放、化疗,时间在手术后 6 周内完成。目前有研究结果显示,同步放、化疗前化疗(紫杉醇+顺铂),放疗后 2 个周期化疗与同步放、化疗效果相当,可用于放疗资源紧张的地区。

(3)盆腔外照射+含顺铂方案的同步化疗+近距离放疗+选择性子宫切除术(根治性放疗后宫颈病灶残存)。

初次放、化疗后是否推荐辅助子宫切除术存在争议,目前为 3 类证据推荐。放疗后辅助子宫切除术能改善盆腔控制,但不能改善总生存率。对于因疾病范围或子宫解剖学关系不能充分覆盖近距离放疗的患者,可以考虑采用此方法。

5.ⅡB~ⅣA期宫颈癌治疗

采用铂类药物为基础的同步放、化疗,可选择周化疗或 3 周化疗。常规放疗剂量:肿瘤直径为4.0 cm,A 点应达到 85 Gy(EQD2)及以上,ⅢB 期患者 B 点应达到 45~50 Gy(EQD2)。对于盆壁受侵明显的患者,必要时可高适形缩野局部盆腔加量 10~15 Gy。对于阴道侵犯明显的患者,建议采用三维近距离放疗。放疗范围包括已知及可疑肿瘤侵犯的部位。放疗中应该有 2~3 次临床和影像学检查疗效评估,必要时重新定位,以确定个体化治疗剂量。治疗结束后评估,进入随访;若局部病灶持续存在或局部复发,考虑全身治疗(化疗、靶向治疗、免疫治疗)、姑息性支持治疗、子宫切除术或盆腔廓清术。推荐手术在放疗后 3 个月左右评估,充分知情后决定。

免疫治疗可用于晚期或复发的宫颈癌患者。免疫治疗患者检出相关的分子标志物才能取得较高的缓解率。其他药物靶向治疗和生物制剂仍然需要更多的临床研究数据支持,鼓励参加相关的临床试验。

6.ⅣB 期宫颈癌

(1)寡转移病灶,若适合局部治疗,可考虑局部切除±个体化放疗,或局部消融治疗±个体化放疗,或个体化放疗±全身系统性治疗,也可考虑综合治疗。在进行盆腔局部放疗的同时,应加强以铂类药物为基础的联合化疗,并针对转移灶进行个体化治疗,加强对症治疗、营养治疗、止痛治疗,以控制病情进展,改善生存质量。

(2)全身广泛转移者,应进行全身系统性治疗及最佳支持治疗,参加临床试验。

靶向治疗药物在ⅣB 期患者中得到广泛应用,以贝伐珠单抗为代表。贝伐珠单抗可应用于复发晚期的宫颈癌患者,通常与铂类药物/紫杉醇或铂类药物/拓扑替康等联合使用,应用前仔细评估患者胃肠道/泌尿生殖系统毒性的风险。

(六)宫颈癌根治术后辅助治疗

1.宫颈癌根治术后辅助放疗

(1)术后病理学检查结果显示存在高危因素:宫颈癌根治术后存在淋巴结阳性、切缘阳性或子宫旁阳性任一个高危因素均需补充放疗。术后补充盆腔放疗＋铂类同步化疗(1 类证据)±阴道近距离放疗,无髂总或腹主动脉旁淋巴结转移,仅行盆腔照射;髂总、腹主动脉旁淋巴结转移,照射需包括腹主动脉旁淋巴引流区,如果盆腔淋巴结存在多处阳性,腹主动脉旁淋巴结清扫阴性,可不延伸照射野,如未做腹主动脉旁淋巴结清扫,可选择延伸照射野;如有腹主动脉旁淋巴结转移者,还需进一步明确有无其他部位的远处转移。

(2)术后病理学检查结果显示存在中危因素:病理学类型和肿瘤浸润范围是重要因素,鳞状细胞癌需按 Sedlis 标准来决定是否进行辅助治疗,ⅠB～ⅡA 期宫颈癌患者行根治性子宫切除术后补充放疗或放、化疗者,腺癌预后更差。因此,腺癌或腺鳞癌患者术后是否补充治疗应参照"四因素模式",即肿瘤≥3.0 cm、浸润宫颈外 1/3、间质脉管间隙见癌栓、腺癌/腺鳞癌,术后病理学因素中,有以上 4 个中危因素中的 2 个以上,应当辅助治疗。任何病理学类型,病灶近切缘应当考虑辅助放疗。

(3)术后放、化疗应遵循的原则:①术后存在高危因素者,补充治疗可选择同步放、化疗。②宫颈癌术后照射野设计应覆盖瘤床和引流淋巴结区域在内的盆腹腔,通常剂量为 45～50 Gy。③调强适形放疗是一种先进和精细的放射治疗技术,有条件应用者可减少放疗的毒性及不良反应。④对于切缘阳性或肿瘤靠近切缘、肿瘤直径＞4.0 cm 或深间质浸润、子宫旁或阴道受累者,可采用阴道残端近距离放疗。⑤对于广泛的淋巴脉管间隙浸润,需进行铂类药物为主的化疗加阴道残端近距离放疗。

2.意外发现宫颈癌的术后治疗

因良性疾病进行单纯子宫切除术后病理学检查意外发现宫颈癌(仅包括鳞癌、腺癌、腺鳞癌和宫颈神经内分泌癌),由于手术范围不足,绝大多数患者术后需接受进一步的治疗。

对这一类患者首先需明确病理学诊断,对于病理学诊断不清者,尤其是无法判断ⅠA₁或ⅠA₂期、是否有淋巴脉管间隙浸润、切缘情况不明等,需明确病理学诊断后制定治疗措施。其次,需进行全面检查评估,包括手术范围、查体、血生化检查和影像学检查。影像学检查包括盆腹腔 CT、肺 CT 及盆腔 MRI,有条件者可行 PET/CT 检查,MRI 对软组织有较高的识别度,可判断盆腔有无病灶残留,CT 和 PET/CT 有助于发现淋巴结问题和是否有远处转移。根据病理学、影像学检查结果,结合当地技术条件及患者具体情况选择以下治疗方案。

(1)术后病理学诊断结果为 I A$_1$,无淋巴脉管间隙浸润,术后可密切随访。

(2)术后病理学诊断结果为 I A$_1$ 期且淋巴脉管间隙浸润(+)、I A$_2$、I B$_1$ 期及以上者,根据不同的情况,可选择不同的后续处理方式,手术切缘的情况与后续治疗方案的选择密切相关。

(3)切缘和影像学检查均呈阴性,选择:①盆腔放疗+阴道残端近距离放疗±含铂药物的同步化疗;②若子宫标本的病理学检查无 Sedlis 标准中术后补充放疗的指征,可行根治性子宫旁切除术+阴道上段切除+盆腔淋巴结切除±腹主动脉旁淋巴结切除。再次术后病理学检查阴性,建议随访;再次术后病理学检查结果提示淋巴结阳性、手术切缘阳性或子宫旁阳性,则需辅助盆腔放疗±阴道残段近距离放疗+同期化疗。

(4)若病理学检查结果显示切缘阳性,或影像学检查提示有明显肿瘤残留或盆腔淋巴结肿大,或者子宫标本病理学检查有 Sedlis 标准中术后放疗的指征,应行盆腔放疗+同步含铂化疗+阴道残端近距离放疗。

(5)意外发现宫颈癌的患者在术后选择二次手术治疗,需考虑手术后病理学检查结果、患者对再次手术的耐受能力和当地医疗水平,作出综合判断。虽然手术+术后放疗对意外发现的宫颈癌是可行的,但预后比直接广泛子宫切除差,由于瘢痕、粘连形成和解剖学改变,手术难度增加。第二次手术的优势在于适用于部分早期年轻患者,有望通过再次手术治愈,手术后无须辅助放疗,可保留卵巢功能和阴道功能,避免放疗的不良反应,有助于提高患者的生活质量。对评估术后放疗概率大的病例,不推荐手术和放疗方式的叠加,建议选择盆腔放疗+同期化疗。

(七)复发性宫颈癌的治疗

对复发性宫颈癌进行治疗之前,尽量行复发病灶活检以明确复发或 PET/CT 证实复发。

1.局部复发的治疗

局限于宫颈或阴道的宫颈癌局部复发,可针对复发部位进行以临床治愈为目标的治疗。

(1)既往无放疗史或复发灶位于既往照射野外:①可手术切除病灶,手术后再行个体化的外照射治疗±含铂药物化疗方案±近距离放疗。②不能耐受手术者或不接受手术者,外照射治疗±同步化疗和/或近距离放疗。③对于初始治疗后短期复发的患者,以全身系统性治疗为主,按照复发性宫颈癌系统治疗选用化疗,鼓励参加临床试验和做相关基因检测。④治疗后再复发者,选择化疗、靶向治疗、支持治疗、免疫治疗,鼓励患者参加临床试验和做相关基因检测。

(2)既往有放疗史或复发病灶位于既往照射野内:①中心性复发可选择手术治疗,手术应以临床治愈为目的。最可能从手术中获益的患者:盆腔中央复发,无侧盆壁固定或相关肾积水;无病间期较长;复发肿瘤直径<3.0 cm。盆腔廓清术(前盆腔、后盆腔、全盆腔)±术中放疗(无术中放疗条件者可考虑放射性粒子植入放疗(3 类证据),应同时进行盆底重建,术后制订有关社会心理学及性心理学的康复计划。复发病灶直径<2.0 cm 并经仔细评估的病例,可行子宫切除术或近距离放疗。②不适合手术切除的患者,可予以全身系统性治疗、免疫治疗或插植放疗等。③非中心性复发治疗:针对肿瘤局部放射治疗±化疗;切除肿瘤±术中放射性粒子植入放疗(3 类证据);以铂类药物为基础的联合化疗,联合贝伐珠单抗;支持治疗;鼓励患者参加临床试验。④治疗后再复发者可采用全身系统性治疗、支持治疗、免疫治疗和参加临床试验。

2.远处转移复发的治疗

(1)复发灶为多病灶或无法切除者,选择化疗、免疫治疗、放射治疗。

(2)病灶可切除者选择：①病灶切除±放疗。②化疗：一线化疗推荐以铂类药物为基础的联合治疗，首选顺铂＋紫杉醇加用贝伐珠单抗；一线治疗后疾病进展及不适合联合化疗的患者，采用单药治疗，如卡铂、紫杉醇、培布珠单抗。③参加临床试验。

(八)妊娠期宫颈癌的处理

1.诊断方法

同非妊娠期宫颈癌。

2.评估

(1)肿瘤评估：组织病理学类型、FIGO分期、影像学检查(超声或MRI)诊断有无淋巴结转移。

(2)胎次、妊娠阶段、胎儿的发育情况。

(3)总体治疗原则：治疗方案应与产科医师、患者及亲属充分沟通，综合考虑宫颈癌的恶性程度、孕周及胎儿发育情况，严密监测患者病情发展及产科情况。应充分了解患者及其家属对妊娠的期望等，在决定治疗方案前，患者及其家属享有充分的知情权，结合肿瘤评估结果，选择是否保留胎儿和采取恰当的治疗方式，获得患者及其家属的知情同意。对各妊娠时期的宫颈癌尚没有成熟的方案，国际妇科癌症协会和欧洲妇科肿瘤学会2014年专家共识认为，在不保留胎儿和生育功能时，处理同非妊娠期宫颈癌。

按照不同分期和孕期的治疗建议：①妊娠早期(孕20周以内)，除宫颈癌 IA_1 期外，不建议患者继续妊娠。② IA_1 期者应严密监测，每8周行1次阴道镜检查，必要时做宫颈活检，直至妊娠结束开始治疗。无淋巴脉管间隙浸润可行宫颈锥切并行宫颈环扎术(低级别证据)。③妊娠中期(孕20～28周)要求继续妊娠、 IIB 期以内者，可继续妊娠。 IIB 期以上者，不建议继续妊娠。 IB_2 期及 IB_3 期继续妊娠者，考虑行新辅助化疗，新辅助化疗可以维持至孕34～35周。对于妊娠中期的处理目前争议较大，应充分评估风险和尊重患者选择权。④妊娠晚期(孕28周以上)诊断为宫颈癌，无论患者期别，患者要求继续妊娠者在孕34周、胎儿肺成熟后采用剖宫产结束妊娠为宜，再根据分期制订相应的治疗方案： IA 、 IB_1 期者可在剖宫产同时行根治性子宫切除术＋淋巴结切除术，避免放疗引起的纤维化，并保留卵巢功能；根治性手术后如果需要行放疗的患者，可在切口愈合后进行； IIB 期以上的宫颈癌者，结束妊娠后按分期选择同期放、化疗。

(九)宫颈神经内分泌癌的治疗

该类肿瘤侵袭性强，易发生早期转移，预后较差，对化疗相对敏感，这些对患者的诊治具有重要意义。相对于宫颈鳞癌、腺癌、腺鳞癌患者，宫颈神经内分泌癌有如下几个特点。

(1)有别于其他常见类型宫颈癌，宫颈神经内分泌癌的病理学诊断主要基于形态学改变，而无论免疫组织化学结果如何。

(2)初次治疗评估及治疗过程使用：胸部/腹部/盆腔的CT＋脑部MRI，或颈部/胸部/腹部/盆腔/腹股沟PET/CT＋脑部MRI，以排除脑转移。

(3)不推荐宫颈神经内分泌癌患者保留生育功能。

(4) IB_3 / IIA_2 期不推荐直接手术治疗。

(5)宫颈神经内分泌癌对化疗相对敏感，局部晚期患者可行新辅助化疗。

(6)无论首选手术还是首选放疗，治疗后所有患者均推荐进行补充全身系统性治疗，化疗和同步放、化疗推荐首选使用顺铂＋依托泊苷，若患者不能耐受顺铂，可采用卡铂＋依托泊苷。

(7)放宽手术后补充放疗的指征。

(8)对于新辅助治疗、术后辅助治疗，以及出现疾病复发或转移的病例，一线推荐首选顺铂＋依托泊苷或卡铂＋依托泊苷,二线推荐方案与鳞状细胞癌/腺癌/腺鳞癌的一、二线推荐治疗一致。

十一、随访

(一)随访间隔

治疗结束后 2 年内,每 3～6 个月随访 1 次,治疗结束后 3～5 年,每 6～12 个月随访 1 次。根据患者疾病复发风险进行年度复查。

(二)随访内容

随访内容包括全身体格检查、妇科检查及鳞癌抗原、细胞角蛋白等肿瘤标志物检测,以及宫颈或阴道残端细胞学、人乳头瘤病毒检查。必要时行阴道镜检查及活检、X 线胸片、胸部 CT、盆腔 MRI、超声、全身浅表淋巴结超声检查。根据症状、体征怀疑复发时,可进行相关实验室、影像学检查,如血常规、血尿素氮、肌酐等。根据检查结果,必要时行阴道镜检查及活检、X 线胸片、胸部 CT、盆腔 MRI、超声、全身浅表淋巴结超声检查。

(林少杰)

第二节　子宫内膜癌

子宫内膜癌是女性生殖道常见的妇科恶性肿瘤之一。其发病率仅次于宫颈癌,占女性生殖道恶性肿瘤的 20%～30%。占女性全身恶性肿瘤的 7%,死亡率为 1.6/10 万。在我国子宫内膜癌也呈现上升状态。2008 年中国卫生统计提要中,对 2004—2005 年中国恶性肿瘤死亡抽样回顾调查显示,位于前十位恶性肿瘤死亡率中,子宫恶性肿瘤死亡率为 4.32/10 万,已超过宫颈癌位居女性恶性肿瘤死亡率的第七位,宫颈癌为 2.84/10 万,位于第九位。

子宫内膜癌好发年龄为 50～60 岁,较宫颈癌晚,多见于围绝经期或绝经后的老年妇女,60%以上发生在绝经后,约 30%发生在绝经前。子宫内膜癌的年龄分布:绝经后 50～59 岁妇女最多;60%于绝经后发生,30%于绝经前发生;高发年龄为 58 岁,中间年龄为 61 岁;40 岁以下患者仅占 2%～5%;25 岁以下患者极少。近年来,有年轻化趋势,在发达国家,40 岁以下患者由 2/10 万增长为(40～50)/10 万。

一、发病机制

发病机制尚不完全明了,一般认为与雌激素有关,主要是由于体内高雌激素状态长期刺激子宫内膜,可引起子宫内膜癌的发生。高雌激素状态有来自内源性和来自外源性两种。内源性雌激素引起的子宫内膜癌患者表现为多有闭经、多囊卵巢及不排卵,不孕、少孕和晚绝经,常合并肥胖、高血压、糖尿病。外源性雌激素引起的子宫内膜癌患者有雌激素替代史及与乳腺癌患者服用他莫昔芬史有关。均为子宫内膜腺癌,一般分期较早、肿瘤分化好,预后较好。

Armitage(2003)等对子宫内膜癌发病机制的研究表明,无孕激素拮抗的高雌激素长期作用,可增加患子宫内膜癌的风险。1960—1975 年,在美国 50～54 岁的妇女子宫内膜癌增加了 91%。发现应用外源性雌激素者将增加 4～8 倍患子宫内膜癌的危险,若患者使用外源性雌激素超过 7 年,则危险性增加 14 倍。激素替代所致的子宫内膜癌预后较好,这些患者分期早、侵肌浅、分化好,常合并内膜增生,5 年生存率为 94%。

子宫内膜癌发生的相关因素如下。

(一)未孕、未产、不孕与子宫内膜癌的关系

与未能被孕激素拮抗的雌激素长期刺激有关。受孕少者、未产妇比>5 个孩子的妇女患子宫内膜癌高 3 倍;年轻子宫内膜癌患者中 66.45% 为未产妇;子宫内膜癌发病时间多在末次妊娠后 5～43 年(平均 23 年),提示与原发或继发不孕有关;不孕、无排卵及更年期排卵紊乱者,子宫内膜癌发病率明显高于有正常排卵性月经者。

(二)肥胖

子宫内膜癌肥胖者居多,将近 20% 的患者超过标准体重的 10%;超标准 10%～20% 者的子宫内膜癌发病率较体重正常者高 3 倍,而超出标准体重 22.7% 者子宫内膜癌发病率较体重正常者高 9 倍。肥胖与雌激素代谢有关:雌激素蓄积在脂肪内,排泄较慢。绝经后妇女雌激素主要来源为肾上腺分泌的雄烯二酮,在脂肪中的芳香化作用下转换为雌酮,体内雌酮增加可导致子宫内膜癌的发生。脂肪转化越多,则能力越强,血浆中雌酮越高。

(三)糖尿病

临床发现 10% 的子宫内膜癌患者合并糖尿病;糖尿病患者子宫内膜癌发病率较无糖尿病者高 2～3 倍。

(四)高血压

50% 以上子宫内膜癌患者合并高血压;高血压妇女的子宫内膜癌发病率较正常者高 1.7 倍。

(五)遗传因素

20% 的患者有家族史。近亲家族史三代内患者中,宫颈癌占 15.6%,子宫内膜癌占 30%。母亲为子宫内膜癌者占 10.7%,故认为子宫内膜癌和遗传因素有关。家族遗传性肿瘤即遗传性非息肉性结直肠癌,与子宫内膜癌的关系密切,应十分重视该病的发生。

(六)癌基因与抑癌基因

分子生物学研究显示,癌基因与抑癌基因等与子宫内膜癌的发生、发展、转移有关,其中抑癌基因主要有 PTEN 和 P53。PTEN 是一种具有激素调节作用的肿瘤抑制蛋白,在子宫内膜腺癌中,雌激素受体及孕激素受体多为阳性,30%～50% 的病例出现 PTEN 基因的突变,极少病例出现 P53 突变。而在子宫内膜浆液性腺癌中,雌激素受体、孕激素受体多为阴性,P53 呈强阳性表达。

二、子宫内膜癌的分型

子宫内膜癌分为雌激素依赖型(Ⅰ型)或相关型和雌激素非依赖型(Ⅱ型)或非相关型,这两类子宫内膜癌的发病及作用机制尚不明确,其生物学行为及预后不同。Bokhman 于 1983 年首次提出将子宫内膜癌分为两型。他发现 60%～70% 的患者与高雌激素状态相关,大多发生于子宫内膜过度增生后,且多为绝经晚(>50 岁)、肥胖,以及合并高血糖、高脂血症等内分泌代谢疾病者,并提出将其称为Ⅰ型子宫内膜癌;对其余 30%～40% 的患者称其为Ⅱ型子宫内膜癌,多发生于绝经后女性,其发病与高雌激素无关,无内分泌代谢紊乱,病灶多继发于萎缩性子宫内膜之上。其后更多的研究发现两种类型子宫内膜癌的病理表现及临床表现不同,Ⅰ型子宫内膜癌组织类型为子宫内膜腺癌,多为浅肌层浸润,细胞呈高、中分化,很少累及脉管;对孕激素治疗反应好,预后好。Ⅱ型子宫内膜癌多为深肌层浸润,细胞分化差,对孕激素无反应,预后差。

由于Ⅱ型子宫内膜癌主要是浆液性乳头状腺癌,少部分为透明细胞癌,易复发和转移,预后差,近年来越来越多地引起了人们的关注。实际早在 1947 年 Novak 就报道了具有乳头状结构的子宫内膜癌,但直到 1982 年才由 Hendrick-son 等将其正式命名为子宫内膜浆液性乳头状腺癌,并制定了细胞病理学诊断标准。1995 年 King 等报道在 73% 子宫内膜癌患者中检测到 $P53$ 基因的过度表达,而且 $P53$ 过度表达者的生存率明显低于无 $P53$ 过度表达的患者。Kovalev 等也报道子宫内膜浆液性乳头状腺癌中有 78% 呈 $P53$ 基因的过度表达,而且其中有 53% 可检测到 $P53$ 基因的突变,而在高分化子宫内膜腺癌中其表达仅为 10%～20%。Sherman 等提出子宫内膜癌起源的两种假说。认为在雌激素长期作用下可导致子宫内膜腺癌通过慢性通道发生,而在 $P53$ 作用下,则可能为快速通路导致子宫内膜浆液性乳头状腺癌的发生。$P53$ 基因被认为与子宫内膜浆液性乳头状腺癌的发生和发展有很大的关系。

对两种类型子宫内膜癌诊断比较困难,主要依靠组织病理学的诊断。Ambros 等在 1995 年提出"子宫内膜上皮内癌"的概念,认为"子宫内膜上皮内癌"多发生在内膜息肉内,特征为子宫表面上皮和/或腺体被类似于浆液性癌的恶性细胞所替代,间质无侵袭。在细胞学和免疫组织化学上与子宫内膜浆液性乳头状腺癌具有同样的形态学和免疫组织化学特征,表现为细胞分化差和 $P53$ 强阳性,被认为是子宫内膜浆液性乳头状腺癌的原位癌。这一概念的提出有利于对子宫内膜浆液性乳头状腺癌进行早期诊断和早期治疗。

三、病理特点

(一)大体表现

可发生在子宫内膜各部位,不同组织类型的癌肉眼无明显区别,侵及肌层时子宫体积增大,浸润肌层癌组织分界清楚,呈坚实灰白色结节状肿块。子宫内膜癌呈两种方式生长。

1.弥散型

肿瘤累及整个宫腔内膜,可呈息肉菜花状,表面有坏死、溃疡,可有肌层浸润,组织呈灰白色、豆渣样。

2.局限型

肿瘤局限于宫腔某处,多见宫腔底部或盆底部。累及内膜面不大,组织呈息肉样或表面粗糙呈颗粒状,易浸润肌层。

(二)镜下表现

腺体增生、排列紊乱,腺体侵犯间质,出现腺体共壁。分化好的肿瘤可见腺体结构明显;分化差的肿瘤腺体结构减少,细胞呈巢状、管状或索状排列。腺上皮细胞大小不等,排列紊乱,极性消失,核呈异型性,核大、深染。

(三)病理组织类型

在国际妇科病理协会 1987 年提出的子宫内膜癌的分类基础上,现采用 FIGO 2009 年修订的临床病理分期。最常见的是子宫内膜腺癌,占 80%～90%,其中包括子宫内膜腺癌伴有鳞状上皮分化的亚型:浆液性癌、透明细胞腺癌、黏液性癌、小细胞癌、未分化癌等。其中浆液性腺癌是常见恶性高的肿瘤。

关于子宫内膜腺癌伴有鳞状上皮分化的亚型,以往作为鳞状上皮化生,并分为腺棘癌和鳞腺癌,认为鳞腺癌较腺棘癌恶性度更高。但研究发现,子宫内膜样癌的预后主要与肿瘤中腺体成分的分化程度有关,而与是否伴有鳞状上皮分化及鳞状分化的好坏关系不大,因此该区分已没有意义。现已不再分为腺棘癌和鳞腺癌,而将两者均包括在子宫内膜腺癌伴有鳞状上皮分化亚型内。

浆液性乳头状腺癌、透明细胞癌恶性度高,鳞癌、未分化癌罕见,但恶性度也很高。

四、转移途径

约75%子宫内膜癌患者为Ⅰ期,其余25%的患者为其他各期。特殊组织类型及低分化癌易出现转移,转移途径为直接蔓延,经淋巴转移,晚期可有血行转移。

(一)直接蔓延

病灶沿子宫内膜蔓延。

(1)子宫上部及宫底部癌→子宫角部→输卵管、卵巢→盆腹腔。

(2)子宫下部癌→宫颈、阴道→盆腔。

(3)癌侵犯肌层→子宫浆膜层→输卵管、卵巢→盆腹腔。

(二)淋巴转移

淋巴转移是子宫内膜癌的主要转移途径。

(1)子宫内膜癌生长部位与转移途径的关系:①子宫底部癌→阔韧带上部→骨盆漏斗韧带→腹主动脉旁淋巴结。②子宫角部或前壁上部癌灶→圆韧带→腹股沟淋巴结。③子宫下段累及宫颈癌灶→宫旁→闭孔→髂内、外→髂总淋巴结。④子宫后壁癌灶→宫骶韧带→直肠淋巴结。

(2)子宫内膜癌的淋巴结转移不像宫颈癌那样有一定的规律性,而与腹腔冲洗液癌细胞检查是否阳性、癌灶在宫腔内的位置及病变范围的大小、肌层浸润的深度、是否侵犯宫颈、附件有无转移、癌细胞组织病理学分级有关。①临床Ⅰ期、高分化、中分化、侵及肌层<1/2或低分化、癌灶仅限于内膜时,盆腹腔淋巴结转移率为0～2%。②临床Ⅰ期、中分化、低分化或高分化、侵及肌层>1/2时,盆腔淋巴结转移率为20%,腹主动脉旁淋巴结转移率为16%。③临床Ⅰ、Ⅱ期盆腔淋巴结转移率为9%～35%,腹主动脉旁淋巴结转移率为6%～14%。④在盆腔淋巴结中,最易受累的是髂外淋巴结,有61%～78%发生转移,其次为髂内、髂总、闭孔和骶前淋巴结。转移中37%淋巴结直径<2 mm,需经镜下检查确诊。

(三)卵巢转移

转移到卵巢可能有两种途径:经输卵管直接蔓延到卵巢;经淋巴转移到卵巢实质。前者腹腔细胞学检查100%为阳性,可无淋巴转移。后者腹腔细胞学检查19%为阳性,36%为淋巴转移。但两者复发率相近,分别为50%和52%。

五、临床表现

(1)常发生与雌激素水平相关的疾病,伴无排卵性功能失调性子宫出血、多囊卵巢综合征、功能性卵巢肿瘤。

(2)易发生在不孕、肥胖、高血压、糖尿病、未婚、不孕、少产、绝经延迟的妇女。

(3)有近亲家族肿瘤史,发病率较宫颈癌高。

(4)症状与体征:75%均为早期患者,极早期可无症状,病程进展后有以下表现。①阴道流血:为最常见症状。未绝经者经量增多、经期延长或经间期出血。绝经后者阴道持续性出血或间歇性出血,个别也有闭经后出血。②阴道排液:在阴道流血前有此症状。少数主诉白带增多,晚期合并感染可有脓血性白带伴臭味。③疼痛:因宫腔积液、宫腔积脓可引起下腹痛。腹腔转移时可有腹部胀痛。晚期癌浸润周围组织时可引起相应部位疼痛。④全身症状:腹腔转移时可有腹部包块、腹胀、腹水,晚期可引起贫血、消瘦、恶病质及全身衰竭。⑤子宫增大、变软:早期患者无明显体征;病情进展后触及子宫稍大、稍软;晚期子宫固定,并可在盆腔内触及不规则肿块。

六、诊断及鉴别诊断

(一)诊断

1.病史

高育龄妇女出现不规则阴道出血,尤其是绝经后阴道出血,结合上述临床特点,应考虑有患子宫内膜癌的可能。

2.辅助检查

(1)细胞学检查:仅从宫颈口吸取分泌物涂片细胞学检查阳性率不高,用宫腔吸管或宫腔刷吸取分泌物涂片,可提高阳性率。

(2)诊断性刮宫:诊断子宫内膜癌最常用的方法,确诊率高。①用小刮匙环刮宫颈管。②用探针探宫腔,然后进宫腔搔刮内膜,操作要小心,以免子宫穿孔。刮出物已足够送病理学检查,即应停止操作。肉眼仔细检查刮出物是否新鲜,如见糟脆组织,应高度可疑为癌。③宫颈管及宫腔刮出物应分别送病理学检查。

(3)影像学检查:①B超检查。超声下子宫内膜增厚,失去线性结构,可见不规则回声增强光团,内膜与肌层边界模糊,伴有出血或溃疡,内部回声不均。彩色多普勒超声显示内膜血流低阻。通过B超检查,可了解病灶大小、是否侵犯宫颈、有无侵及肌层、有无合并子宫肌瘤。有助于术前诊断更接近手术病理分期。②CT检查。可正确诊断肌层浸润的深度,以及腹腔脏器及淋巴结转移情况。③MRI检查。能准确显示病变范围、肌层受侵深度和盆腔淋巴结转移情况。Ⅰ期准确率为88.9%,Ⅱ期为75%,Ⅰ/Ⅱ期为84.6%。④正电子发射体层摄影(PET)检查:均出现氟代脱氧葡萄糖聚集病灶,有利于发现病灶,但对子宫内膜癌术前分期的诊断欠佳。

(4)宫腔镜检查:可在直视下观察病灶大小、生长部位、形态,并进行活检。

适应证:有异常出血而诊断性刮宫阴性者;了解有无宫颈管受累;怀疑为早期子宫内膜癌,可在直视下进行活检。

在应用宫腔镜对子宫内膜癌进行检查时,是否会因使用膨宫剂时引起子宫内膜癌向腹腔扩散,一直是争论的焦点。不少学者认为不增加子宫内膜癌的转移。Kudela等进行的一项多中心的临床研究,对术前子宫内膜癌两组病例分别进行宫腔镜下活检与诊断性刮宫操作,于术中观察两组腹腔冲洗液细胞学变化,结果两组术中腹腔冲洗液癌细胞阳性无统计学差异,结论是宫腔镜诊断不增加子宫内膜癌细胞向腹膜腔播散的风险。对术前曾接受宫腔镜检查的子宫内膜癌病例进行随访,认为宫腔镜对子宫内膜癌的预后未产生负面影响。尽管如此,仍应强调宫腔镜适用于早期子宫内膜癌的检查,且在使用宫腔镜检查子宫内膜癌时,应注意膨宫压力,最好在10.7 kPa(80 mmHg)以内。

(5)血清标志物检查:CA125、糖类抗原19-9(CA19-9)、癌胚抗原等检测有一定参考价值。在95%的特异度下CA125的敏感性较低,Ⅰ期子宫内膜癌只有20.8%,Ⅱ~Ⅳ期敏感性为32.9%,多种肿瘤标志物联合检测可以提高阳性率。近年来发现人附睾蛋白4可作为肿瘤标志物,在卵巢癌和子宫内膜癌的诊断中优于CA125。在早期和晚期子宫内膜癌中人附睾蛋白4优于其他肿瘤标志物,比CA125的敏感性高。人附睾蛋白4与CA125联合使用优于单独使用CA125,可以提高诊断率。

(二)鉴别诊断

1.功能失调性子宫出血

病史及妇科检查难以鉴别,诊断性刮宫病理学检查可以鉴别。

2.子宫内膜炎合并宫腔积脓

宫腔积脓时患者阴道排出脓液或浆液,出现腹胀,有时发热,检查显示子宫增大,扩宫可有脓液流出,病理检查无癌细胞。但要警惕与子宫内膜癌并存的可能。

3.子宫黏膜下肌瘤或内膜息肉

诊断性刮宫、B 超、宫腔镜检查等可鉴别诊断。

4.宫颈癌(内生型)

通过妇科检查、巴氏涂片检查、阴道镜下活检、分断刮宫及病理学检查可以鉴别。宫颈腺癌与子宫内膜癌鉴别较难,前者有时呈桶状宫颈,子宫体相对较小。

5.子宫肉瘤

均表现为阴道出血和子宫增大,分段刮宫有助于诊断。

6.卵巢癌

卵巢内膜样癌与晚期子宫内膜癌不易鉴别。

七、治疗

手术治疗是子宫内膜癌的首选治疗方法,根据患者年龄、有无内科并发症等,以及术前评估的分期,选择适当的手术范围。

根据期别采用以下术式。

(一)手术

手术是首选的治疗方法。通过手术可以了解病变的范围、与预后相关的因素、术后采取的相应治疗。

1.手术范围

(1)Ⅰ期 A、B 及细胞分化好的患者可行筋膜外子宫切除、双附件切除术。盆腔淋巴结及腹主动脉旁淋巴结取样送病理学检查。

年轻、子宫内膜腺癌ⅠA 期高分化或ⅠB 期高分化的患者可行筋膜外全子宫、单侧附件切除术,保留一侧卵巢。但强调术后需定期严密随访。

随着微创技术的提高,早期子宫内膜癌可应用腹腔镜进行分期手术。

(2)ⅠB 期(侵及肌层≥1/2)、Ⅱ期、细胞分化差,或虽为Ⅰ期,但组织类型为子宫内膜浆液性乳头状腺癌、透明细胞癌,因其恶性程度高,早期即可有淋巴转移及盆腹腔转移,即使癌变局限于子宫内膜,30%~50%的患者已有子宫外病变。其手术应切除子宫、双侧附件、盆腔及腹主动脉旁淋巴结,还应切除大网膜及阑尾。

(3)Ⅲ期或Ⅳ期(晚期癌、浆液性乳头状腺癌或子宫外转移)应以缩瘤为目的,行肿瘤细胞减灭术,切除子宫、双附件及盆腔和腹主动脉旁淋巴结、大网膜、阑尾,应尽可能切除癌块,使残留癌<2 cm,但需根据个体情况区别对待。

2.术中注意事项

(1)吸取直肠子宫陷凹处腹腔液,或用生理盐水 200 mL 冲洗直肠子宫陷凹、侧腹壁,然后抽取腹腔冲洗液,做细胞学检查找癌细胞。

(2)探查盆腹腔各脏器有无转移,腹膜后淋巴结(盆腔及腹主动脉旁淋巴结)有无增大、质硬。

(3)高位切断结扎卵巢动、静脉。

(4)切除子宫后应立即肉眼观察病灶位置、侵犯肌层情况,必要时送快速冰冻病理检查。

(5)子宫内膜癌标本应行雌、孕激素受体检查,有条件还可行基因蛋白免疫组化检测,进行分子分型。

3.复发癌的手术治疗

如初次治疗为手术治疗,阴道断端复发者可首选手术切除;如初次治疗为放疗或已行次广泛或广泛性全子宫切除术后的中心性复发者,可经严格选择及充分准备后行盆腔脏器廓清术;如为孤立病灶复发灶者,可行手术治疗,术后行放、化疗及激素治疗。

(二)放疗

1.术前放疗

目的是给肿瘤以致死量,减小肿瘤范围或体积,使手术得以顺利进行。适应证:可疑肿瘤侵犯肌层者;Ⅱ期宫颈转移或Ⅲ期阴道受累者;细胞分化不良者可于术前行腔内放疗,放疗后再手术。晚期癌患者先行外照射及腔内照射,大剂量照射后一般需间隔8～10周再行手术。

2.术后放疗

腹水、癌细胞阳性、细胞分化差、侵犯肌层深、有淋巴转移者行术后放疗;组织类型为透明细胞癌、腺鳞癌者需术后放疗。多行外照射,如有宫颈或阴道转移,则加腔内照射。

3.单纯放疗

主要用于晚期或有严重内科疾病、高龄和无法手术的其他晚期患者。

(三)化疗

由于子宫内膜癌对化疗药物的耐药性,目前主要对晚期、复发者进行化疗,多采用以下方案。

(1)顺铂、多柔比星、环磷酰胺联合化疗:顺铂 50 mg/m^2,多柔比星 500 mg/m^2,环磷酰胺 500 mg/m^2,静脉注射,4 周 1 次。

(2)环磷酰胺 500 mg/m^2,多柔比星 500 mg/m^2,静脉注射,4 周 1 次。

(3)环磷酰胺 500 mg/m^2,多柔比星 500 mg/m^2,氟尿嘧啶 500 mg/m^2,静脉注射,4 周 1 次。

(4)紫杉醇、卡铂联合化疗方案。

(四)抗雌激素治疗

1.孕激素治疗

可直接作用于癌细胞,延缓 DNA、RNA 的修复,从而抑制瘤细胞生长。孕激素治疗后使癌细胞发生逆转改变,分化趋向成熟。目前主要对晚期复发子宫内膜癌进行激素治疗。常用孕激素有以下几种:①醋酸甲羟孕酮,剂量为 250～500 mg/d,口服。②醋酸甲地孕酮,剂量为 80～160 mg/d,口服。③己酸孕酮,为长效孕激素,剂量为 250～500 mg,每周 2 次,肌内注射。

2.抗雌激素治疗

他莫昔芬为非甾体类抗雌激素药物,并有微弱雌激素作用,可与雌二醇竞争雌激素受体、占据受体面积,起到抗雌激素作用。可使孕激素受体水平升高。用法:口服 20 mg/d,3～6 个月。受体阴性者,可与孕激素每周交替使用。

八、预后

子宫内膜癌因生长缓慢,转移晚,症状显著,多早期发现,约 75% 为早期患者,预后较好。5 年生存率为 60%～70%。预后与以下因素有关:组织学类型、临床分期、肿瘤分级、肌层浸润深度,以及盆腔及腹主动脉旁淋巴结有无转移、子宫外转移等。

(林少杰)

第七章

异常妊娠

第一节 自然流产

妊娠不足 28 周、胎儿体重不足 1 000 g 而终止者称为流产。孕 12 周前终止者称为早期流产,孕 12 周至不足 28 周终止者称为晚期流产。这个定义不是固定不变的,妊娠 20 周至不足 28 周之间流产的胎儿体重在 500～1 000 g,有存活的可能,称为有生机儿,美国等国家把流产定义为妊娠 20 周前终止妊娠者。流产又分为自然流产和人工流产两大类。机械或药物等人为因素终止妊娠者称为人工流产,自然因素导致的流产称为自然流产。本节仅阐述自然流产。自然流产率占全部妊娠的 10%～15%,其中 80% 以上为早期流产。

一、病因

(一)胚胎因素

胚胎染色体异常是流产的主要原因。早期流产胚胎检查发现 50%～60% 有染色体异常。夫妇任何一方有染色体异常亦可传至子代,导致流产。染色体异常包括:①数目异常。多见三体、单体 X、三倍体及四倍体。②结构异常。染色体分带技术监测可见易位、断裂、缺失。除遗传因素外,感染、药物等不良作用亦可引起胚胎染色体异常,常在 12 孕周前发生流产,即使少数妊娠至足月,出生后可能为畸形儿或有代谢及功能缺陷。如发生流产,排出物往往为空胎囊或退化的胚胎,故应仔细检查流产产物。

(二)母体因素

1.全身性疾病

全身性感染时高热可促进子宫收缩引起流产,梅毒螺旋体、流感病毒、巨细胞病毒、支原体、衣原体、弓形虫、单纯疱疹病毒等感染可导致流产;孕妇患心力衰竭、严重贫血、高血压、慢性肾炎及严重营养不良等缺血缺氧性疾病亦可导致流产。

2.内分泌异常

黄体功能不足可致早期流产。甲状腺功能低下、严重的糖尿病血糖未控制均可导致流产。

3.免疫功能异常

与流产有关的免疫因素有配偶的组织兼容性抗原(HLA)、胎儿抗原、血型抗原(ABO 及

Rh)和母体的自身免疫状态。父母的 HLA 位点相同频率高,使母体封闭抗体不足亦可导致反复流产。母儿血型不合、孕妇抗磷脂抗体产生过多、抗精子抗体的存在,均可使胚胎受到排斥而发生流产。

4.生殖器异常

畸形子宫如子宫发育不良、单角子宫、双子宫、子宫纵隔、宫腔粘连及子宫肌瘤均可影响胚囊着床和发育而导致流产。宫颈重度裂伤、宫颈内口松弛、宫颈过短常导致胎膜破裂而流产。

5.创伤刺激

子宫创伤如手术、直接撞击、性交过度亦可导致流产;过度紧张、焦虑、恐惧、忧伤等精神创伤亦有引起流产的报道。

6.不良习惯

过量吸烟、酗酒,吗啡、海洛因等毒品均可导致流产。

(三)环境因素

砷、铅、甲醛、苯、氯丁二烯、氧化乙烯等化学物质过多接触,均可导致流产。

二、病理

流产过程是妊娠物逐渐从子宫壁剥离,然后排出子宫。孕 8 周以前的流产,胚胎多已死亡,胚胎绒毛与底蜕膜剥离,导致其剥离面出血,坏死胚胎犹如宫内异物,刺激子宫收缩及宫颈扩张。由于此时绒毛发育不全,着床还不牢固,妊娠物多可完全排出,出血不多。早期流产常见胚胎异常类型为无胚胎、结节状胚、圆柱状胚、发育阻滞胚、肢体畸形及神经管缺陷。孕 8～12 周时绒毛发育茂盛,与底蜕膜联系较牢固,流产时妊娠物往往不易完整排出而部分滞留宫腔,影响子宫收缩,出血量多,且经久不止;孕 12 周后,胎盘已完全形成,流产时先出现腹痛,继而排出胎儿和胎盘,如胎盘剥离不全,可引起剥离面大量出血。胎儿在宫腔内死亡过久,可被血块包围,形成血样胎块而引起出血不止。也可吸收血红蛋白而形成肉样胎块,或胎儿钙化后形成石胎。其他还可见压缩胎儿、纸样胎儿、浸软胎儿、脐带异常等病理表现。

三、临床表现

主要为停经后阴道流血和腹痛。

(一)停经

大部分的自然流产患者均有明显的停经史,结合早孕反应、子宫增大,以及 B 超检查发现胚囊等表现能够确诊妊娠。但是,如果妊娠早期发生流产,流产导致的阴道流血很难与月经异常鉴别,往往没有明显的停经史。有报道提示,大约 50% 流产是妇女未知已孕就发生受精卵死亡和流产。对于这些患者,要根据病史、血、尿 HCCT 及 B 超检查的结果综合判断。

(二)阴道流血和腹痛

早期流产者常先有阴道流血,而后出现腹痛。由于胚胎坏死,绒毛与蜕膜剥离,血窦开放,出现阴道流血;剥离的胚胎及血液刺激子宫收缩,排出胚胎,产生阵发性下腹疼痛;当胚胎完全排出后,子宫收缩,血窦关闭,出血停止。晚期流产的临床过程与早产及足月产相似,经过阵发性子宫收缩,排出胎儿及胎盘,同时出现阴道流血。晚期流产时胎盘与子宫壁附着牢固,如胎盘粘连仅部分剥离,残留组织影响子宫收缩,血窦开放,可导致大量出血、休克、甚至死亡。胎盘残留过久,可形成胎盘息肉,引起反复出血、贫血及继发感染。

四、临床分型

按流产发展的不同阶段,分为以下临床类型。

(一)先兆流产

停经后出现少量阴道流血,常为暗红色或血性白带,无妊娠物排出。流血后数小时至数天可出现轻微下腹痛或腰骶部胀痛。宫颈口未开,子宫大小与停经时间相符。经休息及治疗,症状消失,可继续妊娠;如症状加重,则可能发展为难免流产。

(二)难免流产

难免流产又称为不可避免流产。在先兆流产的基础上,阴道流血增多,腹痛加剧,或出现胎膜破裂。检查见宫颈口已扩张,有时可见胚囊或胚胎组织堵塞于宫颈口内,子宫与停经时间相符或略小。B超检查仅见胚囊,无胚胎或胚胎血管搏动亦属于此类型。

(三)不全流产

难免流产继续发展,部分妊娠物排出宫腔,或胎儿排出后胎盘滞留宫腔或嵌顿于宫颈口,影响子宫收缩,导致大量出血,甚至休克。检查可见宫颈已扩张,宫颈口有妊娠物堵塞及持续性血液流出,子宫小于停经时间。

(四)完全流产

有流产的症状,妊娠物已全部排出,随后流血逐渐停止,腹痛逐渐消失。检查见宫颈口关闭,子宫接近正常大小。

此外,流产尚有三种特殊情况。①稽留流产:又称过期流产,指宫内胚胎或胎儿死亡后未及时排出者。典型表现是有正常的早孕过程,有先兆流产的症状或无任何症状;随着停经时间延长,子宫不再增大或反而缩小,子宫小于停经时间,早孕反应消失,宫颈口未开,质地不软。②习惯性流产:指连续自然流产3次或3次以上者。近年有学者将连续两次流产者称为复发性自然流产。常见原因为胚胎染色体异常、免疫因素异常、甲状腺功能低下、子宫畸形或发育不良、宫腔粘连、宫颈内口松弛等。往往每次流产发生在同一妊娠月份,其临床过程与一般流产相同。宫颈内口松弛者,往往在妊娠中期无任何症状而发生宫颈口扩张,继而羊膜囊突向宫颈口,一旦胎膜破裂,胎儿迅即娩出。③流产合并感染:多见于阴道流血时间较长的流产患者,也常发生在不全流产或不洁流产时。临床表现为下腹痛、阴道有恶臭分泌物,双合诊检查有宫颈摇摆痛。严重时引起盆腔腹膜炎、败血症及感染性休克。常为厌氧菌及需氧菌混合感染。

五、诊断

根据病史、临床表现即可诊断,但有时需结合辅助检查才能确诊。流产的类型涉及相应的处理,诊断时应予确定。

(一)病史

询问有无停经史、早孕反应及其出现时间,阴道流血量、持续时间、与腹痛的关系,腹痛的部位、性质,有无妊娠物排出。了解有无发热、阴道分泌物有无臭味可协助诊断流产合并感染,询问反复流产史有助于诊断习惯性流产。

(二)体格检查

测量体温、脉搏、呼吸、血压,有无贫血及急性感染征象,外阴消毒后妇科检查了解宫颈是否扩张、有无妊娠物堵塞或羊膜囊膨出;子宫有无压痛、与停经时间是否相符,双附件有无压痛、增厚或包块。疑为先兆流产者,操作应轻柔。

（三）辅助诊断

1.B 超检查

测定妊娠囊的大小、形态、胎心搏动,并可辅助诊断流产类型,如妊娠囊形态异常,提示妊娠预后不良。宫腔和附件检查有助于稽留流产、不全流产及异位妊娠的鉴别诊断。

2.妊娠试验

连续测定血 β-HCCT 的动态变化,有助于妊娠的诊断和预后判断。妊娠 6～8 周时,血 β-HCCT 是以每天 66％ 的速度增加,如果血 β-HCCT 每 48 小时增加不到 66％,则提示妊娠预后不良。

3.其他检查

孕激素、HPL 的连续测定有益于判断妊娠预后;习惯性流产患者可行妊娠物及夫妇双方的染色体检查。

六、处理

确诊流产后,应根据其类型进行相应处理。

（一）先兆流产

应卧床休息,严禁性生活,足够的营养支持。保持情绪稳定,对精神紧张者可给予少量对胎儿无害的镇静剂。黄体功能不足者可给予黄体酮 10～20 mg,每天或隔天肌内注射一次,过量应用可致稽留流产;或 HCCT 3 000 U,隔天肌内注射一次;也可口服维生素 E 保胎。甲状腺功能低下者可口服小剂量甲状腺素。如阴道流血停止、腹痛消失、B 超证实胚胎存活,可继续妊娠。若临床症状加重,B 超发现胚胎发育不良,β-HCCT 持续不升或下降,表明流产不可避免,应终止妊娠。

（二）难免流产

一旦确诊,应及早排出胚胎及胎盘组织。可行刮宫术,对刮出物应仔细检查,并送病理检查。晚期流产时子宫较大,出血较多,可用缩宫素 10～20 U 加入 5％葡萄糖液 500 mL 中静脉滴注,促进子宫收缩。必要时行刮宫术,清除宫内组织。术后可行 B 超检查,了解有无妊娠物残留,并给予抗生素预防感染。

（三）不全流产

由于部分组织残留宫腔或堵塞于宫颈口,极易引起子宫大量出血。故应在输液、输血的同时立即行刮宫术或钳刮术,并给予抗生素预防感染。

（四）完全流产

症状消失、B 超检查宫腔无残留物。如无感染,可不予特殊处理。

（五）稽留流产

死亡胎儿及胎盘组织在宫腔内稽留过久,可导致严重的凝血功能障碍及 DIC 的发生,应先行凝血功能检查,在备血、输液条件下行刮宫术;如凝血机制异常,可用肝素、纤维蛋白原、新鲜血、血小板等纠正后再行刮宫。稽留流产时胎盘组织常与子宫壁粘连较紧,手术较困难。如凝血功能正常,刮宫前可口服己烯雌酚 5 mg,每天 3 次,连用 5 天,或苯甲酸雌二醇 2 mg 肌内注射,每天 2 次,连用 3 天,可提高子宫肌对缩宫素的敏感性。刮宫时可用缩宫素 5～10 U 加于 5％葡萄糖液 500 mL 中静脉滴注,用米索前列醇 400 μg 置于阴道后穹隆。子宫＞12 孕周者,应静脉滴注缩宫素,促使胎儿、胎盘排出。行刮宫术时应避免子宫穿孔。术后应常规行 B 超检查,以确认宫腔残留物是否完全排出,并加强抗感染治疗。

(六)习惯性流产

染色体异常夫妇应于孕前进行遗传咨询,确定可否妊娠;还可行夫妇血型鉴定及丈夫精液检查;明确女方有无生殖道畸形、肿瘤、宫腔粘连。宫颈内口松弛者应在妊娠前行宫颈内口修补术,或于孕 12～18 周行宫颈内口环扎术。有学者对不明原因的习惯性流产患者行主动免疫治疗,将丈夫或他人的淋巴细胞在女方前臂内侧或臀部做多点皮内注射,妊娠前注射 2～4 次,妊娠早期加强免疫 1～3 次,妊娠成功率可达 86% 以上。此外,习惯性流产患者确诊妊娠后,可常规肌内注射 HCCT 3 000～5 000 U,隔天一次,至妊娠 8 周后停止。

(七)流产合并感染

治疗原则为迅速控制感染,尽快清除宫内残留物。如为轻度感染或出血较多,可在静脉滴注有效抗生素的同时进行刮宫,以达到止血目的;感染较严重而出血不多时,可用高效广谱抗生素控制感染后再行刮宫。刮宫时可用卵圆钳夹出残留组织,忌用刮匙全面搔刮,以免感染扩散。严重感染性流产可并发盆腔脓肿、血栓性静脉炎、感染性休克、急性肾衰竭及 DIC 等,应高度重视并积极预防,必要时切除子宫去除感染源。

(王冬霞)

第二节 早 产

早产是指妊娠满 28 周而不满 37 周且新生儿出生体重≥1 000 g 分娩者。早产根据原因分为 3 类:自发性早产、未足月胎膜早破早产和治疗性早产。治疗性早产是因妊娠合并症或并发症为母儿安全需要提前终止妊娠者。早产儿各器官发育尚不够健全,出生孕周越小,体重越轻,预后越差。

一、临床表现

临床上,早产可分为先兆早产和早产临产两个阶段。

(一)先兆早产

先兆早产指有规则或不规则宫缩,但宫颈尚未扩张,而经阴道超声测量子宫颈管长度≤20 mm,诊断为先兆早产。

(二)早产临产

出现规律宫缩(指每 20 分钟 4 次或每 60 分钟内 8 次),同时宫颈管进行性缩短(宫颈缩短≥80%),伴有宫口扩张 1 cm 以上。

二、早产高危人群

(1)有晚期流产及(或)早产史者。

(2)阴道超声检查:孕中期阴道超声检查发现子宫颈长度＜25 mm 的孕妇。

(3)有子宫颈手术史者:如宫颈锥切术、环形电极切除术治疗后发生早产的风险增加,子宫发

142

育异常者早产风险也会增加。

(4)孕妇年龄过小或过大者:孕妇≤17岁或>35岁。

(5)妊娠间隔过短的孕妇:两次妊娠间隔如控制在18～24个月,早产风险相对较低。

(6)过度消瘦的孕妇:体质指数<19 kg/m²,或孕前体质量<50 kg,营养状况差。

(7)多胎妊娠者:双胎的早产率近50%,三胎的早产率高达90%。

(8)辅助生殖技术助孕者。

(9)胎儿及羊水量异常者:胎儿结构畸形和/或染色体异常、羊水过多或过少者,早产风险增加。

(10)有妊娠并发症或合并症者:如并发重度子痫前期、子痫、产前出血、妊娠期肝内胆汁淤积症、妊娠期糖尿病、并发甲状腺疾病、严重心肺疾病、急性传染病等,早产风险增加。

(11)异常嗜好者:有烟酒嗜好或吸毒的孕妇,早产风险增加。

三、早产的预测方法

(1)前次晚期自然流产或早产史:但不包括治疗性晚期流产或早产。

(2)妊娠24周前阴道超声测量子宫颈长度<25 mm:不推荐对早产低风险人群常规筛查子宫颈长度。

四、诊断

(一)诊断先兆早产

出现规则或不规则宫缩,子宫颈尚未扩张,阴道超声测量子宫颈管长度≤20 mm。

(二)诊断早产临产

规律宫缩,同时子宫颈管进行性缩短(子宫颈缩短≥80%),伴有子宫口扩张1 cm以上。

五、鉴别诊断

需与Braxton Hicks宫缩进行鉴别。Braxton Hicks宫缩为无痛性宫缩,自孕18～20周起,子宫稀发、不规则、不对称的收缩,随着妊娠周数的增加,收缩的频率和幅度相应增加,子宫内压力不超过1.3～2.0 kPa(10～15 mmHg),一般不引起宫颈管缩短及宫颈扩张。

六、治疗

治疗原则:抑制宫缩,为促胎儿肺成熟赢得时间,胎儿脑保护治疗,有指征的应用抗生素预防感染。

(一)宫缩抑制剂

一般应用48小时,超过48小时维持用药不能明显降低早产率,但明显增加药物不良反应,故无宫缩及时停药。两种或以上宫缩抑制剂联合使用可能增加不良反应的发生,应尽量避免联合使用。

1.钙通道阻滞剂

硝苯地平:起始剂量为20 mg口服,然后10～20 mg,每天3～4次,根据宫缩情况调整,可持续48小时。服药中注意观察血压,防止血压过低。

2.前列腺素抑制剂

吲哚美辛:主要用于妊娠32周前早产。起始剂量为50～100 mg经阴道或直肠给药,也可口服,然后 25 mg 每 6 小时 1 次,可维持 48 小时。不良反应:在母体方面主要恶心、胃酸反流、胃炎等;在胎儿方面,妊娠 32 周后使用或使用时间超过 48 小时,可引起胎儿动脉导管提前关闭,也可因减少胎儿肾血流量而使羊水量减少,因此,使用期间需要监测羊水量及胎儿动脉导管宽度。当发现胎儿动脉导管狭窄时立即停药。

禁忌证:孕妇血小板功能不良、出血性疾病、肝功能不良、胃溃疡、有对阿司匹林过敏的哮喘病史。

3. β_2 肾上腺素能受体兴奋剂

利托君:起始剂量 50～100 μg/min 静脉滴注,每 10 分钟可增加剂量 50 μg/min,至宫缩停止,最大剂量不超过 350 μg/min,共 48 小时。使用过程中应密切关注心率和主诉,如心率超过 120 次/分,或诉心前区疼痛应停止使用。

不良反应:在母体方面主要有恶心、头痛、鼻塞、低血钾、心动过速、胸痛、气短、高糖、肺水肿、偶有心肌缺血等;胎儿及新生儿方面主要有心动过速、低血糖、低血钾、低血压、高胆红素,偶有脑室周围出血等。用药禁忌证有心脏病、心律不齐、糖尿病控制不满意、甲状腺功能亢进者。

4. 缩宫素受体拮抗剂

主要是阿托西班,起始剂量为 6.75 mg 静脉滴注 1 分钟,继之 18 mg/h 维持 3 小时,接着 6 mg/h 维持 45 小时。不良反应轻微,无明确禁忌,但价格较昂贵。

(二)硫酸镁应用

妊娠 32 周前早产者常规应用硫酸镁,作为胎儿中枢神经系统保护剂治疗。

孕 32 周前早产者,负荷剂量 5.0 g 静脉滴注,30 分钟滴完,然后以 1～2 g/h 维持。建议应用硫酸镁 3～5 天。硫酸镁应用前及使用过程中应监测呼吸、膝反射、尿量,24 小时总量不超过 30 g。禁忌证:孕妇患肌无力、肾衰竭等。

(三)糖皮质激素

糖皮质激素用于促胎肺成熟。妊娠 28～34^{+6} 周的先兆早产应当给予 1 个疗程的糖皮质激素。地塞米松 6 mg 每 12 小时 1 次,共 4 次,肌内注射。若早产临产,来不及完成完整疗程者,也应给药。

(四)抗生素

胎膜早破者,予抗生素预防感染,胎膜完整者,不推荐应用抗生素,除非分娩在即而下生殖道 B 族溶血性链球菌检测阳性。

(五)产时处理与分娩方式

1. 终止早产的指征

(1)宫缩进行性增强,经过治疗无法控制者。

(2)有宫内感染者。

(3)衡量母胎利弊,继续妊娠对母胎的危害大于胎肺成熟对胎儿的好处。

(4)孕周已过 34 周,如无母胎并发症,应停用抗早产药,顺其自然,不必干预,只需密切监测胎儿情况即可。

2. 分娩方式

大部分早产儿可经阴道分娩。

(1)产程中加强胎心监护有利于识别胎儿窘迫,尽早处理。

(2)分娩镇痛以硬脊膜外阻滞麻醉镇痛相对安全。

（3）不提倡常规会阴侧切，也不支持没有指征的产钳应用。

（4）对臀位特别是足先露者应根据当地早产儿治疗护理条件权衡剖宫产利弊，因地制宜选择分娩方式。

（5）早产儿出生后适当延长 30～120 秒后断脐，可减少新生儿输血的需要，大约可减少 50％ 的新生儿脑室内出血。

（六）早产的预防

1.一般预防

（1）孕前宣教：①避免低龄（＜17 岁）或高龄（＞35 岁）妊娠；②提倡合理的妊娠间隔（＞6 个月）；③避免多胎妊娠；④避免体质量过低妊娠；⑤戒烟、酒；⑥控制好原发病如高血压、糖尿病、甲状腺功能亢进、红斑狼疮等；⑦停止服用可能致畸的药物。

（2）孕期注意事项：①第一次产检时应详细了解早产高危因素，以便尽可能针对性预防；②合理增加妊娠期体质量；③避免吸烟、饮酒。

2.特殊类型孕酮的应用

特殊类型孕酮有 3 种：微粒化孕酮胶囊、阴道孕酮凝胶、17α-羟己酸孕酮酯，其有效性仍缺乏大样本循证医学证据。

3.宫颈环扎术

（1）宫颈功能不全：既往有宫颈功能不全妊娠丢失病史，行宫颈环扎术对预防早产有效。宫颈环扎首选经阴道宫颈环扎术，除非有经阴道宫颈环扎禁忌或经阴道宫颈环扎失败。

（2）对有前次早产或晚期流产史，此次为单胎妊娠，妊娠 24 周前子宫颈长度＜25 mm，无宫颈环扎术禁忌证，推荐使用宫颈环扎术。但对子宫发育异常、宫颈锥切术后，宫颈环扎术无预防早产作用；而对双胎妊娠，宫颈环扎术可能增加早产和胎膜早破风险，不推荐使用宫颈环扎术。

七、注意事项

（1）对有高危因素的孕妇进行早产预测，有助于评估风险并及时处理，进行阴道超声检查了解宫颈长度及形态。

（2）治疗原则为若胎膜完整和母胎情况允许，尽量保胎至妊娠 34 周，方法主要为促胎肺成熟和抑制宫缩。

（3）早产儿，尤其是＜32 孕周的早产儿，需要良好的新生儿救治条件，故对有条件者可转到有早产儿救治能力的医院分娩。

（4）医患沟通中强调治疗早产过程中，因存在个体差异，对药物反应不同，在治疗过程中，仍有早产临产，早产不可避免可能，强调早产对新生儿的危害性。

（赵秀华）

第三节　妊　娠　剧　吐

妊娠早期孕妇发生择食、食欲缺乏、轻度恶心呕吐、头晕、倦怠等症状，称为早孕反应。一般于妊娠 3 个月左右自然消失，不需特殊处理。少数孕妇早孕反应严重，频繁持续性恶心呕吐，不能进食、进水，导致体液失衡及新陈代谢障碍，严重者肝、肾功能受损，影响身体健康，甚至危及孕妇生命，称妊娠剧吐。加拿大妇产科医师学会的定义为持续存在的呕吐导致患者体重比孕前减轻 5% 以上，并且伴发电解质失衡及酮尿。发生率为 0.5%～2.0%。作出该诊断前应该排除其他引起恶心、呕吐的疾病。妊娠剧吐是孕早期住院患者的首要疾病。

一、病因与发病机制

原因至今尚未完全明确。目前有内分泌因素、心理因素及进化性适应等 3 个假说。

(一)胎盘激素

胎盘激素主要是 HCG。因早孕反应症状出现与消失的时间同孕妇血 HCG 值上升与下降的时间相一致，又发现呕吐发生率与 HCG 浓度变化相关。如葡萄胎患者、多胎妊娠孕妇血 HCG 值明显升高，妊娠剧吐发生率也较高，症状较重，妊娠一旦终止，HCG 水平下降后，症状亦随之减轻、消失。但也有部分孕妇不能用 HCG 水平来解释，如有些孕妇 HCG 水平虽高并未发生呕吐；而另一些孕妇，HCG 水平不高却发生剧烈呕吐。

(二)精神、社会因素

临床上往往见到精神紧张而敏感、焦急、忧虑、神经系统功能不稳定及生活环境和经济状况较差的孕妇，易发生妊娠剧吐，提示该病可能与精神、身体素质有关。

(三)其他因素

如多胎妊娠孕妇、妊娠滋养细胞疾病患者、患运动病及偏头痛的孕妇。有家族性，患者的姐妹及女儿更易出现妊娠剧吐。妊娠剧吐有复发性，并且随着孕次增加症状更严重。

二、临床表现

年轻初孕妇多见，按病情程度可分为轻症和重症两类。轻症患者可有挑食、厌食、反复呕吐、便秘、神疲头晕、乏力等，但体重、体温、脉搏均无明显改变，尿酮体阴性。重症患者频繁呕吐不能进食，吐出物除食物、黏液、清水外，甚至可有胆汁或咖啡色血水。严重者引起脱水及电解质紊乱，消耗体内脂肪，其中间产物丙酮蓄积，引起代谢性酸中毒，尿中出现酮体。表现为体重下降，明显消瘦，面色苍白，并感全身乏力，皮肤黏膜干燥、失去弹性，口唇燥裂，眼窝凹陷，体温升高，血压下降，呼吸深快，脉搏细速(100～120 次/分)。当肝肾功能受到损害时出现黄疸，ALT 升高和尿量减少、蛋白尿。由于血浆蛋白及纤维蛋白原减少，孕妇出血倾向增加。病情继续发展，可出现嗜睡、意识模糊、谵妄甚至昏睡状态、昏迷、死亡。

持续性的妊娠剧吐很少见，如发生，常与严重的肝损有关。

三、诊断

(1)根据病史、临床表现、妇科检查及 HCG 测定，诊断早孕一般并不困难，尿中酮体阳性，则可诊断为妊娠剧吐。

(2)为判定病情的轻重程度，除依据临床表现外，还可行实验室检查以协助诊断。

(3)必要时应行眼底检查及神经系统检查。

(4)持续性的妊娠剧吐患者肝活检可发现肝小叶中央坏死和广泛的脂肪变性，其改变与长期饥饿的改变相似。

四、鉴别诊断

妊娠剧吐主要应与葡萄胎及可能引起呕吐的疾病如病毒性肝炎、胃肠炎、溃疡病、胰腺炎、肠梗阻等消化系统疾病,以及尿毒症、肾脏感染、糖尿病酮症酸中毒、颅内疾病和药物毒性等相鉴别。

五、检验诊断

妊娠剧吐常伴水电解质平衡失调,严重可致脱水、肝肾功能损害,实验室检查在妊娠剧吐诊断及病情判断上具重要价值。

(一)一般检验项目

1.血常规

妊娠剧吐患者由于严重的呕吐,可致机体脱水,血容量减少。患者血常规结果常表现为红细胞数量、血红蛋白量、血细胞比容增高,而红细胞指数、平均红细胞体积、平均红细胞血红蛋白量等常在正常范围内。

2.肝功能检查

妊娠剧吐患者常伴肝功能异常。有15%～50%妊娠剧吐患者血清转氨酶水平升高,但升高水平不明显,通常不超过正常上限的4倍。

3.肾功能试验

严重妊娠剧吐患者可导致肾功能受损而致肾功能试验异常。肾功能试验有助于严重妊娠剧吐患者有无肾功能损伤及其损伤程度的判定。

4.电解质(钾、钠、氯)测定

(1)检测方法:离子选择电极法。

(2)标本:血清。

(3)参考范围:钾为3.5～5.3 mmol/L;钠为137～147 mmol/L;氯为99～110 mmol/L。

(4)临床诊断意义及评价:妊娠剧吐患者因严重呕吐、脱水及进食少常导致电解质紊乱,可表现为低钾血症、低钠血症、低氯血症等电解质平衡失调。

5.尿液常规检查

(1)检测方法:尿液一般性状检查;干式化学定性分析;尿液沉渣显微镜检查。

(2)标本:首次晨尿为佳,也可留取新鲜随机尿液,2小时内完成检查。

(3)参考范围:尿量1 000～2 000 mL/24 h;尿比重1.015～1.025;尿酮体定性阴性。

(4)临床诊断意义及评价:由于严重的呕吐,可致机体脱水,导致尿量减少,尿比重下降;同时患者进食减少,引起饥饿状态致脂肪分解代谢增强,但往往伴随氧化不全,容易产生过多中间产物,如丙酮、乙酰乙酸、β-羟丁酸等酮体,致尿中酮体出现阳性。

(二)特殊检验项目

血气分析。

(1)检测方法:自动化血气分析仪检测法。

(2)标本:肝素抗凝动脉全血。

(3)参考范围:pH值7.35～7.45;二氧化碳分压($PaCO_2$)4.7～6.0 kPa(35～45 mmHg);氧分压(PaO_2)10.7～13.3 kPa(80～100 mmHg);氧饱和度($SatO_2$)91.9%～99.0%;肺泡动脉氧分

压差$(AaDO_2)0.7\sim10.7$ kPa$(5\sim80$ mmHg$)$。

（4）临床诊断意义及评价：妊娠剧吐患者由于严重的呕吐及进食减少引起饥饿状态致体内脂肪分解代谢增强，容易产生过多酮体。严重者血中酮体过多积聚，可引起代谢性酸中毒。

（5）方法学评价及问题：①在血气标本抽取中，用注射器抽血时较易混入气泡，应在抽血后立即排出气泡。空气混入气泡会使血气分析$PaCO_2$下降，PaO_2升高。②抽血的注射器中肝素残留过多或抽血量过少，也会使血气分析结果$PaCO_2$下降，PaO_2升高，以及 pH 值改变。③标本抽取后应尽快检测，一般在抽血后 20 分钟内应予测定。因血液离体后在室温下存放，由于血细胞的代谢耗氧，PaO_2可下降，$PaCO_2$升高，pH 值减小，这种改变在白细胞计数增多的患者标本中尤为明显。标本如果不能及时送检或仪器故障不能及时分析，样品应放入碎冰块中或置$0\sim4$ ℃冰箱内，以延缓血细胞的代谢速度，样本在冰箱内保存时间不应超过 2 小时。

六、治疗

一旦诊断妊娠剧吐，应入院积极治疗。治疗原则是补充营养，纠正水、电解质紊乱及酸碱失衡，合理使用止吐药物、防治并发症。

（一）饮食管理

应尽量避免接触容易诱发呕吐的有气味或刺激性的食品或添加剂。避免早晨空腹，鼓励少量多餐，两餐之间饮水、进食清淡易消化、干燥及高蛋白的食物。避免进食咖啡、辣椒、高脂肪、酸性、过咸过甜的食物，建议食用坚果、椒盐脆饼、克力架、谷物和烤面包片等零食，餐后半小时可试管饮用少量姜汁汽水、柠檬水、橙汁或运动饮料等。对于不能进食者，可采用鼻胃管肠内营养或肠外静脉营养治疗。

（二）纠正脱水及电解质紊乱

（1）每天静脉补液总量在 3 000 mL 左右，可滴注 5％或 10％的葡萄糖液、葡萄糖盐水、生理盐水及平衡液等。补液中加入维生素 B_6 100 mg、维生素 B_1 100 mg、维生素 C $2\sim3$ g，连续输液至少 3 天，视呕吐缓解程度和进食情况调整，维持每天尿量$\geq$1 000 mL。为预防和治疗 Wernicke 脑病，可先补充维生素 B_1。可按照葡萄糖 $4\sim5$ g＋胰岛素 1 U＋10％ KCl $1.0\sim1.5$ g 配成极化液输注补充能量。

（2）对低钾者，静脉补充钾离子。建议每天补钾 $3\sim4$ g，严重低钾血症时可补钾至 $6\sim8$ g/d。注意"见尿补钾"。原则上每 500 mL 尿量补钾 1 g 较为安全，同时监测血清钾水平和心电图，酌情调整剂量。肾功能不全者谨慎补钾。

（3）可适当补充碳酸氢钠或乳酸钠溶液纠正代谢性酸中毒，常用量为每次 $125\sim250$ mL。根据血气检查结果调整用量。

（4）对营养不良者，可静脉补充必需氨基酸及脂肪乳等营养液。

（三）止吐药物治疗

止吐药物的分类有维生素（吡哆醇，即维生素 B_6）、组胺 H_1 受体拮抗剂（多西拉敏、苯海拉明、美克洛嗪、茶苯海明）、多巴胺受体拮抗剂（丙氯拉嗪、氯丙嗪、甲氧氯普胺、异丙嗪、氟哌利多）、5-羟色胺受体拮抗剂（恩丹西酮、格雷司琼）、组胺 H_2 受体拮抗剂（雷尼替丁、西咪替丁）及糖皮质激素（甲基泼尼松龙、泼尼松龙、氢化可的松）。

药物选择的原则是根据药物的有效性和安全性循序用药。作为一线用药，建议首选多西拉敏和维生素 B_6 联合用药，如果呕吐持续，建议增加苯海拉明或美克洛嗪。如果症状仍无改善，再用二线药物丙氯拉嗪或甲氧氯普胺。恩丹西酮作为二线药物可用于脱水呕吐严重者。对于难治性患者,可用氯丙嗪和糖皮质激素。大部分患者经治疗后在孕 16~20 周症状改善或消失,极少数需要在孕 20 周后继续药物治疗。

因用药多从孕早期开始,应注意药物对胚胎和胎儿的影响。异丙嗪如在妊娠晚期持续使用可致新生儿发生戒断效应和锥体外系反应。糖皮质激素早孕期应用与胎儿唇裂相关,应避免在孕 10 周前作为一线用药,且仅作为顽固性妊娠剧吐患者的最后止吐方案。

七、其他治疗

(1)心理治疗:医务人员和家属应给予患者关心和心理疏导,告知妊娠剧吐经积极治疗 2~3 天后,病情多迅速好转,仅少数孕妇出院后症状复发,需再次入院治疗。

(2)针灸和指压:按摩内关穴位可有助于缓解症状。

(3)食用生姜有助于止吐。

(4)催眠术。

(赵秀华)

第四节 异位妊娠

受精卵在子宫体腔以外的部位着床称为异位妊娠,亦称宫外孕,根据受精卵种植部位的不同,异位妊娠可分为输卵管妊娠、子宫颈妊娠、卵巢妊娠、腹腔妊娠、阔韧带妊娠等,其中以输卵管妊娠最为常见,占 95%~98%。异位妊娠是妇产科较为常见的急腹症,发病率为 1.5%~2%,异位妊娠引起的出血是妊娠早期母体死亡的主要原因,在所有与妊娠相关的死亡中占 4%~10%。既往异位妊娠史是患者再发此病的主要高危因素之一,研究提示,曾发生过异位妊娠的患者,再次妊娠发生此病的风险上升了 7~13 倍,而 2 次异位妊娠史患者再次发生异位妊娠的风险上升约 76 倍。

一、输卵管妊娠

输卵管妊娠多发生在壶腹部(70%),其次为峡部(12%)、伞部(11.1%),间质部妊娠(2%~3%)相对少见。

(一)病因

可能与下列因素有关。

1.输卵管异常

(1)输卵管黏膜炎和输卵管周围炎均为输卵管妊娠的常见病因。在高达 90% 的异位妊娠患者中发现存在输卵管病变,尤其是慢性输卵管炎。存在异位妊娠的输卵管发生过慢性输管炎的比例是正常输卵管的 6 倍。输卵管黏膜炎严重者可引起管腔完全堵塞而致不孕,轻者管腔未全堵塞,但黏膜皱褶发生粘连使管腔变窄,或纤毛缺损影响受精卵在输卵管内正常运行,中途受阻而在该处着床。输卵管周围炎病变主要在输卵管的浆膜层或浆肌层,常造成输卵管周围粘连,输卵管扭曲,管腔狭窄,管壁肌蠕动减弱,影响受精卵的运行。淋菌及沙眼衣原体所致的输卵管炎常累及黏膜,而流产或分娩后感染往往引起输卵管周围炎。结核性输卵管炎病变重,治愈后多造成不孕,偶尔妊娠,约 1/3 为输卵管妊娠。结节性输卵管峡部炎可在大约 10% 的输卵管妊娠患者中被发现,是一种特殊类型的输卵管炎,双侧输卵管峡部呈结节状态,该病变系由于输卵管黏膜上皮呈憩室样向峡部肌壁内伸展,肌壁发生结节性增生,使输卵管近端肌层肥厚,影响其蠕动功能,导致受精卵运行受阻,易发生输卵管妊娠。

(2)输卵管发育不良如输卵管过长、肌层发育差、黏膜纤毛缺乏,其他还有双输卵管、憩室或有副伞等,均可成为导致输卵管妊娠的原因。

(3)输卵管功能(包括蠕动、纤毛活动及上皮细胞的分泌)受雌、孕激素的调节,若调节紊乱,将影响受精卵的正常运行。此外,精神因素可引起输卵管痉挛和蠕动异常,干扰受精卵的运送。

(4)由于原有的输卵管病变或手术操作的影响,不论何种手术后再次输卵管妊娠的发生率皆为10%~25%。输卵管绝育术后若形成输卵管瘘管或再通,均有导致输卵管妊娠的可能。因不孕接受过输卵管分离粘连术,输卵管成形术如输卵管吻合术、输卵管造口术等使不孕患者有机会获得妊娠,同时也有发生输卵管妊娠的可能。但需要明确的是,输卵管外科手术本身不是引起异位妊娠的主要原因,先前的盆腔炎性疾病或先前的异位妊娠导致的基础输卵管损伤才是罪魁祸首。

(5)输卵管因周围肿瘤如子宫肌瘤或卵巢肿瘤的压迫,有时影响输卵管管腔通畅,使受精卵运行受阻,容易发生异位妊娠。

2.放置宫内节育器与异位妊娠发生的关系

随着宫内节育器(intrauterine device,IUD)的广泛应用,异位妊娠发生率增高,其实 IUD 本身并不增加异位妊娠的发生率,使用 IUD 的女性异位妊娠的发生率是不使用任何类型避孕措施的女性的 1/10。但是,IUD 使用者如果发生妊娠,则异位妊娠的风险增高(放置左炔诺孕酮 IUD 者 1/2 的妊娠是异位妊娠,放置含铜 IUD 者 1/16 的妊娠是异位妊娠,而相比之下未避孕者 1/50 的妊娠是异位妊娠)。

3.受精卵游走

卵子在一侧输卵管受精,受精卵经宫腔或腹腔进入对侧输卵管称受精卵游走,移行时间过长,受精卵发育增大,即可在对侧输卵管内着床形成输卵管妊娠。此病因也可以用于解释为何体外受精-胚胎移植术后,宫外孕患病率会有所增加。

4.其他

子宫内膜异位症可增加受精卵着床于输卵管的可能性;随年龄增长异位妊娠风险亦相应上升,可能的机制为滋养层组织染色体异常率上升及功能性的卵子转运能力下降;吸烟是一种可独立发挥作用的危险因素,依据摄入量的不同,吸烟者异位妊娠发生率是非吸烟人群的 1.6~3.5 倍;有多个终生性伴侣的女性异位妊娠风险增加,可能与这类人群盆腔炎性疾病的风险增加有关;有研究提示,有宫内己烯雌酚暴露史的女性因异常的输卵管形态(可能还因伞端功能受损)导致异位妊娠的风险增加 9 倍;此外定期的阴道灌洗与盆腔炎性疾病和异位妊娠的风险增加均有关系。

(二)病理

管腔内发现绒毛是输卵管妊娠的病理特征,2/3 的病例用肉眼或显微镜可以发现胚胎。

1.受精卵着床在输卵管内的发育特点

受精卵着床后,输卵管壁出现蜕膜反应,但由于输卵管腔狭小,管壁较薄,缺乏黏膜下层,蜕膜形成较差，不利于胚胎发育，往往较早发生输卵管妊娠流产；输卵管血管分布不利于受精卵着床发育，胚胎滋养细胞往往迅速侵入输卵管上皮组织，穿破输卵管小动脉，小动脉压力较绒毛血管高，故血液自破口流入绒毛间；同时，输卵管肌层不如子宫肌层厚而坚韧，滋养细胞容易侵入，甚至穿透输卵管壁而引起输卵管妊娠破裂。

2.输卵管妊娠的变化与结局

(1)输卵管妊娠流产：发生概率取决于胚胎种植部位，多发生在8~12周内的输卵管壶腹部妊娠。囊胚向管腔内生长，出血时可导致囊胚与管腔分离；若整个囊胚剥离落入管腔并经输卵管逆蠕动排出到腹腔，即形成输卵管妊娠完全流产，出血一般不多；若囊胚剥离不完整，则为输卵管妊娠不全流产，部分组织滞留管腔，滋养细胞可继续侵蚀输卵管导致反复出血，形成输卵管血肿或输卵管周围血肿，血液积聚在直肠子宫陷凹而形成盆腔积血，血量多时可流向腹腔。

(2)输卵管妊娠破裂：多见于输卵管峡部妊娠，破裂常发生在妊娠6~8周。囊胚生长时绒毛向管壁方向侵蚀肌层及浆膜引起输卵管妊娠破裂，妊娠物流入腹腔，也可破入阔韧带形成阔韧带妊娠。破裂所致的出血远较输卵管妊娠流产剧烈，短期内即可发生大量腹腔内出血使患者休克；亦可反复出血，在盆腔与腹腔内形成血肿。输卵管间质部妊娠较壶腹部妊娠发生率低，一旦发生后果严重，几乎全为输卵管妊娠破裂。输卵管间质部为嵌入子宫肌壁的输卵管近端部分，管腔周围子宫肌层较厚，因此可维持妊娠到3~4个月发生破裂，短时间内导致失血性休克。

(3)继发性腹腔妊娠：输卵管妊娠流产或破裂后，囊胚从输卵管排出到腹腔或阔韧带内多已死亡，偶有存活者，若其绒毛组织排至腹腔后重新种植而获得营养，可继续生长发育形成继发性腹腔妊娠。输卵管妊娠流产或破裂后，出血逐渐停止，胚胎死亡后被血块包裹形成盆腔血肿，血肿不消散，随后机化并与周围组织粘连，临床上称陈旧性异位妊娠。

(4)持续性异位妊娠：随着临床医师对异位妊娠的早期诊断的重视，早期未破裂的异位妊娠患者要求保留患侧输卵管比例逐渐增多，保守性手术机会增加，若术中未完全清除胚囊或残留有存活的滋养细胞而继续生长，导致术后血β-HCG不降或反而上升，称为持续性异位妊娠。组织学上，残留的绒毛通常局限在输卵管肌层，滋养细胞腹膜种植也可能是持续性异位妊娠的原因。腹腔镜下输卵管造口术后持续性异位妊娠的发生率为3%~30%，开腹手术则为3%~5%。持续性异位妊娠的高危因素包括停经时间短、孕龄小、异位妊娠病灶的体积较小、盆腔粘连、术前HCG水平过高。所以，实施了输卵管保守手术的患者，术后仍需严密随访β-HCG(比如每3天1次)，必要时可联合应用MTX化疗(由于持续存在的滋养细胞可能不只局限于输卵管)，如术后随访期间出现腹腔内出血征象，应仔细分析临床指征，必要时需再次手术探查(再次输卵管造口或者更常用的输卵管切除术)。

3.子宫及内膜的变化

无论妊娠的位置如何，子宫都会对卵巢和胎盘产生的妊娠相关激素起反应。异位妊娠的子宫常增大变软，月经停止来潮，这是因为滋养细胞产生的HCG维持黄体生长，使甾体激素分泌增加、血供增加所致。子宫内膜出现蜕膜反应(最常见，约占42%)，但蜕膜下的海绵层及血管系统发育较差。若胚胎受损或死亡，滋养细胞活力下降或消失，蜕膜自宫壁剥离而发生阴道流血。内膜除呈蜕膜改变外，也可因为胚胎死亡、绒毛及黄体分泌的激素下降、新的卵泡发育，而呈增生期(约占12%)或分泌期(约占22%)改变。有时可见Arias-Stell反应，为子宫内膜腺体局部增生和过度分泌的反应，细胞核增大，深染且形态不规则，是因甾体激素过度刺激引起，对诊断有一定价值。

(三)临床表现

典型异位妊娠的三联症是停经、腹痛及不规则阴道流血。该组症状只出现在约50%的患者中,而且在异位妊娠破裂患者中最为典型。随着临床医师对异位妊娠的逐渐重视,特别是经阴道B超联合血HCG的连续监测,被早期诊断的异位妊娠越来越多。

1.症状

(1)停经:需要注意的是有25%的异位妊娠患者无明显停经史。当月经延迟几天后出现阴道流血时,常被误认为是正常月经。所以,医师应详细询问平素月经状况,末次月经及本次不规则流血的情况,是否同既往月经比较有所改变。若存在不规则阴道流血伴或不伴腹痛的生育期妇女,即使无明显停经史也不能除外异位妊娠。

(2)阴道流血:常表现为短暂停经后不规则阴道流血,一般量少,呈点滴状暗红或深褐色。也有部分患者量多,似月经量,约5%的患者有大量阴道流血,但大量阴道流血更接近不完全流产的临床表现。胚胎受损或死亡导致HCG下降,卵巢黄体分泌的激素难以维持蜕膜生长而发生剥离出血,5%~10%的患者可排出子宫蜕膜管型,排出时的绞痛如同自然流产时的绞痛。

(3)腹痛:腹痛是最常见的主诉,但疼痛的程度和性质差异很大,没有可以诊断异位妊娠的特征性的疼痛。疼痛可以是单侧或者双侧,可以是钝痛、锐痛或者绞痛,可以是持续性的也可以为间断性的。未破裂时,增大的胚胎使膨胀的输卵管痉挛或逆行蠕动,可致患侧出现隐痛或胀痛;破裂时可致突发患侧下腹部撕裂样剧痛甚至全腹疼痛;血液积聚在直肠子宫陷凹可出现里急后重感;膈肌受到血液刺激可以引起胸痛及肩背部疼痛(Danforth征)。

2.体征

体格检查应包括生命体征的评估、腹部及盆腔的检查。一般而言,破裂和出血前的体征是非特异性的,生命体征往往也比较平稳。

(1)生命体征:部分患者因为急性出血及剧烈腹痛而处于休克状态,表现为面色苍白、脉细弱、肢冷、血压下降等。体温一般正常,休克时略低,积血吸收时略高,<10%的患者可有低热。另外,部分患者有胃肠道症状,约一半的患者有晕眩或轻微头痛。

(2)腹部及盆腔检查:腹部可以没有压痛或者轻度压痛,伴或不伴反跳痛。内出血多时可见腹部隆起,全腹压痛和反跳痛,但压痛仍以患侧输卵管处为甚,出血量大时移动性浊音阳性,肠鸣音减弱或消失。子宫可以轻度增大,与正常妊娠表现相似,可以有或者没有宫颈举痛。在约一半的病例中可触及附件包块,但包块的大小、质地和压痛可以有很大的差异,有时触及的包块可能是黄体而不是异位妊娠病灶。

(四)诊断

因临床表现多种多样,从无症状到急性腹痛和失血性休克,故异位妊娠的诊断比较复杂。根据症状和体征,典型的异位妊娠较容易诊断,对于不典型的异位妊娠患者临床不易诊断,需要我们科学合理地应用各种辅助诊断方法。

1.B超检查

对于可疑异位妊娠患者,应选择经阴道超声作为首要检查手段,其在评估盆腔内结构方面优于经腹超声,误诊率为10%。输卵管妊娠的典型超声图像:子宫内不见孕囊,若异位妊娠胚胎未受损,蜕膜未剥离则内膜可以增厚,但若已有阴道流血,子宫内膜并不一定增厚;附件区见边界不清、回声不均匀混合性包块,有时可见附件区孕囊,胚芽及心管搏动,此为输卵管妊娠的直接证据(只见于10%~17%的病例);直肠子宫陷凹处有积液。

在妊娠早期,几乎所有病例均可通过经阴道超声与血清中 HCG 联合检查得到确定诊断,准确地解释超声结果需要结合 HCG 的水平(超声可识别阈值,即 HCG 临界区,是基于孕囊可见与 HCG 水平之间的相关性,具有重要的诊断意义,它被定义为水平在其之上如果确实存在宫内妊娠,则超声检查应该能够看到孕囊的血清 HCG 水平)。在大多数医疗机构中,经阴道超声检查时,该血清 HCG 水平为 1 500 U/L 或 2 000 U/L,经腹部超声检查时,该水平更高(6 500 U/L)。当血清 HCG 超过 6 500 U/L,所有经腹超声均可见存活的宫内妊娠,若宫内看不见妊娠囊提示异位妊娠可能性,而 HCG 水平在超声可识别范围以下看见宫内妊娠囊也是异常的,提示可能是宫内妊娠失败或者异位妊娠的假孕囊。需要注意的是 HCG 的水平与胚囊种植的部位没有相关性,不管 HCG 的水平多高,只要超声未见宫内妊娠就不能排除异位妊娠。

将 2 000 U/L 而不是 1 500 U/L 设定为临界区的阈值可以将干扰可存活的宫内妊娠(如果存在)的风险降到最低,但是会增加异位妊娠延迟诊断的概率。血清 HCG 浓度高于临界区水平而超声下未见宫内孕囊强烈提示异位妊娠或者无法存活的宫内妊娠;但 HCG 浓度低于临界区水平时超声下未见孕囊无诊断价值,可能提示早期可存活宫内妊娠或异位妊娠或不能存活的宫内妊娠。这种情况被称为"未知部位妊娠",并且 8%~40% 的患者最终均诊断为异位妊娠。临界区取决于超声医师的技术、超声检查设备的质量、患者的身体因素(例如,子宫肌瘤、多胎妊娠),以及所使用的 HCG 检测方法的实验室特性。

2.妊娠试验

β-HCG 的定量检测是异位妊娠诊断的基石,但是 β-HCG 若为阴性也不能完全排除异位妊娠,有陈旧性异位妊娠的可能性,需要结合其他辅助检查。

(1)尿 HCG:这种定性试验在 HCG 25 U/L 水平及以上能测出阳性结果,对妊娠的敏感性和特异性是 99%,可提供经济、快速有用的结果。需要注意的是异位妊娠因为胚胎发育差,时常出现弱阳性的结果,需要与宫内妊娠流产鉴别。

(2)血清 HCG:如果发生妊娠,早在 LH 激增后 8 天即可在血清和尿液中检测到 HCG。正常宫内妊娠时,HCG 的浓度在妊娠 41 天前呈曲线形上升(每 48 小时至少升高 66%,平均倍增时间为 1.4~2.1 天),其后上升速度变缓,直至妊娠第 10 周左右达到高峰,然后逐渐下降,在中晚期妊娠时达到稳定水平。异位妊娠、宫内妊娠流产及少部分正常宫内妊娠的患者三者血 HCG 水平有交差重叠,因此单次测定仅能确定是否妊娠,而不能区别是正常妊娠还是病理妊娠。大多数的异位妊娠由于着床部位的血供不良,血清 HCG 的上升较正常宫内妊娠缓慢,倍增时间可达 3~8 天,48 小时不足 66%。需要注意的是每 48 小时测定血 β-HCG 值,约 85% 的正常宫内妊娠呈正常倍增,另外的 15% 增加值不足 66%,可存活的宫内妊娠有记录的 48 小时 β-HCG 浓度最小升高(第 99 百分位数)53%。而有 13%~21% 的异位妊娠患者 β-HCG 在 48 小时内可上升 66%。若每 48 小时 β-HCG 升高<66%,24 小时<24% 或 β-HCG 持平或下降,均应考虑异常宫内妊娠或异位妊娠,若超声未见宫内妊娠物,可考虑手术介入包括诊断性刮宫或行腹腔镜检查术以排除异位妊娠。现已将血清 β-HCG 水平达到 1 500~2 000 U/L 称为经阴道超声分辨阈值(经腹部超声为 6 000~6 500 U/L)。若血清 β-HCG 水平达到上述阈值但经阴道超声未能见宫内妊娠,那么几乎可以百分之百排除正常宫内妊娠,需高度怀疑病理性妊娠(异位妊娠或是宫内妊娠流产)。若 β-HCG 水平未达到该阈值,经阴道超声也未见宫内孕囊,那么宫内早孕、异位妊娠均有可能,随后需每两天随访 β-HCG 水平,一旦达到阈值须结合超声复查,如果阴道超声未显示宫内妊娠却发现了附件区包块,异位妊娠的可能性就比较大。需要注意的是,血 β-HCG 的半

衰期为 37 小时,随访中的 β-HCG 波动水平可反映滋养细胞的活力,如果 48 小时内的下降水平 <20％或 7 天内下降<60％,那么基本可排除完全流产,而需要考虑不完全流产或异位妊娠。另外,对于多胎妊娠来说尚无经证实的阈值水平,有报道提示多胎妊娠时血清 β-HCG 水平可能需要达到 2 300 U/L,经阴道超声才能分辨宫内妊娠。

(3)血清孕酮值:虽然单次孕酮水平不能诊断异位妊娠,但能预测是否为异常妊娠(宫内孕流产或异位妊娠)。一般而言,正常宫内妊娠的血清孕酮水平比异位妊娠及即将流产的宫内妊娠要高。血清孕酮水平≥25 ng/mL 的妇女中 97.5％为正常的宫内妊娠,但那些使用辅助生育技术而妊娠的女性,她们的血清孕酮水平通常较高。<2％异位妊娠和<4％异常宫内妊娠患者血清孕激素水平≥25 ng/mL,仅有约 0.3％的正常妊娠的孕酮值<5 ng/mL。≤5 ng/mL 作为异常妊娠的预测值,其敏感性为 100％,因此较低的孕酮值可提示宫内妊娠流产或异位妊娠。

(4)其他内分泌标记物。

为了能早期诊断异位妊娠,人们研究了大量的内分泌和蛋白标记物。

E_2:从受孕开始直到孕 6 周,E_2 水平缓慢增加,与正常妊娠相比,异位妊娠中 E_2 水平明显降低,但在正常和异位妊娠之间 E_2 水平有部分重叠。

肌酸肌酶:母体血清肌酸肌酶曾被研究用来作为诊断异位妊娠的标记物。有研究提示,与稽留流产或者正常宫内妊娠相比,母体血清肌酸肌酶水平在所有输卵管妊娠患者中显著升高。

松弛素:是一种蛋白激素,只来源于妊娠黄体,孕 4～5 周时出现在母体血清中,孕 10 周达高峰,随后逐渐下降直至孕足月。与正常宫内妊娠相比,异位妊娠和自然流产患者体内松弛素的水平明显降低。

(5)后穹隆穿刺:后穹隆穿刺曾被广泛用于诊断有无盆腹腔出血,穿刺得到暗红不凝血者为阳性,异位妊娠破裂的可能性很大。然而,随着 HCG 检测和经阴道超声的应用,行后穹隆穿刺的患者越来越少了。对早期未破裂型异位妊娠腹腔出血不多,后穹隆穿刺协助诊断意义不大,甚至宫内妊娠有时也会出现阳性结果,其他的腹腔内出血情况还有黄体出血、腹腔其他脏器的破裂、滤泡出血、经血倒流等。但当有血肿形成或粘连时,抽不出血液也不能否定异位妊娠的存在。既往有盆腔炎性疾病的患者可由于子宫直肠陷凹消失而使后穹隆穿刺不满意。另外,后穹隆穿出脓性液体则提示感染相关疾病,如输卵管炎、阑尾炎等。

(6)诊断性刮宫:诊断性刮宫是帮助诊断早期未破裂型异位妊娠的一个很重要的方法,可以弥补血清学检查及超声检查的不足。其主要目的在于发现宫内妊娠,尤其是滋养细胞发育较差、β-HCG 倍增不满意及超声检查未发现明显孕囊的先兆流产或难免流产等异常妊娠。此类妊娠和异位妊娠临床表现很相似,所以,对可疑患者可行刮宫术,刮出物肉眼检查后送病理检查,若找到绒毛组织,即可确定为宫内妊娠,无须再处理。若刮出物未见绒毛组织,刮宫术次日测定血 β-HCG 水平无明显下降或继续上升则诊断为异位妊娠,诊刮后 12 小时血 HCG 下降<15％,异位妊娠的可能性较大。

(7)腹腔镜诊断:腹腔镜诊断是异位妊娠诊断的"金标准",诊断准确性可达 99％,适用于输卵管妊娠未流产或未破裂时的早期诊断及治疗。但腹腔镜诊断毕竟是一种有创性检查,费用也较昂贵,不宜作为诊断异位妊娠的首选方案,而且对于极早期异位妊娠,由于胚胎较小,着床部位输卵管尚未膨大时可能导致漏诊。

(8)其他:血红蛋白和血球比积连续测定是有帮助的,在观察的最初数小时血红蛋白和血球比积下降较最初读数更重要。白细胞计数:50％的异位妊娠患者白细胞计数正常,但也有升高。

（五）鉴别诊断

1.黄体破裂

无停经史，在黄体期突发一侧下腹剧痛，可伴肛门坠胀，无阴道流血。子宫正常大小、质地中等，一侧附件压痛，后穹隆穿刺可抽出不凝血，β-HCG 阴性。

2.流产

停经、阴道流血与异位妊娠相似，但腹痛位于下腹正中、腹痛呈阵发性胀痛、一般无宫颈举痛、有时可见绒毛排出。子宫增大变软，宫口松弛，若存在卵巢黄体囊肿可能混淆诊断，B 超可见宫内孕囊。

3.卵巢囊肿蒂扭转

既往有卵巢囊肿病史，突发一侧下腹剧痛，可伴恶心呕吐，无阴道流血及肛门坠胀感。子宫大小正常，患侧附件区可及触痛性包块，HCG 阴性，B 超可见患侧附件区肿块。

4.卵巢子宫内膜异位囊肿破裂

有内膜异位症病史，突发一侧下腹痛，伴肛门坠胀感，无阴道流血，宫骶韧带可触及痛性结节。B 超可见后穹隆积液，穿刺可能抽出巧克力样液体。

5.急性阑尾炎

无停经及阴道流血病史，典型表现为转移性右下腹痛，伴恶心、呕吐、白细胞计数升高，麦氏点压痛、反跳痛明显。

6.盆腔炎症

可能有不洁性生活史，表现为发热、下腹部持续性疼痛、白细胞计数升高。下腹有压痛，有肌紧张及反跳痛，阴道灼热感，可有宫颈举痛。附件区增厚感或有包块，后穹隆可抽出脓液。一般无停经史及阴道流血，HCG 阴性。

7.其他

还需与功能失调性子宫出血、胃肠炎、尿路感染、痛经、泌尿系统结石等鉴别。

（六）治疗

绝大部分的异位妊娠患者都需要进行内科或者外科治疗，应根据病情缓急，采取相应的处理。

1.非手术治疗

随着辅助检查技术的提高和应用，越来越多的异位妊娠患者可以在未破裂前得到诊断，早期诊断为非手术治疗创造了条件和时机。

（1）期待疗法：一部分异位妊娠患者胚胎活性较低，可能发生输卵管妊娠流产或者吸收，使得期待治疗成为可能。美国妇产科医师协会建议的筛选标准为经阴道超声未显示孕囊，或显示疑似异位妊娠的宫外包块；HCG 浓度＜200 U/L 且逐渐下降（第 3 次测量值低于第 1 次测量值）。2016 年英国皇家妇产科医师协会（异位妊娠诊断和治疗的指南提出：若患者 B 超提示输卵管妊娠，HCG 浓度＜1 500 mU/mL 且逐渐下降，在充分知情同意且能定期随访的前提下，可以考虑期待治疗。而国内选择期待治疗的指征为：①患者病情稳定，无明显症状或症状轻微；②B 超检查包块直径＜3 cm，无胎心搏动；③腹腔内无出血或出血少于 100 mL；④血 β-HCG＜1 000 U/L 且滴度 48 小时下降＞15％。若存在输卵管破裂的危险因素（如腹痛不断加重）、血流动力学不稳定、不愿或不能依从随访或不能及时就诊，则不宜期待观察。

期待治疗在不明部位妊娠的治疗中具有重要意义，避免了对宫内妊娠及可疑异位妊娠患者的过早介入性干预,避免了药物治疗及手术操作对盆腔正常组织结构的干扰。

在严格控制期待治疗的指征的前提下(患者须充分知晓并接受期待治疗的风险),其成功率约为 70%(有报道成功率为 48%～100%),但即使 β-HCG 初值较低,有下降趋势,仍有发生异位妊娠破裂、急诊手术甚至开腹手术的风险,需引起医师和患者的注意。观察中,若发现患者血 β-HCG 水平下降不明显或又升高者,或患者出现内出血症状应及时改行药物治疗或手术治疗。另一方面,长期随诊超声及血 β-HCG 水平会使得治疗费用增加。对部分患者而言,期待疗法是可供临床选择的一种方法,有报道提示期待治疗后,宫内妊娠率为 50%～88%,再次异位妊娠率为 0%～12.5%。

(2)药物治疗:前列腺素、米非司酮、氯化钾、高渗葡萄糖及中药天花粉等都曾用于异位妊娠的治疗,但得到广泛认可和普遍应用的还是 MTX。MTX 是叶酸拮抗剂,能抑制四氢叶酸生成而干扰 DNA 中嘌呤核苷酸的合成,使滋养细胞分裂受阻,胚胎发育停止而死亡,是治疗早期输卵管妊娠安全可靠的方法,可以全身或局部给药。随机试验表明全身使用 MTX 和腹腔镜下保留输卵管手术在输卵管保留、输卵管通畅、重复性异位妊娠和对未来妊娠的影响方面无明显差异(A 级证据)。应用单剂 MTX 治疗异位妊娠的总体成功率在观察试验中介于 65%～95%,成功率依赖于治疗的剂量、孕周及血 HCG 水平,有 3%～27% 的患者需要第二剂 MTX。一项关于观察试验的系统性回顾分析提示如 HCG 水平高于 5 000 mU/mL,使用单剂量的 MTX 时,有 14.3% 或更高的失败率,若 HCG 水平低于 5 000 mU/mL,则有 3.7% 的失败率,若 HCG 水平高于 5 000 mU/mL,多剂量的使用更为有效。MTX 药物不良反应是剂量、治疗时间依赖的,因为 MTX 影响快速分裂的组织,胃肠道的反应比如恶心、呕吐、腹泻、口腔炎、胃部不适是最常见的不良反应,少见的严重不良反应包括骨髓抑制、皮炎、胸膜炎、肺炎、脱发。MTX 的治疗效应包括腹痛或腹痛加重(约有 2/3 的患者出现此症状,可能是由于药物对滋养层细胞的作用,通常这种腹痛不会特别剧烈,持续 24～48 小时,不伴随急腹症及休克症状,需与异位妊娠破裂鉴别),用药后的 1～3 天可出现血 HCG 一过性增高及阴道点滴状流血。

适应证和禁忌证:国内曾将血 β-HCG<2 000 U/L,盆腔包块最大直径<3 cm 作为 MTX 治疗的适应证,但临床实践表明,部分超出上述指征范围进行的治疗仍然取得了良好的疗效。国内选择药物治疗常用标准为:①患者生命体征平稳,无明显腹痛及活动性腹腔内出血征象;②诊断为未破裂或者未流产型的早期输卵管妊娠;③血 β-HCG<5 000 U/L,连续 2 次测血 β-HCG 呈上升趋势者或 48 小时下降<15%;④异位妊娠包块最大直径<4 cm,且未见原始心管搏动;⑤某些输卵管妊娠保守性手术后,可疑绒毛残留;⑥其他部位的异位妊娠(宫颈、卵巢、间质或宫角妊娠);⑦血红细胞、白细胞、血小板计数正常,肝肾功能正常。在使用 MTX 前需行血常规、肝肾功能、血型(包括 Rh 血型)的检查,若有肺部疾病病史,则需行胸片检查。需要注意的是,MTX 治疗的患者必须要有良好的依从性,能进行随访监测,且因 MTX 能影响体内所有能快速分裂的组织,包括骨髓、胃肠道黏膜和呼吸上皮,因此它不能用于有血液系统恶病质、胃肠道疾病活跃期和呼吸系统疾病的患者。

2.手术治疗

手术治疗的指征包括:①血流动力学不稳定;②即将发生或已发生的异位妊娠包块破裂;③药物保守治疗失败;④患者不能或不愿意依从内科治疗后的随访;⑤患者无法及时到达医疗机构行输卵管破裂的处理。

手术方式取决于有无生育要求、输卵管妊娠部位、包块大小、内出血程度及输卵管损害程度、对侧输卵管状况、术者技术水平及手术设施等综合因素。

（1）根治性手术：患侧输卵管切除术为最基本最常用的根治性手术，对破裂口大、出血多、无法保留的输卵管异位妊娠，有子女、对侧输卵管正常、妊娠输卵管广泛损害或在同条输卵管的复发的异位妊娠及想要绝育的患者，可行此术，以间质部妊娠及严重内出血休克者尤为适合。从输卵管峡部近端，逐渐电凝并切断输卵管系膜，直至伞端，即可自子宫上切除输卵管。虽彻底清除了病灶，但同时切断了输卵管系膜及卵巢之间的血液循环，使卵巢的血液供应受到影响，其影响程度的大小，还有待于临床的进一步研究。而输卵管部分切除术是在包含妊娠物的输卵管的近远两端、自对系膜缘向系膜逐渐充分电凝并切除该部分的病变输卵管，并将下方的输卵管系膜一并切除。此术式在清除病灶的同时，还保留了输卵管、系膜与卵巢之间的血液循环，对卵巢的血液供应影响较小，若剩余的输卵管足够长还可行二期吻合术。

（2）保守性手术：凡输卵管早期妊娠未破裂并且妊娠病灶<5 cm，对侧输卵管缺如或阻塞（粘连、积水、堵塞）及要求保留生育功能者可考虑行保守性手术。但能否施行保守性手术还取决于孕卵植入部位（输卵管间质部妊娠一般不选择保守性手术）、输卵管破损程度和以前输卵管存在的病变。如输卵管有明显癌变或解剖学改变，陈旧性输卵管妊娠部位有血肿形成或积血，严重失血性休克者均列为禁忌。

1）经腹手术。

输卵管线形切开取胚术：当妊娠物种植于输卵管壶腹部者更适于此术式。在输卵管系膜的对侧，自妊娠物种植处，沿输卵管长轴表面最肿胀薄弱纵向线性切开各层组织，长度约2 cm，充分暴露妊娠物，取净妊娠物，勿搔刮、挤压妊娠组织。若输卵管破裂，出血活跃时亦可先电凝输卵管系膜内血管，再取妊娠物。可用3/4个0肠线间断缝合管腔2~3针止血，也可不缝合，管腔或切缘出血处以双极电凝止血待其自然愈合，称为开窗术。

输卵管伞端妊娠囊挤出术：主要适用于妊娠囊位于输卵管伞端或近输卵管伞端，沿输卵管走行，轻轻挤压输卵管，将妊娠物自输卵管伞端挤出，用水冲洗创面看清出血点，双极电凝止血，此术式有时可能因残留而导致手术失败。

部分输卵管切除＋端端吻合术：此术式较少应用。具体操作步骤为分离输卵管系膜，将妊娠物种植处的部分输卵管切除，然后通过显微手术，行端端吻合术。

2）腹腔镜下手术。

腹腔镜手术微创，恢复快，术后输卵管再通率及宫内妊娠率高，目前是异位妊娠的首选手术方式，手术方式主要包括以下两种。

输卵管线性造口/切开术：适用于未破裂的输卵管壶腹部妊娠。于输卵管对系膜缘，自妊娠物种植处，沿输卵管长轴表面最肿胀薄弱处，纵行做“内凝”形成一为2~3 cm长的“内凝带”（先凝固后切开，以免出血影响手术野的清晰），已破裂的输卵管妊娠，则从破口处向两端纵行延长切开，切口的长度略短于肿块的长度。输卵管一旦切开妊娠产物会自动向切口外突出或自动滑出，钳夹输卵管肿块两端轻轻挤压，妊娠产物会自然排出，有时需要借助抓钳来取出妊娠物，清除妊娠产物及血凝块，冲洗切口及输卵管腔，凝固切缘出血点止血，切口不缝合。操作中应当避免用抓钳反复搔抓输卵管腔，这样会损伤输卵管黏膜和导致止血困难，还应避免对管腔内的黏膜进行过多的凝固止血操作，这样会导致输卵管的功能丧失。输卵管峡部妊娠时输卵管内膜通常受损较重，行输卵管线性造口/切开术效果欠佳，术后再次发生异位妊娠的概率高，故线性造口/切开术不是输卵管峡部妊娠的首选手术方式，可选择输卵管部分切除或全切术。

输卵管伞部吸出术/挤压术或切开术:若孕囊位于输卵管伞端,可考虑应用此术式。用负压吸管自伞端口吸出妊娠组织,或夹持输卵管壶腹部顺次向伞部重复挤压数次,将妊娠产物及血凝块从伞部挤出,然后冲洗输卵管伞部将血凝块清除,此术式操作简单,但可引起出血、输卵管损伤、持续性输卵管妊娠,术后再次发生异位妊娠的可能性高。对于 HCG<200 U/L 的陈旧性输卵管伞部妊娠,采用此术式是可行的,对 HCG>500 U/L 的患者,术中或术后应给予 MTX 等化学药物治疗。伞部妊娠的腹腔镜保守治疗更多的是采用伞部切开术。用无损伤钳固定输卵管伞部,将电凝剪刀的一叶从伞部伸入输卵管内,于输卵管系膜的对侧缘剪开输卵管,切口的长度以妊娠着床部位暴露为限。钳夹清除妊娠产物及血凝块,电凝切缘止血,冲洗输卵管伞及黏膜,切开的伞部不缝合。

无论采取何种术式,术中均应将腹腔内的出血洗净、吸出,不要残留凝血块及妊娠胚胎组织。在手术进行过程中,用生理盐水边冲洗边操作,既利于手术又有预防粘连的作用,必要时予病灶处局部注射 MTX。为减少术中出血,可将 20 U 垂体后叶素以等渗盐水稀释至 20 mL 注射于异位妊娠部位下方的输卵管系膜,误入血管可致急性动脉高压和心动过缓,故回抽无血方可注射。

术后可给予米非司酮 25 mg,2 次/天,口服 3～5 天,防止持续性异位妊娠。

3)术后随访:手术切除异位妊娠物后,需每周检测 HCG 水平直到正常,这对接受保守性手术的患者尤为重要。一般术后 2～3 周 HCG 水平可恢复至正常,但部分病例可长达 6 周。术后72 小时 HCG 水平下降少于 20% 提示可能存在妊娠组织残留,大多数情况为滋养细胞组织残留,极少数情况下亦可能是存在未被发现的多部位的异位妊娠。初始 HCG 水平<3 000 U/L 的患者术后发生持续性异位妊娠的可能性很小。若存在输卵管积血直径>6 cm,HCG 水平高于20 000 U/L,腹腔积血超过 2 L,则术后发生持续性异位妊娠的可能性很大。

二、其他类型的异位妊娠

(一)子宫颈妊娠

子宫颈妊娠是指受精卵种植在组织学内口水平以下的子宫颈管内,并在该处生长发育,占异位妊娠的 1%～2%,发生率为 1/9 000 例,属于异位妊娠中罕见且危险的类型。子宫颈妊娠的病因尚不明确,目前认为主要有以下原因:①受精卵运行过快或发育过缓,子宫内膜成熟延迟,或子宫平滑肌异常收缩;②人工流产、剖宫产或引产导致子宫内膜病变、缺损、瘢痕形成或粘连,或宫内节育器的使用,都可干扰受精卵在子宫内的着床;③体外受精-胚胎移植等助孕技术的宫颈管内操作导致局部的病理改变;④子宫发育不良、内分泌失调、子宫畸形或子宫肌瘤致宫腔变形。临床表现多为停经后出现阴道流血或仅为血性分泌物,可突然大量、无痛性的流血危及生命,不足 1/3 的患者可出现下腹痛或痛性痉挛,疼痛但不伴出血则很少见。体格检查:宫颈膨大呈圆锥状,蓝紫色,变软,宫颈外口可能是张开的,外口边缘薄,显示呈蓝色或紫色的妊娠组织,内口紧闭,无明显触痛,而子宫正常大小或稍大,硬度正常,这种表现被称为“沙漏状”子宫。子宫颈妊娠的超声诊断准确率约为 87%,超声检查的诊断标准如下:①子宫体正常或略大,子宫腔空虚,子宫蜕膜较厚;②子宫颈管膨大如球状,与子宫体相连呈沙漏状(“8”字形);③子宫颈管内可见完整的孕囊,有时还可见到胚芽或原始心管搏动,如胚胎已死亡则回声紊乱;④子宫颈内口关闭,胚胎不超过子宫颈内口或子宫动脉平面以下。子宫颈妊娠若未得到早期诊断,或是由于误诊而行刮宫术,都极可能发生致死性的阴道大量流血,从而不得不切除子宫,使患者丧失生育能力,甚至导致患者死亡。

确诊后根据阴道流血情况及血流动力学稳定与否采用不同的方法。

流血量少或无流血：可选择药物保守治疗，成功率约为95.6％，首选MTX全身用药，方案见输卵管妊娠；或经宫颈注射于胚囊内。应用MTX后应待血HCG明显下降后再行刮宫术，否则仍有大出血的可能。

流血量多或大出血：需在备血后操作，可刮除宫颈管内胚胎组织，纱条填塞或小水囊压迫创面止血，或直视下切开宫颈剥除胚胎管壁，重建宫颈管；宫腔镜下吸取胚胎组织，创面电凝止血或选择子宫动脉栓塞，同时使用栓塞剂和MTX，如发生失血性休克，应积极纠正休克，必要时应切除子宫挽救患者生命。

（二）卵巢妊娠

卵巢妊娠指受精卵在卵巢组织内着床和生长发育，是较罕见的异位妊娠，发生率为1/7 000例妊娠，占异位妊娠的0.5％～3％，近年发病率有增高的趋势。与输卵管妊娠相反，盆腔炎性疾病病史或使用IUD并不增加卵巢妊娠的风险，从某种意义上来说，卵巢妊娠似乎是与不孕或反复异位妊娠史不相关的随机事件。临床表现与输卵管妊娠极为相似，表现为急性腹痛、盆腔包块、早孕征象及阴道流血，往往被诊断为输卵管妊娠或误诊为卵巢黄体破裂。有时阴道超声也很难区分输卵管妊娠和卵巢妊娠，但可以除外宫内妊娠，腹腔镜诊断极有价值，但确诊仍需病理检查。诊断标准：①双侧输卵管完整，并与卵巢分开；②孕囊位于卵巢组织内；③卵巢及孕囊必须以卵巢固有韧带与子宫相连；④孕囊壁上有卵巢组织。符合上述4条病理学诊断标准，称为原发性卵巢妊娠，治疗可行卵巢楔形切除。

（三）宫角妊娠

宫角妊娠是指受精卵植入在宫腔外侧角子宫输卵管结合处的内侧，接近输卵管近端开口，与输卵管间质部妊娠相比，宫角妊娠位于圆韧带的内侧。宫角妊娠占异位妊娠的1.5％～4.2％，但病死率却占异位妊娠的20％。80％的宫角妊娠患者存在1项或多项高危因素，影响受精卵的正常运行及着床，受精卵不能如期到达正常宫腔种植，使之在非正常位置种植。在宫角处的妊娠囊随妊娠进展，可向宫腔侧发展，向宫腔侧发展的妊娠囊会逐渐移向宫腔，但胎盘仍附着于宫角。由于宫角处内膜和肌层较薄，早期滋养层发育不良，可发生早期流产、胚胎停育，部分出现胎盘植入、产后胎盘滞留。妊娠囊向输卵管间质部扩展者，宫角膨胀、外突，最终出现和输卵管间质部妊娠相同的结果。由于宫角妊娠在解剖上的特殊性，妊娠结局可以多样：可妊娠至足月，可发生宫内流产，也可发生宫角破裂。B超检查特点：宫角处突起包块，内有妊娠囊，与子宫内膜相连续，其周围见完整的肌壁层。在腹腔镜或剖腹手术过程中从外部观察子宫时，看到因宫角妊娠而增大的子宫使圆韧带向上、向外移位，但仍位于圆韧带本身的内侧。另一方面，间质部妊娠导致的子宫增大位于圆韧带外侧。

治疗方法有经腹或腹腔镜下宫角切除术，B超引导下刮宫术，全身或妊娠囊局部化疗。也有采用子宫动脉结扎治疗宫角妊娠破裂的病例报道，术后应当找到绒毛组织且超声检查宫角部无异常回声，继续追踪至血HCG降至正常。

（四）腹腔妊娠

腹腔妊娠是指妊娠囊位于输卵管、卵巢、阔韧带以外的腹腔内妊娠，是一种罕见的异位妊娠，发病率大约为1/5 000例妊娠，对母儿生命威胁极大。临床表现不典型，易被忽视而误诊，不易早期诊断，分原发性和继发性2种。原发性腹腔妊娠指受精卵直接种植于腹膜、肠系膜、大网膜、盆壁、肠管、直肠子宫陷凹等处，少有异位妊娠位于肝脏、脾脏、横结肠脾曲的文献报道。继发性腹腔妊娠往往发生于输卵管妊娠流产或破裂后,偶可继发于卵巢妊娠或子宫内妊娠而子宫存在缺陷破裂后,胚胎落入腹腔。患者一般有停经、早孕反应、腹痛、阴道流血等类似一般异位妊娠的症状,然后阴道流血停止,腹痛缓解,以后腹部逐渐增大,胎动时,孕妇常感腹部疼痛,无阴道流血,有些患者有嗳气、便秘、腹部不适,随着胎儿长大,症状逐渐加重。腹部检查发现子宫轮廓不清,但胎儿肢体极易触及,胎位异常(肩先露或臀先露),胎先露部高浮,胎心音异常清晰,胎盘杂音响亮,即使足月后也难以临产。若胎儿死亡,妊娠征象消失,月经恢复来潮,粘连的脏器和大网膜包裹死胎。胎儿逐渐缩小,日久若干尸化或成为石胎。若继发感染,形成脓肿,可向母体的肠管、阴道、膀胱或腹壁穿通,排出胎儿骨骼。B超检查能清晰地示子宫大小、宫外孕囊、胎儿和胎盘结构,以及这些结构与相邻脏器的关系,是目前用于腹腔妊娠诊断首选的辅助检查方法。原则上一旦确诊,应立即终止妊娠。具体手术方式因孕期长短、胎盘情况而异:如果胎盘附着于子宫、输卵管及圆韧带,可以将胎盘及其附着器官一并切除;如果胎儿死亡,胎盘循环停止已久,可以试行胎盘剥除;如果胎盘附着于重要器官而不宜切除或无法剥离者,可留置胎盘于腹腔内,术后可逐渐吸收。

(五)剖宫产术后子宫瘢痕妊娠

剖宫产术后子宫瘢痕妊娠(cesarean scar pregnancy,CSP)是指受精卵着床于既往剖宫产子宫瘢痕处的异位妊娠,可导致胎盘植入、子宫破裂甚至孕产妇死亡,是剖宫产术后远期潜在的严重并发症,在有剖宫产史女性的异位妊娠中约占 6.1%。

CSP 的确切病因及发病机制尚不明确,CSP 不同于宫内妊娠合并胎盘植入,后者系妊娠囊位于宫腔内,由于子宫蜕膜发育不良,胎盘不同程度地植入子宫肌层内;而前者系妊娠囊位于宫腔外瘢痕处,四周被瘢痕处子宫肌层和纤维组织包绕。有关 CSP 受精卵着床,最为可能的解释是剖宫产术中损伤子宫内膜基底层,形成与宫腔相通的窦道或细小裂隙,受精卵通过窦道侵入瘢痕处肌层内种植。

出现症状的孕周早晚不一,平均诊断孕周为(7.5±2.0)周,距离前次剖宫产时间为 4 个月到 15 年。不规则阴道流血通常为首发症状,占 38.6%～50%,可为点滴状或大出血,有或无明确停经史。阴道流血可有如下几种不同形式。

(1)停经后阴道流血淋漓不断,出血量不多或似月经样,或突然增多,也可能一开始即为突然大量出血,伴大血块,血压下降,甚至休克。

(2)人工流产术中或术后大量出血不止,涌泉状甚至难以控制,短时间内出现血压下降甚至休克,也可表现为术后阴道流血持续不断或突然增加。

(3)药物流产后常无明显组织排出或仅有少量蜕膜样组织排出,药流后阴道流血持续不净或突然增加,行清宫术时发生大出血。约 16% 的患者伴有轻、中度腹痛,8.8% 的患者表现为单纯下腹痛,约 40% 的患者无症状,只是在超声检查时偶然发现。CSP 患者子宫切口处瘢痕未破裂时,症状常不明显,可有瘢痕局部疼痛和压痛。随着妊娠的进展,CSP 患者发生子宫破裂、大出血的危险逐渐增加,若突发剧烈腹痛、晕厥或休克、腹腔内出血,常提示子宫发生破裂。

超声检查简便可靠,是诊断 CSP 最常用的方法,经阴道超声更有利于观察胚囊大小,与剖宫产瘢痕的位置关系及胚囊与膀胱间的肌层厚度,经腹部超声利于了解胚囊或团块与膀胱的关系,测量局部肌层的厚度以指导治疗,两种超声联合检查可以更全面了解病情。CSP 的超声检查诊断标准为:①宫腔及宫颈管内未探及妊娠囊,可见内膜线;②妊娠囊或混合性包块位于子宫前壁下段肌层(相当于前次剖宫产切口部位),部分妊娠囊内可见胚芽或胎心搏动;③妊娠囊或包块与膀胱之间子宫肌层变薄,甚至消失,妊娠囊或包块与膀胱间隔变窄,子宫肌层连续性中断;④彩色多普勒血流成像在胚囊周围探及明显的高速低阻环状血流信号;⑤附件区未探及包块,直肠子宫陷凹无游离液体(CSP 破裂除外)。当 CSP 的超声声像图不典型时,难以与子宫峡部妊娠、宫颈妊娠、难免流产、妊娠滋养细胞疾病相鉴别,可进行 MRI 检查。MRI 检查矢状面及横断面的 T_1、T_2 加权连续扫描均能清晰地显示子宫前壁下段内的妊娠囊与子宫及其周围器官的关系,但因为费用较昂贵,所以,MRI 检查不作为首选的诊断方法。血 β-HCG 水平与正常妊娠没有明显差别,与相对应的妊娠周数基本符合,主要用于指导治疗方法的选择和监测治疗结果。

根据超声检查显示的着床于子宫前壁瘢痕处的妊娠囊的生长方向,以及子宫前壁妊娠囊与膀胱间子宫肌层的厚度进行分型。此分型方法有利于临床的实际操作。

Ⅰ型:①妊娠囊部分着床于子宫瘢痕处,部分或大部分位于宫腔内,少数甚或达宫底部宫腔;②妊娠囊明显变形、拉长、下端成锐角;③妊娠囊与膀胱间子宫肌层变薄,厚度>3 mm;④彩色超声多普勒血流成像:瘢痕处见滋养层血流信号(低阻血流)。

Ⅱ型:①妊娠囊部分着床于子宫瘢痕处,部分或大部分位于宫腔内,少数甚或达宫底部宫腔;②妊娠囊明显变形、拉长、下端成锐角;③妊娠囊与膀胱间子宫肌层变薄,厚度≤3 mm;④彩色超声多普勒血流成像:瘢痕处见滋养层血流信号(低阻血流)。

Ⅲ型:①妊娠囊完全着床于子宫瘢痕处肌层并向膀胱方向外凸;②宫腔及子宫颈管内空虚;③妊娠囊与膀胱之间子宫肌层明显变薄、甚或缺失,厚度≤3 mm;④彩色超声多普勒血流成像:瘢痕处见滋养层血流信号(低阻血流)。其中,Ⅲ型中还有一种特殊的超声表现,即包块型,其声像图的特点如下:①位于子宫下段瘢痕处的混合回声(呈囊实性)包块,有时呈类实性;包块向膀胱方向隆起;②包块与膀胱间子宫肌层明显变薄、甚或缺失;③彩色超声多普勒血流成像:包块周边见较丰富的血流信号,可为低阻血流,少数也可仅见少许血流信号、或无血流信号。包块型多由 CSP 流产后(如药物流产后或负压吸引术后)子宫瘢痕处妊娠物残留并出血所致。

CSP 的治疗目标为终止妊娠、去除病灶、保障患者的安全,治疗原则为尽早发现,尽早治疗,减少并发症,避免期待治疗和盲目刮宫。对于 CSP 的治疗目前尚无规范化的统一治疗方案。治疗方案的选择,主要根据患者年龄、病情的严重程度、孕周大小、子宫肌层缺损情况、血 β-HCG 水平、对生育的要求及诊疗经验及技术进行综合考虑。治疗前必须与患者充分沟通,充分告知疾病和各种治疗的风险并签署知情同意书。包括 B 超监视下清宫术、甲氨蝶呤治疗后清宫术、子宫动脉栓塞后清宫术、腹腔镜或开腹子宫局部切开取胚及缝合术及子宫次全切除或子宫全切除术等。患者出院后应定期随访,行超声和血 HCG 检查,直至血 HCG 正常,局部包块消失。

(六)残角子宫妊娠

残角子宫又称为遗迹性双角子宫,在胚胎发育过程中,子宫残角为一侧副中肾管发育不全所致的子宫先天发育畸形。残角子宫按 Battram 分型分 3 型。Ⅰ型:残角子宫腔与单角子宫的宫腔相通;Ⅱ型:残角子宫腔与正常单角子宫腔不相通;Ⅲ型:无宫腔实体残角子宫,仅以纤维带同单角子宫相连,以Ⅱ型为最多见。残角子宫妊娠是受精卵于残角子宫内着床并生长发育,残角子宫妊娠破裂的发生率高达 89%,一旦破裂,可出现致命性的腹腔内出血。

不同类型的残角子宫妊娠有不同的临床表现。Ⅰ型残角子宫妊娠有类似输卵管异位妊娠的症状,有停经史、腹痛、阴道流血、血 β-HCG 升高,一般腹痛轻微,甚至无腹痛,如果发生急剧腹痛表明已有子宫破裂。双合诊检查时,在子宫旁可扪及略小于停经月份妊娠子宫的、质地较软的包块,大多在妊娠早期有类似流产的不规则阴道流血。Ⅱ型残角子宫早期妊娠症状与正常子宫妊娠相同,没有阴道流血,发生破裂时间晚,多数在孕 12~26 周发生肌层完全破裂或不完全破裂,引起严重内出血。Ⅲ型残角子宫因无宫腔,体积小,无内膜,不会造成残角子宫妊娠,但会导致输卵管妊娠。B 超检查特点:子宫腔内无妊娠囊,而在子宫一侧可见一圆形或椭圆形均匀的肌样组织包块,包块内可见妊娠囊或胚胎,妊娠包块与宫颈不相连接。在 B 超监视下由宫颈内置入金属探针更有助于诊断。

残角子宫妊娠的典型临床表现出现较晚,在术前明确诊断少,到发生子宫破裂时,往往病情较危重,一旦明确诊断,应尽早手术治疗。妊娠早、中期者行残角子宫切除术并将患侧输卵管结扎或切除为宜,以防以后发生同侧输卵管妊娠的可能,保留卵巢。当妊娠已达足月且为活胎者,应先行剖宫产抢救胎儿,然后切除残角子宫与同侧输卵管。

(七)阔韧带间妊娠

阔韧带间妊娠是一种较少见的一种异位妊娠,文献报道发生率为每 300 次异位妊娠中发生 1 例。阔韧带间妊娠通常是由输卵管妊娠的滋养细胞组织穿过输卵管浆膜层进入输卵管系膜,继发性种植在两叶阔韧带之间而致。如果在宫腔和后腹膜间隙之间存在子宫瘘管,也可发生阔韧带间妊娠。与腹腔妊娠相似,阔韧带间妊娠胎盘可以附着到子宫、膀胱和盆腔侧壁,如果有可能,应该切除胎盘,当无法切除胎盘时,可以将其留在原位自行吸收。

(八)多发性异位妊娠

与宫内宫外同时妊娠相比,2 个或者多个异位妊娠的发生率相对很少,可以出现在多个部位和有多种组合形式。尽管绝大多数报道的是输卵管双胎妊娠,但是也有卵巢、间质部和腹腔的双胎妊娠报道,也有部分输卵管切除术后及体外受精-胚胎移植术后双胎和三胎妊娠的报道。处理同其他类型的异位妊娠,取决于妊娠的部位。

(赵秀华)

第五节　过期妊娠

过期妊娠是指平时月经周期规则妊娠达到或超过 42 周(≥294 天)尚未分娩者。过期妊娠使胎儿窘迫、胎粪吸入综合征、过熟综合征、新生儿窒息、围产儿死亡、巨大儿及难产等不良结局发生率增高,并随妊娠期延长而增加。

一、临床表现

(1)正常生长儿及巨大儿。

(2)胎儿过熟综合征过熟儿表现为皮肤干燥、松弛、脱皮,身体瘦长、胎脂消失、皮下脂肪减少,容貌似"小老人"。

(3)胎儿生长受限。

二、诊断要点

准确核实孕周,确定胎盘功能是否正常是关键。

(一)核实孕周

1.按病史

(1)可根据末次月经第 1 天计算。

(2)根据排卵日期推算。

(3)根据性交日期推算预产期。

(4)根据辅助生殖技术日期推算预产期。

2.按临床

早孕反应时间、胎动出现时间及早孕期妇科检查发现子宫大小,推算预产期。

3.按实验室检查

(1)根据 B 超检查确定孕周,尤其是孕 20 周内,B 超对确定孕周有重要意义。

(2)根据妊娠初期血、尿 HCG 增高的时间推算孕周。

(二)判断胎儿安危状况

(1)胎动情况:通过胎动自我监测。

(2)无应激试验:如不满意或可疑胎心监护,可进一步行缩宫素激惹试验。

(3)B 超检查:测羊水量、脐血流仪查脐动脉血流 S/D 比值。

(4)羊膜镜:观察羊水颜色,了解有无羊水粪染。

(三)诊断流程

过期妊娠的诊断流程见图 7-1。

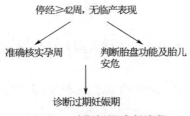

图 7-1　过期妊娠诊断流程

三、对母儿的影响

(1)对围产儿的影响:胎儿过熟综合征、胎儿窘迫、胎粪吸入综合征、新生儿窒息、巨大儿等围产儿发病率及死亡率明显升高。

(2)对母体的影响:产程延长和难产率增高,使手术产率及母体产伤明显增加。

四、治疗

(一)评估孕妇是否可阴道试产

1.绝对禁忌证

孕妇严重合并症及并发症,不能耐受阴道分娩或不能阴道分娩者,如以下几种。

(1)子宫手术史,主要是指古典式剖宫产,未知子宫切口的剖宫产术,穿透子宫内膜的肌瘤剔除术,子宫破裂史等。

(2)前置胎盘和前置血管。

(3)明显头盆不称。

(4)胎位异常,横位,初产臀位估计不能经阴道分娩者。

(5)宫颈浸润癌。

(6)某些生殖道感染性疾病,如疱疹感染活动期等。

(7)未经治疗的获得性免疫缺陷病毒(HIV)感染者。

(8)对引产药物过敏者。

2.相对禁忌证

(1)子宫下段剖宫产史。

(2)臀位。

(3)羊水过多。

(4)双胎或多胎妊娠。

(5)经产妇分娩次数≥5次者。

若无阴道试产禁忌,则评估宫颈是否成熟,若宫颈不成熟,则予促宫颈成熟。

(二)促宫颈成熟

宫颈 Bishop 评分<6 分,引产前先促宫颈成熟。

1.可控释地诺前列酮栓

可控释地诺前列酮栓是可控制释放的前列腺素 E_2 栓剂,置于阴道后穹隆深处,出现以下情况时应及时取出。

(1)出现规律宫缩(每 3 分钟 1 次的宫缩)并同时伴随有宫颈成熟度的改善,宫颈 Bishop 评分≥6 分。

(2)自然破膜或行人工破膜术。

(3)子宫收缩过频(每 10 分钟 5 次及以上的宫缩)。

(4)置药 24 小时。

(5)有胎儿出现不良状况的证据,如胎动减少或消失、胎动过频、电子胎心监护结果分级为Ⅱ类或Ⅲ类。

(6)出现不能用其他原因解释的母体不良反应,如恶心、呕吐、腹泻、发热、低血压、心动过速或者阴道流血增多。

取出至少 30 分钟后方可静脉滴注缩宫素。

2.米索前列醇

米索前列醇是人工合成的前列腺素 E_1 制剂。

(1)每次阴道放药剂量为 25 μg,放药时不要将药物压成碎片。如 6 小时后仍无宫缩,在重复使用米索前列醇前应行阴道检查,重新评价宫颈成熟度,了解原放置的药物是否溶化、吸收,如未溶化和吸收则不宜再放。每天总量不超过 50 μg,以免药物吸收过多。

(2)如需加用缩宫素,应该在最后 1 次放置米索前列醇后 4 小时以上,并行阴道检查证实米索前列醇已经吸收才可以加用。

(3)使用米索前列醇者应在产房观察,监测宫缩和胎心率,一旦出现宫缩过频,应立即进行阴道检查,并取出残留药物。

3.机械性促宫颈成熟

机械性促宫颈成熟包括低位水囊、Foley 导管、海藻棒等,需要在阴道无感染及胎膜完整时才可使用。缺点:有潜在的感染、胎膜早破、子宫颈损伤的风险。

（三）引产术

1.缩宫素静脉滴注

因缩宫素个体敏感度差异极大,静脉滴注缩宫素应从小剂量开始循序增量,起始剂量为2.5 U缩宫素溶于乳酸钠林格注射液500 mL中即0.5％缩宫素浓度,从每分钟8滴开始,根据宫缩、胎心情况调整滴速,一般每隔20分钟调整1次,即从每分钟8滴调整至16滴,再增至24滴;为安全起见也可从每分钟8滴开始,每次增加4滴,直至出现有效宫缩。

有效宫缩的判定标准为10分钟内出现3次宫缩,每次宫缩持续30～60秒,伴有宫颈的缩短和宫口扩张。最大滴速不得超过每分钟40滴,如达到最大滴速,仍不出现有效宫缩时可增加缩宫素浓度,但缩宫素的应用量不变。增加浓度的方法是以乳酸钠林格注射液500 mL中加5 U缩宫素变成1％缩宫素浓度,先将滴速减半,再根据宫缩情况进行调整,增加浓度后,最大增至每分钟40滴,原则上不再增加滴数和缩宫素浓度。注意事项如下。

（1）要有专人观察宫缩强度、频率、持续时间及胎心率变化并及时记录,调好宫缩后行胎心监护。破膜后要观察羊水量及有无胎粪污染及其程度。

（2）警惕过敏反应。

（3）禁止肌内、皮下、穴位注射及鼻黏膜用药。

（4）输液量不宜过大,以防止发生水中毒。

（5）宫缩过强应及时停用缩宫素,必要时使用宫缩抑制剂。

（6）引产失败:缩宫素引产成功率与宫颈成熟度、孕周、胎先露高低有关,如连续使用2～3天,仍无明显进展,应改用其他引产方法。

2.人工破膜术

人工破膜术适用于头先露并已衔接的孕妇。单独使用人工破膜术引产时,引产到宫缩发动的时间间隔难以预料。人工破膜术联合缩宫素的方法缩短了从引产到分娩的时间。人工破膜术相关的潜在风险包括脐带脱垂或受压、母儿感染、前置血管破裂和胎儿损伤。

（四）产程处理

产程中最好连续胎心监护,注意羊水情况,及早发现胎儿窘迫。过期妊娠常伴有羊水污染,分娩时做好气管插管准备。

（五）剖宫产术

过期妊娠时,胎盘功能减退,胎儿储备力下降,可适当放宽剖宫产指征。

五、注意事项

（1）核准孕周和判断胎盘功能是处理的关键。

（2）根据胎儿情况选择分娩方式。引产前应做宫颈Bishop评分,若<6分先促宫颈成熟。

（3）对妊娠41周以后的孕妇可常规引产。

（4）孕期定期产检,减少过期妊娠发生。

（5）促宫颈成熟和引产方法注意应用指征及潜在风险,防止不良事件发生。

（刘菊秀）

第六节 双胎妊娠

双胎妊娠分为双卵双胎和单卵双胎。单卵双胎分为双绒毛膜双羊膜囊双胎、单绒毛膜双羊膜囊双胎、单绒毛膜单羊膜囊双胎和联体双胎四种类型。

双胎的预后取决于绒毛膜性,而并非合子性。应该在早孕期对双胎妊娠进行绒毛膜性的判断。

双胎妊娠的非整体筛查策略与单胎不一样,不建议单独使用生化血清学方法对双胎妊娠进行唐氏综合征发生风险的筛查。可以考虑早孕期血清学＋NT＋年龄联合筛查非整倍体的风险。

双胎妊娠是高危妊娠,孕产妇和胎儿并发症增加,应加强孕期管理。复杂性双胎,包括所有的单绒毛膜双胎、有胎儿并发症的双绒毛膜双胎(如双胎体重生长不一致、一胎畸形、一胎胎死宫内),应建议转诊至有胎儿医学中心的三甲医院。

在一次妊娠中,宫腔内同时有两个或两个以上胎儿时称双胎妊娠或多胎妊娠。近年随着辅助生育技术广泛开展和母亲受孕年龄的增加,多胎妊娠发生率明显提高。双胎出生率增加了近70%,从1980年19例/1 000例活产儿到2006年32例/1 000例活产儿。

世界各地单卵双胎的发生率相对恒定,为4‰,并与种族、遗传、年龄和产次等基本无关;而双卵双胎和多胎妊娠的发生率变化较大,受种族、遗传、年龄、孕产次、促排卵药物及辅助生育技术等因素影响,双卵双胎的发生率为1.3‰～49.0‰。本节主要讨论双胎妊娠。

一、双胎的类型和特点

(一)双卵双胎

由两个卵子和两个精子分别受精形成两个受精卵,约占双胎妊娠的70%。由于双胎的遗传基因不完全相同,所以与两次单胎妊娠形成兄弟姐妹一样,双卵双胎的两个胎儿的性别、血型可以相同或不同,而外貌、指纹等表型不同。胎盘分为分离的两个,也可以融合成一个,但胎盘内血液循环各自独立,没有血管吻合支。胎盘胎儿面见两个羊膜腔,中间隔有两层羊膜和两层绒毛膜,为双绒毛膜双羊膜囊双胎。

同期复孕:一种两个卵子在短时期内不同时间受精而形成的双卵双胎,精子可以是来自相同或不同男性,检测 HLA 型别可识别精子的来源。曾有新闻报道国外一女子生育的双胎中一个为白人、一个为黑人。

异期复孕:在一次受精后隔一个排卵周期后再次受精妊娠。属于双卵双胎中特殊罕见的类型。人类未见报道。

(二)单卵双胎

一个卵子和一个精子受精后分裂形成两个胎儿,约占双胎妊娠的30%。单卵双胎的遗传基因完全相同,故两个胎儿性别、血型及其他各种表型完全相同。根据受精卵在早期发育阶段发生分裂的时间不同,可形成以下四种类型。

1.双绒毛膜双羊膜囊双胎(dichorionic diamnionic,DCDA)

在受精后 72 小时内分裂,形成两个独立的受精卵、两个羊膜囊,羊膜囊间隔有两层绒毛膜、两层羊膜,胎盘为两个或融合为一个。此种类型占单卵双胎的 30％左右。

2.单绒毛膜双羊膜囊双胎(monochorionic diamnionic,MCDA)

受精卵在受精 72 小时后至 8 天内分裂,胚胎发育处于囊胚期,即已分化为滋养细胞,羊膜囊尚未形成。胎盘为一个,两个羊膜囊,羊膜囊间隔只有两层羊膜。此种类型占单卵双胎的 68％。

3.单绒毛膜单羊膜囊双胎(monochorionic monoamnionic,MCMA)

受精卵在受精后 9～13 天分裂,此时羊膜囊已形成,故两个胎儿共存于一个羊膜腔内,共有一个胎盘。此种类型占单卵双胎的 1％～2％。

4.联体双胎

受精卵在受精 13 天后分裂,此时原始胚盘已形成,机体不能完全分裂成两部分,导致不同形式的联体双胎。寄生胎也是联体双胎的一种形式,发育差的内细胞团被包入正常发育的胚胎体内,常位于胎儿的上腹部腹膜后,胎体的发育不完整。联体双胎的发生率为单卵双胎的 1/1 500。

二、妊娠期母体变化

双胎或多胎妊娠时,与单胎妊娠相比母体负担更重,变化更大。子宫体积及张力明显增大,其容量将增加超过 1 L,重量将增加至少 9 kg,当合并羊水过多时,容积和重量增加更明显。孕妇血容量扩张较单胎妊娠多 500 mL,心率和心搏量都增加,心排血量增多,加上宫底上升抬高横膈,心脏向左向上移位更加明显,心脏负担加重。由于血容量的剧增,以及两个胎儿的发育,对铁、叶酸等营养物质的需要剧增,而孕妇常常早孕反应重,胃储纳消化吸收功能减弱,孕期易患贫血、低钙血症等。相对于单胎,双胎或多胎妊娠孕妇骨关节及韧带的变化更加明显。容易发生腰椎间盘突出或耻骨联合分离,影响孕妇活动。

三、诊断及鉴别诊断

(一)诊断

1.病史及临床表现

有家族史和/或孕前曾用过促排卵药或接受体外受精多个胚胎移植的多为双卵双胎。早孕期早孕反应明显。中期妊娠后体重增加迅速,腹部增大与停经月份不相符,多伴有下肢水肿、静脉曲张等压迫症状,妊娠晚期常感身体沉重,行走不便,严重者有呼吸困难。

2.孕期产科检查

宫底高度大于停经月份,常超出妊娠图的 90 百分位数,四步诊时腹部可触及多个小肢体或三个胎极,在腹部不同部位可听到两个或多个胎心,胎心率相差 10 次以上。下腹部和下肢皮肤可见妊娠纹,多见脚背或脚踝水肿。

3.产科超声检查

产科超声检查是诊断双胎或多胎的主要手段,还可筛查胎儿结构畸形,早期诊断复杂性双胎如双胎输血综合征、双胎动脉反向灌注序列、联体双胎等。

4.绒毛膜性判断

一旦确诊为双胎,应尽一切努力判定和报告羊膜性和绒毛膜性。双胎的预后取决于绒毛膜性,而并非合子性。绒毛膜性的判断主要依靠产前超声检查。

(1)早孕期:早期绒毛膜性的判定最准确的体征(准确率接近 100％):孕 7～10 周孕囊的个数及孕 11～14 周双胎峰的出现。孕 7～10 周,如果宫腔内可见两个妊娠囊,为双绒毛膜双胎,如仅见一个孕囊,则单绒毛膜双胎的可能性极大。孕 11～14 周,根据有无"双胎峰"来判断绒毛膜性。所谓双胎峰指分隔的胎膜与胎盘胎儿面接触处呈三角形,提示双绒毛膜双胎。如分隔的胎膜与胎盘胎儿面接触处呈 T 形,提示单绒毛膜双胎。

(2)中孕期:早孕期之后判断绒毛膜性的难度增加,准确率约 80%。可通过检查胎儿性别、两个羊膜囊间隔厚度、胎盘是否独立综合判断绒毛膜性。如有两个独立胎盘和/或胎儿性别不同,提示双卵双胎;如超声影像图上只有一个胎盘,可以是单绒毛膜双胎,也可以是双绒毛膜双胎。此外,测定两个羊膜囊间隔的胎膜厚度可辅助诊断,如间隔胎膜厚度≥2 mm 提示双绒毛膜双胎可能性大。

(二)鉴别诊断

当宫底高度大于停经月份时,首先应重新核定孕周,特别对于月经周期不规则的孕妇,第二应排空膀胱再测宫底高度,做好这两项工作后确定子宫大于停经月份,还应与以下情况相鉴别。

(1)妊娠滋养细胞疾病。

(2)子宫畸形(纵隔子宫、双角子宫或残角子宫)合并妊娠。

(3)子宫肌瘤合并妊娠。

(4)附件肿瘤合并妊娠。

(5)羊水过多。

(6)巨大胎儿。

通过询问相关病史,主要依靠超声检查,可以鉴别诊断。

四、双胎并发症及对母儿的影响

多胎妊娠比单胎妊娠发生孕产妇与胎儿并发症的风险增加,除容易流产、早产、妊娠合并高血压等常见并发症外,还有一些特有的围生儿并发症,危及母儿安全。

(一)孕产妇的并发症

1.贫血

双胎并发贫血的发生率为 74.6%,是单胎的 2.4 倍,与铁及叶酸缺乏有关。

2.妊娠合并高血压

双胎并发妊娠合并高血压可高达 30%,比单胎高 3～4 倍,具有发病早、程度重、容易出现心肺并发症等特点。

3.妊娠肝内胆汁淤积症

发生率是单胎的 2 倍,胆酸常高出正常值 10～100 倍,容易引起死胎及死产。

4.羊水过多及胎膜早破

双胎羊水过多发生率约为 12%,约 14% 双胎并发胎膜早破。

5.胎盘早剥

双胎易发胎盘早剥,可能与妊娠合并高血压发病率增加有关,另外,胎膜早破或双胎第一胎儿娩出后宫腔压力骤降,是胎盘早剥的另一常见原因。

6.宫缩乏力和产后出血

双胎子宫肌纤维伸展过度,常并发原发性宫缩乏力,易致产程延长和产后出血。双胎产后出血发生率是单胎的 2 倍,导致全子宫切除的比率是单胎的 3 倍,与子宫过度膨胀、产后宫缩乏力加上胎盘附着面积增大有关。

（二）围生儿并发症

1.流产

双胎妊娠容易发生自然流产,据报道流产的双胎比足月分娩的双胎多 3 倍以上。单绒毛膜双胎是自然流产的高危因素,与双绒毛膜双胎的流产比例为 18：1。

2.早产

因胎膜早破或宫腔内压力过高及严重母儿并发症等原因,约 60％的双胎并发早产,导致围生儿病死率增高。美国一项调查显示 16 年间,双胎足月分娩数下降 22％,与医源性干预有关,但并未造成围生儿病死率增高。

3.胎儿畸形

双卵双胎和单卵双胎妊娠胎儿畸形的发生率分别为单胎妊娠的 2 倍和 3 倍。

4.难产

胎位为臀头位,易发生胎头交锁导致难产;即使是头头位,胎头碰撞也会引起难产。

5.脐带异常

脐带插入点异常如球拍状胎盘或帆状胎盘是单绒毛膜双胎常见并发症。单绒毛膜单羊膜囊双胎几乎均有脐带缠绕。脐带脱垂多发生在双胎胎儿异常或胎先露未衔接出现胎膜早破时,以及第一胎胎儿娩出后,第二胎胎儿娩出前,可致胎儿死亡。

6.过期妊娠

美国一项研究表明孕 39 周以后双胎死产的风险超过了新生儿死亡的风险。有学者建议将 40 周以后的双胎妊娠视为过期妊娠。

（三）双胎特有并发症

1.双胎体重生长不一致

发生于 20％～30％双胎,定义为双胎之一胎儿体重小于第 10 百分位数,且两胎儿体重相差 ＞25％,又称为选择性生长受限(selective FGR,sFGR)。两个胎儿的体重均小于第 10 百分位数,称为小于胎龄儿(small for gestational age,SGA)。双胎体重生长不一致原因不明,可能与胎儿拥挤、胎盘占蜕膜面积相对较小或一胎畸形有关。双绒毛膜双胎体重生长不一致,不一样的遗传生长潜力,特别在性别不同时也是原因之一。单绒毛膜双胎,主要原因是胎盘分配不均及脐带插入异常,FGR 胎儿胎盘通常为球拍状胎盘或帆状胎盘。双胎体重生长不一致,围生期不良结局增加,总的围生期丢失率为 7.3％。当体重相差超过 30％时,胎儿死亡的相对风险增加 5 倍以上。此外,新生儿呼吸窘迫综合征、脑室内出血、脑室周围白质软化、败血症和坏死性小肠结肠炎等的发生率都随着双胎生长不一致程度的上升而上升。

2.双胎输血综合征(twin to twin transfusion syndrome,TTTS)

10％～15％的单绒毛膜双胎会发生 TTTS。绝大部分是 MCDA,MCMA 发生 TTTS 非常少见。通过胎盘间的动-静脉吻合支,血液从动脉向静脉单向分流,使一个胎儿成为供血儿,另一个胎儿成为受血儿。导致供血儿贫血、血容量减少,致使发育迟缓,肾灌注不足,羊水过少,胎儿活动受限并引起"贴附胎",甚或死亡;受血儿血容量过多,可因循环负荷过重而发生羊水过多、胎儿水肿、胎儿充血性心力衰竭。产前诊断 TTTS 的标准包括:①单绒毛膜性双胎;②羊水过多-羊水过少:受血儿羊水过多,最大羊水池深度＞8 cm;供血儿羊水过少,最大羊水池深度＜2 cm。

3.双胎贫血-多血序列征(twin anemia polycythemia sequence,TAPS)

TAPS 是单绒毛膜双胎的特有并发症,原发于 3％～5％的单绒毛膜双胎,2％～13％的

TTTS 激光治疗后继发发生 TAPS。其发生机制与 TTTS 相似,为胎盘间的动静脉吻合支导致单向的血流,但吻合支均为直径<1 mm 的微小血管,故表现为双胎网织红细胞的差异,一胎严重贫血,另一胎红细胞增多,不发生羊水量的改变。产前诊断标准包括:①单绒毛膜双胎;②一胎大脑中动脉血流峰值(MCA-PSV)>1.5 MOM,另一胎 MCA-PSV<1.0 MOM;③缺乏 TTTS 的诊断依据,没有羊水过少/过多。

4.双胎反向动脉灌注序列(twin reversed arterial perfusion sequence,TRAPS)

又称无心双胎,是单绒毛膜双胎的罕见、特有并发症,发生于 1% 的单绒毛膜双胎。可通过产前超声检查作出诊断,表现为双胎妊娠一胎儿心脏缺如、退化或无功能(称为无心胎),另一胎儿正常(称为泵血胎)。TRAPS 最显著的特征是结构正常的泵血胎通过胎盘表面的一根动-动脉吻合向寄生的无心胎供血。通常泵血胎儿解剖结构正常,其为非整倍体的风险为 9%;无心胎常伴有其他解剖结构异常,如先天性无脑畸形、前脑无裂畸形、重要器官缺如等。如不治疗,泵血胎多因高负荷心力衰竭而死亡,围生期死亡率为 50%~75%。

5.单绒毛膜单羊膜囊双胎(MCMA)

MCMA 是一种两个胎儿同在一个羊膜囊的罕见妊娠方式,大约占单绒毛膜双胎的 5%。在 16 周前,流产率为 50%,大部分丢失是由于胎儿异常和自然流产。一项系统综述包括 114 个 MCMA,得出结论:几乎所有的 MCMA 都存在脐带缠绕,脐带缠绕不会导致围生儿的发病率和死亡率。单有脐动脉切迹,而没有其他胎儿恶化的证据,并不能提示围生儿预后不良。TTTS 和脑损伤的发生率分别为 6% 和 5%。

6.联体双胎

受精卵在胚盘已开始形成后才分裂形成双胎,属于单羊膜囊妊娠的特有并发症。联体双胎很罕见,估计每 100 000 例妊娠中有一例,约占单绒毛膜双胎的 1%。连体可涉及任意数量的器官,可分为前(胸部联胎)、后(臀部联胎)、头(头部联胎)和尾(骶部联胎)四类,其中最常见的连体类型包括胸部连体、脐部连体、臀部连体、坐骨连体、颅部连体。

五、临床管理

(一)孕期管理

(1)绒毛膜性的判定和核实孕龄双胎的预后取决于绒毛膜性,故早孕期超声检查判断绒毛膜性显的至关重要。建议所有诊断双胎妊娠的孕妇均应在孕 14 周前通过超声检查孕囊的个数和双胎峰的出现,准确判断绒毛膜性。

尽管早孕期和中孕期超声推算孕龄的准确性相似,但还是推荐使用早孕期 B 超来推算预产期。没有充分的证据推荐使用哪个胎儿(当胎儿大小不一致时)来决定双胎的预产期。但是,为避免漏诊早期的一胎胎儿宫内生长受限,大多数专家同意临床医师应根据大胎儿来推算孕龄。

(2)产前非整倍体筛查及结构筛查双胎妊娠的非整体筛查策略与单胎不一样,不建议单独使用生化血清学方法对双胎妊娠进行唐氏综合征发生风险的筛查。可以考虑早孕期血清学+NT+年龄联合筛查,在假阳性率为 5% 的情况下,此筛查策略非整倍体的检出率单胎为 89%,DCDA 为 86%,MCDA 为 87%。目前由于缺乏大样本的研究,非侵入性产前筛查(NIPT)应用于双胎产前筛查仍然不确定其准确性。ACOG 仍不建议 NIPT 应用于双胎妊娠的产前筛查。建议在孕 18~24 周进行双胎妊娠的超声结构筛查。

(3)孕期超声检查的频率和内容建议双胎妊娠早孕期建卡登记,孕 14 周前超声确定绒毛膜性,孕11～14周 NT 检查联合孕妇年龄、血清学指标行非整体筛查,孕20～24周超声结构畸形筛查,同时测量子宫颈长度。双绒双胎孕24周后每4周超声检查一次,监测胎儿生长发育、羊水量和脐动脉多普勒血流。单绒双胎自孕16周起,每2周超声检查一次,内容包括胎儿生长发育、羊水量、脐动脉多普勒血流和大脑中动脉血流峰值。

(4)妊娠期处理及监护:①营养指导,补充含一定叶酸量的复合维生素,纠正贫血,适当补充铁及钙剂,合理饮食,保证胎儿生长所需的足够营养。②防治早产,合理应用宫缩抑制剂。双胎孕妇应增加休息时间,减少活动量。34周前如出现宫缩或阴道流液,应住院治疗,给予宫缩抑制剂。孕期可行阴道超声检查了解子宫颈内口形状和子宫颈管长度,预测早产的发生。双胎妊娠的糖皮质激素促进胎肺成熟方案与单胎妊娠相同。③防治母体妊娠期并发症,妊娠期注意血压及尿蛋白变化,及时发现和治疗妊娠合并高血压。重视孕妇瘙痒主诉,动态观察孕妇血胆汁酸及肝功能变化,早期诊断和治疗妊娠肝内胆汁淤积症。④定期监测胎心、胎动变化,可自孕33周起,每周行 NST 检查。⑤妊娠晚期通过腹部触诊和B超检查确定胎位,帮助选择分娩方式。

(二)终止妊娠时机及指征

1.终止妊娠时机

对于双胎终止妊娠时机选择,目前仍有不同观点。多数专家认为,对于无并发症及合并症的双绒毛膜双胎可期待至孕38周时再考虑分娩。对于无并发症及合并症的单绒毛膜双羊膜囊双胎可以在严密监测下至妊娠37周分娩。单绒毛膜单羊膜囊双胎的分娩孕周多为32～34周。复杂性双胎(如双胎输血综合征、选择性生长受限及贫血多血质序列等)需要结合每个孕妇及胎儿的具体情况制定个体化的分娩方案。

2.终止妊娠指征

(1)单绒毛膜双胎出现严重的特殊并发症,如 TTTS、sFGR、TAPS 等,为防止一胎死亡对另一胎产生影响。

(2)母亲有严重并发症,如子痫前期或子痫,不能继续妊娠时。

(3)预产期已到但尚未临产,胎盘功能减退者。

3.分娩期处理及产后观察

(1)分娩方式的选择:无合并症的单绒毛膜双羊膜囊双胎及双绒毛膜双羊膜囊双胎可以选择阴道试产。双胎计划阴道分娩时,第二胎儿的胎方位不作为分娩方式选择的主要依据,具体为:①胎方位为头-头位,可以阴道试产。②第一胎为头位、第二胎儿为臀位且估计体重介于1 500～4 000 g 时,可进行阴道试产;第二胎儿估计体重1 500 g 以下时,仍无充分证据支持哪种分娩方式更为有利。③双胎体重不一致并不能作为剖宫产的指征。

剖宫产指征:①第一胎儿为肩先露、臀先露。②联体双胎孕周>26周。③单胎妊娠的所有剖宫产指征,如短期不能阴道分娩的胎儿窘迫、严重妊娠并发症等。④单绒毛膜单羊膜囊双胎。

(2)产程处理:宫缩乏力时可在严密监护下给予低浓度缩宫素静脉滴注加强宫缩;第一产程全程严密观察胎心变化和产程进展;第二产程行会阴侧切,当第一胎儿娩出后,立即用血管钳夹紧胎盘侧脐带,防止第二胎儿失血。助手在腹部协助固定第二胎儿为纵产式,定时记录胎心和宫缩,及时阴道检查了解胎位,注意有无脐带脱垂或胎盘早剥。如无异常,尽快行人工破膜,必要时静脉滴注低浓度缩宫素加强宫缩,帮助胎儿在半小时内娩出。若发现脐带脱垂、胎盘早剥、第二胎横位,应立即产钳助产、内倒转术或臀牵引术等阴道助产术,甚至是剖宫产术,迅速娩出胎儿。产程中注意补充产妇高热量、易吸收的食物或饮品,使产妇有足够的体力完成分娩。

(3)产后观察:无论阴道分娩还是剖宫产,均需积极防治产后出血,常规临产后备血,第三产程建立静脉通路。注意观察生命体征、子宫收缩和阴道出血量,加强宫缩剂的应用。

4.双胎常见胎儿并发症的处理

(1)双胎体重生长不一致(sFGR)。

一般处理:同单胎FGR一样,首先需寻找原因,包括:①详细的结构超声扫描。②查找病毒感染(巨细胞病毒、风疹病毒和弓形虫)。③建议羊水穿刺排除染色体异常。④MCDA的sFGR主要原因是胎盘和血管的分配不均。

双胎体重生长不一致时,需加强超声监测:①胎儿生长发育和羊水量,每2周1次。②脐动脉和大脑中动脉多普勒血流监测,DCDA每2周一次,MCDA每周一次。③如果脐动脉多普勒血流异常,加做静脉导管和脐静脉血流,目的是尽量延长孕龄至新生儿能存活,同时避免一胎胎死宫内,导致存活胎严重的后果。估计医源性早产,应用糖皮质激素促胎肺成熟。

双绒毛膜双胎:双绒毛膜双胎体重生长不一致对围生儿的预后无明显影响。终止妊娠的时机:①由双胎中FGR胎儿发生胎窘时决定何时干预,并计划相应的胎儿监护。②一般不建议32~34周前分娩。③在严重的早期生长差异双胎中,推荐以FGR胎儿自然死亡为代价,不干预从而最大化适于胎龄儿的生存机会。

单绒毛膜双胎:单绒毛膜双胎体重生长不一致的处理比较棘手,根据脐动脉多普勒血流的异常分为3型,终止妊娠的时机。①Ⅰ型:FGR胎儿脐动脉血流多普勒波形正常。预后最好,存活率90%以上。如宫内监测良好,建议34~35周终止妊娠。②Ⅱ型:FGR胎儿脐动脉舒张末期血流持续性消失或反流。预后最差,任何一胎发生胎死宫内的风险高达29%。一般建议30周左右选择性终止妊娠。③Ⅲ型:FGR胎儿脐动脉舒张末期血流间断性消失或反流。自然预后比Ⅱ型好,但FGR胎儿发生不可预测的宫内死亡和大胎儿出现脑损伤的概率升高。建议32~34周选择性终止妊娠。

(2)双胎输血综合征(TTTS)。

TTTS Quintero分期分为5期。①Ⅰ期:羊水过多/过少,供血儿膀胱可见。②Ⅱ期:观察60分钟,供血儿膀胱缺失。③Ⅲ期:任何一个胎儿出现多普勒血流异常,如脐动脉舒张期血流缺失或倒置,大脑中动脉血流异常或静脉导管反流。④Ⅳ期:任何一个胎儿水肿。⑤Ⅴ期:双胎之一或双胎死亡。

处理原则。①Ⅰ期:可行保守治疗并加强监测,每周随访一次超声。内容包括羊水量,供血儿膀胱,脐动脉多普勒血流。也可考虑行胎儿镜胎盘血管交通支激光凝固术。一项针对TTTSⅠ期治疗的系统综述显示:激光治疗和保守治疗两组的总生存率相近(85%和86%),羊水减量组稍低(77%)。②Ⅱ期及以上:首选胎儿镜胎盘血管交通支激光凝固术。如果不能行激光治疗,可以行连续的羊水减量。

预后:TTTS如果不治疗,90%胎儿会死亡,存活的新生儿发病率为50%。激光治疗后,60%~70%两个胎儿存活,80%~90%最起码一胎存活。平均分娩孕周为33~34周。

(3)双胎贫血-红细胞增多症系列:没有很好的治疗方法,有以下几种治疗方案:①宫内输血(供血儿)+部分换血(受血儿);②胎儿镜胎盘血管交通支激光凝固术;③选择性减胎,首选射频消融术,还可以运用脐带结扎术,双极电凝脐带术;④分娩,产后治疗。

六、临床特殊情况的思考和建议

(一)双胎一胎死亡的处理

(1)双绒毛膜双胎因不存在胎盘血管吻合支,故一胎死亡对另一胎的影响除可能诱发早产外,无其他不良影响,无须特殊处理。

(2)单绒毛膜双胎如已足月,建议即刻终止妊娠,否则建议期待妊娠,因为对另一胎的损伤在死亡那一刻已经发生。期待妊娠过程中每2~4周行脐动脉和大脑中动脉多普勒血流检查,建议34~36周给予1个疗程促胎肺成熟后终止妊娠。4~6周后MRI检查存活胎的大脑是否受到损伤,2岁时还应评估神经系统的发育情况。存活胎如果有严重神经系统损伤的证据,应考虑晚期终止妊娠。

(二)双胎一胎畸形的处理

(1)双绒毛膜双胎如为致死性畸形,可保守性治疗;如为非致死畸形但会导致严重障碍,倾向于减胎治疗,可行心脏内或脊髓内注射氯化钾减胎。

(2)单绒毛膜双胎如需选择性减胎,因存在胎盘血管吻合,不能使用氯化钾注射,首选射频消融术,还可以运用脐带结扎术,双极电凝脐带术。

(刘菊秀)

第七节　前置胎盘

一、病因

确切病因目前尚不清楚。既往前置胎盘史、既往剖宫产史、多胎妊娠、多产、高龄孕妇(>35岁),不孕治疗、多次流产史、宫腔手术史、母亲吸烟及吸毒均增加前置胎盘风险。

(一)子宫内膜损伤

多次刮宫、多次分娩、产褥感染、子宫瘢痕等可损伤子宫内膜。或引起炎症或萎缩性病变,使子宫蜕膜血管缺陷。当受精卵着床时,因血液供给不足,为摄取足够营养而增大胎盘面积,伸展到子宫下段。前置胎盘患者中85%~90%为经产妇。瘢痕子宫妊娠后前置胎盘的发生率5倍于无瘢痕子宫。

(二)胎盘异常

多胎妊娠时,胎盘面积较大而延伸至子宫下段,故前置胎盘的发生率较单胎妊娠高1倍;副胎盘亦可到达子宫下段或覆盖宫颈内口;膜状胎盘也可扩展至子宫下段,发生前置胎盘。

(三)受精卵滋养层发育迟缓

受精卵到达宫腔时,滋养层尚未发育到能着床的阶段,继续下移,着床于子宫下段而形成前置胎盘。

二、临床分类

按胎盘下缘与宫颈内口的关系,分为4种类型。

(一)完全性前置胎盘

完全性前置胎盘又称为中央性前置胎盘,宫颈内口完全被胎盘组织覆盖。

(二)部分性前置胎盘

部分性前置胎盘的宫颈内口部分被胎盘组织覆盖。

(三)边缘性前置胎盘

胎盘下缘附着于子宫下段,但未超越宫颈内口。

(四)低置胎盘

胎盘附着于子宫下段,边缘距宫颈内口<20 mm,但未达到宫颈内口。

胎盘下缘与宫颈内口的关系随子宫下段的逐渐伸展、宫颈管的逐渐消失、宫颈口的逐渐扩张而改变诊断时期不同,分类也可不同,目前均以处理前最后一次检查来确定其分类。有文献报道发现于妊娠15～19周、20～23周、24～27周、28～31周和32～35周时诊断的前置胎盘患者分娩时前置胎盘仍存在的比例是12％、34％、49％、62％、73％。

还有一种特殊类型,近年来发病率增高,由于其胎盘粘连、植入发生率高,往往引起致命性的大出血。因此定义为"凶险性前置胎盘":既往有剖宫产史,此次妊娠为前置胎盘,且胎盘附着于原手术瘢痕部位。

三、临床表现

主要临床表现是妊娠晚期无痛性反复性阴道流血,可伴有因出血多所致的相应症状。出血可发生于中期妊娠的晚期和晚期妊娠的早期,发生出血较早者,往往由于出血过多而流产。

(一)无痛性阴道出血

中期妊娠时70％～80％前置胎盘患者的典型临床表现是无诱因、无痛性阴道流血。妊娠晚期子宫峡部逐渐拉长形成子宫下段,而临产后的宫缩又使宫颈管消失而成为产道的一部分。但附着于子宫下段及宫颈内口的胎盘不能相应的伸展。与其附着处错位而发生剥离,致血窦破裂而出血。初次出血一般不多。但也可初次即发生致命性大出血。随着子宫下段的逐渐拉长,可反复出血。完全性前置胎盘初次出血时间较早,多发生在妊娠28周左右,出血频繁。出血量也较多。边缘性前置胎盘初次出血时间较晚,往往发生在妊娠37～40周或临产后,出血量较少。部分性前置胎盘的初次出血时间及出血量则介于以上两者之间。部分性及边缘性前置胎盘患者胎膜破裂后。若胎先露部很快下降,压迫胎盘可使出血减少或停止。

(二)贫血、休克

反复出血可致患者贫血,其程度与阴道流血量及流血持续时间呈正比。有时,一次大量出血可致孕妇休克、胎儿发生窘迫甚至死亡。有时,少量、持续的阴道流血也可导致严重后果。

(三)胎位异常

常见胎头高浮,约1/3患者出现胎位异常,其中以臀位和横位为多见。

(四)早产及足月前胎膜早破

任何原因的产前出血均是早产和足月前胎膜早破的危险因素。

(五)宫内生长受限

部分前置胎盘患者可能存在胎儿宫内生长受限,但目前存在争议。

(六)前置血管或脐带帆状附着

前置血管及脐带帆状附着并不常见,但若出现则往往伴有前置胎盘。

四、诊断

妊娠 20 周以上且表现为阴道流血的任何女性均应怀疑前置胎盘的可能。诊断主要依靠超声的准确评估,不能确定的可经阴道超声明确。临床上,对任何可疑前置胎盘患者,在没有备血或输液情况下,不能做肛门或阴道检查,以免引起出血,甚至是致命性出血。

(一)病史

妊娠晚期或临产后突发无痛性阴道流血,应首先考虑前置胎盘;通过超声检查才能获得诊断,同时应询问有无多次刮宫或多次分娩史等高危因素。

(二)体征

患者全身情况与出血量及出血速度密切相关。反复出血者可有贫血貌,严重时出现面色苍白、四肢发冷、脉搏细弱、血压下降等休克表现。

1.腹部体征

子宫大小与停经月份相符,子宫无压痛,但可扪及阵发性宫缩,间歇期能完全放松。可有胎头高浮、臀先露或胎头跨耻征阳性,出血多时可出现胎心异常,甚至胎心消失;胎盘附着子宫前壁时可在耻骨联合上方闻及胎盘血流杂音。

2.宫颈局部变化

一般不做阴道检查,如果反复少量阴道出血,怀疑宫颈阴道疾病,需明确诊断,则在备血、输液、输血或可立即手术的条件下进行阴道窥诊,严格消毒外阴后,用阴道窥器观察阴道壁有无静脉曲张、宫颈糜烂或息肉等病变引起的出血,不做阴道指检,以防附着于宫颈内口处的胎盘剥离而发生大出血。

(三)辅助检查方法

1.B 超检查

B 超检查可清楚显示子宫壁、宫颈、胎先露部及胎盘的关系,为目前诊断前置胎盘最有效的方法,准确率在 95% 以上,超声诊断前置胎盘还要考虑孕龄,中期妊娠时胎盘占据宫壁一半面积,邻近或覆盖宫颈内口的机会较多,故有半数胎盘位置较低。因此超声检查描述胎盘位置时,应考虑妊娠周数、妊娠中期发现胎盘位置低,不宜诊断为前置胎盘,可称为"胎盘前置状态"。晚期妊娠后,子宫下段形成及向上扩展成宫腔的一部分,大部分胎盘上移而成为正常位置胎盘。妊娠 18~23 周发现胎盘边缘达到但没有覆盖宫颈内口(0 mm),持续胎盘前置状态的可能性基本为零。如覆盖宫颈内口范围超过 25 mm,分娩时前置胎盘的发生率为 40%~100%。附着于子宫后壁的前置胎盘容易漏诊,因为胎先露遮挡或腹部超声探测深度不够,经阴道彩色多普勒检查可以减少漏诊,而且安全、准确,但应注意避免因操作不当引起出血。

根据我国中华医学会妇产科学分会前置胎盘指南建议使用下述方法测量以指导临床:当胎盘达到宫颈内口,测量胎盘边缘距宫颈内口的距离;当胎盘边缘覆盖了宫颈内口,测量超过宫颈内口的距离,精确到毫米。

2.MRI 检查

怀疑合并胎盘粘连、植入要采用 MRI 辅助检查,超声结合 MRI 可提供诊断率。怀疑"凶险性"前置胎盘,磁共振有助于了解胎盘侵入子宫肌层的深度、局部吻合血管分布情况,及是否侵犯膀胱等宫旁组织。动态观察 MRI 图像可见"沸水症"。

3.产后检查胎盘胎膜

产后应检查胎盘有无形态异常,有无副胎盘。胎盘边缘见陈旧性紫黑色血块附着处即为胎盘前置部分;胎膜破口距胎盘边缘在 7 cm 以内则为边缘性或部分性前置胎盘或低置胎盘的证据。

五、鉴别诊断

诊断时应排除阴道壁病变、宫颈癌、宫颈糜烂及息肉引起的出血。通过仔细的阴道检查可以鉴别。如排除阴道及宫颈病变,还应与胎盘早剥、帆状胎盘前置血管破裂、胎盘边缘血窦破裂鉴别,超声胎盘位置检测可以辅助鉴别。

六、对母儿的影响

(一)产时、产后出血

附着于子宫前壁的前置胎盘行剖宫产时,如子宫切口无法避开胎盘,则出血明显增多。胎儿分娩后,子宫下段肌肉收缩力较差,附着的胎盘不易剥离,即使剥离后因开放的血窦不易关闭而常发生产后出血。

(二)植入性胎盘

前置胎盘偶可合并胎盘植入,由于子宫下段蜕膜发育不良,胎盘绒毛可植入子宫下段肌层,使胎盘剥离不全而发生大出血,有时需切除子宫而挽救产妇生命。1%～5%前置胎盘合并胎盘植入,但"凶险性"前置胎盘合并胎盘植入的概率明显增高。

(三)贫血及感染

产妇出血,贫血而体弱,加上胎盘剥离面又靠近宫颈外口,容易发生产褥感染。

(四)围产儿预后不良

出血量多可致胎儿缺氧或宫内窘迫。有时因大出血而须提前终止妊娠,低出生体重儿及围产儿死亡率高。

七、孕期管理

孕期管理的原则是早期发现前置胎盘,及时制订孕期随访及诊疗方案。

推荐所有孕妇在孕 20～24 周超声检查胎盘距宫颈内口距离。胎盘位置低的孕妇覆盖宫颈内口或距宫颈内口 2 cm 以内的,禁止性生活并进行前置胎盘宣教。需要 32 周复评估,如果胎盘边缘距离宫颈内口 2 cm 以上,无须随访,如仍在 2 cm 以内或覆盖宫颈内口,孕 36 周超声再次随访。阴道超声准确率较腹部超声更高。有阴道出血评估胎盘位置根据个体情况而定。孕 32 周后如仍为前置胎盘,需制订孕晚期随访方案及分娩计划,进行患者宣教,原则上如孕妇满足能在20 分钟内返回医院、在家卧床休息、了解门诊随访风险及 24 小时有人陪护,可以考虑在病情稳定无出血的情况下门诊随访。

八、治疗

治疗原则是抑制宫缩、控制出血、纠正贫血及预防感染,正确选择结束分娩的时间和方法。根据前置胎盘类型、出血量、有无休克及程度、妊娠周数、胎儿是否存活而采取相应的处理。

（一）期待疗法

适用于出血不多或无产前出血者、生命体征平稳、胎儿存活、胎龄＜34 周的孕妇。原则是在确保孕妇安全的前提下，继续延长胎龄，以期提高围产儿的存活率。若无阴道流血，在妊娠 34 周前可以不必住院，但要定期超声检查，了解胎盘与宫颈内口的关系；一旦出现阴道流血，就要住院治疗。期待疗法应在备血、有急诊手术条件下和母儿抢救能力的医疗机构进行，一旦出血增多，应立即终止妊娠。期待疗法具体如下所述。

1.阴道流血期间绝对卧床休息

左侧卧位，禁止性生活、阴道检查、肛门检查、灌肠及任何刺激，保持孕妇良好情绪，必要时可应用镇静剂地西泮 5 mg，口服，血止后可适当活动。

2.纠正贫血

视贫血严重程度补充铁剂，或少量多次输血。目标是维持血红蛋白含量在 110 g/L 以上，血细胞比容在 30％以上，增加母体储备，改善胎儿宫内缺氧情况。

3.止血

在期待治疗过程中，常伴发早产。对于有早产风险的患者可酌情给予宫缩抑制剂。防止因宫缩引起的进一步出血，赢得促胎肺成熟的时间。β 受体激动剂、钙通道阻滞剂、非甾体抗炎药、缩宫素受体抑制剂等可以考虑应用。

在使用宫缩抑制剂的过程中，仍有阴道大出血的风险，应做好随时剖宫产手术的准备。值得注意的是，宫缩抑制剂与肌松剂有协同作用，可加重肌松剂的神经肌肉阻滞作用，增加产后出血的风险。

4.促胎儿肺成熟

密切监护胎儿宫内生长情况，警惕胎儿生长限制发生，目前循证医学认为宫内能量治疗无效。可根据患者饮食营养摄入综合考虑，如考虑存在营养摄入不足可予能量等支持药物，但如为胎盘或胎儿因素宫内治疗无效。考虑 7 天内可能终止妊娠孕妇，可给予地塞米松 6 mg 静脉或肌内注射，12 小时 1 次，连用 4 次 1 个疗程，以促进胎儿肺成熟，急需时可羊膜腔内一次性注射 10 mg 地塞米松。目前推荐 34 周前应用，间隔 7 天以上可加用 1 个疗程，不超过 2 个疗程。

5.保守治疗过程中阴道大出血的风险预测

（1）宫颈管长度：妊娠 34 周前经阴道超声测量宫颈管长度，如宫颈管长度＜3 cm 大出血而急诊剖宫产手术的风险增加。如覆盖宫颈内口的胎盘较厚（＞1 cm），产前出血、胎盘粘连、植入或手术风险增加。

（2）胎盘边缘出血无回声区：覆盖宫颈内口的胎盘边缘出现无回声区，出现突然大出血的风险是其他类型前置胎盘的 10 倍。

（3）位于前次剖宫产子宫切口瘢痕处的前置胎盘即"凶险型前置胎盘"常伴发胎盘植入、产后严重出血，子宫切除率明显增高。

6.硫酸镁保护脑神经

对于已决定在 24 小时之内终止妊娠的前置胎盘早产（32 周之前），推荐应用 1 个疗程的硫酸镁以保护脑神经，由于产妇或胎儿状况需要急诊剖宫产时，无须为了应用硫酸镁而延迟分娩。

7.终止时机

严密观察病情，期待治疗一般至 36 周，各项指标提示胎儿已成熟者，可适时终止妊娠，避免在出现危险时再处理及急诊终止妊娠。对无反复出血者可延长至足月。

(二)终止妊娠

1.紧急剖宫产

出现大出血甚至休克,为了挽救孕妇生命应立即终止妊娠。无须考虑胎儿情况。剖宫产可在短时间内娩出胎儿,结束分娩,对母儿相对安全,是处理前置胎盘的主要手段。临产后诊断的部分性或边缘性前置胎盘,出血量多短期无法经阴分娩也推荐急诊剖宫产。

2.择期剖宫产

完全性前置胎盘必须以剖宫产终止妊娠。近年来对部分性及边缘性前置胎盘亦倾向剖宫产分娩。无症状的前置胎盘合并胎盘植入可于妊娠 36 周后终止妊娠。无症状的完全性前置胎盘妊娠达 37 周终止妊娠。边缘性前置胎盘满 38 周考虑终止妊娠;部分性根据胎盘遮挡宫颈内口情况 37~38 周终止妊娠。

3.阴道分娩

适用于边缘性前置胎盘、低置胎盘,出血不多、头先露、无头盆不称及胎位异常,且宫颈口已开大、估计短时间内分娩者。阴道检查需在备血、输液条件下,首先以一手示、中两指轻轻行阴道穹隆部扪诊,如感觉手指与胎先露部之间有较厚的软组织,应考虑前置胎盘,如清楚感觉为胎先露,则可排除前置胎盘;然后,可轻轻触摸宫颈内有无胎盘组织,确定胎盘下缘与宫颈内口的关系,如为血块则易碎,若触及胎膜可刺破胎膜,使羊水流出,胎先露部下降压迫胎盘而减少出血。并加强宫缩促使胎头下降压迫胎盘而止血。一旦产程停滞或阴道流血增多,应立即剖宫产结束分娩。

4.紧急转送

如无输血、手术等抢救条件时,应立即在消毒下阴道填塞纱布、腹部加压包扎、开通静脉输液通路后,由医务人员亲自护送至附近有条件的医院治疗。

期待过程中筛查与否,特别是 B 族链球菌感染,预防性使用抗生素。终止妊娠时在胎盘剥离后预防性使用抗生素。

(刘菊秀)

第八节 胎盘早剥

妊娠 20 周后或分娩期,正常位置的胎盘于胎儿娩出前,全部或部分从子宫壁剥离,称为胎盘早剥。它是晚期妊娠严重的并发症之一。由于其起病急、发展快,处理不当可威胁母儿生命。国内报道发生率为 0.46%~1.8%,约 1% 的胎盘早剥孕产妇死亡,而围产儿死亡率为达 4.4%~67%,平均 12%,是无胎盘早剥的 20 倍;大部分围产儿的死亡发生在宫内,发生率的高低还与产后是否仔细检查胎盘有关,有些轻型胎盘早剥患者症状不明显,易被忽略。发病率仍呈增加趋势,可能与胎盘早剥高危因素的出现率增加和/或疾病确定方法的改进有关。

一、病因及发病机制

发病机制尚不完全清楚,子痫前期是胎盘早剥的高危因素,子痫前期较正常妊娠增加 2~4 倍的风险。早发型子痫前期胎盘早剥发病率高达 4.1%~22.9%。子痫前期患者缺乏正规产检(OR 值 45.3);有子痫前期病史(OR 值 3.7);中孕期、晚孕期流产、早产(OR 值 16.1);胎儿生长限制(OR 值 27.1)是易发胎盘早剥的独立危险因素。

下列情况时胎盘早剥发病率增高。

(一)孕妇血管病变

胎盘早剥多发生于子痫前期、子痫、慢性高血压及慢性肾脏疾病的孕妇。当这类疾病引起全身血管痉挛及硬化时,子宫底蜕膜也可发生螺旋小动脉痉挛或硬化,引起远端毛细血管缺血坏死而破裂出血,血液流至底蜕膜层与胎盘之间,并形成血肿,导致胎盘从子宫壁剥离。

(二)机械因素

腹部外伤或直接被撞击、性交、外倒转术等都可诱发胎盘早剥。羊水过多时突然破膜,羊水流出过快,或双胎分娩时第一胎儿娩出过快,使宫内压骤减,子宫突然收缩而导致胎盘早剥。临产后胎儿下降,脐带过短使胎盘自子宫壁剥离。

(三)子宫静脉压升高

仰卧位低血压综合征时,子宫压迫下腔静脉使回心血量减少,子宫静脉瘀血使静脉压升高,导致蜕膜静脉床瘀血或破裂而发生胎盘剥离。

(四)其他

高龄孕妇、经产妇易发生胎盘早剥;不良生活习惯如吸烟、酗酒及吸食可卡因等也是国外发生率增高的原因;胎盘位于子宫肌瘤部位易发生胎盘早剥;接受辅助生育技术助孕等。

二、病理及病理生理变化

胎盘早剥的主要病理变化是底蜕膜中母体血管的破裂,极少数情况下,是源自胎儿胎盘血管,破裂后形成血肿,使胎盘从附着处分离,按病理分为 3 种类型。底蜕膜出血,形成血肿,血肿产生张力使该处胎盘以出血点为中心自子宫壁向四周剥离,如剥离面小,张力增大可压迫止血使血液很快凝固而出血停止,临床可无症状或症状轻微。如继续出血,胎盘剥离面也随之扩大,形成较大的胎盘后血肿,血液可冲开胎盘边缘及胎膜经宫颈管流出,表现为外出血,称为显性剥离。如胎盘边缘或胎膜与子宫壁未剥离,或胎头进入骨盆入口压迫胎盘下缘,使血液积聚于胎盘与子宫壁之间而不能外流,故无阴道流血,称为隐性剥离。由于血液不能外流,胎盘后出血越积越多,可致子宫底升高,当出血达到一定程度,压力增大,血液冲开胎盘边缘和胎膜经宫颈管流出,即为混合性出血。有时胎盘后血液可穿破羊膜而溢入羊膜腔,形成血性羊水。

胎盘早剥尤其是隐性剥离时,胎盘后血肿增大及压力增加,使血液浸入子宫肌层,引起肌纤维分离、断裂及变性,称为子宫胎盘卒中。当血液经肌层浸入浆膜层时,子宫表面可见蓝紫色瘀斑。以胎盘附着处为明显;偶尔血液也可渗入阔韧带、输卵管系膜,或经输卵管流入腹腔。卒中后的子宫收缩力减弱,可发生大量出血。

严重早剥的胎盘,剥离处的胎盘绒毛及蜕膜释放大量组织凝血活酶,进入母体血循环后激活凝血系统,而导致弥散性血管内凝血(disseminated intravascular coagulation,DIC),在肺、肾等器官内形成微血栓,引起器官缺氧及功能障碍。DIC 继续发展可激活纤维蛋白溶解系统,产生大量纤维蛋白原降解产物,引起继发性纤溶亢进。由于凝血因子的大量消耗及高浓度 FDP 的生成,最终导致严重的凝血功能障碍。

三、临床表现及分类

急性胎盘早剥的典型症状和体征为阴道出血、腹痛、宫缩、子宫硬度增加和压痛,以及胎心监护图形可能不良。阴道流血常为暗红色血液。子宫收缩是特征性的高频但低幅度（10分钟内＞5次锯齿波模式）合并升高的宫压基线，但利用外置宫缩探头不可靠。如果胎膜破裂，有可能观察到血性羊水。

10%～20%的胎盘早剥症状轻微。可能只表现为早产临产，少量阴道出血甚至没有阴道出血，出血量并不与母体出血程度紧密相关，不能用作评估足月前胎盘剥离严重程度的标志。应提高警惕，分析其相关合并症及并发症。一些早剥患者没有症状，如早发型子痫前期患者胎心监护异常可能是唯一提示，还有有些妊娠合并高血压突然出现DIC表现也应警惕胎盘早剥。胎心率异常常提示胎盘失血已经影响胎儿血流动力学，存在可能导致胎儿死亡的临床严重的早剥。

慢性胎盘早剥患者表现为相对较轻、慢性和间歇性的出血，并存在随时间或逐渐出现的临床表现，如羊水过少、胎儿生长受限及子痫前期。

胎盘早剥主要靠临床诊断，影像学、实验室检查和产后病理学检查能支持此临床诊断。

国内外对胎盘早剥的分类不同。国外分为Ⅰ、Ⅱ、Ⅲ度，国内则分为轻、重两型，我国的轻型相当于Sher Ⅰ度，重型则包括Sher Ⅱ、Sher Ⅲ度。国内目前还是按照轻、重型分型。

（一）轻型

轻型以外出血为主。胎盘剥离面不超过胎盘面积的1/3，体征不明显，主要症状为较多量的阴道流血，色暗红，无腹痛或伴轻微腹痛，贫血体征不明显。检查：子宫软，无压痛或胎盘剥离处有轻压痛，宫缩有间歇。子宫大小与妊娠月份相符，胎位清楚，胎心率多正常。部分病例仅靠产后检查胎盘，发现胎盘母体面有陈旧凝血块及压迹而得以确诊。

（二）重型

重型常为内出血或混合性出血，胎盘剥离面一般超过胎盘面积的1/3，伴有较大的胎盘后血肿，多见于子痫前期、子痫，主要症状为突发的持续性腹痛，腰酸及腰背痛。疼痛程度与胎盘后积血多少呈正相关，严重时可出现恶心、呕吐、出汗、面色苍白、脉搏细弱、血压下降等休克征象。临床表现的严重程度与阴道流血量不相符。检查：子宫硬如板状，压痛，尤以胎盘剥离处最明显，但子宫后壁胎盘早剥时压痛可不明显。子宫往往大于妊娠月份，宫底随胎盘后血肿的增大而增高，子宫多处于高张状态，如有宫缩则间歇期不能放松，故胎位触不清楚。如剥离面超过胎盘面积的1/2，由于缺氧，常常胎心消失，胎儿死亡。重型患者病情凶险，可很快出现严重休克、肾功能异常及凝血功能障碍。

四、辅助检查

（一）B超检查

B超检查可协助了解胎盘附着部位及胎盘早剥的程度，并可明确胎儿大小及存活情况，超声声像图显示胎盘与子宫壁间有边缘不清楚的液性暗区即为胎盘后血肿，血块机化时，暗区内可见光点反射。超声低回声和无回声是血肿消退而非急性血肿的特征。如胎盘绒毛膜板凸入羊膜腔，表明血肿较大。有学者认为超声诊断胎盘早剥的敏感性仅25%左右，但当超声表现提示存在早剥阳性预测值很高88%。即使阴性也不能排除胎盘早剥，但可排除前置胎盘。

（二）胎心监护

胎心监护用于判断胎儿的宫内情况，胎盘早剥时可出现胎心监护的基线变异消失、变异减速、晚期减速、正弦波形及胎心率延长减速等。

(三)实验室检查

了解贫血程度及凝血功能。可行血常规、尿常规及肝、肾功能等检查。重症患者应做以下试验。

1.DIC 筛选试验

血小板计数、血浆凝血酶原时间、血浆纤维蛋白原定量。母体出现程度与血液学异常程度相关,纤维蛋白原水平和出血严重程度最为相关。纤维蛋白原≤200 mg/dL 对严重产后出血的阳性预测值是 100%。

2.纤溶确诊试验

凝血酶时间、副凝试验和优球蛋白溶解时间。

3.凝血情况

情况紧急时,可行血小板计数,并用全血凝块试验监测凝血功能,可粗略估计血纤维蛋白原含量。

五、诊断与鉴别诊断

胎盘早剥的诊断主要依靠临床表现及体征。超声仅作为辅助,因此充分认识并识别胎盘早剥是改善围产儿及孕产妇预后的关键。轻型患者临床表现不典型时,可结合 B 超检查判断。重型患者出现典型临床表现时诊断较容易。关键应了解病情严重程度,了解有无肝、肾功能异常及凝血功能障碍,并与以下晚期妊娠出血性疾病进行鉴别。

(一)前置胎盘

前置胎盘 20 周后出现无痛性阴道出血。但 10%~20% 可能会出现宫缩伴出血,所以临床不易鉴别,前置胎盘阴道流血量与贫血程度成正比,通过 B 超检查可以鉴别。

(二)先兆子宫破裂

先兆子宫破裂应与重型胎盘早剥相鉴别。可有子宫瘢痕史,常发生在产程中,由于头盆不称、梗阻性难产等使产程延长或停滞,子宫先兆破裂时,患者宫缩强烈,下腹疼痛拒按,胎心异常。可有少量阴道流血,腹部可见子宫病理缩复环,伴血尿。

六、对母儿的影响

(一)母体并发症

1.弥散性血管内凝血(DIC)

重型胎盘早剥特别是胎死宫内的患者可能发生 DIC,可表现为皮肤、黏膜出血,以及咯血、呕血、血尿及产后出血。

2.出血性休克

无论显性及隐性出血,量多时可致休克;子宫胎盘卒中者产后因宫缩乏力可致严重的产后出血;凝血功能障碍也是导致出血的重要原因。大量出血使全身重要器官缺血缺氧导致心、肝、肾衰竭,脑垂体及肾上腺皮质坏死。

3.羊水栓塞

胎盘早剥时,剥离面子宫血管开放,破膜后羊水可沿开放的血管进入母血循环导致羊水栓塞。

4.急性肾衰竭

重型胎盘早剥常由严重妊娠合并高血压等引起。子痫前期或子痫时,肾内小动脉痉挛,肾小球前小动脉极度狭窄,导致肾脏缺血。而胎盘早剥出血、休克及 DIC 等,可在其基础上更加减少肾血流量,导致肾皮质或肾小管缺血坏死,出现急性肾衰竭。

(二)胎儿和新生儿

(1)除上述急性早剥表现,还有临床慢性胎盘早剥,即超声检查发现胎盘或胎膜后方血肿,无进行性增大,但可能影响胎盘功能障碍引起宫内生长受限。

(2)宫内死亡:如胎盘早剥面积大,出血多,胎儿可因缺血缺氧而死亡。

(3)新生儿窒息、低出生体重和/或早产相关的围产儿并发症和死亡。

对母体来说,早剥的潜在后果主要与胎盘剥离的严重性相关,但胎儿的风险则与剥离严重性及娩出时的孕龄相关。早剥围产儿死亡率约为 12%。轻度剥离时可能没有显著不良反应。随着胎盘剥离程度的增加,母亲和围产儿的风险也会增加。

七、处理

胎盘早剥处理要慎重,危及母儿生命,需根据孕周、早剥的严重程度、有无并发症、宫口开大情况、胎儿宫内状况等决定。

(一)纠正休克

当患者出血较多,胎心音听不到,面色苍白、休克时应立即面罩给氧,建立静脉输血通道,快速输新鲜血和血浆补充血容量及凝血因子,以保持血红蛋白在 100 g/L,血细胞比容>0.30,尿量>30 mL/h。

(二)及时终止妊娠

快速了解胎儿宫内安危状态、胎儿是否存活,母儿的预后与处理的早晚有直接关系。胎盘早剥后,由于胎儿未娩出,剥离面继续扩大,出血可继续加重,并发肾衰竭及 DIC 的危险性也更大,严重危及母儿的生命。因此,确诊后应立即终止妊娠,娩出胎儿以控制疾病进展。

1.阴道分娩

(1)如胎儿已死亡。在评价产妇生命体征前提下首选阴道分娩。严重的胎盘早剥常致胎儿死亡,且合并凝血功能异常,抢救产妇是治疗的重点。尽快人工破膜降低宫腔压力并促进产程进展减少出血,缩宫素使用要慎重以防子宫破裂。如伴有其他产科因素如横位等可行剖宫产。强调个体化处理。

(2)胎儿存活以显性出血为主,宫口已开大估计短时间可以经阴分娩,胎心监护良好且子宫在宫缩间歇期有松弛的情况下,可严密监护下人工破膜降低宫腔压力经阴道试产,但需严密观察母亲生命体征、出血及宫缩情况,全程胎心监护,并备好血源,做好紧急剖宫产准备,由于胎盘早剥是不断进展的,大多数产妇还是需要剖宫产终止妊娠。

2.剖宫产分娩

孕 32 周以上,胎儿存活,重型胎盘早剥,建议尽快终止妊娠,以降低围产儿死亡率。如果评估不能够短时间经阴分娩,胎儿出现晚期减速或其他异常波形提示胎儿窘迫,应急诊剖宫产终止妊娠,产程进展缓慢尽快剖宫产。如未临产原则上无论分型均建议剖宫产。胎儿存活的情况下弥散性血管内凝血(DIC)较少发生,一般不会影响手术分娩。如果凝血功能异常,胎儿预后差。

(三)保守治疗

对于孕 32~34 周轻型胎盘早剥者,可以综合产妇及胎儿宫内状况,与家属充分沟通后考虑予以保守治疗,但需密切关注胎盘早剥进展。积极给予类固醇皮质激素促胎肺成熟。孕 28~

32周,以及<28孕周的极早产产妇,产妇及胎儿状态稳定,行促胎肺成熟的同时考虑保守治疗。保守治疗过程中,动态密随访超声检查,监测胎盘早剥情况。一旦出现明显阴道出血、子宫张力高、凝血功能障碍及胎儿窘迫时应立即终止妊娠。

(四)早期预防及识别凝血功能异常及脏器功能损害

胎盘早剥时剥离处的胎盘绒毛及蜕膜释放大量组织凝血活酶,易导致DIC,并在肺、肾等器官内形成微血栓,引起器官缺血缺氧及功能障碍。同时在产前出血的同时易发生产后出血,产后应密切观察子宫收缩、宫底高度、阴道流血量及全身情况,并监测主要脏器的功能情况,避免造成急性损害而危及生命或形成永久损害。

(刘菊秀)

第九节　胎膜早破

胎膜破裂发生在临产前称胎膜早破(premature rupture of memberane,PROM)。如发生在妊娠满37周后,称足月胎膜早破(PROM of term),占分娩总数的10%,而发生在妊娠不满37周者,称足月前胎膜早破(preterm PROM,PPROM),发生率为2.0%~3.5%。胎膜早破的妊娠结局与破膜时孕周有关。孕周越小,围生儿预后越差,常引起早产及母婴感染。

一、病因

导致胎膜早破的因素很多,往往是多因素相互作用的结果。

(一)生殖道病原微生物上行性感染

胎膜早破患者经腹羊膜腔穿刺,羊水细菌培养28%~50%呈阳性,其微生物分离结果往往与宫颈内口分泌物培养结果相同,提示生殖道病原微生物上行性感染是引起胎膜早破的主要原因之一。其机制可能是微生物附着于胎膜,趋化中性粒细胞,浸润于胎膜中的中性粒细胞脱颗粒,释放弹性蛋白酶,分解胶原蛋白成碎片,使局部胎膜抗张能力下降,而致胎膜早破。

(二)羊膜腔压力增高

双胎妊娠、羊水过多等使羊膜腔内压力增高,加上胎膜局部缺陷,如弹性降低、胶原减少,增加的压力作用于薄弱的胎膜处,引起胎膜早破。

(三)胎膜受力不均

胎位异常、头盆不称等可使胎儿先露部不能与骨盆入口衔接,盆腔空虚致使前羊水囊所受压力不均,引起胎膜早破。

(四)部分营养素缺乏

母血维生素C浓度降低者,胎膜早破发病率较正常孕妇增高近10倍。体外研究证明,在培养基中增加维生素C浓度,能降低胶原酶及其活性,而胶原是维持羊膜韧性的主要因素。铜元素缺乏能抑制胶原纤维与弹性硬蛋白的成熟。胎膜早破者常发现母、脐血清中铜元素降低。故维生素C、铜元素缺乏,使胎膜抗张能力下降,易引起胎膜早破。

(五)宫颈内口松弛

常因手术机械性扩张宫颈、产伤或先天性宫颈局部组织结构薄弱等,使宫颈内口括约功能破坏,宫颈内口松弛,前羊水囊易于楔入,使该处羊水囊受压不均,加之此处胎膜最接近阴道,缺乏宫颈黏液保护,常首先受到病原微生物感染,造成胎膜早破。

二、临床表现

90％患者突感较多液体从阴道流出,无腹痛等其他产兆。肛门检查上推胎儿先露部时,见液体从阴道流出,有时可见到流出液中有胎脂或被胎粪污染,呈黄绿色。如并发明显羊膜腔感染,则阴道流出液有臭味,并伴发热、母儿心率增快、子宫压痛等急性感染表现。隐匿性羊膜腔感染时,虽无明显发热,但常出现母儿心率增快。患者在流液后,常很快出现宫缩及宫口扩张。

三、诊断

(一)胎膜早破的诊断

1.阴道窥器检查

见液体自宫颈流出或后穹隆较多的积液中见到胎脂样物质是诊断胎膜早破的直接证据。

2.阴道液 pH 值测定

正常阴道液 pH 为 4.5～5.5,羊水 pH 为 7.0～7.5,如阴道液 pH＞6.5,提示胎膜早破可能性大,该方法诊断正确率可达 90％。若阴道液被血、尿、精液及细菌性阴道病所致的大量白带污染,可产生假阳性。

3.阴道液涂片检查

取阴道后穹隆积液置于干净玻片上,待其干燥后镜检,显微镜下见到羊齿植物叶状结晶为羊水。其诊断正确率可达 95％。如阴道液涂片用 0.5％硫酸尼罗蓝染色,镜下可见橘黄色胎儿上皮细胞;若用苏丹Ⅲ染色,则见到黄色脂肪小粒,均可确定为羊水。

4.羊膜镜检查

可以直视胎儿先露部,看不到前羊膜囊即可诊断胎膜早破。

(二)羊膜腔感染的诊断

1.经腹羊膜腔穿刺检查

在确诊足月前胎膜早破后,建议行羊膜穿刺,抽出羊水检查微生物感染情况,对选择治疗方法有意义。常用方法如下。

(1)羊水细菌培养:是诊断羊膜腔感染的金标准。但该方法费时,难以快速诊断。

(2)羊水白介素 6 测定(interleukin-6,IL-6):如羊水中 IL-6≥7.9 ng/mL,提示急性绒毛膜羊膜炎。该方法诊断敏感性较高,且对预测新生儿性并发症如肺炎、败血症等有帮助。

(3)羊水涂片革兰染色检查:如找到细菌,则可诊断绒毛膜羊膜炎,该法特异性较高,但敏感性较差。

(4)羊水涂片计数白细胞:≥30 个白细胞/μL,提示绒毛膜羊膜炎,该法诊断特异性均较高。如羊水涂片革兰染色未找到细菌,而涂片白细胞计数增高,应警惕支原体、衣原体感染。

(5)羊水葡萄糖定量检测:如羊水葡萄糖＜10 mg/dL,提示绒毛膜羊膜炎。该方法常与上述其他指标同时检测,综合分析,评价绒毛膜羊膜炎的可能性。

2.孕妇血检查

血常规时白细胞计数、中性粒细胞增高,或 C 反应蛋白＞8 mg/L,提示有感染的可能。

四、对母儿影响

(一)对母体影响

1.感染

破膜后,阴道病原微生物上行性感染更容易、更迅速,且感染的程度和破膜时间有关。随着胎膜早破潜伏期(指破膜到产程开始的间隔时间)延长,羊水细菌培养阳性率增高,且原来无明显临床症状的隐匿性绒毛膜羊膜炎常变成显性。如破膜超过 24 小时,可使感染率增加 5～10 倍。除造成孕妇产前、产时感染外,胎膜早破还是产褥感染的常见原因。

2.胎盘早剥

足月前胎膜早破可引起胎盘早剥,确切机制尚不清楚,可能与羊水减少有关。据报道最大羊水池深度<1 cm,胎盘早剥发生率为 12.3%;而最大池深度>2 cm,其发生率仅为 3.5%。

(二)对胎儿影响

1.早产儿

30%～40%早产与胎膜早破有关。早产儿易发生新生儿呼吸窘迫综合征、胎儿及新生儿颅内出血、坏死性小肠炎等并发症,围生儿死亡率增加。

2.感染

胎膜早破并发绒毛膜羊膜炎时,常引起胎儿及新生儿感染,表现为肺炎、败血症、颅内感染。

3.脐带脱垂或受压

胎先露未衔接者破膜后脐带脱垂的危险性增加;因破膜继发性羊水减少,使脐带受压,亦可致胎儿窘迫。

4.胎肺发育不良及胎儿受压综合征

妊娠 28 周前胎膜早破保守治疗的患者中,新生儿尸解发现,肺/体重比值减小、肺泡数目减少。活体 X 线摄片显示小而充气良好的肺、钟形胸、横隔上抬到第 7 肋间。胎肺发育不良常引起气胸、持续肺高压,预后不良。破膜时孕龄越小、引发羊水过少越早,胎肺发育不良的发生率越高。如破膜潜伏期长于 4 周,羊水过少程度重,可出现明显胎儿宫内受压,表现为铲形手、弓形腿、扁平鼻等。

五、治疗

(一)足月胎膜早破治疗

观察 12～24 小时,80%患者可自然临产。临产后观察体温、心率、宫缩、羊水流出量、性状及气味,必要时 B 超检查了解羊水量,胎儿电子监护进行宫缩应激试验,了解胎儿宫内情况。若羊水减少,且 CST 显示频繁变异减速,应考虑羊膜腔输液;如变异减速改善,产程进展顺利,则等待自然分娩,否则,行剖宫产术。若未临产,但发现有明显羊膜腔感染体征,应立即使用抗生素,并终止妊娠;如检查正常,破膜后 12 小时,给予抗生素预防感染,破膜 24 小时仍未临产且无头盆不称,宜引产。

(二)足月前胎膜早破治疗

是胎膜早破的治疗难点,一方面要延长孕周减少新生儿因不成熟而产生的疾病与死亡;另一方面随着破膜后时间延长,上行性感染不可避免或原有的感染加重,发生严重感染并发症的危险性增加,同样可造成母儿预后不良。目前足月前胎膜早破的处理原则:若胎肺不成熟,无明显临床感染征象,无胎儿窘迫,则期待治疗;若胎肺成熟或有明显临床感染征象,则应立即终止妊娠;对胎儿窘迫者,应针对宫内缺氧的原因,进行治疗。

1.期待治疗

密切观察孕妇体温、心率、宫缩、白细胞计数、C反应蛋白等变化,以便及早发现患者的明显感染体征,及时治疗。避免不必要的肛门及阴道检查。

(1)应用抗生素:足月前胎膜早破应用抗生素,能降低胎儿及新生儿肺炎、败血症及颅内出血的发生率;亦能大幅度减少绒毛膜羊膜炎及产后子宫内膜炎的发生。尤其对羊水细菌培养阳性或阴道分泌物培养B族链球菌阳性者,效果最好。B族链球菌感染用青霉素;支原体或衣原体感染,选择红霉素或罗红霉素。如感染的微生物不明确,可选用FDA分类为B类的广谱抗生素,常用β-内酰胺类抗生素。可间断给药,如开始给氨苄西林或头孢菌素类静脉滴注,48小时后改为口服。若破膜后长时间不临产,且无明显临床感染征象,则停用抗生素,进入产程时继续用药。

(2)宫缩抑制剂应用:对无继续妊娠禁忌证的患者,可考虑应用宫缩抑制剂预防早产。如无明显宫缩,可口服利托君;有宫缩者,静脉给药,待宫缩消失后,口服维持用药(详见早产节)。

(3)纠正羊水过少:若孕周小,羊水明显减少者,可进行羊膜腔输液补充羊水,以帮助胎肺发育;若产程中出现明显脐带受压表现(CST显示频繁变异减速),羊膜腔输液可缓解脐带受压。

(4)肾上腺糖皮质激素促胎肺成熟:妊娠35周前的胎膜早破,应给予倍他米松12 mg静脉滴注,每天1次共2次;或地塞米松10 mg静脉滴注,每天1次,共2次。

2.终止妊娠

一旦胎肺成熟或发现明显临床感染征象,在抗感染同时,应立即终止妊娠。对胎位异常或宫颈不成熟,缩宫素引产不易成功者,应根据胎儿出生后存活的可能性,考虑剖宫产或更换引产方法。

六、预防

(一)妊娠期尽早治疗下生殖道感染
及时治疗滴虫阴道炎、淋病奈瑟菌感染、宫颈沙眼衣原体感染、细菌性阴道病等。
(二)注意营养平衡
适量补充铜元素或维生素C。
(三)避免腹压突然增加
特别对先露部高浮、子宫膨胀过度者,应予以足够休息,避免腹压突然增加。
(四)治疗宫颈内口松弛
可于妊娠14~16周行宫颈环扎术。

七、小结

临产前,胎膜破裂为胎膜早破,主要由生殖道病原微生物上行性感染所致。绝大多数患者突感较多液体从阴道流出,无腹痛等其他产兆。检查可见阴道排液,有时可见到流出液中有胎脂或胎粪污染。如并发明显羊膜腔感染,则阴道流出液体有臭味,并伴发热、子宫压痛、白细胞计数增高、C反应蛋白阳性等急性感染表现。隐匿性羊膜腔感染时,虽无明显发热,但常出现母儿心率增快。目前,胎膜早破的处理原则是:①若胎肺不成熟,无明显临床感染征象,无胎儿窘迫,则期待治疗;②若胎肺成熟或有明显临床感染征象,则应立即终止妊娠。

(刘菊秀)

第十节　胎 儿 窘 迫

胎儿在子宫内因急性或慢性缺氧危及其健康和生命者,称胎儿窘迫。发生率为 2.7%～38.5%。胎儿窘迫分急性及慢性 2 种:急性常发生在分娩期;慢性发生在妊娠晚期,但可延续至分娩期并加重。

一、病因

母体血液含氧量不足、母胎间血氧运输或交换障碍及胎儿自身因素异常均可导致胎儿窘迫。

(一)胎儿急性缺氧

因子宫胎盘血液循环障碍,气体交换受阻或脐带血液循环障碍所致。常见病因:①前置胎盘、胎盘早剥时,胎盘在胎儿娩出前与子宫壁剥离,如剥离面积大,则引起胎儿缺氧,甚至胎死宫内。②缩宫素使用不当,造成子宫收缩过强、过频及不协调,使宫内压长时间超过母血进入绒毛间隙的平均动脉压,而致绒毛间隙中血氧含量降低。③脐带脱垂、真结、扭转等,使脐带血管受压甚至闭塞,血运受阻,胎儿急性缺氧,很快死亡。④母体严重血液循环障碍致胎盘灌注急剧减少,如各种原因所致的休克。

(二)胎儿慢性缺氧

常见病因:①母体血液氧含量不足,如妊娠合并发绀型先天性心脏病或伴心功能不全、较大面积肺部感染、慢性肺功能不全如驼背、哮喘反复发作及重度贫血等。②子宫胎盘血管硬化、狭窄,使绒毛间腔血流灌注不足,如妊娠合并高血压、妊娠合并慢性肾炎、糖尿病等。③胎盘绒毛上皮细胞广泛变性、纤维蛋白沉积、钙化,甚至大片梗死,使胎盘有效气体交换面积减少,如过期妊娠、妊娠合并高血压等。④胎儿运输及利用氧能力降低,如严重心血管畸形、各种原因所致的溶血性贫血等。

二、病理生理

胎儿对宫内缺氧有一定的代偿能力。轻、中度或一过性缺氧时,往往通过减少自身及胎盘耗氧量、增加血红蛋白释氧而缓解,不产生严重代谢障碍及器官损害,但长时间重度缺氧则可引起严重并发症。

(一)血气变化

因母体低氧血症引起的胎儿缺氧,胎儿脐静脉血氧分压降低,但二氧化碳分压往往正常。若胎盘功能正常,胎儿排出酸性代谢产物多无障碍,不发生呼吸性及代谢性酸中毒,胎儿可通过增加红细胞生成代偿低氧血症。而胎盘功能不良引起的胎儿缺氧,因胎盘血管阻力增高,脐静脉血液回流继发性减少,使胎儿下腔静脉中来自肢体远端含氧较少的血液比例相对增加,胎儿可利用氧减少,无氧酵解占优势,乳酸形成增加;又因胎盘功能障碍,二氧化碳通过胎盘弥散减少,致碳酸堆积,故胎盘功能不良所致的胎儿缺氧,常较早地出现呼吸性及代谢性酸中毒。

(二)心血管系统的变化

因母体缺氧致低氧血症时,由于胎儿肾上腺髓质直接分泌或通过化学感受器、压力感受器的反射作用,使血中儿茶酚胺浓度增高,心血管系统产生三个主要变化,即血压增高、心率减慢、血液重新分布。胎盘血流量及胎儿心排血量多无改变。因胎盘功能不良引起的胎儿缺氧,同样可观察到血液重新分布:心、脑、肾上腺血管扩张,血流量增加,其他器官血管收缩,血流量减少。而血压变化则取决于两个相反因素的作用结果:一是胎盘血管阻力增高及儿茶酚胺分泌增加使血压增高;二是酸中毒时,心肌收缩力减弱使心排血量减少,引起的血压下降。通常,缺氧早期血压轻度增高或维持正常水平,晚期则血压下降。心率变化取决于儿茶酚胺浓度及心脏局部因素相互作用的结果,前者使心率加快,而心肌细胞缺氧,局部 H^+ 浓度增高时,心率减慢。

(三)泌尿系统变化

缺氧使肾血管收缩,血流量减少,肾小球滤过率降低,胎儿尿形成减少,从而使羊水量减少。

(四)消化系统变化

缺氧使胃肠道血管收缩,肠蠕动亢进,肛门括约肌松弛,胎粪排出污染羊水。

(五)呼吸系统变化

缺氧初期深呼吸增加,并出现不规则喘气,使粪染的羊水吸入呼吸道深处,继之呼吸暂停直至消失。

(六)中枢神经系统变化

缺氧初期通过血液重新分布维持中枢神经系统供氧。但长期严重缺氧、酸中毒使心肌收缩力下降,当心排血量减少引起血压下降时,则脑血流灌注减少,血管壁损害,致脑水肿及出血;又因脑细胞缺氧,代谢障碍,细胞变性坏死,可能产生神经系统损伤后遗症。

三、临床表现及诊断

主要临床表现:胎心率异常、羊水粪染及胎动减少或消失。目前正常胎心率范围有不同标准。我国多年来一直采用的标准为 120～160 bpm,美国妇产科医师协会的标准也为 120～160 bpm。而世界妇产科联盟采用 110～150 bpm。综合相关资料,结合目前国情,本教材仍以 120～160 bpm 为正常胎心率。诊断胎儿窘迫时不能单凭 1 次胎心听诊的结果,而应综合其他的因素一并考虑。若持续胎心听诊胎心<120 bpm 或>160 bpm 时应疑及胎儿有缺氧可能,须结合医疗条件采取相应措施排除或作出胎儿窘迫的诊断。有条件者可采用胎儿电子监护仪监护,了解胎心基率、基线变异及周期变化。

(一)急性胎儿窘迫

多发生在分娩期。常因脐带脱垂、前置胎盘、胎盘早剥、产程延长或宫缩过强及不协调等引起。

1.胎心率异常

缺氧早期,胎心率于无宫缩时增快,>160 bpm;缺氧严重时,胎心率<120 bpm。胎儿电子监护 CST 可出现晚期减速、变异减速。胎心率<100 bpm,伴频繁晚期减速提示胎儿缺氧严重,可随时胎死宫内。

2.羊水胎粪污染

羊水呈绿色、混浊、稠厚及量少。依据程度不同,羊水污染分 3 度:Ⅰ度浅绿色;Ⅱ度黄绿色、混浊;Ⅲ度稠厚、呈棕黄色。若胎先露部固定,前羊水囊中羊水的性状可与胎先露部上方羊水不同。因此,胎心率<120 bpm,而前羊水仍清,应在无菌条件下,于宫缩间隙期轻轻上推胎儿先露部,了解其后羊水性状。注意勿用力上推胎儿先露部,以免脐带脱垂。

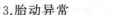

3.胎动异常

初期胎动频繁,继而减少至消失。

4.酸中毒

胎儿头皮血进行血气分析,pH<7.2(正常值7.25~7.35),PO_2<1.3 kPa(10 mmHg)[正常值2.0~4.0 kPa(15~30 mmHg)]及PCO_2>8.0 kPa(60 mmHg)[正常值4.7~7.3 kPa(35~55 mmHg)]可诊断为胎儿酸中毒。

(二)慢性胎儿窘迫

常发生在妊娠晚期,多因妊娠合并高血压、慢性肾炎、糖尿病、严重贫血、妊娠肝内胆汁淤积症及过期妊娠等所致。

1.胎动减少或消失

胎动<10次/12小时为胎动减少,是胎儿缺氧的重要表现之一。临床上常可见胎动消失24小时后胎心突然消失,应予警惕。监测胎动常用方法:嘱孕妇每天早、中、晚自行计数胎动各1小时,3小时胎动之和乘以4得到12小时的胎动计数。

2.胎儿电子监护异常

NST表现为无反应型,即持续20分钟胎动时胎心率加速≤15 bpm,持续时间≤15秒,基线变异频率<5 bpm。OCT可见频繁变异减速或晚期减速。

3.胎儿生物物理评分低下

根据B超监测胎动、胎儿呼吸运动、胎儿肌张力、羊水量,加之胎儿电子监护NST结果综合评分(每项2分),≤3分提示胎儿窘迫,4~7分为胎儿可疑缺氧。

4.宫高、腹围小于正常

持续慢性胎儿缺氧,使胎儿宫内生长受阻,各器官体积减小,胎儿体重低,表现为宫高、腹围低于同期妊娠第10百分位数。

5.胎盘功能低下

(1)雌三醇值降低。24小时尿雌三醇<10 mg或连续测定下降>30%;及随意尿中雌激素/肌酐比值<10均提示胎盘功能不良,胎儿缺氧;也可测定血清游离雌三醇,其值<40 nmol/L提示胎盘功能低下。

(2)胎盘生乳素、妊娠特异$β_1$糖蛋白降低。晚期妊娠时,血清胎盘生乳素<4 mg/L、妊娠特异$β_1$糖蛋白<100 mg/L,提示胎盘功能不良。

6.羊水胎粪污染

羊膜镜检查见羊水混浊呈浅绿色至棕黄色。

7.胎儿氧脉仪检查异常

其原理是通过测定胎儿血氧饱和度了解血氧分压情况。主要优点:①无创伤检测,能连续监护;②预测缺氧较敏感,当氧分压仅轻度降低或尚无明显变化,而pH下降或二氧化碳分压增高时,可监测到血氧饱和度已明显下降。

四、处理

(一)急性胎儿窘迫

应采取果断措施,紧急处理。

(1)积极寻找原因并予以治疗。如仰卧位低血压综合征者,应立即让患者取左侧卧位;若孕产妇有严重摄入不足,水电解质紊乱或酸中毒时,应予以纠正;若缩宫素致宫缩过强者,应立即停用缩宫素,必要时使用抑制宫缩的药物。

(2)吸氧。左侧卧位,面罩或鼻导管持续给氧,每分钟流量 10 L,能明显提高母血含氧量,使胎儿氧分压提高。

(3)尽快终止妊娠,根据产程进展,决定分娩方式。

1)宫口未开全:出现下列情况之一者,应立即剖宫产。①胎心率持续低于 120 bpm 或高于 180 bpm,伴羊水污染Ⅱ度。②羊水污染Ⅲ度,伴羊水过少。③胎儿电子监护 CST 出现频繁晚期减速或重度变异减速。④胎儿头皮血 pH<7.20。

2)宫口开全:骨盆各径线正常者,胎头双顶径已过坐骨棘平面以下,一旦诊断为胎儿窘迫,应尽快经阴道助产,娩出胎儿。

无论剖宫产或阴道分娩,均需做好新生儿窒息抢救准备。

(二)慢性胎儿窘迫

根据妊娠并发症特点及其严重程度,结合孕周、胎儿成熟度及胎儿窘迫的严重程度综合判断,拟定处理方案。

1.一般处理

卧床休息,取左侧卧位。定时吸氧,每天 2~3 次,每次 30 分钟。积极治疗妊娠并发症。

2.终止妊娠

妊娠近足月者胎动减少或 OCT 出现晚期减速、重度变异减速,或胎儿生物物理评分≤3分时,以剖宫产终止妊娠为宜。

3.期待疗法

孕周小、估计胎儿娩出后存活可能性小,须根据当地医疗条件,尽量采取保守治疗,以期延长孕周,同时促胎肺成熟,争取胎儿成熟后终止妊娠。并向家属说明,期待过程中,胎儿可能随时胎死宫内;胎盘功能低下可影响胎儿发育,预后不良。

(刘菊秀)

第八章

妊娠期疾病

第一节　妊娠期高血压疾病

妊娠期高血压疾病包括妊娠高血压、子痫前期、子痫、慢性高血压并发子痫前期及慢性高血压合并妊娠。过去我国称妊娠高血压综合征(妊高征)是妊娠期特有的疾病。其主要特点是生育年龄妇女在妊娠期20周以后出现高血压、蛋白尿等症状,在分娩后随之消失。该病是孕产妇和围生儿病率及死亡率的主要原因,严重影响母婴健康。与出血、感染、心脏病一起构成了致命的四大妊娠合并症,成为孕产妇死亡的主要原因之一。

一、病理生理

妊娠期高血压疾病的病理生理改变广泛而复杂,由于不正常的滋养细胞浸润和螺旋动脉重铸失败,使胎盘损害。各种损伤因子通过血管内皮细胞受体,引起内皮细胞损伤;使全身血管痉挛、凝血系统的激活,止血机制异常、前列环素与血栓素比值改变等。这些异常改变导致视网膜、肝、肾、脑血液等多器官系统的病理性损害。

(一)子宫胎盘病理改变

正常妊娠时,滋养层细胞浸润蜕膜及子宫肌层内1/3部分的螺旋动脉,螺旋动脉的生理及形态改变,使子宫胎盘动脉血管床变成低阻、低压、高流量系统。而妊娠期高血压疾病时,螺旋动脉生理改变仅限于子宫蜕膜层,肌层的血管没有扩张,子宫螺旋动脉直径仅为正常妊娠的40%。并出现胎盘血管急性粥样病变。电镜下观察发现,妊娠期高血压患者子宫胎盘血管有广泛的血管内皮细胞超微结构损伤。临床上常见有胎儿发育迟缓、胎盘早剥、胎死宫内。

(二)肾脏改变

妊娠期高血压疾病时,由于肾小动脉痉挛,使肾血流量减少20%,GFR减少30%。低的过滤分数,肾小球滤过率和肾的灌注量下降,尿酸清除率下降在子痫前期是一个重要的标志。肾小球血管内皮增殖是妊娠期高血压疾病特征性肾损害,肾小球毛细血管内皮细胞肿胀,体积增大、血流阻滞。肾小球可能有梗死,内皮下有纤维样物质沉积,使肾小球前小动脉极度狭窄,肾功能改变。在妊娠期高血压疾病早期血尿酸即增高,随着妊娠期高血压疾病的发展,尿素氮和肌酐均增高。严重者少尿(日量≤400 mL),无尿(日量≤100 mL)及急性肾衰竭。

(三)中枢神经系统改变

脑部损害在子痫前期很多见,临床表现包括头痛、视力模糊和皮质盲,所有改变是瞬时的,是受血压和树突状的传递控制。出血是由于血管痉挛和缺血,血管被纤维蛋白渗透,导致水肿、血管破裂。脑血流灌注有自身调节,在较大血压波动范围内仍能保持正常血流,当脑动脉血管痉挛,血压超过自身调节上限值或痉挛导致脑组织水肿、血管内皮细胞间的紧密连接就会断裂,血浆以及红细胞渗透到血管外间隙,引起脑内点状出血,甚至大面积渗出血,脑功能受损。脑功能受损表现为:脑水肿、抽搐、昏迷,甚至脑出血、脑疝。有资料说 MABP≥18.7 kPa(140 mmHg)时脑血管自身调节功能丧失而易致脑出血。

最近,用 MRI 检查发现在重度子痫前期和子痫的脑出血有 2 种类型,大多数是遍及脑部的分散性出血和枕叶皮层,与收缩压和舒张压严重升高有关。在许多脑出血继发死亡的病例,与不少脑血管破裂的原因与脑深部微小动脉穿透有关,称夏科-布沙尔瘤,特别是在基底结、丘脑和深白质多见,并发现这种脑血管微小动脉瘤的破裂直接与血压升高有关。

(四)心血管系统改变

一些临床研究报道,妊娠高血压疾病患者有左室重量增加与舒张功能不全的迹象,在子痫前期心排血量和血浆容量是下降的。胎盘灌注减少导致产妇血管内皮细胞广泛功能障碍,胎盘灌注不良和缺氧时合成和释放大量的因子如 sFlt-1 和 sFng。这些因子在产妇肾脏和其他器官引起广泛的氧化激活或血管内皮细胞功能障碍,最终导致高血压。血管系统的抵抗力增加是由于 PGI_2/TXA_2 的增加,内皮依赖性舒张受损。冠状动脉痉挛,可引起心肌缺血、间质水肿及点状出血与坏死,偶见毛细血管内栓塞,心肌损害严重可引起妊娠期高血压疾病性心脏病、心功能不全甚至心力衰竭、肺水肿。急性心力衰竭肺水肿患者的临床上可见肺淤血、肺毛细血管压增高、肺间质水肿、肺泡内水肿。心力衰竭的临床表现有脉率速、呼吸困难、胸闷、肺部啰音,甚至端坐呼吸。对全身水肿严重的患者,虽无端坐呼吸,应警惕右心衰竭。扩容治疗使用不当可产生医源性左心衰竭、肺水肿。

(五)肝脏改变

病情严重时肝内小动脉痉挛与舒张,肝血管内层突然充血,肝静脉窦的内压力骤然升高,门静脉周围组织内可能发生出血。若肝血管痉挛收缩过久,肝血管内纤维蛋白的沉积和缺血,引起的肝周围和区域的坏死,则可导致肝实质细胞不同程度损害。妊娠期高血压疾病致肝细胞缺血、缺氧、细胞肿胀,可单项转氨酶增高,轻度黄疸,胆红素可超过 51.3 mmol/L。严重者甚至出现肝区毛细血管出血,可致肝被膜下血肿。

(六)微血管病性溶血

妊娠期高血压疾病时由于微循环淤血,可并发微血管病性溶血,其发生的原因是:①红细胞变形力差;②血管内皮受损,血小板被激活,血小板计数下降;③细胞膜饱和脂肪酸多于不饱和脂肪酸,比值失衡,细胞易裂解;肝细胞内 SGOT 释放至血循环。

1982 年 Weinstein 报道了重度子痫前期并发微血管病性溶血,并根据其临床 3 个主要症状:①溶血性贫血;②转氨酶高;③血小板减少,命名为 HELLP 综合征。临床表现有上腹痛、肠胃症状、黄疸等。严重者发展为 DIC,有 DIC 的临床及实验指标。这些病理改变发生在肾脏可出现由于肾血管内广泛性纤维蛋白微血栓形成所致的产后溶血性尿毒症性综合征。

(七)眼部改变

由于血管痉挛可发生视网膜剥离或皮质盲。视力模糊至双目失明,视网膜水肿至视网膜剥离失明,或大脑后动脉严重的血管痉挛性收缩致视觉皮层中枢受损失明。

(八)血流动力学改变

正常妊娠是心排血量(CO)随心率及搏出量增加而增加,系统血管阻力(SVR)则下降,而肺血管阻力(PVR)、中心静脉压(CVP)、肺毛细血管楔压(PCWP)以及平均动脉压都没有明显改变,左心室功能保持正常水平,但未治疗的子痫前期患者,CO、PCWP下降,SVR可以正常或增高显示低排高阻的改变。

二、临床监测

(一)一般临床症状

过去通常将高血压、蛋白尿、水肿认为是妊娠期高血压疾病三大症状,作为监测主要项目。随着对妊娠高血压疾病病理生理的进一步认识,认为应将脏器损害的有关症状,特别是将心、肺、肾、脑、视觉、肝及血液系统损害的有关症状作为常规重点监测。

1.血压

血压升高是妊娠期高血压疾病诊断的重要依据,血压升高至少应出现两次以上,间隔6小时。基础血压较前升高,但血压低于18.7/12.0 kPa(140/90 mmHg)不作为诊断标准,必要时监测24~48小时的动态血压。

2.尿蛋白

尿蛋白是指24小时内尿液中的蛋白含量≥300 mg或在至少相隔6小时的两次随机尿液检查中尿蛋白浓度为0.1 g/L(定性+)。尿蛋白通常发生在高血压之后,与病情及胎儿的病率和死亡率有密切相关,以24小时尿蛋白总量为标准。

3.水肿

水肿是妊娠期高血压疾病的早期症状,但不是特有的症状,一周体重增加超过2.5 kg是妊娠期高血压疾病的明显症状。

4.心率和呼吸

休息时心率≥110次/分,呼吸≥20次/分,肺底细湿啰音,是早期心力衰竭的表现。

5.肾脏

肾小动脉痉挛在妊娠期高血压疾病患者是很常见的,在肾活检中有85%存在小动脉痉挛或狭窄,肾活检有助于鉴别诊断。

6.神经系统症状

头痛、头晕、眼花、耳鸣、嗜睡和间歇性突发性抽搐是常见的。在重度妊娠期高血压疾病,这些症状是由于脑血流灌注不足或脑水肿所致。

7.视觉

视力模糊、复视、盲点、失明,这些病变是由于视网膜小动脉痉挛,水肿,其病理变化可以是枕部皮质局部缺血和出血所致。

8.消化系统症状

恶心、呕吐、上腹部或右上腹部疼痛和出血可能是由于肝纤维囊水肿和出血,是子痫前期的严重症状,可以发生肝破裂和抽搐。

(二)实验室检查

根据症状、体征及实验室检查判定疗效及病情,主要实验室检查有以下几个方面。

1.血液及出凝血功能

常规检查血常规、网织红细胞、外周血涂片异常变形红细胞、红细胞碎片。凝血功能检查包括凝血酶原时间(PT)、活性部分凝血酶原时间(APTT)、纤维蛋白原和纤维蛋白原降解产物、D-二聚体。血液黏稠度检测包括血黏度、血细胞比容、血浆黏度等。血小板计数对子痫的监测非常重要;血小板减少是严重妊娠期高血压疾病的特征,血小板计数少于 100×10^9/L 可能是HELLP综合征的症候之一。重度子痫前期常见有血小板减少,纤维蛋白降解产物升高,凝血酶原时间延长,提示可能有弥漫性血管内凝血(DIC)存在。无论何种原因,全身溶血的证据如血红蛋白症、血红蛋白尿或高胆红素血症都是疾病严重的表现,可能是由于严重血管痉挛引起的微血管溶血所致。

2.肾功能

肌酐清除率应列为肾功能常规检查,是检测肾小球滤过率的很有价值的指标。肌酐清除率降低表示妊娠期高血压疾病严重性增加。血清尿酸、肌酐和尿素氮也是评价肾功能的有价值的试验。

3.肝功能

血清天冬氨酸氨基转移酶(SGOT)、谷丙转氨酶(SGPT)和乳酸脱氢酶升高是重度子痫前期和 HELLP 综合征的主要症状之一。肝功能异常,转氨酶升高提示有肝细胞损害、坏死,严重者可有肝包膜下血肿和急性肝破裂的可能。

4.脑电图、脑血流图、脑部计算机断层扫描等检查常有异常表现

脑损害主要的提示是水肿、充血、局部缺血、血栓和出血。子痫发作后常有异常发现。最常见的发现是皮质区的低密度,这些表现是大脑缺血和瘀点伴皮层下损害的结果。昏迷患者的CT 检查或 MRI 常见有广泛性的脑水肿,散在脑出血。

5.心脏

心脏和超声心电图可了解心血管系统的情况。子痫患者常伴随血流动力学变化。在评价心功能时注意 4 个方面:①前负荷,舒张末期压力和心腔容积;②后负荷,心肌收缩张力或射血的阻力;③心肌的收缩或变力状态;④心率。应用非介入性心血管监测,子痫前期患者得到的血流动力学指标变化范围从高心输出伴有低血管阻力到低心输出伴有高血管阻力。不同的血流动力学改变与病情严重程度、患者慢性潜在的疾病和治疗的介入有关。心血管系统功能的评估对诊断和治疗方法的选择是需要的。至于介入性监测手段,如中心静脉压,肺毛细血管楔压的测定不应作为常规。中心静脉压只适用于重症抢救的患者,特别是少尿、肺水肿的患者。

介入性监测的指征可参考:①不明原因的肺水肿;②少尿,输液后无变化;③应用肼苯达嗪及强降压药后仍难以治疗的高血压;④有其他需血流动力学监测的医学指标。至于肺毛细血管楔状压测定的指征尚未建立。

6.眼底检查

眼底检查应作为常规检查,常见有视网膜痉挛、水肿、出血及视网膜剥离。失明有时是由于脑部缺血和出血所致,称皮质盲。CT 检查可显示。

7.电解质

妊娠期高血压疾病患者电解质浓度与正常孕妇比较无明显差异,但应用了较强的利尿剂、限制钠盐和大量催产素液体以致产生抗利尿作用而致低钾、低钠。子痫发作后乳酸性酸中毒和代偿性的呼出二氧化碳,重碳酸盐的浓度降低,导致酸中毒。酸中毒的严重程度与乳酸产生量和代

谢速率有关,也与二氧化碳呼出的速率有关。因而,在妊娠期高血压疾病患者,特别是重度子痫前期患者作血电解质测定及血气分析检查非常必要。

8.胎儿宫内状况监测

妊娠期高血压疾病患者因血管痉挛导致胎盘灌注受损,是围生儿病率和死亡率升高的原因。因此对胎儿宫内情况监测很重要。胎儿宫内状况监测包括:妊娠图、宫底高度、胎动监测、电子胎心监护。

胎盘功能监测包括 24 小时尿雌激素/肌酐(E/C)比值、雌三醇 E_3。胎肺成熟度测定包括卵磷脂/鞘磷脂(L/S)、磷脂酰甘油(PG)、泡沫试验。B 超检查包括羊水量、胎儿生长发育情况、胎盘成熟度、胎盘后血肿、脐血流及胎儿大脑中动脉血流频谱、生物物理几项评分等。

三、预测

子痫前期是妊娠期特有的疾病,常在妊娠 20 周后出现症状,此时严重影响母婴健康,然而在出现明显症状前,患者往往已有生化方面的改变,近年来许多学者都在研究预防子痫前期的方法,旨在降低子痫前期的发生率,目前预测方法主要有:生化指标的预测,生物指标的预测,但在预测准确度上差异很大。

(一)生化指标

1.血 β-HCG

现认为妊娠期高血压疾病为一血管内皮损伤性疾病,胎盘血管受累时胎盘绒毛血供减少,绒毛变性坏死,促使新的绒毛滋养层细胞不断形成,而 β-HCG 值升高。孕 15～18 周 β-HCG 值 ≥2 倍正常孕妇同期 β-HCG 中位数时,其预测妊娠期高血压疾病的特异度为 100%,灵敏度为 50%。孕中期血 β-HCG 升高的妇女,其孕晚期妊娠期高血压疾病发生率明显增加,故认为孕中期测 β-HCG 预测妊娠期高血压疾病具有一定的实用价值。近年研究结果提示,妊娠早期滋养细胞侵蚀性侵入过程中,HCG 的主要形式是高糖基化 HCG(HHCG),以正常人群 HHCG 中位数倍数 MoM 作为检验结果的标准,正常人群为 1.0 MoM。在妊娠 14～21 周,妊娠期高血压疾病患者尿 HHCG 均值明显低于正常妊娠;当 HHCG≤0.9 MoM,相对危险度为 1.5;当 HHCG ≤0.1 MoM 时,相对危险度上升至 10.42。

2.类胰岛素样生长因子连接蛋白-1(IGFBF-1)

IGFBF-1 是蜕膜基底细胞分泌的一种蛋白质,其水平高低可反映滋养层侵入深度。有研究结果认为类胰岛素生长因子连接蛋白-1 在合体滋养细胞、细胞滋养细胞和蜕膜中高表达,但在胎盘的纤维组织中低表达。有研究发现在重度子痫前期血循环中的胰岛素生长因子接连蛋白-1 水平是(428.3±85.9)ng/mL,而正常对照组是(76.6±11.8)ng/mL(P=0.000 7)。血液胰岛素样生长因子水平是(80.9±17.2)ng/mL。而正常对照组是(179.4±28.2)ng/mL(P=0.100 1)。认为低水平的类胰岛素生长因子-1 和高水平的类胰岛素生长因子连接蛋白质可能造成胎盘和胎儿发育迟缓。

3.纤维连接蛋白(Fn)

Fn 广泛存在于机体各系统中,为网状内皮系统的调理素,当血管内皮受损时,功能失调,Fn 过度分泌入血,故血浆 Fn 升高可反映血管内皮受损情况。一般在血压升高前 4 周就有 Fn 增高,有人认为 Fn 水平升高是预测妊娠期高血压疾病较为敏感的指标。当其<400 μg/L 时不可能发生子痫前期,阴性测值 96%。

4.尿钙

目前研究认为,妊娠期高血压疾病时肾小球过滤率降低,而肾小管重吸收钙正常,其尿钙水平明显低于正常孕妇或非孕妇。尿 Ca/Cr 比值≤0.04 时预测价值大,现认为此种预测方法是简单实用的方法。

5.尿酸

尿酸由肾小管排泄,当肾小管损害时血中尿酸水平增高,妊娠期高血压疾病肾小管损害甚于肾小球的损害。尿酸水平和病变发展程度有关,亦是监测妊娠期高血压疾病的主要指标之一。

6.血浆非对称二甲基精氨酸(ADMA)水平测定

近年国外有学者研究结果认为 NO 合酶抑制物-ADMA 是 NOS 的内源性抑制物,可与 L-精氨酸竞争性地抑制 NOS,减少 NO 合成。国内黄艳仪、姚细保等研究显示,在子痫前期患者孕期外周血 ADMA 的浓度比正常孕晚期有显著升高;分别是$(17.9\pm7.25)\mu g/mL$ vs.$(10.27\pm1.6)\mu g/mL$($P<0.01$),认为外周血 ADMA 浓度或动态变化可作为妊娠期高血压疾病预测。最近,国外许多研究都认为在 23～25 周孕妇 ADMA 浓度增加可随后发展为子痫前期。在早发型子痫前期 ADMA 明显增高。

7.血管生长因子

近年国外学者研究认为抗血管生成因子 sFlt-1 和抗血管生长因子 Endoglin 是子痫前期发生中的关键因素,与缺氧诱导蛋白与细胞增生和一氧化氮信号相关,可作为妊娠期高血压疾病的预测。孕中期 sFLt-1 的水平增高是预测子痫前期的敏感指标。

8.预测子痫前期新方法

最近两年,基于对妊娠高血压疾病病因学研究的进展,美国提出应用新的生物标志物和物理标志物单独或联合预测子痫前期的发生,这些标志物包括:血清胎盘生长因子(PLGF)、酪氨酸激酶-1 受体(sFlt-1)、血清抗血管生长因子、胎盘蛋白-13、子宫动脉多普勒测量及尿足突状细胞排泄等。最近几个报道提出以下几个预测方法。

(1)PLGF/sFlt-1:在子痫前期发病前后血清胎盘生长因子(PLGF)减少,而 sFlt-1 和 Endoglin水平升高,一些研究还发现血清 sFlt-1 和血清 PLGF(sFlt:PLGF)的比例不平衡与疾病严重程度和早发型子痫前期相关。

(2)胎盘蛋白13(PP-13):PP-13 是胎盘产生的,认为它参与胎盘血管重塑和种植。Chafetz及同事进行了一项前瞻性巢式病例对照研究,作者发现,子痫前期孕 3 个月时 PP-13 中位数水平明显降低。他们建议孕 3 个月产妇筛查 PP-13 水平可能预测子痫前期。

(3)尿足突状细胞排泄:足突状细胞存在于各种急性肾小球疾病患者的尿中,子痫前期的特点是急性肾小球损伤。Garovic 等研究 44 例子痫前期和 23 例正常孕妇测定血清血管生成因子、尿足突细胞和尿 PLGF100%,子痫前期患者出现尿足迹突状细胞,其特异性为 100%,预测价值优于血管生成因子,临床应用效果仍需进一步深入研究。

(二)生物指标

1.心血管特异性的测定

利用血压动态监测系统对孕妇进行血压监测,当孕 20 周后血压基线仍随孕周增加而无暂时下降趋势者,提示有妊娠期高血压疾病。

2.子宫胎盘血液循环的观察

妊娠早期,位于内膜的胚泡在发育的同时,滋养层细胞继续侵蚀血管,子宫螺旋动脉使管壁肌肉消失,管腔扩大,失去收缩能力,血管阻力下降。妊娠期间,子宫动脉分离出近百条螺旋动脉分布在子宫内膜中,血液充满了绒毛间隙,形成了子宫胎盘局部血供的"高流低阻"现象。在妊娠高血压疾病患者,滋养层细胞对螺旋小动脉的侵蚀不够,血管阻力不下降,或下降较少,舒张期子宫胎盘床血供不足,子宫胎盘循环高阻力。因此,用超声多普勒测量子宫胎盘的循环状态,可预测妊娠高血压疾病。常用的方法主要有两种。①脐动脉血流速度波形测定:测定动脉血流收缩期高峰与舒张高峰比值(S/D),在孕≤24周时 S/D≥4,孕后期 S/D<3。凡脐动脉 S/D 比值升高者,妊娠期高血压疾病的发生率为73%。②子宫动脉多普勒测量:观察是否存在舒张早期切迹,当双侧子宫动脉都存在舒张早期切迹,预测妊娠高血压疾病的敏感性、特异性较高,孕24周时敏感度为76.1%,特异性为95.1%。

3.孕中期平均动脉压(MABP)

孕 22~26 周 MABP≥11.3 kPa(85 mmHg)时,妊娠期高血压疾病发生率13%(一般人群为5%~8%)[MABP=(收缩压+2×舒张压)÷3]。

4.翻身试验

血压反应阳性,其中93%的孕妇以后可能发生妊娠期高血压疾病。测定方法为:孕妇左侧卧位测血压直至血压稳定后,翻身仰卧 5 分钟,再测血压,若仰卧舒张压较左侧卧位≥2.7 kPa(20 mmHg),提示有发生子痫前期的倾向。

5.血液流变学试验

低血容量(HCT≥0.35)及高血黏度,全血黏度比值≥3.6,血浆黏度比值≥1.6 者,提示孕妇有发生妊娠期高血压疾病倾向。

四、治疗

(一)治疗目的

(1)预防抽搐,预防子痫发生。

(2)预防合并脑出血、肺水肿、肾衰竭、胎盘早期剥离和胎儿死亡。

(3)降低孕产妇及围产儿病率、死亡率及严重后遗症,延长孕周,以对母儿最小创伤的方式终止妊娠。

对其治疗基于以下几点:①纠正病理生理改变;②缓解孕妇症状,及早发现并治疗,保证母亲安全;③监测及促进胎儿生长,治疗方法尽量不影响胎儿发育;④以解痉、降压、镇静、适时终止妊娠为原则。

(二)一般治疗

(1)左侧卧位、营养调节休息(但不宜过量)。

(2)每天注意临床征象的发展,包括:头痛、视觉异常、上腹部痛和体重增加过快。

(3)称体重,入院后每天一次。

(4)测定尿蛋白,入院后至少每 2 天一次。

(5)测定血肌酐、转氨酶、血细胞比容、血小板,测定的间隔依高血压的程度而定,经常估计胎儿的宫内情况。

(三)降压治疗

1.治疗时机

长期以来学者认为降压药虽可使血压下降,但亦可同时降低重要脏器的血流量,还可降低子宫胎盘的血流量,对胎儿有害。故提倡当 SBP≥21.3 kPa(160 mmHg)或 DBP≥14.7 kPa (110 mmHg)时,为防止脑血管意外,方行降压治疗。近年循证医学分析,表明降低血压不改善胎儿的结局,但减少严重高血压的发生率,并不会加重子痫前期恶化。因此,认真血压控制和适当的生化和血液系统的监测,在妊娠期高血压疾病的治疗中是需要的。

2.轻中度高血压处理

(1)甲基多巴:可兴奋血管运动中枢的 α 受体,抑制外周交感神经而降低血压。作为降压剂尽管疗效有限,但仍是孕期长期控制血压的药物。甲基多巴是唯一的没有影响胎儿胎盘循环的降压药。常用剂量 250 mg,口服,每天 3 次。

(2)β 受体阻滞剂:α、β 受体阻滞剂如盐酸拉贝洛尔,能降低严重的高血压发生率,可能通过降低产妇心排血量,降低外周阻力。不影响肾及胎盘的血流量,有抗血小板聚集作用,并能促胎肺成熟。常用剂量 100 mg,口服,每天 2 次,轻中度高血压的维持量一般为每天 400～800 mg。其他 β 受体阻滞剂,尤其是阿替洛尔减少子宫胎盘灌注可导致胎儿宫内生长受限。

(3)硝苯地平:为钙通道阻滞剂,具有抑制钙离子内流的作用,直接松弛血管平滑肌,可解除血管痉挛,扩张周围小动脉,可选择性的扩张脑血管。研究表明硝苯地平能够有效地降低脑动脉压。用法:10 mg 口服,每天 3 次,24 小时总量不超过 60 mg。孕妇血压不稳定可使用长效硝苯地平;常用氨氯地平(Norvasc),一般剂量 5 mg,每天一次,或每天 2 次。硝苯地平控释片(nifedipine GITS,拜新同,拜心同),常用剂量 30 mg,每天 1 次。

(4)尼莫地平:钙通道阻滞剂,选择性扩张脑血管。用法:20～60 mg,口服,每天 2～3 次。

3.重度高血压处理

血压>22.7/14.7 kPa(170/110 mmHg)的结果是直接血管内皮损伤,当血压水平在 24.0～25.3/16.7～17.3 kPa(180～190/120～130 mmHg)时脑血管自动调节功能失衡,从而增加脑出血的危险,也增加胎盘早剥或胎儿窘迫的风险。因此,血压>22.7/14.7 kPa(170/110 mmHg)迫切需要处理。应选用安全有效、不良反应较少的药物,既能将孕妇血压降低到安全水平,又不会造成突然血压下降,因这可能减少子宫胎盘灌注,导致胎儿缺氧。严重急性高血压管理应是一对一护理;连续血压、心率监测,至少每 15 分钟一次。

(1)肼屈嗪:直接动脉血管扩张剂,舒张周围小动脉血管,使外周阻力降低,从而降低血管压。并能增加心搏出量、肾血流量及子宫胎盘血流量。降压作用快,舒张压下降明显,是妊娠高血压疾病最常用的控制急性重度高血压的药物。用法如下。①静脉注射:先给 1 mg 静脉缓注试验剂量,如 1 分钟后无不良反应,可在 4 分钟内给 4 mg 静脉缓慢注射。以后根据血压情况每20 分钟用药 1 次,每次 5～10 mg 稀释缓慢静脉注射,10～20 分钟内注完,最大剂量不超过30 mg。一般以维持舒张压在 12.0～13.3 kPa(90～100 mmHg)之间为宜,以免影响胎盘血流量。静脉注射方法比较烦琐,且难以监测,较少采用。②静脉滴注:负荷量 10～20 mg,加入 5% 葡萄糖 250 mL,从 10～20 滴/分开始;将血压降低至安全水平,再给予静脉滴注 1～5 mg/h,需严密监测血压。③或 40 mg 加入 5% 葡萄糖 500 mL 内静脉滴注。④口服:25～50 mg,每天3 次。有妊娠期高血压疾病性心脏病、心力衰竭者不宜应用此药。常见不良反应有头痛、心慌、气短、头晕等。但最近 Meta 分析发现,肼屈嗪比硝苯地平或拉贝洛尔更容易发生产妇低血压、胎盘早剥、剖宫产和胎心率变化等不利因素。多年来在国外一般选用肼屈嗪,但目前在欧洲、南非等地区肼屈嗪已不作为治疗子痫前期的一线药物。

(2)拉贝洛尔:拉贝洛尔又称柳胺苄心定,结合 α 和 β-肾上腺素受体拮抗剂,已成为最常用治疗急性重症高血压的药物。用药方案有以下几种方法可参考：①首次剂量可给口服，20 mg，若10 分钟内无效后再给予 40 mg，10 分钟后仍无效可再给 80 mg，总剂量不能超过 240 mg。②静脉用药首剂可给 20～40 mg，稀释后 10～15 分钟静脉缓慢推注，随后静脉滴注 20 mg/h。根据病情调整滴速、剂量，每天剂量控制在 200～240。③也可用拉贝洛尔 200 mg 加入生理盐水 100 mL，以输液泵输入，从 0.1～0.2 mg/min 低剂量开始，5～10 分钟根据血压调整剂量，每次可递增 0.1～0.2 mg/min，用药时需严密监测血压，24 小时总量不超过 220 mg。④血压平稳后改为口服，100 mg，每 8 小时 1 次。心脏及肝、肾功能不全者慎用，给药期间患者应保持仰卧位，用药后要平卧 3 小时。不良反应有头晕、幻觉、乏力，少数患者可发生直立性低血压。

（3）硝苯地平：钙通道阻滞剂，是有效的口服控制急性重症高血压药，在怀孕期间不能舌下含服，以免引起血压急剧下降，减少子宫胎盘血流，造成胎儿缺氧。此药商品名为"心痛定"，在急性高血压时首剂用 10 mg，30 分钟后血压控制不佳再给 10 mg，每天总量可用 60 mg。亦可考虑用长效硝苯地平，口服，5～10 mg，每天 1 次。不良反应包括头痛、头晕、心悸。

（4）防止惊厥和控制急性痉挛药物：镁离子作为一种外周神经肌肉连接处兴奋阻滞剂，抑制运动神经末梢释放乙酰胆碱，阻断神经肌肉接头间的信息传导，可作为 N-甲基右旋天门冬氨酸受体拮抗剂发挥抗惊厥作用。镁离子竞争结合钙离子，使平滑肌细胞内钙离子水平下降，从而解除血管痉挛，减少血管内皮损伤。镁离子刺激血管内皮细胞合成前列环素，抑制内皮素合成，降低机体对血管紧张素 Ⅱ 的反应，从而缓解血管痉挛状态。随机对照试验比较使用硫酸镁治疗重度子前期防止惊厥，表明在重度子痫前期硫酸镁预防与安慰剂相比会大大降低子痫的发病率。

硫酸镁用药指征：①控制子痫抽搐及防止再抽搐；②预防重度子痫前期发展为子痫；③子痫前期临产前用药预防抽搐。

硫酸镁用药方法：根据 2001 年我国妊高征协作组及中华医学会推荐治疗方案如下。①首次负荷剂量：静脉给药，25% 硫酸镁 2.5～4 g 加于 10% 葡萄糖 20～40 mL，缓慢静脉注入，10～15 分钟推完。或用首剂 25% 硫酸镁 20 mL（5 g）加入 10% 葡萄糖 100～200 mL 中，1 小时内滴完。②维持量：继之 25% 硫酸镁 60 mL 加入 5% 葡萄糖液 500 mL 静脉滴注，滴速为 1～2 g/h，用输液泵控制滴速。③根据病情严重程度，决定是否加用肌内注射，用法为 25% 硫酸镁 10～20 mL（2.5～5 g），臀肌深部注射，注射前先于肌内注射部位注射 2% 利多卡因 2 mL。第 1 个 24 小时硫酸镁总量为 25 g，之后酌情减量。24 小时总量控制在 22.5～25 g。

有医院自 20 世纪 80 年代初使用硫酸镁静脉滴注治疗重度子痫前期，硫酸镁用量在第 1 个 24 小时用 22.5～25 g，用法：①硫酸镁 2.5 g，稀释在 5% 的葡萄糖溶液 20 mL 中缓慢静脉注射。②或者不用静脉注射，改用硫酸镁 5 g 加入 5% 葡萄糖液 100～200 mL 中静脉滴注，1 小时内滴完。这样既可使血镁迅速达止惊的有效浓度，又可避免高浓度的硫酸瞬时进入心脏引起房室传导阻滞，致心搏骤停。③继之以硫酸镁 15 g 加入 5% 葡萄糖液 500～1 000 mL 静脉滴注，1.5～2 g/h。④夜间（约晚上 10pm）肌内注射硫酸镁 2.5～5.0 g，一般在静脉用药后 5～6 小时以上，或前次用药 5～6 小时后始能加用肌内注射，因硫酸镁的半衰期为 6 小时。⑤用药 1～2 天后，若病情稳定，而孕周未达 34 周，胎儿未成熟，需延长孕周者，可用硫酸镁 15 g 加入 5% 葡萄糖液 500～1 000 mL 静脉滴注，1.5～2 g/h，用药天数酌情而定。

我国学者丛克家研究各种治疗方案患者血中镁浓度，硫酸镁用量每天浓度 20.0～22.5 g，在不同时间段血镁浓度均达有效浓度（1.73～2.96 mmol），用首剂负荷量后血镁浓度迅速上升至 1.76 mmol/L，达到制止抽搐的有效血镁浓度。静脉滴注后 5 小时，血镁浓度已下降到

1.64 mmol/L,接近基础值,药效减弱,故主张静脉滴注后加用肌内注射。我国南方人、北方人体重差异较大,用药时注意按患者体重调整用量。我们认为,国外学者提出的硫酸镁每天用量可达30 g以上,甚至更高,不适合亚洲低体重人群,临床中应注意,以免引起镁毒性反应。

硫酸镁主要是防止或控制抽搐,用于紧急处理子痫或重度子痫前期患者,用药天数视病情而定,治疗或防止抽搐有效浓度为1.7～2.96 mmol/L,若血清镁离子浓度超过3 mmol/L,即可发生镁中毒。正常人血镁浓度为1 mmol/L左右,当血镁≥3 mmol/L膝反射减弱,≥5 mmol/L可发生呼吸抑制,≥7 mmol/L可发生传导阻滞,心跳骤然。硫酸镁中毒表现首先是膝反射减弱至消失,全身张力减退、呼吸困难、减慢、语言不清,严重者可出现呼吸肌麻痹,甚至呼吸、心跳停止,危及生命。曾有因硫酸镁中毒,呼吸抑制而死亡之病例发生。应引起临床医师的高度重视,严格掌握硫酸镁用药的指征、剂量、持续时间,严密观察,使既达疗效,又能防毒性反应的发生。

硫酸镁用药注意事项:用药前及用药中需定时检查膝反射是否减弱或消失;呼吸不少于16次;尿量每小时不少于25 mL;或每24小时不少于600 mL。硫酸镁治疗时需备钙,一旦出现中毒反应,应立即静脉注射10％葡萄糖酸钙10 mL。我国近20年来,广泛应用硫酸镁治疗重度子痫前期及子痫。但大剂量的硫酸镁(22.5～25 g)稀释静脉滴注,必然会增加患者细胞外组织液、明显水肿和造成血管内皮通透性增加,可导致肺水肿。在应用硫酸镁的同时应控制液体输入量,每小时不应超过80 mL,在使用硫酸镁静脉滴注期间应记录每小时尿量,如果患者尿少,需要仔细评定原因,并考虑中心静脉压(CVP)/肺毛细血管压监测。根据病情结合CVP调整液体的出入量。如果出现肺水肿的迹象,应给予20 mg的呋塞米。

(5)血管扩张剂:血管扩张剂硝酸甘油、硝普钠、酚妥拉明,是强有力的速效的血管扩张剂,扩张周围血管使血压下降,可应用于妊娠期高血压疾病,急进性高血压。

具体用法如下。①硝酸甘油:硝酸甘油为静脉扩张剂,常用20 mg溶于5％葡萄糖250 mL静脉滴注,滴速视血压而调节,血压降至预期值时调整剂量至10～15滴/分,或输液泵调节滴速,为5～20 μg/min。或用硝酸甘油20 mg溶于5％葡萄糖50 mL用微量泵静脉推注,开始为5 μg/min,以后每3～5分钟增加5 μg,直至20 μg/min,即有良好疗效。用药期间应每15分钟测一次血压。②酚妥拉明:酚妥拉明为小动脉扩张剂,可选择性扩张肺动脉,常用10～20 mg溶于5％葡萄糖液250 mL中静脉滴注,以0.04～0.1 mg/min速度输入,严密观察血压,根据血压调节滴速。或用10～20 mg溶于5％葡萄糖液50 mL中用微量泵静脉推注。先以0.04～0.1 mg/min速度输入,根据血压调整滴速。酚妥拉明有时会引起心动过速,心律异常,特别是用静脉泵静脉推注,现已少用。③硝普钠:硝普钠兼有扩张静脉和小动脉的作用,常用25～50 mg加入5％葡萄糖液500 mL中静脉滴注(避光)或25 mg溶于5％葡萄糖液50 mL中用微量泵静脉注射。开始剂量为8～16 μg/min,逐渐增至20 μg/min,视血压与病情调整剂量。用药期间严密观察病情和血压。每个剂量只用6小时,超过6小时需更换新药液。24小时用药不超过100 mg,产前用药不超过24小时,用药不超过5天,仅用于急性高血压或妊娠高血压疾病合并心力衰竭的患者。硝普钠能迅速通过胎盘进入胎儿体内,其代谢产物氰化物对胎儿有毒性作用,不宜在妊娠期使用。

(6)利尿:利尿剂仅在必要时应用,不作常规使用。

利尿指征:①急性心力衰竭、肺水肿、脑水肿。②全身性水肿。③慢性血管性疾病如慢性肾炎、慢性高血压等。④血容量过高,有潜在性肺水肿发生者。

药物:①呋塞米(速尿)。20～40 mg溶于5％葡萄糖液20～40 mL中缓慢静脉注射(5分钟以上）。必要时可用速尿 160~200 mg 静脉滴注，可同时应用酚妥拉明 10~20 mg 静脉滴注。适用于肺水肿、心、肾衰竭。②甘露醇：20%甘露醇 250 mL 静脉滴注（30 分钟滴完）。仅适用于脑水肿，降低脑内压、消除脑水肿。心功能不全者禁用。

（7）镇静：镇静剂兼有镇静及抗惊厥作用，不常规使用，对于子痫前期和子痫，或精神紧张、睡眠不足时可选择镇静剂。①地西泮（安定）：具有较强的镇静和止惊作用，用法：10 mg 肌内注射或静脉注射（必须在 2 分钟以上），必要时可重复一次，抽搐过程中不可使用。②冬眠药物：一般用氯丙嗪、异丙嗪各 50 mg，哌替啶 100 mg 混合为一个剂量，称冬眠 I 号。一般用 1/3~1/2 量肌内注射或稀释静脉注射，余下 2/3 量作静脉缓慢滴注，维持镇静作用。用异丙嗪 25 mg、哌替啶 50 mg 配合称"杜非合剂"，肌内注射有良好的镇定作用，间隔 12 小时可重复一次。氯丙嗪可使血压急剧下降，导致肾及子宫胎盘供血不足，胎儿缺氧，且对母亲肝脏损害，目前仅用于应用安定、硫酸镁镇静无效的患者。③苯巴比妥：100~200 mg 肌内注射，必要时可重复使用。用于镇静口服剂量 30~60 mg，3 次/天，本药易蓄积中毒，最好在连用 4~5 天后停药 1~2 天。目前已较少用。

（8）抗凝和扩容：子痫前期存在血凝障碍，某些患者血液高凝，呈慢性 DIC 改变，需进行适当的抗凝治疗。

抗凝参考指征：①多发性出血倾向。②高血黏度血症，血液浓缩。③多发性微血管栓塞之症状、体征，如皮肤皮下栓塞、坏死及早期出现的肾、脑、肺功能不全。④胎儿宫内发育迟缓、胎盘功能低下、脐血流异常、胎盘梗死、血栓形成的可能。⑤不容易以原发病解释的微循环衰竭与休克。⑥实验室检查呈 DIC 高凝期，或前 DIC 改变：如血小板<100×10⁹/L 或进行性减少；凝血酶原时间比正常对照延长或缩短3秒；纤维蛋白原低于 1.5 g/L 或呈进行性下降或超过 4 g/L；3P 试验阳性，或 FDP 超过 0.2 g/L，D-二聚体阳性（20 μg/mL）并呈进行性增高；血液中红细胞碎片比例超过 2%。

推荐用药：①丹参注射液 12~15 g 加入 5%葡萄糖液 500 mL 静脉滴注。②川芎嗪注射液 150 mg加入 5%葡萄糖液滴注。以上二药适用于高血黏度、血液浓缩者，或胎儿发育迟缓，病情较轻者。③低分子肝素：分子量<10 000 的肝素称低分子肝素，即 LMH0.2 mL（1 支）皮下注射。适用于胎儿宫内发育迟缓、胎盘功能低下、胎盘梗死，或重度子痫前期、子痫有早期 DIC（前-DIC）倾向者。④小剂量肝素：普通肝素12.5~25 mg 溶于 5%葡萄糖液 250 mL 内缓慢静脉滴注，或0.5~1.0 mg/kg，加入葡萄糖溶液 250 mL 分段静脉滴注，每 6 小时为一时间段。滴注过程中需监测 DIC 指标，以调剂量。普通肝素用于急性及慢性 DIC 患者。产前 24 小时停用肝素，产后肝素慎用、量要小，以免产后出血。⑤亦可用少量新鲜冰冻血浆200~400 mL。

液体平衡：20 世纪 70~80 年代研究认为，妊娠高血压疾病，特别是重度子痫前期患者，存在血液浓缩，胎盘有效循环量下降，故提出扩充血容量稀释血液疗法。多年来，在临床实践中发现，有因液体的过多注入，加重心脏负担诱发肺水肿的报道。产妇的死亡率与使用过多的侵入性液体相关。对于有严重低蛋白血症贫血者，可选用人血清蛋白、血浆、全血等。对于某些重度子痫前期、子痫妇女，有血液浓缩，有效循环量下降、胎盘血流量下降或水、电解质紊乱情况，可慎重的使用胶体或晶体液。现一般不主张用扩容剂，认为会加重心肺负担，若血管内负荷严重过量，可导致脑水肿与肺水肿。多项调查结果表明，扩容治疗不利于妊娠高血压疾病患者。尿量减少的处理应采用期待的方法，必要时用 CVP 监测，而不要过多的液体输入。重度子痫前期患者，施行剖宫产术麻醉前不必输入过多的晶体液，因没有任何证据表明晶体液可以预防低血压。

4.子痫的治疗原则

(1)控制抽搐:①安定 10 mg 缓慢静脉推注;继之以安定 20 mg 加入 5% 葡萄糖 250 mL 中缓慢静脉滴注,根据病情调整滴速。②亦可选用冬眠合剂Ⅰ号(氯丙嗪、异丙嗪各 50 mg、哌替啶 100 mg)1/3~1/2 量稀释缓慢静脉注射,1/2 量加入 5% 葡萄糖 250 mL 中缓慢静脉滴注,根据病情调整速度。③或用硫酸镁 2.5 g 加 5% 葡萄糖 40 mL 缓慢静脉推注;或 25% 硫酸镁 20 mL 加入 5% 葡萄糖 100 mL 中快速静脉滴注,30 分钟内滴完,后继续静脉点滴硫酸镁,以 1~2 g/h 速度维持。注意硫酸镁与镇静剂同时应用时,对呼吸抑制的协同作用。

(2)纠正缺氧和酸中毒:保持呼吸道通畅,面罩给氧,必要时气管插管,经常测血氧分压,预防脑缺氧;注意纠正酸中毒。

(3)控制血压:控制血压方法同重度子痫前期。

(4)终止妊娠:抽搐控制后未能分娩者行剖宫产。

(5)降低颅内压:20% 甘露醇 0.5 mL/kg,静脉滴注,现已少用,因会加重心脏负担。现常用呋塞米 20 mg 静脉注射,能快速降低颅内压。

(6)必要时做介入性血流动力学监测(CVP),特别在少尿及有肺水肿可能者。

(7)其他治疗原则同重度子痫前期。Richard 子痫昏迷治疗方案:①立即用硫酸镁控制抽搐,舒张压>14.7 kPa(110 mmHg),加用降压药。②24 小时内常规用地塞米松 5~10 mg,墨菲管内滴注,以减轻脑水肿。③监测血压、保持呼吸道通畅、供氧,必要时气管插管。④经常测血氧分压,预防脑缺氧。⑤终止妊娠,已停止抽搐 4~6 小时不能分娩者急行剖宫产。⑥置患者于 30 度半卧位,降低颅内静脉压。⑦产后如仍不清醒,无反应,注意与脑出血鉴别,有条件医院作 CT 检查。⑧神经反射监护。⑨降低颅内压,20% 甘露醇 0.5 mL/kg 静脉滴注降低颅内压。

(8)终止妊娠:因妊娠期高血压疾病是孕产妇特有的疾病,随着妊娠的终止可自行好转,故适时以适当的方法终止妊娠是最理想的治疗途径。

终止妊娠时机:密切监护母亲病情和胎儿宫内健康情况,监测胎盘功能及胎儿成熟度,终止妊娠时机。①重度子痫前期积极治疗 2~3 天,为避免母亲严重并发症,亦应积极终止妊娠。②子痫控制 6~12 小时的孕妇,必要时子痫控制 2 小时后亦可考虑终止妊娠。③有明显脏器损害,或严重并发症危及母体者应终止妊娠。④孕 34 周前经治疗无效者,期待治疗延长孕周虽可望改善围产儿的死亡率,但与产妇死亡率相关。对早发型子痫前期孕 32 周后亦可考虑终止妊娠。⑤重度子痫经积极治疗,于孕 34 周后可考虑终止妊娠。

终止妊娠指征:多主张以下几点。①重度子痫前期患者经积极治疗 24~72 小时仍无明显好转;病情有加剧的可能,特别是出现严重并发症者。②重度子痫前期患者孕周已超 34 周。③子痫前期患者,孕龄不足 34 周,胎盘功能减退,胎儿尚未成熟,可用地塞米松促胎肺成熟后终止妊娠。④子痫控制后 2 小时可考虑终止妊娠。⑤在观察病情中遇有下列情况应考虑终止妊娠:胎盘早剥、视网膜出血、视网膜剥离、皮质盲、视力障碍、失明、肝酶明显升高、血小板减少、少尿、无尿、肺水肿、明显腹水、胎儿窘迫;胎心监护出现重度变异减速、多个延长减速和频发慢期减速等提示病情严重的症候时应考虑终止妊娠。

终止妊娠的方法:①阴道分娩。病情稳定,宫颈成熟,估计引产能够成功已临产者,不存在其他剖宫产产科指征者,可以选用阴道分娩。②剖宫产。病情重,不具备阴道分娩条件者,宜行剖宫术。子痫前期患者使用麻醉方式是有争议的,但是如果母亲凝血功能正常,没有存在低血容量,使用硬膜外麻醉是安全、有效的,不会引起全身麻醉所致的血压升高。

产褥期处理:重症患者在产后 24～72 小时,尤其 24 小时内,仍有可能发生子痫,需继续积极治疗,包括应用镇静、降压、解痉等药物。产后检查时,应随访血压、蛋白尿及心肾功能情况,如发现异常,应及时治疗,防止后遗症发生。

(9)其他药物治疗。

心钠素:人工合成的心钠衍化物,为心肌细胞分泌的活性物质,具有很强的降压利尿作用。主要作用是增加肾血流量,提高肾小球滤过率,降低血管紧张素受体的亲和力,可对抗 AⅡ 的缩血管作用。具有强大的利钠、利尿及扩张血管活性。20 世纪 80 年代有报道,经临床应用人心钠素Ⅲ治疗妊娠期高血压疾病并发心力衰竭,心力衰竭可获得控制,血压下降,水肿消退,蛋白尿转阴,是治疗妊娠期高血压疾病引起心力衰竭的理想药物,近年应用较少,临床资料报道不多。

抗凝血酶(AT-Ⅲ):抗凝血酶对各种凝血机制中的酶具有抑制作用,实验证明抗凝血可以预防妊娠期高血压疾病动物模型上的血压升高和蛋白尿的发生,因此 AT-Ⅲ 很可能可以有效地处理子痫前期患者的临床症状和体征。重度子痫前期时 AT-Ⅲ 下降,如 AT-Ⅲ/C 下降 70% 以下则有出现血栓的危险。一般可静脉滴注,AT-Ⅲ 1 000～3 000 U,血中 AT-Ⅲ/C 上升至 130%～140%。如同时应用小剂量肝素可提高抗凝效果。

血管紧张素转换酶(ACE)抑制剂:卡托普利或厄贝沙坦,其作用是抑制血管紧张素转换酶(ACE)活性,阻止血管紧张素Ⅰ转换成血管紧张素Ⅱ,有明显降低外周阻力,增加肾血流量的作用。但这些药物可导致胎儿死亡、羊水少、新生儿无尿、肾衰竭、胎儿生长迟缓、新生儿低血压和动脉导管未闭,因此任何妊娠妇女均禁忌用血管紧张素转换酶(ACE)抑制剂,孕期禁止使用。

L-精氨酸(L-Arginine,L-Arg):最近的报道认为 NO 和前列环素的减少可能是妊娠期高血压疾病发病机制的主要原因,与血管舒张因子和收缩因子的不平衡有关。L-Arg 是合成 NO 的底物,它可以刺激血管内皮细胞的 NO 合成酶(NOS)而增加 NO 的合成和释放,通过扩张外周血管发挥降压作用。随着人们对 NO 的了解逐步深入,L-Arg 在临床和基础的研究和应用更加广泛。近年国外已有应用 L-Arg 治疗或辅助治疗高血压的报道。

国内有学者报道:高血压患者静脉滴注 L-Arg(20 g/150 mL/30 分钟)5 分钟后血压开始下降,15 分钟达稳定值,平均动脉压以(115.4±9.9)mmHg 降至(88.5±7.6)mmHg。2007 年国外有学者对尿蛋白阴性的妊娠高血压患者及尿蛋白＞300 mg/24 小时的子痫前期患者各 40 例用 L-Arg 治疗;L-Arg 20 g/500 mL 静脉滴注,每天 1 次,连续用 5 天,再跟随 4 g/d,口服 2 周,或安慰剂治疗。结果见在用 L-Arg 治疗组的患者收缩压与安慰剂组相比有明显下降,认为应用 L-Arg治疗有希望可以延长孕周和降低低体重儿的发生率。但左旋精氨酸在预防子痫前期的发生方面还缺乏大样本的研究。

2006 年 Rytiewski 报道,应用 L-Arginine 治疗子痫前期,口服 L-arginine 3 g/d(L-Arg 组)40 例,安慰剂组 41 例。结果提示应用 L-Arg 组病例的胎儿大脑中动脉的灌注量增加,脑-胎盘血流量比率增加,分娩新生儿 Apgar 评分较高,提供口服 L-Arg 治疗子痫前期的患者似乎有希望延长孕周改善新生儿结局。但还需要大样本的研究以进一步得到证实。总的认为,对子痫前期患者给予 L-Arg 治疗可能通过增加内皮系统和 NO 的生物活性降低血压,认为应用 L-Arg 治疗可能改善子痫前期患者内皮细胞的功能,是一种新的、安全、有效的治疗预防子痫前期的方法。

硝酸甘油（NG）：用于治疗心血管疾病已多年，随着 NO 的研究不断深入，其作用机制得到进一步的认识，目前认为 NG 在体内代谢和释放外源性 NO，促进血管内生成一氧化氮，通过一系列信使介导，改变蛋白质磷酸化产生平滑肌松弛作用。由于有强大的动静脉系统扩张作用，使其对其相关的组织器官产生作用。NG 还能有效地抑制血小板聚集。在先兆子痫患者应用 NG 能降低患者血压和脐动脉搏动指数（PI）。

有学者 2004 年报道应用 NG 治疗子痫前期，用硝酸甘油 20 mg 加入生理盐水 50 mL 用静脉泵推注，注速 5～20 μg/min，5～7 天，与用 $MgSO_4$ 病例比较，见前者 SBP、DBP、MAP 均较后者低，新生儿低 Apgar 评分，新生儿入 NICU 数 NG 组较 $MgSO_4$ 组低。母亲急性心衰竭、肺水肿的发生率 NG 组较 $MgSO_4$ 组明显降低。但硝酸甘油作用时间短，停药后数分钟降压作用消失，故宜与长效钙离子拮抗剂合用。

也有学者应用 NG 治疗没有并发症的子痫前期，方法为硝酸甘油 25 mg 加入 5％葡萄糖 20～30 mL 用静脉泵推注，以 5～20 μg/min，5～7 天后改用缓释的钙离子拮抗剂拜心酮口服，直至分娩，平均治疗时间 2 周。由于孕周延长，新生儿低 Apgar 评分，入 NICU 的病例比用 $MgSO_4$ 治疗组低，母婴预后较好，母体无严重并发症发生。

多项研究认为，NG 治疗子痫前期不仅可扩张母体血管，还可明显降低脐-胎盘血管阻力，有助于改善宫内环境，而且未发现胎心有变化；但 NG 是否会对胎儿的血管张力、血压、外周血管阻力和血小板、左旋精氨酸功能产生不良影响，及其确切疗效有待于进一步的研究。

（10）免疫学方面的治疗：目前研究认为先兆子痫是胎盘免疫复合物的产生超过消除能力而引发的炎症反应，促使大量滋养层细胞凋亡、坏死和氧化应邀。这观点引起新的治疗方案的产生，目前针对免疫学的治疗有以下几点研究进展。①抑制补体活化、调整补体治疗炎症反应：认为单克隆抗体 C_3 抑制剂、多抑制素、C_5 结合抗体、C_{5a} 受体拮抗剂可能是预防和治疗先兆子痫的理想药物。②降低免疫复合物的产生：在先兆子痫最有效减少免疫复合物的产生自然方法是娩出胎盘。理论上，减少免疫复合物水平的药物治疗，可以减少患者体内抗体的产生。目前研究认为，通过 CD20 单克隆抗体实现中断 B 细胞抗体产生，美国有研究者用一种治疗自身免疫性疾病的药物——单克隆抗体用于先兆子痫的治疗，推测此单克隆抗体可减少 B 细胞抗体水平，以减少免疫复合物的产生。③免疫炎症反应的调控：控制先兆子痫免疫反应的方法包括抗炎症药物（如地塞米松）及单克隆抗细胞因子抗体，如肿瘤坏死因子（TNF）-α 抗体可溶性肿瘤坏死因子受体（抑制性肿瘤坏死因子）；白细胞介素-1（IL-1）受体拮抗剂已用于试验治疗脓毒症的全身炎症反应。有研究报道指出先兆子痫存在胎盘功能和血清抑制性细胞因子水平如 IL-10 的不足。因此，抑制细胞因子可能对治疗有效。④抑制粒细胞活性：免疫复合物直接活化效应细胞，参与错综复杂的炎症结局过程，在这过程中粒细胞 Fcγ 受体起关键性作用，有研究认为，抑制性受体 FcγR Ⅱ B 上调，提高免疫复合物刺激阈从而与 IgG 抗体反应抑制了炎症反应。临床上有使用静脉注射免疫球蛋白（IVIG）诱导抑制 FcγR Ⅱ B 受体的表达，从而提高免疫复合物激活 FcγR Ⅱ 受体的刺激阈。Branch 等人研究初步确定了 IVIG 对抗磷脂综合征妊娠妇女及其新生儿的治疗有显著效果。

（林少杰）

第二节　妊娠期糖尿病

妊娠期间的糖尿病包括糖尿病合并妊娠和妊娠期糖尿病（gestational diabetes mellitus, GDM）。前者为妊娠前已有糖尿病的患者，后者为妊娠后才出现或发现的糖尿病患者。糖尿病孕妇中80%以上为GDM。由于诊断标准不一致，GDM发生率世界范围内为1%～14%。大多数GDM患者糖代谢于产后能恢复正常，20%～50%将来发展为2型糖尿病。GDM孕妇再次妊娠时，复发率高达33%～69%。

一、妊娠对糖代谢的影响

在妊娠早中期，孕妇血浆葡萄糖水平随妊娠进展而降低，空腹血糖降低约10%。这也是孕妇长时间空腹易发生低血糖及饥饿性酮症酸中毒的病理基础。造成血糖降低的主要原因：①胎儿从母体获取葡萄糖增加。②肾血流量及肾小球滤过率增加，但肾小管对糖的再吸收率没有相应增加，导致部分孕妇排糖量增加。③雌激素和孕激素增加母体对葡萄糖的利用。

妊娠中晚期胎盘生乳素、孕酮、雌激素、皮质醇和胎盘胰岛素酶等抗胰岛素样物质增加，使孕妇组织对胰岛素的敏感性下降，出现胰岛素分泌相对不足而使血糖升高，加重原有糖尿病或出现GDM。

二、糖尿病对妊娠的影响

取决于血糖控制情况、糖尿病病情严重程度及并发症。

（一）对孕妇的影响

1.孕早期自然流产率增加

可达15%～30%。高血糖可使胚胎发育异常甚至死亡，因此糖尿病患者宜在血糖控制正常后再妊娠。

2.妊娠期高血压疾病的发生率升高

比非糖尿病孕妇高2～4倍。糖尿病可导致广泛血管病变，使小血管内皮细胞增厚及管腔变窄，组织供血不足，血压升高。

3.增加感染风险

血糖控制欠佳的孕妇易发生感染。以泌尿道和生殖道感染多见。

4.羊水过多发生率增加

较正常孕妇升高10倍。主要与胎儿高血糖、高渗性利尿致胎尿排出增多有关，与胎儿畸形无关。

5.巨大儿

增加难产、产道损伤、剖宫术概率。产程延长容易发生产后出血。

6.容易发生酮症酸中毒

由于妊娠期复杂的代谢变化，加之高血糖及胰岛素相对或绝对不足，代谢紊乱进一步发展到脂肪分解加速，血清酮体急剧升高，出现代谢性酸中毒。

(二)对胎儿的影响

1.巨大儿发生率增加

高达 25%～40%。胎儿长期处于高血糖环境,刺激胎儿胰岛 β 细胞增生,产生大量胰岛素,促进蛋白、脂肪合成和抑制脂解作用,导致胎儿过度生长。

2.胎儿生长受限(FGR)发生率增加

妊娠早期高血糖有抑制胚胎发育的作用,导致孕早期胚胎发育落后。糖尿病合并微血管病变者,胎盘血管出现异常;对 GDM 进行医学营养治疗,饮食过度控制等都会影响胎儿发育。

3.增加早产发生率

为 10%～25%。羊水过多、妊娠期高血压疾病、感染、胎膜早破、胎儿宫内窘迫等是早产增加的常见原因。

4.胎儿畸形率增加

为正常妊娠的 7～10 倍,与妊娠早期高血糖水平有关。酮症、低血糖、缺氧等也与胎儿畸形有关。

(三)对新生儿的影响

(1)新生儿呼吸窘迫综合征发生率增高:孕妇高血糖通过胎盘刺激胎儿胰岛素分泌增加,形成高胰岛素血症,后者具有拮抗糖皮质激素促进胎儿肺泡 II 型细胞表面活性物质合成及释放的作用,使胎肺成熟延迟。

(2)新生儿低血糖:新生儿脱离母体高血糖环境后,高胰岛素血症仍存在,若不及时补充糖,容易发生低血糖,严重时危及新生儿生命。

(3)新生儿血液异常:低钙血症、低镁血症、高胆红素血症和红细胞增多症均高于正常新生儿。

三、临床表现及诊断

孕前糖尿病已经确诊或有明显的三多症状(多饮、多食、多尿)的患者比较容易诊断,而大部分GDM 孕妇没有明显的症状,有时空腹血糖正常,容易漏诊和延误治疗。

(一)GDM 的诊断

1.糖尿病高危因素

年龄在 30 岁以上、肥胖、糖尿病家族史、多囊卵巢综合征患者;早孕期空腹尿糖反复阳性、巨大儿分娩史、GDM 史、无明显原因的多次自然流产史、胎儿畸形史、死胎史以及足月新生儿呼吸窘迫综合征分娩史等。

2.口服葡萄糖耐量试验(oralglucose tolerance test,OGTT)

在妊娠 24～28 周,对所有未被诊断为糖尿病的孕妇进行 75 g 葡萄糖耐量试验。OGTT 前一日晚餐后禁食 8～14 小时至次日晨(最迟不超过上午 9 时),检查时,5 分钟内口服含 75 g 葡萄糖的液体 300 mL,分别抽取服糖前、服糖后 1 小时和 2 小时的静脉血。诊断标准依据 2010 年国际妊娠合并糖尿病研究组推荐的标准。空腹、服葡萄糖后 1 小时和 2 小时三项血糖值分别为 5.1 mmol/L、10.0 mmol/L、8.5 mmol/L。任何一项血糖达到或超过上述标准即诊断为 GDM。

(二)糖尿病合并妊娠的诊断

(1)妊娠前已确诊为糖尿病患者。

(2)妊娠前未进行过血糖检查的孕妇,首次产前检查时进行空腹血糖或者随机血糖检查,如空腹血糖(Fasting plasmaglucose,FPG)≥7.0 mmol/L;或孕期出现多饮、多食、多尿,体重不升或下降,甚至并发酮症酸中毒,伴血糖明显升高,随机血糖≥11.1 mmol/L,应诊断为孕前糖尿病,而非 GDM。

四、处理

首先进行孕前的咨询与管理,处理原则为控制血糖,减少母儿并发症,主要治疗包括医学营养治疗、运动疗法和胰岛素治疗。

(一)孕前咨询与管理

所有糖尿病女性及以前曾患过 GDM 的女性计划怀孕前应进行一次专业的健康咨询,包括了解糖尿病与妊娠的相互影响、眼底检查、糖尿病肾病及其他并发症评估、合理用药及血糖控制情况。

(二)妊娠期及分娩期处理

此期处理包括血糖控制、母儿监护、分娩时机及分娩方式的选择。

1.血糖控制

多数 GDM 患者经合理饮食控制和适当运动治疗,均能控制血糖在满意范围。

(1)妊娠期血糖控制目标:孕妇无明显饥饿感,空腹/餐前血糖<5.3 mmol/L;餐后 2 小时<6.7 mmol/L;夜间>3.3 mmol/L,糖化血红蛋白<5.5%。

(2)医学营养治疗(medical nutrition treatment,MNT):亦称饮食治疗,目的是使糖尿病孕妇的血糖控制在正常范围,保证母亲和胎儿的合理营养摄入,减少母儿并发症的发生。每天总能量摄入应基于孕前体重和孕期体重增长速度确定。其中碳水化合物占50%～60%,蛋白质占15%～20%,脂肪占25%～30%,膳食纤维每天 25～30 g,适量补充维生素及矿物质。少量多餐,定时定量进餐对血糖控制非常重要。早、中、晚三餐的能量应分别控制在10%～15%、30%、30%,加餐点心或水果的能量可以在5%～10%,有助于预防餐前的过度饥饿感。避免能量限制过度而导致酮症的发生,造成对母儿的不利影响。

(3)运动疗法:每餐后 30 分钟进行低至中等强度的有氧运动,运动的频率为 3～4 次/周,可降低妊娠期基础的胰岛素抵抗。

(4)药物治疗:口服降糖药在妊娠期应用的安全性、有效性尚未得到足够证实,在孕期应谨慎使用。对饮食治疗不能控制的糖尿病,胰岛素是主要的治疗药物。胰岛素用量应个体化,一般从小剂量开始,并根据病情、孕期进展及血糖值加以调整。中效胰岛素和超短效/短效胰岛素联合是目前应用最普遍的一种方法,即三餐前注射短效胰岛素,睡前注射中效胰岛素。

妊娠早期因早孕反应进食量减少,需减少胰岛素用量。妊娠中后期的胰岛素用量常有不同程度增加,妊娠 32～36 周达高峰,36 周后稍下降。产程中,血糖波动很大,由于体力消耗大,进食少。容易发生低血糖,因此应停用一切皮下胰岛素,并严密监测血糖。

糖尿病酮症酸中毒时,主张应用小剂量胰岛素。血糖>13.9 mmol/L,将胰岛素加入 0.9%氯化钠注射液内,0.1 U/(kg·h)或 4～6 U/h 静脉滴注。每小时监测一次血糖。当血糖≤13.9 mmol/L,将0.9%氯化钠注射液改为 5%葡萄糖液或葡萄糖氯化钠注射液,直至血糖降至11.1 mmol/L 或酮体转阴后可改为皮下注射。

2.母儿监护

定期监测血压、水肿、尿蛋白、肾功能、眼底和血脂。孕期可采用彩色多普勒 B 超和血清学检查胎儿畸形及发育情况。妊娠晚期采用 NST、计数胎动、B 超检测羊水量及脐动脉血流监测胎儿宫内安危。

3.分娩时机

原则上血糖控制良好的孕妇,在严密监测下尽量在妊娠 38 周以后终止妊娠。如果有死胎、死产史,或并发子痫前期、羊水过多、胎盘功能不全,糖尿病伴微血管病变者确定胎肺成熟后及时终止妊娠。若胎肺不成熟,则促胎儿肺成熟后及时终止妊娠。

4.分娩方式

糖尿病本身不是剖宫产的指征。决定阴道分娩者。应制订产程中的分娩计划,产程中密切监测孕妇血糖、宫缩、胎心变化,避免产程过长。

选择剖宫产手术指征:糖尿病伴微血管病变、合并重度子痫前期或胎儿生长受限、胎儿窘迫、胎位异常、剖宫产史、既往死胎、死产史。孕期血糖控制不好,胎儿偏大者尤其胎儿腹围偏大,应放宽剖宫产指征。

(三)产后处理

胎盘排出后,体内抗胰岛素物质迅速减少,大部分 GDM 产妇在分娩后不再需要使用胰岛素。胰岛素用量较孕期减少 1/2～2/3。产后空腹血糖反复≥7.0 mmol/L,应视为糖尿病合并妊娠。产后6～12周行 75 g OGTT 检查,明确有无糖代谢异常及种类,并进行相应治疗。鼓励母乳喂养。

(四)新生儿处理

出生后 30 分钟内进行末梢血糖测定,根据血糖情况,适当喂糖水,必要时 10%的葡萄糖缓慢静脉滴注。常规检查血红蛋白、血钾、血钙及镁、胆红素,注意保暖和吸氧等。密切注意新生儿呼吸窘迫综合征的发生。

(刘菊秀)

第三节　妊娠期急性阑尾炎

急性阑尾炎是妊娠期最常见的外科疾病,妊娠期急性阑尾炎的发病率与非妊娠期相同,国内资料为 0.5‰～1‰,国外文献报道为 1/1 500。妊娠各时期均可发生急性阑尾炎,妊娠晚期略下降,偶见于分娩期及产褥期。通常认为,妊娠与急性阑尾炎的发生无内在联系,但妊娠期母体生理功能和解剖发生变化,尤其妊娠中晚期阑尾炎的症状、体征与病变程度常常不符,容易造成漏诊或对病情严重性估计不足,延误治疗,一旦发生阑尾穿孔及弥散性腹膜炎,孕妇及胎儿的并发症和死亡率大大提高,因此妊娠期早诊断、及时处理对母儿预后有重要的影响。

一、病因和发病机制

急性阑尾炎的发病因素尚不肯定,多数意见认为是几种因素综合而发生。

(一)梗阻

阑尾为一细长的管道,起自盲肠顶端后部,仅一端与盲肠相通,通常为腹膜所包,其远端游离于右下腹腔。一般长 6～8 cm,直径 0.6～0.8 cm。一旦梗阻,可使管腔内分泌积存,内压增高,压迫阑尾壁,阻碍远侧血运,在此基础上,管腔内细菌侵入受损黏膜,易致感染。常见的梗阻原因有:①粪石、粪块、蛔虫;②既往破坏所致管腔狭窄;③阑尾系膜过短所致阑尾扭曲;④阑尾管壁内淋巴组织增生或水肿引起管腔狭窄;⑤阑尾开口于盲肠部位的附近有病变,如炎症、结核、肿瘤,使阑尾开口受压,排空受阻。

(二)感染

未梗阻而发病者,其主要因素是阑尾腔内细菌所致直接感染。少数发生于上呼吸道感染后,因此也被认为感染可由血运传至阑尾。还有一部分感染起自邻近器官的化脓性感染,侵入阑尾。

(三)其他

胃肠道功能障碍(腹泻、便秘等)引起内脏神经反射,导致阑尾肌肉和血管痉挛,产生阑尾管腔狭窄。遗传因素和阑尾先天性畸形。

二、妊娠期阑尾炎特点

(一)妊娠期阑尾的位置发生变化

阑尾位置的变化使妊娠期阑尾炎的临床表现不典型。妊娠初期阑尾的位置多数在髂前上棘至脐连线中外 1/3 处,随着妊娠进展,子宫增大,盲肠和阑尾受压迫向上、向外、向后移位。妊娠 3 个月末位于髂嵴下 2 横指,妊娠 5 个月末达髂嵴水平,妊娠 8 个月达髂嵴上 2 横指,妊娠足月可达胆囊区。盲肠和阑尾向上移位的同时,阑尾呈逆时针方向旋转,一部分被增大的子宫覆盖。因此,妊娠期阑尾炎压痛部位常不典型。

(二)妊娠期阑尾炎容易发生穿孔及弥散性腹膜炎

妊娠期盆腔充血,血运丰富,淋巴循环旺盛,毛细血管通透性及组织蛋白溶解能力增强;妊娠期类固醇类激素分泌增多,抑制孕妇的免疫机制,促进炎症的发展;增大的子宫不仅将腹部与阑尾分开,使腹壁防卫能力减弱,而且增大的子宫将网膜推向上腹部,妨碍大网膜游走,使大网膜不能到达感染部位发挥防卫作用,因此妊娠期阑尾容易发生穿孔,阑尾穿孔后炎症不易被包裹、局限,容易发展成弥散性腹膜炎。

妊娠期阑尾炎症可诱发宫缩,宫缩使粘连不易形成,炎症不易局限,容易导致弥散性腹膜炎。炎症刺激子宫浆膜时,可引起子宫收缩,诱发流产、早产或引起子宫强直性收缩,其毒素可能导致胎儿缺氧甚至死亡。宫缩可混淆诊断,认为是先兆流产或早产而延误治疗。

(三)妊娠期血象改变

不能反映病情的程度。

(四)妊娠期其他疾病

如肾盂肾炎、输尿管结石、胎盘早剥、子宫肌瘤变性等易与急性阑尾炎混淆,容易误诊,也造成治疗延误。

三、临床表现

妊娠的不同时期、急性阑尾炎发展的不同阶段,患者的临床表现有差别。

(一)症状与体征

1.妊娠早期阑尾炎

症状及体征与非妊娠期基本相同。腹痛是急性阑尾炎首发的、基本的症状,妊娠早期 100% 的孕妇有腹痛,最初多表现为上腹及脐周阵发性隐痛或绞痛,约数小时后转移并固定至右下腹,呈持续性疼痛。可有食欲缺乏、恶心、呕吐、便秘或腹泻等胃肠道症状。低位的阑尾炎可刺激直肠或膀胱,出现排便时里急后重感或尿频、尿急。急性阑尾炎早期体温可正常或轻度升高,右下腹麦氏点固定压痛,肛门指诊:直肠前壁右侧触痛。

2.妊娠中晚期阑尾炎

疼痛的位置与非妊娠期不同。随着阑尾位置的移动,腹痛及压痛的位置逐渐上移,甚至可达右肋下肝区;阑尾位于子宫背面时,疼痛可位于右侧腰部。文献报道妊娠中晚期约 80% 孕妇有右下腹痛,20% 孕妇表现为右上腹痛。由于增大的子宫将壁腹膜向前顶起,右下腹痛及压痛、反跳痛不明显。

若体温明显升高(>39 ℃)或脉率明显增快,出现乏力、口渴、头痛等全身感染中毒症状,右下腹麦氏点压痛、反跳痛及腹肌紧张明显,血常规升高明显,提示阑尾穿孔或合并弥散性腹膜炎。

(二)辅助检查

1.血常规

妊娠期生理性白细胞升高,故白细胞计数对诊断并非重要,正常妊娠期白细胞在 $(6 \sim 16) \times 10^9/L$,分娩时可高达 $(20 \sim 30) \times 10^9/L$,因此白细胞计数对诊断帮助不大。但白细胞计数若明显增加,持续 $\geqslant 18 \times 10^9/L$ 或计数在正常范围但分类有核左移对诊断有意义。

2.尿常规

孕中晚期阑尾炎可累及附近输尿管及肾盂,尿液分析可见脓尿、血尿。

3.B 超检查

妊娠期超声诊断阑尾炎的标准与非妊娠期相同,以早、中孕期效果更好。特征性的改变是:阑尾呈低回声管状结构,横断面呈同心圆似的靶状影像,直径 $\geqslant 7$ mm,B 超诊断急性阑尾炎的准确性 $90\% \sim 97\%$,特异性为 $80\% \sim 93\%$。如果发生坏疽性或穿孔性阑尾炎,阑尾局部积液较多或肠麻痹胀气,或孕晚期增大的子宫遮盖阑尾,影响阑尾显影,使超声诊断阑尾炎受限。

4.CT

CT 用于诊断阑尾的敏感性为 92%,特异性为 99%。可用于 B 超下阑尾不显影者。

5.MRI

有学者对 51 名孕期怀疑阑尾炎的孕妇行 MRI 检查,其诊断标准:如果阑尾腔内含气体和/或造影剂,直径 $\leqslant 6$ cm,则为正常阑尾。如果阑尾腔扩张,内含液体,直径 >7 mm,被认为是异常阑尾。如果直径为 $6 \sim 7$ cm,需进一步确诊。MRI 用于诊断阑尾炎的敏感性 100%,特异性 93.6%,修正后的阳性预测值 1.4%,阴性预测值 100%,准确性 94%。MRI 对妊娠期急腹痛患者提供排除阑尾炎极好的形态学依据,尤其是超声检查未发现阑尾者。

四、诊断及鉴别诊断

文献报道妊娠期阑尾炎术前诊断率为 $50\% \sim 85\%$,$14\% \sim 30\%$ 在阑尾穿孔或并发弥散性腹膜炎时才确诊。妊娠期阑尾炎患者常有慢性阑尾炎史,妊娠早期阑尾炎诊断并不困难,妊娠中晚期由于症状及体征不典型,右下腹痛及压痛需与源于子宫、附件的病变相鉴别。可以先按压右侧腹部压痛点,然后嘱患者左侧卧位,如果压痛减轻或消失,提示压痛可能来自子宫及附件,如果压痛无变化,提示阑尾炎的可能性大。如果诊断有困难,可借助 B 超及 MRI,并与以下妊娠期急腹症鉴别后做出诊断。对腹膜炎症状明显,临床怀疑阑尾炎者可行腹腔镜检查,能提高孕 20 周以前急性阑尾炎诊断的准确性。

（一）与妇科急腹症相鉴别

1.卵巢囊肿扭转

卵巢囊肿扭转是妊娠期最常见的妇科急腹症，多发生于孕 8～15 周，子宫增大入腹腔，使囊肿位置变化所致。部分患者妊娠前有卵巢囊肿病史，表现为突发性一侧剧烈疼痛，常随体位发生改变，疼痛时可伴恶心、呕吐；腹部检查下腹部有局限性压痛，孕早期或肿块较大时可触及压痛包块，如果囊肿扭转坏死时，局部有肌紧张及反跳痛。B 超检查可见附件区包块。

2.异位妊娠破裂

可有盆腔炎性疾病病史，停经后有不规则阴道出血及下腹痛，查体：贫血面容，下腹有压痛、反跳痛、肌紧张。妇科检查：后穹隆饱满、触痛，宫颈举痛，一侧附件区增厚、有压痛。B 超检查：子宫内未见妊娠囊，右侧附件区可见囊性无回声区，有时可见胎芽、胎心。尿妊娠试验（＋），血 β-HCG 测定可确诊。

（二）与其他外科疾病鉴别

1.消化系统疾病

上腹空腔或实质性脏器病变，如胃十二指肠溃疡穿孔、急性胆囊炎坏疽穿孔或肝肿瘤破裂出血等，因胃液、胆汁或血液沿结肠旁沟积聚在右下腹，可引起右下腹痛和压痛，但临床表现为突发右上腹剧痛后迅速延及右下腹，疼痛及压痛范围大。胃十二指肠穿孔者 X 线可见膈下游离气体，肝脏破裂者 B 超可见腹水。麦克尔憩室炎的临床表现与阑尾炎极为相似，常难以鉴别。憩室炎的腹痛和压痛偏脐部和中下腹部。有时憩室和脐之间有纤维束带，可并发小肠梗阻，或憩室出血而有黑粪或果酱样粪。另外，急性胃肠炎和克罗恩病的体征会有脐周或一次下腹痛症状，但一般无转移性右下腹痛，且常伴有明显的恶心、呕吐等胃肠道症状。

2.呼吸系统疾病

右下肺大叶性肺炎和右侧胸膜炎可出现牵涉性右侧腹疼痛，但定位不明确，并与呼吸关系密切，腹部通常无固定压痛点，更无肌紧张和反跳痛。腹痛发作前常有发热，呼吸道感染症状为主要表现，胸部 X 线片检查可见肺部病变。

3.泌尿系统疾病

右侧肾绞痛、肾盂积水、急性肾炎。

4.血液系统疾病

约半数过敏性紫癜患者有脐周和下腹痛，但疼痛点不如急性阑尾炎确切和局限，有时皮肤紫癜为首发症状，伴有便血和血尿，该病常有过敏史，血管脆性试验阳性。

五、处理

妊娠期阑尾炎不主张保守治疗，一旦确诊，应在积极抗感染治疗的同时，立即行手术治疗。尤其妊娠中晚期，如果一时难以诊断明确，又高度怀疑阑尾炎时，应尽早剖腹探查，有产科指征时可同时行剖宫产。

（一）一般处理

1.抗感染治疗

应选择对胎儿影响小，敏感的抗肠道内菌群的广谱抗生素，如阑尾炎时厌氧菌感染占75％～90％，应选择针对厌氧菌的抗生素，如甲硝唑、头孢类抗生素。化脓行阑尾炎术中做分泌物的细菌培养＋药敏试验，利于术后抗生素的选择。

2.支持治疗

补液,纠正水、电解质紊乱。

(二)手术治疗

目前手术方式有两种:开腹或腹腔镜下阑尾切除术。

1.开腹手术

妊娠早期阑尾切除手术同非妊娠期,一般取右下腹麦氏点。妊娠中晚期手术时或诊断不明确时取腹部壁压痛点最明显处,选择切口右侧旁正中切口或正中切口,晚期可取右侧腹直肌旁切口,高度相当于宫体上 1/3 部位。孕妇左侧卧位,一般选择连续硬膜外麻醉,病情危重伴休克者,以全麻安全。术中避开子宫找到阑尾,基底部结扎、切断阑尾,内翻缝合,尽量不放腹腔引流,以减少对子宫的刺激。若阑尾穿孔、盲肠壁水肿,应附近放置引流管,避免引流物直接与子宫壁接触。除非有产科指征,原则上仅处理阑尾炎而不同时做剖宫产。以下情况同时行剖宫产:妊娠已近预产期、术中不能暴露阑尾时,可先行腹膜外剖宫产术,随后再做阑尾切除;阑尾穿孔并发弥散性腹膜炎,盆腔感染严重,子宫及胎盘有感染迹象,估计胎儿基本成熟。

2.腹腔镜阑尾切除术

随着麻醉技术及腹腔镜手术技术的完善,腹腔镜切除阑尾以其安全、有效、创伤小、恢复快等优势,被越来越多的医师接受,并开始应用于妊娠期阑尾切除。多数文献报道腹腔镜用于妊娠期是安全的,但应掌握手术适应证和具备熟练的手术技巧。妊娠期腹腔镜下成功切除阑尾,孕周应限制在 26～28 周内。术中人工气腹时 CO_2 压力应控制在 1.6 kPa(12 mmHg)以下,监测母亲血氧饱和度。用开腹的方法进 TRoCar,尽量使用小口径 TRoCar,可避免子宫损伤。但 Carver(AmSurg 2005)比较了孕早中期开腹与腹腔镜阑尾切除术对孕妇、胎儿及妊娠结局的影响,认为:两组的外科及产科并发症、住院时间、出生体重无明显差别,腹腔镜组中有两例胎儿死亡,尽管无统计学差异,但他认为腹腔镜组胎儿的丢失应引起关注,主张妊娠期更适合选择开腹手术。

腹腔镜用于妊娠期的另一优势是其诊断价值,对术中发现为卵巢囊肿扭转等急腹症时,还可同时行治疗。

(三)保守治疗

妊娠期阑尾炎一旦确诊,大多数学者主张及早手术治疗。也有人认为,妊娠早期单纯性阑尾炎可保守治疗,选择对胎儿影响小的有效抗生素。由于妊娠中晚期阑尾炎可复发,因此孕期要密切监测病情,一旦复发应尽早手术。

(四)产科处理

术后若妊娠继续,应于黄体酮、抑制宫缩等保胎治疗同时镇痛治疗,严密观测有无宫缩及胎心变化。

六、预后

妊娠期阑尾炎并非常见,但可造成不良妊娠结局。阑尾炎增加流产和早产的可能性,胎儿的丢失率是增加的,尤其是阑尾穿孔并发弥散性腹膜炎时母儿的预后不良。胎儿总的丢失率15%,单纯性阑尾炎的妊娠丢失率:3%～5%,而一旦阑尾穿孔胎儿的自然丢失率可达 20%～30%,围生儿死亡率 1.8%～14.3%。另外,由于顾虑疾病及手术对妊娠胎儿的影响,很多患者选择终止妊娠,增加胎儿的丢失率。

(刘菊秀)

第四节　妊娠期肠梗阻

妊娠期肠梗阻较罕见,占妊娠期非产科手术第二位,国外文献报道发病率 1：(3 000～16 000),国内资料报道发病率为 0.042%～0.16%。肠梗阻可见于妊娠各时期,但以妊娠晚期发病率高,为 40%～50%。

一、病因和发病机制

引起肠梗阻的各种原因中,妊娠期以肠粘连和肠扭转较常见,另见于肠套叠、嵌顿疝、肿瘤阻塞或压迫、肠蛔虫、肠系膜动脉血栓或栓塞等。HalterLinz 曾分析妊娠期肠梗阻病例的原因,其中以粘连引起的最多,占 65.3%;肠扭转占 25.7%;肠套叠占 6.0%,恶性肿瘤占 3%。Ogilvie 综合征又名急性结肠假性梗阻症。其特征酷似机械性结肠梗阻,结肠显著扩张,但无器质性梗阻存在。临床上以腹痛、呕吐、腹胀为主症。文献报道妊娠合并 Ogilvie 综合征,10% 发生在分娩后。

妊娠本身是否引起肠梗阻,尚无定论。有些学者认为无关,临床观察妊娠期肠梗阻的发病率与非孕期相似。有学者认为妊娠有三个时期容易发生肠梗阻,一是中孕期妊娠子宫增大进入腹腔;二是足月妊娠时胎头下降;三是产后子宫大小明显改变。增大的子宫或胎头下降均可挤压肠襻,使粘连的肠管受压或扭转而形成肠梗阻。产后子宫突然缩复,肠襻急剧移位时,更容易发生肠梗阻。另外,先天性肠系膜根部距离过短,受逐渐增大的子宫推挤时,由于肠管活动度受限,过度牵拉和挤压,亦可使小肠扭转,发生机械性肠梗阻。妊娠期还可见由于穿孔性腹膜炎或肠系膜血管血栓形成引起的麻痹性肠梗阻。

肠梗阻主要病理生理变化有肠膨胀和肠坏死,体液丧失和电解质紊乱,感染和毒素吸收三大方面。

(一)肠腔膨胀、积气积液

肠梗阻后梗阻部位以上的肠腔内积聚了大量的气体和体液,这时肠内压增高,使肠管扩张,腹部膨胀。

肠管内的气体 70% 是咽下的,30% 是由血液弥散和肠腔内容物腐败、发酵而产生的气体。积聚的液体主要是消化液,如胆汁、胰液、胃液、肠液等。肠梗阻时,一方面因肠壁静脉受压,消化液吸收减少,另一方面肠内压增高可以刺激肠黏膜,促使腺体分泌更多的消化液,此外,肠内压增高压迫肠壁静脉使其回流受到障碍,加上缺氧使毛细血管通透性增高,大量液体渗入腹腔和肠腔。进而腹胀使腹压上升,膈肌升高,腹式呼吸减弱,影响下腔静脉回流,导致呼吸、循环功能障碍。

(二)体液丧失、水及电解质紊乱,进而酸碱失衡

胃肠道的分泌液每天约为 8 000 mL,在正常情况下绝大部分被再吸收。急性肠梗阻患者,由于不能进食及频繁呕吐,大量丢失胃肠道液,使水分及电解质大量丢失,尤以高位肠梗阻为甚。低位肠梗阻时,则这些液体不能被吸收而潴留在肠腔内,等于丢失体外。另外,肠管过度膨胀,影响肠壁静脉回流,使肠壁水肿和血浆向肠壁、肠腔和腹腔渗出。如有肠绞窄存在,更会丢失大量液体。这些变化可以造成严重的缺水,并导致血容量减少和血液浓缩,以及酸碱平衡失调。但其

变化也因梗阻部位的不同而有差别。如为十二指肠第一段梗阻,可因丢失大量氯离子和酸性胃液而产生碱中毒。一般小肠梗阻,丧失的体液多为碱性或中性,钠、钾离子的丢失较氯离子为多,以及在低血容量和缺氧情况下酸性代谢物剧增,加上缺水、少尿所造成的肾排 H^+ 和再吸收 $NaHCO_3$ 受阻,可引起严重的代谢性酸中毒。严重的缺钾可加重肠膨胀,并可引起肌肉无力和心律失常。特别是当酸中毒纠正后,钾向细胞内转移,加上尿多、排钾,更易突然出现低钾血症。

(三)感染和毒血症

梗阻部位以上的肠液因在肠腔停滞过久,发酵,加上肠腔内细菌数量显著增多,腐败作用加强,生成许多毒性产物。肠管极度膨胀,尤其肠管绞窄时,肠管失去活力,毒素和细菌可通过肠壁到腹腔内,引起腹膜炎,又可通过腹膜吸收,进入血液,产生严重的毒血症甚至发生中毒性休克。总之,肠梗阻的病理生理变化程度随着梗阻的性质、部位而有所差异,如单纯性肠梗阻,以体液丧失和肠膨胀为主;绞窄性肠梗阻和单纯性肠梗阻晚期,以肠坏死、感染和中毒为主,但严重的肠梗阻因严重的缺水、血液浓缩、血容量减少、电解质紊乱、酸碱平衡失调、细菌感染、毒血症等,可引起严重休克。当肠坏死、穿孔,发生腹膜炎时,全身中毒尤为严重。最后可因急性肾功能及循环、呼吸功能衰竭而死亡。

二、临床表现

(一)肠梗阻的一般症状和体征

腹痛为肠梗阻的主要症状。由于肠内容物通过受阻,引起肠壁平滑肌强烈的收缩和痉挛,产生阵发性的剧烈绞痛。高位肠梗阻时,呕吐出现早而频繁,呕吐物为胃或十二指肠内容物;低位梗阻时,呕吐出现迟而次数少。此外,还可能有排气和排便障碍,多数患者不再排气、排便。发病后仍有多次、少量排气或排便时,常为不完全性肠梗阻。体征主要为腹胀及腹部压痛,有的可摸到肿块;听诊肠鸣音亢进与阵发性腹痛的出现相一致。

(二)妊娠期肠梗阻的临床特点

妊娠期肠梗阻基本上与非孕期肠梗阻相似。但妊娠晚期子宫增大占据腹腔,肠襻移向子宫的后方或两侧,或因产后腹壁松弛,使体征不明显、不典型,应予警惕。有学者报道:妊娠期并发肠梗阻患者80%有恶心、呕吐症状,98%有持续性或阵发性腹痛,70%有腹肌紧张,而异常的肠鸣音仅占55%。

三、诊断和鉴别诊断

(一)既往史

了解患者既往有无盆腹腔炎症或手术史,对诊断有重要的意义。特别是阑尾炎、宫外孕及其他附件手术史,并注意术后有无并发肠粘连的表现。

(二)临床症状与体征

仔细分析以上临床症状与体征,严密观察病情的变化。根据腹痛、呕吐、腹胀及肛门停止排便排气症状,诊断单纯性肠梗阻较容易,但重要的是要判断有无绞窄性肠梗阻的发生。有些患者病程较长,就诊前曾服用止痛或解痉类药物,或发展为肠穿孔、肠麻痹时腹痛不明显,对判断病情程度造成困难,详细询问病史和诊治经过尤为重要。

(三)辅助检查

血常规检查对诊断无特殊价值,白细胞总数及中性粒细胞逐渐显著升高时,应想到绞窄性肠梗阻的可能。X线检查对诊断有很大帮助。腹部X线片,90％患者可见肠管过度胀气及出现液平面等肠梗阻表现。对于诊断有困难者进行腹部MRI检查为诊断提供线索。

(四)与其他疾病鉴别

注意与妊娠期卵巢囊肿扭转、胎盘早期剥离及其他外科急腹症,如急性阑尾炎、胆囊炎、胆石症和急性胰腺炎等疾病相鉴别。妊娠晚期应与临产宫缩相鉴别。

四、治疗

妊娠期肠梗阻的处理,应根据梗阻性质、类型、程度、部位、全身情况以及妊娠的期限和胎儿的情况等,采取适当的措施。

(一)保守治疗

观察非绞窄性肠梗阻,应先保守治疗。包括暂禁食、胃肠减压、补液输血、应用抗生素等。对乙状结肠扭转的病程早期,可小心插肛管排气或多次小量灌肠,以使扭转部位肠腔内气体及粪便排出。但有引起流产或早产的可能,应注意防治。

(二)手术治疗

经保守治疗12～24小时,症状不好转,梗阻未解除者,应采取手术治疗。术中彻底查清绞窄梗阻部位及病变程度,以决定手术方式。

(三)产科处理

(1)能够继续妊娠者应给予保胎治疗。

(2)妊娠早期肠梗阻经保守治疗好转,梗阻解除者,可以继续妊娠。施行肠梗阻手术的病例,往往病情较重,不宜继续妊娠,可择期人工流产。

(3)妊娠中期合并肠梗阻,如无产科指征,不必采取引产手术终止妊娠,但有部分病例可能发生自然流产。

(4)妊娠晚期往往由于胀大的子宫影响肠梗阻手术的进行,应先行剖宫产术,多数可得到活婴。

五、预后

妊娠并发急性肠梗阻,孕妇及胎儿死亡率较高,主要是由于子宫增大及孕激素的影响,使肠梗阻的症状不典型,造成误诊、延迟诊断、手术不及时或手术准备不充分等。随着对妊娠期肠梗阻疾病的诊断和治疗水平的提高,母儿的病死率明显下降。有学者报道,1900年母儿死亡率高达60％,20世纪30年代,孕妇死亡率降至20％,胎儿死亡率降为50％,到20世纪90年代孕妇死亡率降至6％,但胎儿丢失率仍波动在20％～60％。

(刘慧杰)

第九章

异常分娩

第一节 胎位异常

胎位异常是造成难产的常见因素之一。分娩时枕前位约占90%,而胎位异常约占10%。其中胎头位置异常居多。有因胎头在骨盆内旋转受阻的持续性枕横位、持续性枕后位。有因胎头俯屈不良呈不同程度仰伸的面先露、额先露,还有高直位、前不均倾位等。总计占6%～7%,胎产式异常的臀先露占3%～4%,肩先露极少见。此外还有复合先露。

一、持续性枕横位

在分娩过程中,胎头以枕后位或枕横位衔接,在下降过程中,强有力的宫缩多能使胎头向前转135°或90°,转成枕前位而自然分娩。如胎头持续不能转向前方,直至分娩后期,仍然位于母体骨盆的后方或侧方,致使发生难产者,称为持续性枕后位(persistent occipito posterior position,POPP)(图 9-1)或持续性枕横位(persistent occipito transverse position,POTP)。

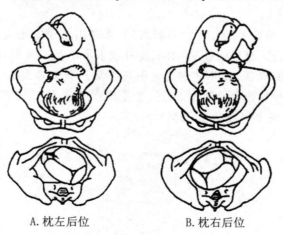

A. 枕左后位　　　　　　　　B. 枕右后位

图 9-1　持续性枕后位

（一）原因

1.骨盆狭窄

产妇为男人型骨盆或类人猿型骨盆。其特点是入口平面前半部较狭窄,后半部较宽大,胎头较容易以枕后位或枕横位衔接,又常伴中骨盆狭窄,影响胎头在中骨盆平面向前旋转,致使成为持续性枕后位或持续性枕横位。

2.胎头俯屈不良

如胎头以枕后位衔接,胎儿脊柱与母体脊柱接近,不利于胎头俯屈,胎头前囟成为胎头下降的最低部位,而最低点又常转向骨盆前方,当前囟转至前方或侧方时,胎头枕部转至后方或侧方,形成持续性枕后位或持续性枕横位。

（二）诊断

1.临床表现

临产后,胎头衔接较晚或俯屈不良,由于枕后位的胎先露部不易紧贴宫颈和子宫下段,常导致宫缩乏力及宫颈扩张较慢。因枕骨持续位于骨盆后方压迫直肠,产妇自觉肛门坠胀及排便感,致使宫口尚未开全时,过早使用腹压,容易导致宫颈前唇水肿和产妇疲劳,影响产程进展,常导致第二产程延长。

2.腹部检查

头位胎背偏向母体的后方或侧方,母体腹部的 2/3 被胎体占有,而肢体占 1/3 者为枕前位,胎体占1/3而肢体占 2/3 为枕后位。

3.阴道(肛门)检查

宫颈部分扩张或开全时,感到盆腔后部空虚,胎头矢状缝位于骨盆斜径上,前囟在骨盆右前方,后囟(枕部)在骨盆左后方为枕左后位,反之为枕右后位。当发现产瘤(胎头水肿)、颅骨重叠、囟门触不清时,需借助胎儿耳郭及耳屏位置及方向判定胎位。如耳郭朝向骨盆后方,则可诊断为枕后位;如耳郭朝向骨盆侧方,则为枕横位。

4.B超检查

根据胎头颜面及枕部的位置,可以准确探清胎头位置以明确诊断。

（三）分娩机制

胎头多以枕横位或枕后位衔接。如在分娩过程中,不能转成枕前位时,可有以下两种分娩机制。

1.枕左后(枕右后)

胎头枕部到达中骨盆向后行 45° 内旋转,使矢状缝与骨盆前后径一致,胎儿枕部朝向骶骨成枕后位。其分娩方式有两种。

(1)胎头俯屈较好:当胎头继续下降至前囟抵达耻骨弓下时,以前囟为支点,胎头俯屈,使顶部和枕部自会阴前缘娩出,继之胎头仰伸,相继由耻骨联合下娩出额、鼻、口、颏。此种分娩方式为枕后位经阴道分娩最常见的方式(图 9-2A)。

(2)胎头俯屈不良:当鼻根出现在耻骨联合下缘时,以鼻根为支点,胎头先俯屈,从会阴前缘娩出前囟、顶及枕部,然后胎头仰伸,使鼻、口、额部相继由耻骨联合下娩出(图 9-2B)。因胎头以较大的枕额周径旋转,胎儿娩出困难,多需手术助产。

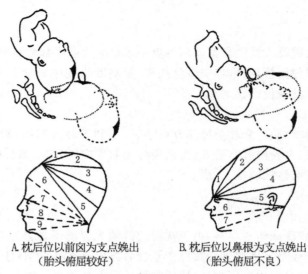

A.枕后位以前囟为支点娩出
（胎头俯屈较好）

B.枕后位以鼻根为支点娩出
（胎头俯屈不良）

图 9-2　枕后位分娩机制

2.枕横位

部分枕横位于下降过程中无内旋转动作，或枕后位的胎头枕部仅向前旋转 45°成为持续性枕横位，多数需徒手将胎头转成枕前位后自然或助产娩出。

（四）对母儿的影响

1.对产妇的影响

枕横位或枕后位常导致继发宫缩乏力，产程延长，常需手术助产，且容易发生软产道损伤，增加产后出血及感染的机会。如胎头长时间压迫软产道，可发生缺血、坏死、脱落，形成生殖道瘘。

2.对胎儿的影响

由于第二产程延长和手术助产机会增多，常引起胎儿窘迫和新生儿窒息，使围生儿发病率和病死率增高。

（五）治疗

1.第一产程

严密观察产程，让产妇朝向胎背侧方向侧卧，以利胎头枕部转向前方。如宫缩欠佳，可静脉滴注缩宫素。宫口开全之前，嘱产妇不要过早屏气用力，以免引起宫颈水肿而阻碍产程进展。如果产程无明显进展，或出现胎儿窘迫，需行剖宫产术。

2.第二产程

如初产妇第二产程已近 2 小时，经产妇已近 1 小时，应行阴道检查，再次判断头盆关系，决定分娩方式。当胎头双顶径已达坐骨棘水平面或更低时，可先行徒手转儿头，待枕后位或枕横位转成枕前位，使矢状缝与骨盆出口前后径一致，可自然分娩，或阴道手术助产（低位产钳或胎头吸引器）；如转成枕前位有困难时，也可向后转成正枕后位，再以低产钳助产，但以枕后位娩出时，需行较大侧切，以免造成会阴裂伤。如胎头位置较高，或疑头盆不称，均需行剖宫产术，中位产钳禁止使用。

3.第三产程

因产程延长，易发生宫缩乏力，故胎盘娩出后立即肌内注射宫缩剂，防止产后出血。有软产道损伤者,应及时修补。新生儿重点监护。手术助产及有软产道裂伤者,产后给予抗生素预防感染。

二、高直位

胎头以不屈不仰姿势衔接于骨盆入口,其矢状缝与骨盆入口前后径一致,称为高直位。高直位是一种特殊的胎头位置异常:胎头的枕骨在母体耻骨联合的后方,称高直前位,又称枕耻位(图 9-3);胎头枕骨位于母体骨盆骶岬前,称高直后位,又称枕骶位(图 9-4)。

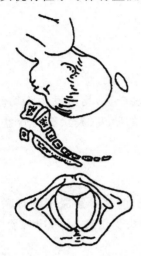 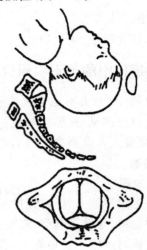

图 9-3 高直前位(枕耻位)　　　　　图 9-4 高直后位(枕骶位)

(一)诊断

1.临床表现

临产后胎头不俯屈,胎头进入骨盆入口的径线增大,胎头迟迟不能衔接,胎头下降缓慢或停滞,宫颈扩张也缓慢,致使产程延长。

2.腹部检查

枕耻位时,胎背靠近腹前壁,不易触及胎儿肢体,胎心位置稍高在腹中部听得较清楚。枕骶位时,胎儿小肢体靠近腹前壁,有时在耻骨联合上方,可清楚地触及胎儿下颏。

3.阴道检查

阴道检查发现胎头矢状缝与骨盆前后径一致,前囟在耻骨联合后,后囟在骶骨前,为枕骶位,反之为枕耻位。由于胎头紧嵌于骨盆入口处,妨碍胎头与宫颈的血液循环,阴道检查时常可发现产瘤,其范围与宫颈扩张程度相符合,一般直径为 3～5 cm。产瘤一般在两顶骨之间,因胎头有不同程度的仰伸所致。

(二)分娩机制

1.枕耻位

如胎儿较小,宫缩强,可使胎头俯屈、下降,双顶径达坐骨棘平面以下时,可能经阴道分娩,但胎头俯屈不良而无法入盆时,需行剖宫产。

2.枕骶位

枕骶位时胎背与母体腰骶部贴近,妨碍胎头俯屈及下降,使胎头处于高浮状态,迟迟不能入盆。

(三)治疗

1.枕耻位

枕耻位可给予试产,加速宫缩,促使胎头俯屈,有望阴道分娩或手术助产,如试产失败,应行剖宫产。

2.枕骶位

一经确诊枕骶位,应行剖宫产。

三、枕横位中的前不均倾位

头位分娩中,胎头不论采取枕横位、枕后位或枕前位通过产道,均可发生不均倾势(胎头侧屈),枕横位时较多见,枕前位与枕后位时较罕见。而枕横位的胎头(矢状缝与骨盆入口横径一致)如以前顶骨先入盆则称为前不均倾。

(一)诊断

1.临床表现

因胎头迟迟不能入盆,宫颈扩张缓慢或停滞,使产程延长,前顶骨紧嵌于耻骨联合后方压迫尿道和宫颈前唇,导致尿潴留,宫颈前唇水肿及胎膜早破。胎头受压过久,可出现胎头水肿,又称产瘤。左枕横时产瘤于右顶骨上,右枕横时产瘤于左顶骨上。

2.腹部检查

前不均倾时胎头不易入盆。临产早期,于耻骨联合上方可扪到前顶部,随产程进展,胎头继续侧屈使胎头与胎肩折叠于骨盆入口处,因胎头折叠于胎肩之后,使胎肩高于耻骨联合平面,于耻骨联合上方只能触到一侧胎肩而触不到胎头。

3.阴道检查

胎头矢状缝在骨盆入口横径上,向后移靠近骶岬,同时前后囟一起后移,前顶骨紧紧嵌于耻骨联合后方,致使盆腔后半部空虚,而后顶骨大部分嵌在骶岬之上(图9-5)。

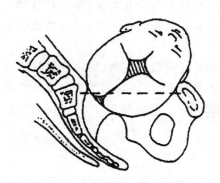

图9-5　前不均倾位

(二)分娩机制

以枕横位入盆的胎头侧屈,多数以后顶骨先入盆,滑入骶岬下骶骨凹陷区,前顶骨再滑下去,至耻骨联合成为均倾姿势；少数以前顶骨先入盆，由于耻骨联合后面平直，前顶骨受阻，嵌顿于耻骨联合后面，而后顶骨架在骶岬之上，无法下降入盆。

(三)治疗

一经确诊为前不均倾位，应尽快行剖宫产术。

四、面先露

面先露多于临产后发现。因胎头极度仰伸，使胎儿枕部与胎背接触。面先露以颏为指示点，有颏左前、颏左横、颏左后、颏右前、颏右横和颏右后六种胎位。以颏左前和颏右后多见，经产妇多于初产妇。

(一)诊断

1.腹部检查

因胎头极度仰伸入盆受阻，胎体伸直，宫底位置较高。颏左前时，在母体腹前壁容易扪及胎儿肢体，胎心由胸部传出，故在胎儿肢体侧的下腹部听得清楚。颏右后时，于耻骨联合上方可触及胎儿枕骨隆突与胎背之间有明显的凹陷，胎心遥远而弱。

2.阴道(肛门)检查

阴道检查可触到高低不平、软硬不均的颜面部，如宫口开大时，可触及胎儿的口、鼻、颧骨及眼眶，并根据颏部所在位置确定其胎位。

(二)分娩机制

1.颏左前

胎头以仰伸姿势入盆、下降，胎儿面部达骨盆底时，胎头极度仰伸，颏部为最低点，故转向前方。胎头继续下降并极度仰伸，当颏部自耻骨弓下娩出后，极度仰伸的胎颈前面处于产道的小弯(耻骨联合)，胎头俯屈时，胎头后部能够适应产道的大弯(骶骨凹)，使口、鼻、眼、额、前囟及枕部自会阴前缘相继娩出(图 9-6)，但产程明显延长。

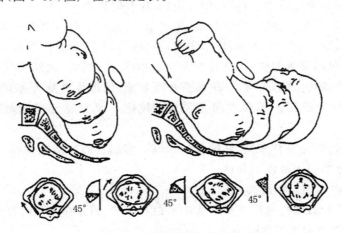

图 9-6　颜面位分娩机制

2.颏右后

胎儿面部达骨盆底后，有可能经内旋转 135°以颏左前娩出(图 9-7A)。如因内旋转受阻，成为持续性颏右后，胎颈极度伸展，不能适应产道的大弯，足月活胎不能经阴道娩出(图 9-7B)。

（三）对母儿的影响

1.对产妇的影响

颏左前时因胎儿面部不能紧贴子宫下段及宫颈，常引起宫缩乏力，致使产程延长，颜面部骨质不能变形，易发生会阴裂伤。颏右后可发生梗阻性难产，如不及时发现，准确处理，可导致子宫破裂，危及产妇生命。

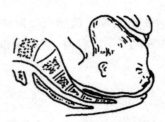

A.颏前位可以自然娩出　　　　　　　B.持续性颏后位不能自然娩出

图 9-7　颏前位及颏后位分娩示意图

2.对胎儿和新生儿的影响

胎儿面部受压变形，颜面皮肤青紫、肿胀，尤以口唇为著，影响吸吮，严重时会发生会厌水肿，影响呼吸和吞咽。新生儿常于出生后保持仰伸姿势达数天之久。

（四）治疗

1.颏左前

颏左前位时，如无头盆不称，产力良好，经产妇有可能自然分娩或行产钳助娩。初产妇有头盆不称或出现胎儿窘迫征象时，应行剖宫产。

2.颏右后

颏右后位应行剖宫产术。如胎儿畸形，无论颏左前或颏右后，均应在宫口开全后，全麻下行穿颅术结束分娩，术后常规检查软产道，如有裂伤，应及时缝合。

五、臀先露

臀先露是最常见的异常胎位，占妊娠足月分娩的 3‰～4‰。因胎头比胎臀大，且分娩时后出胎头无法变形，往往娩出困难，加之脐带脱垂较常见，使围生儿病死率增高，为枕先露的 3～8 倍。臀先露以骶骨为指示点，有骶左前、骶左横、骶左后、骶右前、骶右横和骶右后六种胎位。

（一）原因

妊娠 30 周以前，臀先露较多见，妊娠 30 周以后，多能自然转成头先露。持续为臀先露原因尚不十分明确，可能的因素有以下几种。

1.胎儿在宫腔内活动范围过大

羊水过多，经产妇腹壁松弛以及早产儿羊水相对偏多，胎儿在宫腔内自由活动形成臀先露。

2.胎儿在宫腔内活动范围受限

子宫畸形（如单角子宫、双角子宫等）、胎儿畸形（如脑积水等）、双胎、羊水过少、脐带缠绕致脐带相对过短等均易发生臀先露。

3.胎头衔接受阻

狭窄骨盆、前置胎盘、肿瘤阻塞盆腔等，也易发生臀先露。

（二）临床分类

根据胎儿两下肢的姿势分为以下几种。

1.单臀先露或腿直臀先露

胎儿双髋关节屈曲，双膝关节直伸，以臀部为先露，最多见。

2.完全臀先露或混合臀先露

胎儿双髋关节及膝关节均屈曲，有如盘膝坐，以臀部和双足为先露，较多见。

3.不完全臀先露

胎儿以一足或双足、一膝或双膝或一足一膝为先露，膝先露是暂时的，随产程进展或破水后发展为足先露，较少见。

（三）诊断

1.临床表现

孕妇常感肋下有圆而硬的胎头，由于胎臀不能紧贴子宫下段及宫颈，常导致宫缩乏力，宫颈扩张缓慢，致使产程延长。

2.腹部检查

子宫呈纵椭圆形，胎体纵轴与母体纵轴一致，在宫底部可触到圆而硬、按压有浮球感的胎头，而在耻骨联合上方可触到不规则、软且宽的胎臀，胎心在脐左（或右）上方听得最清楚。

3.阴道（肛门）检查

在肛查不满意时，阴道检查可扪及软而不规则的胎臀或触到胎足、胎膝，同时了解宫颈扩张程度及有无脐带脱垂发生。如胎膜已破，可直接触到胎臀、外生殖器及肛门，如触到胎足时，应与胎手相鉴别（图 9-8）。

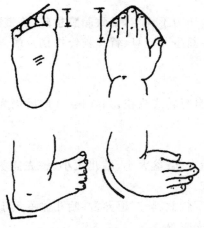

图 9-8　胎手与胎足的区别

4.B 超检查

B 超能准确探清臀先露类型与胎儿大小、胎头姿势等。

（四）分娩机制

在胎体各部中，胎头最大，胎肩小于胎头，胎臀最小。头先露时，胎头一经娩出，身体其他部分随即娩出，而臀先露时则不同，较小而软的胎臀先娩出，最大的胎头则最后娩出。为适合产道的条件，胎臀、胎肩、胎头需按一定机制适应产道条件方能娩出，故需要掌握胎臀、胎肩及胎头三部分的分娩机制,以骶右前为例加以阐述。

1.胎臀娩出

临产后,胎臀以粗隆间径衔接于骨盆入口右斜径上,骶骨位于右前方,胎臀继续下降,前髋下降稍快,故位置较低,抵达骨盆底遭到阻力后,前髋向母体右侧行45°内旋转,使前髋位于耻骨联合后方,此时粗隆间径与母体骨盆出口前后径一致。胎臀继续下降,胎体侧屈以适应产道弯曲度,后髋先从会阴前缘娩出,随即胎体稍伸直,使前髋从耻骨弓下娩出,继之,双腿双足娩出,当胎臀及两下肢娩出后,胎体行外旋转,使胎背转向前方或右前方。

2.胎肩娩出

当胎体行外旋转的同时,胎儿双肩径衔接于骨盆入口右斜径或横径上,并沿此径线逐渐下降,当双肩达骨盆底时,前肩向右旋转45°转至耻骨弓下,使双肩径与骨盆中、出口前后径一致。同时胎体侧屈使后肩及后上肢从会阴前缘娩出。继之,前肩及前上肢从耻骨弓下娩出。

3.胎头娩出

当胎肩通过会阴时,胎头矢状缝衔接于骨盆入口左斜径或横径上,并沿此径线逐渐下降,同时胎头俯屈,当枕骨达骨盆底时,胎头向母体左前方旋转45°,使枕骨朝向耻骨联合。胎头继续下降。当枕骨下凹到达耻骨弓下缘时,以此处为支点,胎头继续俯屈,使颏、面及额部相继自会阴前缘娩出,随后枕部自耻骨弓下娩出。

(五)对母儿的影响

1.对产妇的影响

胎臀不规则,不能紧贴子宫下段及宫颈,容易发生胎膜早破或继发性宫缩乏力,增加产褥感染与产后出血的风险,如宫口未开全强行牵拉,容易造成宫颈撕裂,甚至延及子宫下段。

2.对胎儿和新生儿的影响

胎臀高低不平,对前羊膜囊压力不均匀,常致胎膜早破,脐带脱垂,造成胎儿窘迫甚至胎死宫内。由于娩出胎头困难,可发生新生儿窒息、臂丛神经损伤及颅内出血等。

(六)治疗

1.妊娠期

妊娠30周前,臀先露多能自行转成头位,如妊娠30周后仍为臀先露应注意寻找形成臀位的原因。

2.分娩期

分娩期应根据产妇年龄、胎次、骨盆大小、胎儿大小、臀先露类型以及有无并发症,于临产初期做出正确判断,决定分娩方式。

(1)择期剖宫产的指征:狭窄骨盆、软产道异常、胎儿体重大于3 500 g、儿头仰伸、胎儿窘迫、高龄初产、有难产史、不完全臀先露等。

(2)决定阴道分娩的处理:可根据不同的产程分别处理。

第一产程:产妇应侧卧,不宜过多走动,少做肛查,不灌肠,尽量避免胎膜破裂。一旦破裂,立即听胎心。如胎心变慢或变快,立即肛查,必要时阴道检查,了解有无脐带脱垂。如脐带脱垂,胎心好,宫口未开全,为抢救胎儿,需立即行剖宫产术。如无脐带脱垂,可严密观察胎心及产程进展。如出现宫缩乏力,应设法加强宫缩,当宫口开大4~5 cm时胎足即可经宫口娩出阴道。为了使宫颈和阴道充分扩张,消毒外阴之后,使用"堵"外阴方法。当宫缩时,用消毒巾以手掌堵住阴道口让胎臀下降,避免胎足先下降。待宫口及阴道充分扩张后才让胎臀娩出。此法有利于后出胎头的顺利娩出。在堵的过程中,应每隔 10～15 分钟听胎心一次,并注意宫口是否开全。宫口已开全再堵易引起胎儿窘迫或子宫破裂。宫口近开全时,要做好接生和抢救新生儿窒息的准备。

第二产程:接生前,应导尿,排空膀胱。初产妇应做会阴侧切术。可有三种分娩方式。①自然分娩:胎儿自然娩出,不做任何牵拉,极少见,仅见于经产妇、胎儿小、产力好、产道正常者。②臀助产术:当胎臀自然娩出至脐部后,胎肩及后出胎头由接生者协助娩出。脐部娩出后,胎头娩出最长不能超过 8 分钟。③臀牵引术:胎儿全部由接生者牵引娩出。此种手术对胎儿损伤大,不宜采用。

第三产程:产程延长,易并发子宫乏力性出血。胎盘娩出后,应静推或肌内注射缩宫素防止产后出血。手术助产分娩于产后常规检查软产道,如有损伤,应及时缝合,并给抗生素预防感染。

六、肩先露

胎体纵轴和母体纵轴相垂直为横产式,胎体横卧于骨盆入口之上,先露部为肩,称为肩先露。肩先露占妊娠足月分娩总数的 $0.1\%\sim0.25\%$,是对母儿最不利的胎位。除死胎和早产儿肢体可折叠娩出外,足月活胎不可能经阴道娩出。如不及时处理,容易造成子宫破裂,威胁母儿生命。根据胎头在母体左(右)侧和胎儿肩胛朝向母体前(后)方,分为肩左前、肩右前、肩左后和肩右后四种胎位。

(一)原因

肩先露与臀先露发生原因类似,初产妇肩先露首先必须排除狭窄骨盆和头盆不称。

(二)诊断

1.临床表现

先露部胎肩不能紧贴子宫下段及宫颈,缺乏直接刺激,容易发生宫缩乏力,胎肩对宫颈压力不均匀,容易发生胎膜早破,破膜后羊水迅速外流,胎儿上肢或脐带容易脱出,导致胎儿窘迫,甚至胎死宫内。随着宫缩不断加强,胎肩及胸廓一部分被挤入盆腔内,胎体折叠弯曲,胎颈被拉长,上肢脱出于阴道口外,胎头和胎臀仍被阻于骨盆入口上方,形成嵌顿性或忽略性肩先露(图 9-9)。

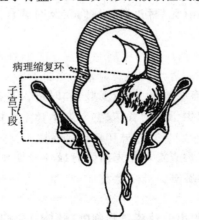

图 9-9　忽略性肩先露

宫缩继续加强,子宫上段越来越厚,子宫下段被动扩张越来越薄,由于子宫上下段肌壁厚薄相差悬殊,形成环状凹陷,并随宫缩逐渐升高,甚至可达脐上,形成病理缩复环,是子宫破裂的先兆。如不及时处理,将发生子宫破裂。

2.腹部检查

子宫呈横椭圆形,子宫底高度低于妊娠周数,子宫横径宽,宫底部及耻骨联合上方较空虚,在母体腹部一侧可触到胎头,另侧可触到胎臀。肩左前时,胎背朝向母体腹壁,触之宽大平坦。胎心于脐周两侧听得最清楚。根据腹部检查多可确定胎位。

3.阴道(肛门)检查

胎膜未破者,因胎先露部浮动于骨盆入口上方,肛查不易触及胎先露部。如胎膜已破,宫口已扩张者,阴道检查可触到肩胛骨或肩峰、肋骨及腋窝。腋窝尖端示胎儿头端,据此可决定胎头在母体左(右)侧,肩胛骨朝向母体前(后)方,可决定肩前(后)位。例如,胎头于母体右侧,肩胛骨朝向后方,则为肩右后位。胎手若已脱出阴道口外,可用握手法鉴别是胎儿左手或右手,因检查者只能与胎儿同侧手相握,如肩右前位时左手脱出,检查者用左手与胎儿左手相握。余类推。

4.B超检查

B超检查能准确探清肩先露,并能确定具体胎位。

(三)治疗

1.妊娠期

妊娠后期发现肩先露应及时矫正,可采用胸膝卧位或试行外倒转术转成纵产式(头先露或臀先露)并包扎腹部以固定产式。如矫正失败,应提前入院决定分娩方式。

2.分娩期

根据胎产式、胎儿大小、胎儿是否存活、宫颈扩张程度、胎膜是否破裂、有无并发症等决定分娩方式。

(1)足月,活胎,未临产,择期剖宫产术。

(2)足月,活胎,已临产,无论破膜与否,均应行剖宫产术。

(3)已出现先兆子宫破裂或子宫破裂征象,无论胎儿是否存活,均应立即剖宫产,术中如发现宫腔感染严重,应将子宫一并切除(子宫次全切除术或子宫全切术)。

(4)胎儿已死,无先兆子宫破裂征象,如宫口已开全,可在全麻下行断头术或毁胎术。术后应常规检查子宫下段、宫颈及阴道有无裂伤,如有裂伤应及时缝合。注意预防产后出血,并需应用抗生素预防感染。

七、复合先露

胎先露部(胎头或胎臀)伴有肢体(上肢或下肢)同时进入骨盆入口,称为复合先露。临床以头与手的复合先露最常见,多发生于早产者,发生率为1.43‰~1.60‰。

(一)诊断

当产程进展缓慢时,做阴道检查发现胎先露旁有肢体而明确诊断。常见胎头与胎手同时入盆,应注意与臀先露和肩先露相鉴别。

(二)治疗

(1)无头盆不称,让产妇向脱出的肢体对侧侧卧,肢体常可自然缩回。脱出的肢体与胎头已入盆,待宫口开全后于全麻下上推肢体,将其回纳,然后经腹压胎头下降,以低位产钳助娩,或行内倒转术助胎儿娩出。

(2)头盆不称或伴有胎儿窘迫征象,应行剖宫产术。

(冯彦娜)

第二节 产力异常

产力包括子宫收缩力、腹肌和膈肌收缩力以及肛提肌收缩力,其中以宫缩力为主。在分娩过程中,子宫收缩(简称宫缩)的节律性、对称性及极性不正常或强度、频率有改变时,称为子宫收缩力异常。临床上多因产道或胎儿因素异常造成梗阻性难产,使胎儿通过产道阻力增加,导致继发性产力异常。产力异常分为子宫收缩乏力和子宫收缩过强两类。每类又分协调性宫缩和不协调性宫缩(图 9-10)。

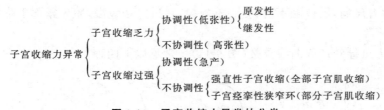

图 9-10 子宫收缩力异常的分类

一、子宫收缩乏力

(一)原因

子宫收缩乏力多由几个因素综合引起。

1.头盆不称或胎位异常

胎先露部下降受阻,不能紧贴子宫下段及宫颈,因此不能引起反射性宫缩,导致继发性子宫收缩乏力。

2.子宫因素

子宫发育不良,子宫畸形(如双角子宫)、子宫壁过度膨胀(如双胎、巨大胎儿、羊水过多等),经产妇的子宫肌纤维变性或子宫肌瘤等。

3.精神因素

初产妇尤其是高龄初产妇,精神过度紧张、疲劳均可使大脑皮层功能紊乱,导致子宫收缩乏力。

4.内分泌失调

临产后,产妇体内的雌激素、缩宫素、前列腺素的敏感性降低,影响子宫肌兴奋阈,致使子宫收缩乏力。

5.药物影响

产前较长时间应用硫酸镁,临产后不适当地使用吗啡、哌替啶、巴比妥类等镇静剂与镇痛剂,产程中不适当应用麻醉镇痛等均可使宫缩受到抑制。

(二)临床表现

根据发生时期可分为原发性和继发性两种。原发性宫缩乏力是指产程开始即宫缩乏力,宫口不能如期扩张,胎先露部不能如期下降,产程延长。继发性宫缩乏力是指活跃期即宫口开大 3 cm 及以后出现宫缩乏力,产程进展缓慢,甚至停滞。子宫收缩乏力有两种类型,临床表现不同。

1.协调性子宫收缩乏力(低张性子宫收缩乏力)

宫缩具有正常的节律性、对称性和极性,但收缩力弱,宫腔压力低(小于 2.0 kPa),持续时间短、间歇期长且不规律,当宫缩达极期时,子宫体不隆起和变硬,用手指压宫底部肌壁仍可出现凹陷,产程延长或停滞。由于宫腔内压力低,对胎儿影响不大。

2.不协调性子宫收缩乏力(高张性子宫收缩乏力)

宫缩的极性倒置,宫缩不是起自两侧宫角。宫缩的兴奋点来自子宫的一处或多处,节律不协调,宫缩时宫底部不强,而是体部和下段强。宫缩间歇期子宫壁不能完全松弛,表现为不协调性子宫收缩乏力。这种宫缩不能使宫口扩张和胎先露部下降,属无效宫缩。产妇自觉下腹部持续疼痛,拒按,烦躁不安,产程长,可导致肠胀气,排尿困难,胎儿胎盘循环障碍,常出现胎儿窘迫。检查时,下腹部常有压痛,胎位触不清,胎心不规律,宫口扩张缓慢,胎先露部下降缓慢或停滞。

3.产程曲线异常

子宫收缩乏力可导致产程曲线异常(图 9-11)。常见以下四种。

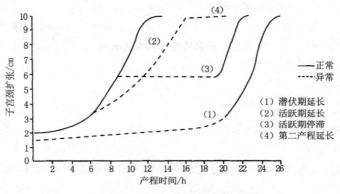

图 9-11　异常的宫颈扩张曲线

(1)潜伏期延长:从临产规律宫缩开始至宫口扩张 3 cm 称为潜伏期,初产妇潜伏期约需 8 小时,最大时限为 16 小时。超过 16 小时称为潜伏期延长。

(2)活跃期延长:从宫口扩张 3 cm 至宫口开全为活跃期。初产妇活跃期正常约需 4 小时,最大时限 8 小时,超过 8 小时为活跃期延长。

(3)活跃期停滞:进入活跃期后,宫颈口不再扩张达 2 小时以上,称为活跃期停滞,根据产程中定期阴道(肛门)检查诊断。

(4)第二产程延长:第二产程初产妇超过 2 小时,经产妇超过 1 小时尚未分娩,称为第二产程延长。

以上四种异常产程曲线,可以单独存在,也可以合并存在。当总产程超过 24 小时称为滞产。

(三)对母儿影响

1.对产妇的影响

产程延长,产妇休息不好,精神疲惫与体力消耗,可出现疲乏无力、肠胀气、排尿困难等,还可影响宫缩,严重时还引起脱水、酸中毒。又由于产程延长,膀胱受压在胎头与耻骨联合之间,导致组织缺血、水肿、坏死,形成瘘,如膀胱阴道瘘或尿道阴道瘘。另外,胎膜早破以及产程中多次阴道(肛门)检查均可增加感染机会,产后宫缩乏力,易引起产后出血。

2.对胎儿的影响

宫缩乏力影响胎头内旋转,增加手术机会。不协调子宫收缩乏力不能使子宫壁完全放松,影响子宫胎盘循环。胎儿在宫内缺氧,胎膜早破,还易造成脐带受压或脱垂,造成胎儿窘迫,甚至胎死宫内。

(四)治疗

1.协调性宫缩乏力

无论是原发性或继发性,一旦出现,首先寻找原因,如判断无头盆不称和胎位异常,估计能经阴道分娩者,考虑采取加强宫缩的措施。

(1)第一产程:消除精神紧张,产妇过度疲劳,可给予地西泮 10 mg 缓慢静脉注射或哌替啶 100 mg 肌内注射或静脉注射,经过一段时间,可使宫缩力转强。对不能进食者,可经静脉输液,10%葡萄糖液 500～1 000 mL 内加维生素 C 2 g,伴有酸中毒时可补充 5%碳酸氢钠。经过处理,宫缩力仍弱,可选用下列方法加强宫缩。

人工破膜:宫颈口开大 3 cm 以上,无头盆不称,胎头已衔接者,可行人工破膜。破膜后,胎头紧贴子宫下段及宫颈,引起反射性宫缩,加速产程进展。毕肖普(Bishop)提出用宫颈成熟度评分法估计加强宫缩措施的效果。如产妇得分在 3 分及 3 分以下,加强宫缩均失败,应改用其他方法。4～6 分成功率约为 50%,7～9 分的成功率约为 80%,9 分及 9 分以上均成功。

缩宫素静脉滴注:适用于宫缩乏力、胎心正常、胎位正常、头盆相称者。将缩宫素 1 U 加入 5%葡萄糖液 200 mL 内,以 8 滴/分,即 2.5 mU/min 开始,根据宫缩强度调整滴速,维持宫缩强度每间隔 2～3 分钟,持续 30～40 秒。缩宫素静脉滴注过程应有专人看守,观察宫缩,根据情况及时调整滴速。经过上述处理,如产程仍无进展或出现胎儿窘迫征象,应及时行剖宫产术。

(2)第二产程:第二产程如无头盆不称,出现宫缩乏力时也可加强宫缩,给予缩宫素静脉滴注,促进产程进展。如胎头双顶径已通过坐骨棘平面,可等待自然娩出,或行会阴侧切后行胎头吸引器或低位产钳助产。如胎头尚未衔接或伴有胎儿窘迫征象,均应立即行剖宫产术结束分娩。

(3)第三产程:为预防产后出血,当胎儿前肩露出于阴道口时,可给予缩宫素 10 U 静脉注射,使宫缩增强,促使胎盘剥离与娩出及子宫血窦关闭。如产程长,破膜时间长,应给予抗生素预防感染。

2.不协调宫缩乏力

处理原则是镇静,调节宫缩,恢复宫缩极性。给予强镇静剂哌替啶 100 mg 肌内注射,使产妇充分休息,醒后多能恢复为协调宫缩。如未能纠正,或已有胎儿窘迫征象,立即行剖宫产术结束分娩。

(五)预防

(1)应对孕妇进行产前教育,解除孕妇思想顾虑和恐惧心理,使孕妇了解妊娠和分娩均为生理过程,分娩过程中医护人员热情耐心、家属陪产均有助于消除产妇的紧张情绪,增强信心,预防精神紧张所致的子宫收缩乏力。

(2)分娩时鼓励及时进食,必要时静脉补充营养。

(3)避免过多使用镇静药物,产程中使用麻醉镇痛应在宫口开全前停止给药,注意及时排空直肠和膀胱。

二、子宫收缩过强

(一)协调性子宫收缩过强

宫缩的节律性、对称性和极性均正常,仅宫缩过强、过频,如产道无阻力,宫颈可在短时间内迅速开全,分娩在短时间内结束,总产程不足 3 小时,称为急产,经产妇多见。

1.对母儿影响

(1)对产妇的影响:宫缩过强过频,产程过快,可致宫颈、阴道以及会阴撕裂伤。接生时来不及消毒,可致产褥感染。产后子宫肌纤维缩复不良易发生胎盘滞留或产后出血。

(2)对胎儿和新生儿的影响:宫缩过强影响子宫胎盘的血液循环,易发生胎儿窘迫、新生儿窒息甚或死亡。胎儿娩出过快,胎头在产道内受到的压力突然解除,可致新生儿颅内出血。来不及消毒接生,易致新生儿感染。如新生儿坠地可致骨折、外伤。

2.处理

(1)有急产史的产妇:在预产期前 1~2 周不宜外出远走,以免发生意外,有条件应提前住院待产。

(2)临产后不宜灌肠,提前做好接生和抢救新生儿窒息的准备。胎儿娩出时勿使产妇向下屏气。

(3)产后仔细检查软产道,包括宫颈、阴道、外阴,如有撕裂,及时缝合。

(4)新生儿处理:肌内注射维生素 K_1 每天 2 mg,共 3 天,以预防新生儿颅内出血。

(5)如属未消毒接生,母儿均给予抗生素预防感染,酌情接种破伤风免疫球蛋白。

(二)不协调性子宫收缩过强

1.强直性宫缩

强直性宫缩多因外界因素造成,如临产后分娩受阻或不适当应用缩宫素,或胎盘早剥血液浸润子宫肌层,均可引起宫颈内口以上部分子宫肌层出现强直性痉挛性宫缩。

(1)临床表现:产妇烦躁不安,持续性腹痛,拒按,胎位触不清,胎心听不清,有时还可出现病理缩复环、血尿等先兆子宫破裂征象。

(2)处理:一旦确诊为强直性宫缩,应及时给予宫缩抑制剂,如 25% 硫酸镁 20 mL 加入 5% 葡萄糖液 20 mL 缓慢静脉推注。如属梗阻原因,应立即行剖宫产术结束分娩。

2.子宫痉挛性狭窄环

子宫壁某部肌肉呈痉挛性不协调性收缩所形成的环状狭窄,持续不放松,称为子宫痉挛性狭窄环。多在子宫上下段交界处,也可在胎体某一狭窄部,以胎颈、胎腰处常见(图 9-12)。

(1)原因:多因精神紧张、过度疲劳以及不适当地应用宫缩剂或粗暴地进行产科处理所致。

(2)临床表现:产妇出现持续性腹痛,烦躁不安,宫颈扩张缓慢,胎先露下降停滞。胎心时快时慢,阴道检查可触及狭窄环。子宫痉挛性狭窄环特点是此环不随宫缩上升。

(3)处理:认真寻找原因,及时纠正。禁止阴道内操作,停用缩宫素。如无胎儿窘迫征象,可给予哌替啶 100 mg 肌内注射,一般可消除异常宫缩。当宫缩恢复正常,可行阴道手术助产或等待自然分娩。如经上述处理,狭窄环不缓解,宫口未开全,胎先露部高,或已伴有胎儿窘迫,应立即行剖宫产术。如胎儿已死亡,宫口开全,则可在全麻下经阴道分娩。

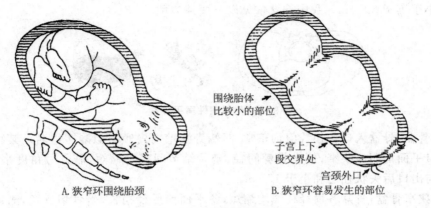

围绕胎体
比较小的部位

子宫上下
段交界处

宫颈外口

A. 狭窄环围绕胎颈　　　B. 狭窄环容易发生的部位

图 9-12　子宫痉挛性狭窄环

（冯彦娜）

第三节　产道异常

产道包括骨产道（骨盆腔）与软产道（子宫下段、宫颈、阴道、外阴），是胎儿经阴道娩出的通道。产道异常可使胎儿娩出受阻，临床上多见骨产道异常。

一、骨产道异常

骨盆径线过短或形态异常，致使骨盆腔小于胎先露部可通过的限度，阻碍胎先露部下降，称骨盆狭窄。狭窄骨盆可以为一个径线过短或多个径线同时过短，也可为一个平面狭窄或多个平面同时狭窄。当一个径线狭窄时要观察同一个平面其他径线的大小，再结合整个骨盆腔大小与形态进行综合分析，做出正确判断。

（一）分类

1.骨盆入口平面狭窄

骨盆入口平面狭窄以扁平骨盆为代表，主要为入口平面前后径过短。狭窄分三级：Ⅰ级（临界性），绝大多数可以自然分娩，骶耻外径 18 cm，真结合径 10 cm；Ⅱ级（相对性），经试产来决定可否经阴道分娩，骶耻外径16.5～17.5 cm，真结合径 8.5～9.5 cm；Ⅲ级（绝对性），骶耻外径小于等于 16.0 cm，真结合径小于等于 8.0 cm，足月胎儿不能经过产道，必须行剖宫产终止妊娠。在临床中常遇到的是前两种，我国妇女常见以下两种类型。

（1）单纯扁平骨盆：骨盆入口前后径缩短而横径正常。骨盆入口呈横扁圆形，骶岬向前下突。

（2）佝偻病性扁平骨盆：骨盆入口呈肾形，前后径明显缩短，骨盆出口横径变宽，骶岬前突，骶骨下段变直向后翘，尾骨呈钩状突向骨盆出口平面。髂骨外展，髂棘间径大于等于髂嵴间径，耻骨弓角度增大（图 9-13）。

2.中骨盆及骨盆出口平面狭窄

狭窄分三级。Ⅰ级（临界性）：坐骨棘间径 10 cm，坐骨结节间径 7.5 cm；Ⅱ级（相对性）：坐骨棘间径8.5～9.5 cm，坐骨结节间径6.0～7.0 cm；Ⅲ级（绝对性）：坐骨棘间径小于等于 8.0 cm，坐骨结节间径小于等于 5.5 cm。我国妇女常见以下两种类型。

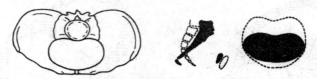

图 9-13　佝偻病性扁平骨盆

(1)漏斗骨盆:骨盆入口各径线值均正常,两侧骨盆壁向内倾斜似漏斗得名。其特点是中骨盆及骨盆出口平面均明显狭窄,使坐骨棘间径、坐骨结节间径均缩短,耻骨弓角度小于 90°。坐骨结节间径与出口后矢状径之和小于 15 cm。

(2)横径狭窄骨盆:骨盆各横径径线均缩短,各平面前后径稍长,坐骨切迹宽,测量骶耻外径值正常,但髂棘间径及髂峰间径均缩短。中骨盆及骨盆出口平面狭窄,产程早期无头盆不称征象,当胎头下降至中骨盆或骨盆出口时,常不能顺利地转成枕前位,形成持续性枕横位或枕后位造成难产。

3.均小骨盆

骨盆外形属女型骨盆,但骨盆各平面均狭窄,每个平面径线较正常值小 2 cm 或更多,称均小骨盆。多见于身材矮小、体形匀称的妇女。

4.畸形骨盆

骨盆失去正常形态称畸形骨盆。

(1)骨软化症骨盆:现已罕见,系因缺钙、磷、维生素 D 以及紫外线照射不足使成人期骨质矿化障碍,被类骨质组织所代替,骨质脱钙、疏松、软化。由于受躯干重力及两股骨向内上方挤压,使骶岬向前,耻骨联合前突,坐骨结节间径明显缩短,骨盆入口平面呈凹三角形(图 9-14)。严重者阴道不能容两指,一般不能经阴道分娩。

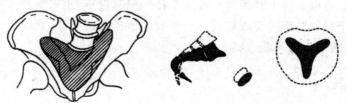

图 9-14　骨软化症骨盆

(2)偏斜型骨盆:骨盆一侧斜径缩短,一侧髂骨翼与髋骨发育不良所致骶髂关节固定,以及下肢及髋关节疾病(图 9-15)。

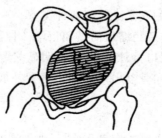

图 9-15　偏斜型骨盆

（二）临床表现

1.骨盆入口平面狭窄的临床表现

（1）胎头衔接受阻：一般情况下初产妇在妊娠末期，即预产期前1～2周或临产前胎头已衔接，即胎头双顶径进入骨盆入口平面，颅骨最低点达坐骨棘水平。若入口狭窄，即使已经临产，胎头仍未入盆，经检查胎头跨耻征阳性。胎位异常，如臀先露、面先露或肩先露的发生率是正常骨盆的3倍。

（2）若已临产，根据骨盆狭窄程度、产力强弱、胎儿大小及胎位情况不同，临床表现也不一样。①骨盆临界性狭窄：若胎位、胎儿大小及产力正常，胎头常以矢状缝在骨盆入口横径衔接，多取后不均倾势，即后顶骨先入盆，后顶骨逐渐进入骶凹处，再使前顶骨入盆，则于骨盆入口横径上成头盆均倾势。临床表现为潜伏期活跃早期延长，活跃后期产程进展顺利。若胎头迟迟不入盆，此时常出现胎膜早破，其发生率为正常骨盆的4～6倍。由于胎膜早破，母儿可发生感染。胎头不能紧贴宫颈内口诱发宫缩，常出现继发性宫缩乏力。②骨盆绝对性狭窄：若产力、胎儿大小及胎位均正常，但胎头仍不能入盆，常发生梗阻性难产，这种情况可出现病理性缩复环，甚至子宫破裂。如胎先露部嵌入骨盆入口时间长，血液循环障碍，组织坏死，可形成泌尿生殖道瘘。在强大的宫缩压力下，胎头颅骨重叠，可出现颅骨骨折及颅内出血。

2.中骨盆平面狭窄的临床表现

（1）胎头能正常衔接：潜伏期及活跃早期进展顺利，当胎头下降达中骨盆时，由于内旋转受阻，胎头双顶径被阻于中骨盆狭窄部位之上，常出现持续性枕横位或枕后位，同时出现继发性宫缩乏力，活跃后期及第二产程延长甚至第二产程停滞。

（2）胎头受阻于中骨盆：有一定可塑性的胎头开始变形，颅骨重叠，胎头受压，异常分娩使软组织水肿，产瘤较大，严重时可发生脑组织损伤、颅内出血、胎儿窘迫。若中骨盆狭窄程度严重，宫缩又较强，可发生先兆子宫破裂及子宫破裂。强行阴道助产可导致严重软产道裂伤及新生儿产伤。

（3）骨盆出口平面狭窄的临床表现：骨盆出口平面狭窄与中骨盆平面狭窄常同时存在。若单纯骨盆出口平面狭窄，第一产程进展顺利，胎头达盆底受阻，第二产程停滞，继发性宫缩乏力，胎头双顶径不能通过出口横径，强行阴道助产可导致软产道、骨盆底肌肉及会阴严重损伤，胎儿严重产伤，对母儿危害极大。

（三）诊断

在分娩过程中，骨盆是个不变因素，也是估计分娩难易的一个重要因素。狭窄骨盆影响胎位和胎先露部的下降及内旋转，也影响宫缩。在估计分娩难易时，骨盆是首先考虑的一个重要因素。应根据胎儿的大小及骨盆情况尽早做出有无头盆不称的诊断，以决定适当的分娩方式。

1.病史

询问有无佝偻病、脊髓灰质炎、脊柱和髋关节结核以及骨盆外伤等病史。对经产妇应详细询问既往分娩史，如有无难产史或新生儿产伤史等。

2.一般检查

测量身高，孕妇身高小于145 cm时应警惕均小骨盆。观察孕妇体型、步态，有无下肢残疾，有无脊柱及髋关节畸形，米氏菱形窝是否对称。

3.腹部检查

观察腹型，检查有无尖腹及悬垂腹，有无胎位异常等。骨盆入口异常，因头盆不称、胎头不易入盆常导致胎位异常,如臀先露、肩先露。中骨盆狭窄则影响胎先露内旋转而导致持续性枕横位、枕后位等。部分初产妇在预产期前2周左右,经产妇于临产后胎头均应入盆。若已临产胎头仍未入盆,应警惕是否存在头盆不称。检查头盆是否相称具体方法为孕妇排空膀胱后,取仰卧,两腿伸直。检查者用手放在耻骨联合上方,将浮动的胎头向骨盆腔方向推压。若胎头低于耻骨联合,表示胎头可入盆(头盆相称),称胎头跨耻征阴性;若胎头与耻骨联合在同一平面,表示可疑头盆不称,称胎头跨耻征可疑阳性;若胎头高于耻骨联合,表示头盆明显不称,称胎头跨耻征阳性。对出现此类症状的孕妇,应让其取半卧位两腿屈曲,再次检查胎头跨耻征,若转为阴性,提示为骨盆倾斜度异常,而不是头盆不称。

4.骨盆测量

(1)骨盆外测量:骶耻外径小于18 cm为扁平骨盆。坐骨结节间径小于8 cm,耻骨弓角度小于90°为漏斗骨盆。各径线均小于正常值2 cm或以上为均小骨盆。骨盆两侧斜径(以一侧髂前上棘至对侧髂后上棘间的距离)及同侧直径(从髂前上棘至同侧髂后上棘间的距离)相差大于1 cm为偏斜骨盆。

(2)骨盆内测量:对角径小于11.5 cm,骶骨岬突出为入口平面狭窄,属扁平骨盆。应检查骶骨前面弧度。坐骨棘间径小于10 cm,坐骨切迹宽度小于2横指,为中骨盆平面狭窄。如坐骨结节间径小于8 cm,则应测量出口后矢状径及检查骶尾关节活动度,如坐骨结节间径与出口后矢状径之和小于15 cm,为骨盆出口平面狭窄。

(四)对母儿影响

1.对产妇的影响

骨盆狭窄影响胎头衔接及内旋转,容易发生胎位异常、胎膜早破、宫缩乏力,导致产程延长或停滞。胎先露压迫软组织过久导致组织水肿、坏死形成生殖道瘘。胎膜早破、肛查或阴道检查次数增多及手术助产增加产褥感染机会。剖宫产及产后出血者增多,严重梗阻性难产若不及时处理,可导致子宫破裂。

2.对胎儿及新生儿的影响

头盆不称易发生胎膜早破、脐带脱垂,脐带脱垂可导致胎儿窘迫甚至胎儿死亡。产程延长、胎儿窘迫使新生儿容易发生颅内出血、新生儿窒息等并发症。阴道助产机会增多,易发生新生儿产伤及感染。

(五)分娩时处理

处理原则是根据狭窄骨盆类别和程度、胎儿大小胎心率、宫缩强弱、宫口扩张程度、胎先露下降情况、破膜与否,结合既往分娩史、年龄、产次有无妊娠合并症及并发症决定分娩方式。

1.一般处理

在分娩过程中,应使产妇树立信心,消除紧张情绪和恐惧心理。保证能量及水分的摄入,必要时补液。注意产妇休息,监测宫缩、胎心,观察产程进展。

2.骨盆入口平面狭窄的处理

(1)明显头盆不称(绝对性骨盆狭窄):胎头跨耻征阳性者,足月胎儿不能经阴道分娩。应在临产后行剖宫产术结束分娩。

(2)轻度头盆不称(相对性骨盆狭窄):胎头跨耻征可疑阳性,足月活胎估计体重小于3 000 g,胎心正常及产力良好,可在严密监护下试产。胎膜未破者可在宫口扩张3 cm时行人工破膜,若破膜后宫缩较强,产程进展顺利,多数能经阴道分娩。试产过程中若出现宫缩乏力,可用缩宫素静脉滴注加强宫缩。试产2～4小时胎头仍迟迟不能入盆,宫口扩张缓慢,或伴有胎儿窘迫征象,应及时行剖宫产术结束分娩。若胎膜已破,为了减少感染,应适当缩短试产时间。

(3)骨盆入口平面狭窄的试产:必须以宫口开大3～4 cm,胎膜已破为试产开始。胎膜未破者在宫口扩张3 cm时可行人工破膜。宫缩较强,多数能经阴道分娩。试产过程中如果出现宫缩乏力,可用缩宫素静脉滴注加强宫缩。若试产2～4小时,胎头不能入盆,产程进展缓慢,或伴有胎儿窘迫征象,应及时行剖宫产术。如胎膜已破,应适当缩短试产时间。骨盆入口平面狭窄,主要为扁平骨盆的妇女,妊娠末期或临产后,胎头矢状缝只能衔接于骨盆入口横径上。胎头侧屈使其两顶骨先后依次入盆,呈不均倾势嵌入骨盆入口,称为头盆均倾不均。前不均倾为前顶骨先嵌入,矢状缝偏后。后不均倾为后顶骨先嵌入,矢状缝偏前(图9-16)。当胎头双顶骨均通过骨盆入口平面时,即可顺利地经阴道分娩。

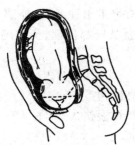

图 9-16 胎头嵌入骨盆姿势——后不均倾

3.中骨盆平面狭窄的处理

在分娩过程中,胎儿在中骨盆平面完成俯屈及内旋转动作。若中骨盆平面狭窄,则胎头俯屈及内旋转受阻,易发生持续性枕横位或持续性枕后位,产妇多表现为活跃期或第二产程延长及停滞、继发性宫缩乏力等。若宫口开全,胎头双顶径达坐骨棘平面或更低,可经阴道徒手旋转胎头为枕前位,待其自然分娩。宫口开全,胎心正常者可经阴道助产分娩。胎头双顶径在坐骨棘水平以上,或出现胎儿窘迫征象,应行剖宫产术。

4.骨盆出口平面狭窄的处理

骨盆出口平面是产道的最低部位,应于临产前对胎儿大小、头盆关系做出充分估计,决定能否经阴道分娩,诊断为骨盆出口平面狭窄者,不能进行试产。若发现出口横径狭窄,耻骨弓角度变锐,耻骨弓下三角空隙不能利用,胎先露部后移,利用出口后三角空隙娩出。临床上常用出口横径与出口后矢状径之和来估计出口大小。出口横径与出口后矢状径之和大于15 cm时,多数可经阴道分娩,有时需阴道助产,应做较大的会阴切开。若两者之和小于15 cm时,不应经阴道试产,应行剖宫产术终止妊娠。

5.均小骨盆的处理

胎儿估计不大,胎位正常,头盆相称,宫缩好,可以试产,通常可通过胎头变形和极度俯屈,以胎头最小径线通过骨盆腔,可能经阴道分娩。若有明显头盆不称,应尽早行剖宫产术。

6.畸形骨盆的处理

根据畸形骨盆种类、狭窄程度、胎儿大小、产力等综合判断。如果畸形严重、明显头盆不称者,应及早行剖宫产术。

二、软产道异常

软产道包括子宫下段、宫颈、阴道及骨盆底软组织构成的弯曲管道。软产道异常所致的难产较少见,临床上容易被忽视。在妊娠前或妊娠早期应常规行双合诊检查,了解软产道情况。

(一)外阴异常

1.外阴白色病变

皮肤黏膜慢性营养不良,组织弹性差,分娩时易发生会阴撕裂伤,宜做会阴后一侧切开术。

2.外阴水肿

某些疾病如重度子痫前期、重度贫血、心脏病及慢性肾炎孕妇若有全身水肿,可同时伴有重度外阴水肿,分娩时可妨碍胎先露部下降,导致组织损伤、感染和愈合不良等情况。临产前可用50％硫酸镁液湿热敷会阴,临产后仍有严重水肿者,在外阴严格消毒下进行多点针刺皮肤放液,分娩时行会阴后一侧切开,产后加强会阴局部护理,预防感染,可用50％硫酸镁液湿热敷,配合远红外线照射。

3.会阴坚韧

会阴坚韧尤其多见于 35 岁以上高龄初产妇,在第二产程可阻碍胎先露部下降,宜做会阴后一侧切开,以免胎头娩出时造成会阴严重裂伤。

4.外阴瘢痕

瘢痕挛缩使外阴及阴道口狭小,且组织弹性差,影响胎先露部下降。如瘢痕的范围不大,可经阴道分娩,分娩时应做会阴后一侧切开。如瘢痕过大,应行剖宫产术。

(二)阴道异常

1.阴道横隔

阴道横隔多位于阴道上段或中段,较坚韧,常影响胎先露部下降。因在横隔中央或稍偏一侧常有一小孔,常被误认为宫颈外口。在分娩时应仔细检查。

(1)阴道分娩:横隔被撑薄,可在直视下自小孔处将横隔做"X"形切开。横隔被切开后因胎先露部下降压迫,通常无明显出血,待分娩结束再切除剩余的隔用可吸收线将残端做间断或连续锁边缝合。

(2)剖宫产:如横隔较高且组织坚厚,阻碍先露部下降,需行剖宫产术结束分娩。

2.阴道纵隔

(1)伴有双子宫、双宫颈时,当一侧子宫内的胎儿下降,纵隔被推向对侧,阴道分娩多无阻碍。

(2)当发生于单宫颈时,有时胎先露部的前方可见纵隔,可自行断裂,阴道分娩无阻碍。纵隔厚时应于纵隔中间剪断,用可吸收线将残端缝合。

3.阴道狭窄

产伤、药物腐蚀、手术感染可导致阴道瘢痕形成。若阴道狭窄部位位置低、狭窄程度轻,可经阴道分娩。狭窄位置高、狭窄程度重时宜行剖宫产术。

4.阴道尖锐湿疣

分娩时,为预防新生儿患喉乳头瘤,应行剖宫产术。病灶巨大时可能造成软产道狭窄,影响胎先露下降时,也宜行剖宫产术。

5.阴道壁囊肿和肿瘤

(1)阴道壁囊肿较大时,会阻碍胎先露部下降,可行囊肿穿刺,抽出其内容物,待分娩后再选择时机进行处理。

（2）阴道内肿瘤大妨碍分娩，且肿瘤不能经阴道切除时，应行剖宫产术，阴道内肿瘤待产后再行处理。

（三）宫颈异常

1.宫颈外口黏合

宫颈外口黏合多在分娩受阻时发现。宫口为很小的孔，当宫颈管已消失而宫口却不扩张，一般用手指稍加压力分离，黏合的小孔可扩张，宫口即可在短时间内开全。但有时需行宫颈切开术，使宫口开大。

2.宫颈瘢痕

因孕前曾行宫颈深部电灼术或微波术、宫颈锥形切除术、宫颈裂伤修补术等所致。虽可于妊娠后软化，但宫缩很强时宫口仍不扩张，应行剖宫产。

3.宫颈坚韧

宫颈组织缺乏弹性，或精神过度紧张使宫颈挛缩，宫颈不易扩张，多见于高龄初产妇，可于宫颈两侧各注射 0.5％利多卡因 5～10 mL，也可静脉推注地西泮 10 mg。如宫颈仍不扩张，应行剖宫产术。

4.宫颈水肿

宫颈水肿多见于扁平骨盆、持续性枕后位或滞产，宫口没有开全而过早使用腹压，致使宫颈前唇长时间被压于胎头与耻骨联合之间，血液回流受阻引起水肿，影响宫颈扩张。多见于胎位异常或滞产。

（1）轻度宫颈水肿：①可以抬高产妇臀部。②同宫颈坚韧处理。③宫口近开全时，可用手轻轻上托水肿的宫颈前唇，使宫颈越过胎头，能够经阴道分娩。

（2）严重宫颈水肿：经上述处理无明显效果，宫口扩张小于 3 cm，伴有胎儿窘迫，应行剖宫产术。

5.宫颈癌

宫颈硬而脆，缺乏伸展性，临产后影响宫口扩张，若经阴道分娩，有发生大出血、裂伤、感染及肿瘤扩散等危险，不应经阴道分娩，应考虑行剖宫产术，术后手术或放射治疗。

6.子宫肌瘤

较小的肌瘤没有阻塞产道可经阴道分娩，肌瘤待分娩后再行处理。子宫下段及宫颈部位的较大肌瘤可占据盆腔或阻塞于骨盆入口，阻碍胎先露部下降，宜行剖宫产术。

（刘　青）

第十章

分娩并发症

第一节 子宫破裂

子宫破裂是指妊娠期子宫破裂即子宫体或下段于妊娠时期或分娩期发生的子宫裂伤。子宫破裂按发生时间可分为产前和产时,按程度可分为完全性和不完全性破裂,还可根据破裂的原因分为自发性和创伤性子宫破裂。

一、病因

(一)子宫自然破裂

1.阻塞性难产

阻塞性难产为常见的和最主要的原因。胎先露下降受阻,如骨盆狭窄、胎位异常、胎儿畸形、软产道畸形,以及盆腔肿瘤阻塞产道等均可造成胎先露下降受阻。临产后子宫上段强烈收缩,向下压迫胎儿,子宫下段被迫过度伸展而变薄,造成子宫破裂。

2.损伤性子宫破裂

不适当地实行各种阴道助产手术,如宫口未开全做产钳助娩或臀牵引术手法粗暴,忽略性横位,不按分娩机制,强行做内倒转术;或做破坏性手术如毁胎术,胎盘植入人工剥离胎盘等由于操作用力不当,损伤子宫。暴力增加腹压助产即人工加压子宫底部促使胎儿娩出,也可使子宫破裂。

3.催产素应用不当

产程延长,未查明原因即滥用催产素,或宫颈未成熟应用催产素强行引产,有时胎儿从阴道前或后穹隆排出,造成子宫破裂。

4.子宫发育异常

如残角子宫,双角子宫,子宫发育不良在妊娠后期或分娩期发生破裂。

(二)瘢痕子宫破裂

1.剖宫产术或其他原因子宫切开术

如子宫畸形整形术、子宫穿孔或肌瘤剔除术。妊娠晚期子宫膨大,分娩过程中瘢痕自发破裂。

2.子宫破裂

以剖宫产瘢痕破裂最为常见,与前次剖宫产的术式有关,子宫切口分为下段横切口或纵切口,一般术式选为下段横切口,妊娠晚期子宫下段拉长、变薄,易切开及缝合,易愈合,若子宫下段未充分伸展而施行手术,术中不能选子宫下段横切口而行子宫纵切口,子宫肌层相对厚,缝合对合不齐,使切口愈合不良,易发生子宫破裂及产后晚期出血。与前次剖宫产缝合技术有关,无论子宫下段横切口或纵切口,如果切口缝线太密、太紧,影响血运,边缘对合不齐或将内膜嵌入肌层、感染等因素使切口愈合不良,再次妊娠分娩易发生子宫破裂。

(三)本次妊娠的影响

1.胎盘的位置

因滋养叶细胞有侵袭子宫肌层的作用,若胎盘位于瘢痕处,可造成瘢痕的脆弱。

2.妊娠间隔的时间

瘢痕子宫破裂与妊娠间隔有一定的关系,有资料表明,瘢痕子宫破裂最短为 1 年,最长为10年。

3.妊娠晚期子宫膨大

如双胎、羊水过多、巨大儿等,一般孕周达 38 周胎头入骨盆,子宫下段撑薄,易发生子宫瘢痕破裂。

4.产力的影响

临产后子宫收缩牵拉瘢痕,易发生瘢痕的破裂。

二、临床表现

根据子宫破裂的发展过程,可分为先兆子宫破裂与子宫破裂两种。先兆破裂为时短暂,若无严密观察产程往往被忽略,发展为破裂。尤其为前次剖宫产史,常见于瘢痕破裂,有时在手术时才发现子宫肌层裂开。

(一)先兆破裂

(1)多见于产程延长与先露下降受阻,产妇突然烦躁不安,疼痛难忍,呼吸急促,脉搏细速。

(2)子宫肌层过度收缩与缩复而变厚,子宫下段逐渐变长变薄。腹部检查时子宫上下段明显出现病理缩复环,即此环每次宫缩时逐渐上升,阵缩时子宫呈葫芦形,子宫下段有明显压疼。

(3)胎动活跃,胎心变慢或增快。提示胎儿宫内窘迫。

(4)产妇往往不能自解小便,膀胱因过度压迫而发生组织损伤,导致血尿。

(二)破裂

子宫破裂发生一刹那,产妇感到剧烈疼痛。宫缩停止,腹痛稍感轻些,此后产妇出现的全身情况与破裂的性质(完全或不完全)、出血的多少有关。完全破裂,内出血多,患者血压下降,很快出现休克,胎动停止,胎心音消失。出血和羊水的刺激有腹膜刺激症状,如压疼、反跳痛及肌紧张等,不完全破裂症状可不典型,但在破裂处有固定的压痛。典型的子宫破裂诊断不困难,但若破裂发生在子宫后壁或不完全破裂则诊断较困难。

三、诊断

(一)病史、体征

依靠病史、体征可做出初步诊断。

(二)腹部检查

腹部检查全腹压痛和反跳痛,腹肌紧张,可叩及移动性浊音,腹壁下胎体可清楚扪及,子宫缩小,位于胎儿一侧,胎动停止,胎心音消失。

(三)阴道检查

子宫破裂后,阴道检查可发现胎先露的上移,宫颈口缩小,可有阴道流血,有时可触到破裂口;但若胎儿未出宫腔,胎先露不会移位,检查动作要轻柔,有时会加重病情。

(四)B超诊断

可见胎儿游离在腹腔内,胎儿的一边可见收缩的子宫及腹水。

(五)腹腔或后穹隆穿刺

可明确腹腔内有无出血。

四、鉴别诊断

(一)胎盘早剥与子宫破裂

均有发病急、剧烈腹部疼痛、腹腔内出血、休克等症状,但前者患有妊高征,B超提示胎盘后血肿,子宫形状不变,亦不缩小。

(二)难产并发感染

个别难产病例,经多次阴道检查后感染,出现腹痛症状和腹膜炎刺激征,类似子宫破裂征象,阴道检查宫颈口不会回缩,胎儿先露不会上升,子宫亦不会缩小。

五、治疗

(一)先兆子宫破裂

早期诊断,及时恰当处理,包括输液、抑制宫缩的药物及抗生素的应用。一旦诊断子宫先兆破裂,希望能挽救胎儿,同时为了避免发展成子宫破裂,应尽快剖宫产术结束分娩。

(二)子宫破裂

一方面输液、输血、氧气吸入等抢救休克,同时准备剖腹手术,子宫破裂时间在 12 小时以内,破口边缘整齐,无明显感染,需保留生育功能者,可考虑修补缝合破口。破口大或撕裂不整齐,且有感染可能,考虑行次全子宫切除术。破裂口不仅在下段,且沿下段至宫颈口考虑行子宫全切术。如产妇已有活婴,同时行双侧输卵管结扎术。

(三)开腹探查子宫破裂外的部位

仔细检查阔韧带内、膀胱、输尿管、宫颈和阴道,如发现有损伤,及时行修补术。

六、预防与预后

做好孕期检查,正确处理产程,绝大多数子宫破裂可以避免。孕产期发生子宫破裂的预后与早期诊断、抢救是否及时、破裂的性质有关。减少孕产妇及围生儿的死亡率。

(1)建立健全的妇幼保健制度,加强围生期保健检查,凡有剖宫产史、子宫手术史、难产史、产前检查发现骨盆狭窄、胎位异常者,应预产期前 2 周入院待产。充分做好分娩前的准备,必要时择期剖宫产。

(2)密切观察产程,及时发现异常,出现病理缩复环或其他先兆子宫破裂征象时应及时行剖宫产。

（3）严格掌握催产素和其他宫缩剂的使用适应证：胎位不正，头盆不称，骨盆狭窄禁用催产素；双胎，胎儿偏大，剖宫产史，多胎经产妇慎用或不用催产素。无禁忌证的产妇，应用催产素应稀释后静脉滴注，由专人负责观察产程。禁止在胎儿娩出之前肌内注射催产素。

（4）严格掌握各种阴道手术的指征：遵守手术操作规程，困难的阴道检查，如产钳，内倒转术后，剖宫产史及子宫手术史，产后应常规探查宫颈和宫腔有无损伤。

（5）严格掌握剖宫产指征：近年来，随着剖宫产率的不断上升，瘢痕子宫破裂的比例随之上升。因此，第一次剖宫产时，必须严格掌握剖宫产的指征。术式尽可能采取子宫下段横切口。

（杨红玉）

第二节 羊水栓塞

一、概述

羊水栓塞是指在分娩过程中羊水进入母体血液循环，导致过敏性休克、肺血管痉挛及栓塞、弥散性血管内凝血、肾衰竭或突发死亡等一系列严重症状的综合征。羊水栓塞是一种罕见、凶险的分娩并发症，病死率高，国内外报道为61%～86%。近年来研究认为，羊水栓塞的核心问题是过敏，是羊水进入母体循环后引起的一系列变态反应，有人建议将羊水栓塞改名为妊娠过敏综合征。

过强宫缩、急产、羊膜腔压力高是羊水栓塞的主要原因；胎膜破裂、前置胎盘、胎盘早剥、子宫破裂、剖宫产术中生理、病理性血窦开放是其发生的诱因。

二、临床表现

羊水栓塞的发病特点是起病急骤、来势凶险，多发生于分娩过程中。

（一）发病时期
羊水栓塞通常发生在自然破膜或人工破膜过程中（70%）及剖宫产（19%）和产后48小时内（11%）。宫缩过强、滥用缩宫素引产或催产为本病发生的主要诱因。

（二）前驱症状
多数病例在发病时常首先出现突发寒战、烦躁不安、咳嗽、气急、发绀、呕吐等前驱症状，这些症状往往被误认为感冒、宫缩过强、产妇紧张而不引起助产者注意。

（三）呼吸循环衰竭
羊水栓塞根据病情缓急可分为两种类型，即暴发型和缓慢型两类。前者呼吸循环系统症状明显，继前驱症状后即出现呼吸困难、发绀、心率增快且进行性加重、面色苍白、四肢厥冷、血压下降，也可出现昏迷和抽搐，肺部听诊可出现湿啰音。严重者发病急骤，仅惊叫一声或打一个哈欠，血压即消失，呼吸、心搏骤停。缓慢型呼吸循环系统症状较轻，甚至无明显症状，待至产后出现流血不止、血液不凝时始被发现。

（四）全身出血倾向
部分羊水栓塞患者经抢救度过了呼吸循环衰竭的休克期，继而出现DIC。呈现以子宫大出血为主的全身出血倾向,如黏膜、皮肤、针眼出血及血尿等,且血液不凝。值得注意的是部分羊水栓塞病例,缺少呼吸循环系统的症状,起病即以产后不易控制的大出血为主要表现,切不要误为单纯子宫收缩乏力性出血。

(五)多脏器损伤

本病全身脏器均受损害,除心脏外,肾脏是最常受损害的器官。当两个或两个以上重要器官同时或相继发生衰竭时,则称为多器官衰竭(MOF)。其病死率与衰竭器官数目相关,1个器官衰竭持续大于1天,其病死率为40%,2个器官衰竭时病死率上升为60%,3个或3个以上器官衰竭时则病死率高达98%。

三、诊断

(一)诊断依据

主要靠临床表现,在血中找到胎儿有形物质可支持诊断。在胎膜破裂、胎儿娩出或手术中产妇突然出现寒战、烦躁不安、气急、尖叫、呛咳、呼吸困难、大出血、凝血功能障碍及不明原因休克、出血量与休克不成比例,应首先考虑为羊水栓塞,并在积极抢救的同时做进一步检查,以明确诊断。

(二)辅助检查

1.凝血功能检查

首先进行与 DIC 有关的实验室检查。目前 DIC 诊断的指标如下。

(1)血小板计数不高于 $50×10^9/L$ 或进行性下降。

(2)纤维蛋白原不高于 1.5 g/L 或进行性下降。

(3)凝血酶原时间延长 3 秒以上。

(4)3P 试验阳性。

(5)纤维蛋白降解产物(FDP)不低于 80 $\mu g/mL$。

2.寻找有形物质

在颈静脉穿刺或股静脉切开时,在插管时取下腔静脉血或在剖宫产、切除子宫时取宫旁静脉丛血 10 mL 找胎儿有形成分。

3.血气分析

PaO_2 下降,pH 下降,BE 下降。

4.胸部 X 线检查

大约 90% 的患者可以出现胸片异常,床边胸片可见双肺有弥散性浸润影,向肺门周围融合,伴右心扩大和轻度肺不张。

5.心功能检查

心电图、彩色多普勒超声检查提示右心房、右心室扩大,心排血量减少及心肌劳损的表现。

6.死亡后诊断

(1)取右心室血做沉淀试验,血涂片寻找羊水有形成分。

(2)子宫切除标本病理检查,注意宫旁静脉血中有无羊水有形成分。

(3)尸检。

(三)特殊检查

1.Sialy Tn 抗原检测

胎粪及羊水中含有 Sialy Tn 抗原,检测母亲外周血浆及肺组织中的 Sialy Tn 抗原早期诊断羊水栓塞。

2.血清粪卟啉锌检测

粪卟啉锌是羊水和胎便中的特异物质,在孕妇血浆中几乎不存在,当羊水栓塞时血中粪卟啉锌明显增高,可用分光光度计测定其浓度进行羊水栓塞早期诊断。

3.类胰蛋白酶测定

羊水栓塞的发生是机体对羊水中的胎儿成分产生变态反应,以致肥大细胞脱颗粒释放组胺、类胰蛋白酶和其他介质引起机体发生严重的病理生理改变所致。

四、治疗

早诊断、早治疗是成功救治的关键。当患者出现寒战、呛咳、呼吸困难、休克与出血量不成比例、多部位出血、血液不凝时应首先考虑羊水栓塞,应边组织抢救,边进行实验室检查,决不可等待有检验结果后再予急救。

(一)紧急处理

(1)有效给氧:立即高浓度面罩给氧,流量 5～10 L/min。如 5 分钟不改善,应及时行气管插管人工呼吸机正压给氧。保持血氧饱和度在 90% 以上。

(2)尽快开放静脉通道,至少两条,便于用药及输液,同时抽取下腔静脉血 5 mL 用于诊断。

(3)心搏骤停者立即徒手心肺复苏。

(二)抗过敏

1.氢化可的松

该药为首选药物,200 mg＋10% 葡萄糖 10 mL 静脉推注,随后 500 mg＋10% 葡萄糖 500 mL 静脉滴注。

2.地塞米松

20 mg＋25% 葡萄糖 20 mL 静脉推注,然后根据病情再继续滴注地塞米松 20 mg。

(三)解除肺动脉高压

1.盐酸罂粟碱

该药为首选药物。首次(30～90)mg＋10% 葡萄糖 20 mL 静脉滴注。与阿托品同时应用,扩张肺小动脉效果更好。总量不超过 300 mg/d。

2.阿托品

(1～2)mg＋(5%～10%)葡萄糖 10 mL,每 15～30 分钟静脉注射一次,直至患者面部潮红或症状好转为止。心率大于 120 次/分者慎用。

3.氨茶碱

250 mg＋(5%～10%)葡萄糖 20 mL 缓慢静脉推注,必要时可重复使用 1～2 次/24 小时。

4.酚妥拉明

(5～10)mg＋(5%～10%)葡萄糖 250～500 mL 静脉滴注,以 0.3 mg/min 滴速为佳。

(四)抗休克

1.补充血容量

尽快输新鲜血和血浆补充血容量。

2.升压药

多巴胺 20 mg＋10% 葡萄糖 250 mL 静脉滴注,开始滴速为 20 滴/分钟,根据血压调整滴速。

3.纠正心力衰竭

常用毛花苷 C(0.2～0.4)mg＋10％葡萄糖 20 mL 静脉注射,必要时 4～6 小时重复。

4.纠正酸中毒

首次可给 5％碳酸氢钠 150～250 mL,以后根据动脉血血气分析及酸碱测定结果酌情给药。

(五)防治 DIC

1.肝素

用于羊水栓塞早期的高凝状态,在症状发作后 10 分钟内应用效果最好。首次肝素用量为(25～50)mg＋0.9％盐水 100 mL 静脉滴注。同时静脉输注新鲜全血、纤维蛋白原(1 次 4～6 g)、血小板悬液、洗涤红细胞和新鲜冰冻血浆,可用于治疗继发于 DIC 的出血倾向。

2.补充凝血因子

应及时补充,输新鲜血或血浆、纤维蛋白原等。

3.抗纤溶药物

在有纤溶亢进时,给予抗纤溶药物。氨甲苯酸(0.1～0.3)g＋5％葡萄糖 20 mL 缓慢静脉推注。

(六)预防肾衰竭

当血容量补足后,血压回升而每小时尿量仍少于 17 mL 时,应给予呋塞米 20～40 mg 静脉注射或 20％甘露醇 250 mL 静脉滴注治疗。

(七)预防感染

选用对肾脏毒性小的广谱抗生素。

(八)产科处理

(1)宫口未开全者行剖宫产终止妊娠。

(2)宫口开全,无头盆不称者阴道助产结束分娩。

(3)术时及产后密切注意子宫出血情况,对难以控制的大出血且血液不凝者,可行子宫切除术,术后放置腹腔引流管。

(杨红玉)

第十一章

妇科疾病的中医辨证治疗

第一节 经期延长

月经周期正常,行经期超过 7 天以上,甚或淋漓不净达半月之久者,称为"经期延长",又称"月水不断"或"经事延长"。

本病应与崩漏相鉴别。

西医妇科学中排卵型功能失调性子宫出血的黄体萎缩不全、子宫内膜炎、子宫内节育器和输卵管结扎术后引起的经期延长等可参照本病辨证论治。

一、病因病机

本病的主要发病机制是气虚冲任不固,虚热血海不宁,血瘀血不循经,使经血失于制约而致经期延长。

(一)气虚

素体脾虚,或劳倦伤脾,中气不足,统摄无权,冲任不固,不能制约经血而致经期延长。《妇人大全良方》曰:"妇人月水不断,淋漓腹痛,或因劳损气血而伤冲任"。

(二)虚热

素体阴虚,或多产房劳,或久病伤阴,阴血亏耗,虚热内生,热扰冲任,血海不宁,故致经期延长。王孟英曰:"有因热而不循其常度者"。

(三)血瘀

素体抑郁,或郁怒伤肝,气郁血滞,或经期产后,摄生不慎,邪与血搏,结而成瘀,瘀阻胞脉,经血妄行,以致经期延长。

二、辨证论治

经期延长应根据月经量、色、质的不同辨虚实。

治疗重在固冲止血调经,常用养阴、清热、补气、化瘀等治法,不宜过用苦寒以免伤阴,亦不可概投固涩之剂,以免致瘀。

(一)气虚证

证候:行经时间延长,经量多色淡质稀,神疲体倦,气短懒言,面色㿠白,纳少便溏。舌质淡,苔薄白,脉缓弱。

分析:气虚冲任不固,经血失于制约,故行经时间延长,量多;气虚火衰,血失气化,故见经色淡质稀;气虚阳气不布,则神疲体倦,气短懒言,面色㿠白;中气虚不运,则纳少便溏;舌淡苔薄白,脉缓弱,为脾虚气弱之象。

治法:补气摄血调经。

方药:举元煎。

若经量多者,可加阿胶养血止血,乌贼骨固冲止血,姜炭温经止血,炒艾叶暖宫止血;若失眠多梦者,酌加炒枣仁、龙眼肉以养心安神;若伴腰膝酸痛,头晕耳鸣者,酌加炒续断、杜仲、熟地以补肾益精。

(二)虚热证

证候:经行时间延长,量少质稠色鲜红,两颧潮红,手足心热,咽干口燥。舌红少苔,脉细数。

分析:阴虚内热,热扰冲任,血海不宁,则经行时间延长;阴虚水亏故经量少;火旺则经色鲜红质稠;阴虚阳浮,则两颧潮红,手足心热;虚火灼津,津液不能上承,故见咽干口燥;舌红少苔,脉细数,均为阴虚内热之象。

治法:养阴清热调经。

方药:两地汤。

若月经量少者,加枸杞、丹参、鸡血藤养血调经;潮热不退者,加白薇、麦冬滋阴退虚热;若口渴甚者,酌加天花粉、葛根、芦根以生津止渴;若见倦怠乏力,气短懒言者,酌加太子参、五味子以气阴双补而止血。

(三)血瘀证

证候:经行时间延长,经量或多或少,色紫暗有块,小腹疼痛拒按,舌质紫暗或有瘀斑,脉弦涩。

分析:瘀血内阻,冲任不通,血不归经,而致经行时间延长,量或多或少;瘀阻胞脉,气血不畅,不通则痛,故经色紫暗,有血块,经行小腹疼痛拒按;舌质紫暗或有瘀斑,脉涩,亦为血瘀之象。

治法:活血祛瘀止血。

方药:桃红四物汤合失笑散。

若经行量多者,加乌贼骨、茜草固涩止血;若见口渴心烦,溲黄便结,舌暗红,苔薄黄者,为瘀热之征,酌加生地、黄芩、马齿苋、丹皮以清热化瘀止血。

三、其他疗法

(一)中成药

(1)功血宁胶囊:每服1~2粒,每天3次。用于血热证。

(2)归脾丸:每次1丸,每天2次。用于气虚证。

(3)补中益气丸:每次1丸,每天2次。用于气虚证。

(4)云南白药:每服0.25~0.5 g,每天3次。用于血瘀证。

(二)针灸治疗

主穴:关元、子宫、三阴交。

配穴：肾俞、血海、足三里、太溪。

方法：每次取 3～4 穴，虚证用补法加灸，留针 30 分钟；实证平补平泻，留针 15 分钟。

（程灿灿）

第二节　月经过多

月经周期及带经期正常，经量明显多于以往者，称"月经过多"，亦称"经水过多"，或"月水过多"。本病进一步可发展为崩漏。

古籍中关于月经过多的记载虽有很多，但多是作为症状来描述的。"经水过多"最早见于《素问病机气宜保命集·妇人胎产论》："妇人经水过多，别无余证，四物加黄芩、白术各一两"。

本病相当于西医学排卵性月经失调引起的月经过多。宫内节育器所致的月经量多，可参照本病治疗。

一、病因病机

本病的主要病机为冲任损伤，经血失于制约。因素体脾气虚弱，或饮食失节、忧思过度、大病久病，损伤脾气，脾虚冲任不固，统摄失常；或素体阳盛，或肝郁化热、外感热邪、过食辛辣助热之品，热扰冲任，迫血妄行；或素性抑郁，而致气滞血瘀，瘀血阻滞冲任，新血不得归经，均可导致月经过多。

二、诊断

（一）病史

素体虚弱，或情志不遂，或嗜食辛辣，或工作、生活环境过热，或病发于宫内节育器或人工流产术后。

（二）临床表现

月经量较以往明显增多，而周期、经期基本正常。

（三）检查

1.妇科检查

盆腔无明显器质性病变。

2.辅助检查

B超了解盆腔情况、宫内节育器位置等；卵巢功能检查了解性激素水平，基础体温测定多为双相；宫腔镜检查明确有无子宫内膜息肉和子宫黏膜下肌瘤。

三、鉴别诊断

主要与崩漏鉴别。月经过多与崩漏均可见到阴道大量出血，但崩漏的出血无周期性，同时伴有经期延长，淋漓日久常不能自行停止。而月经过多仅是经量的增多，有周期性，其带经时间也正常。若症瘕导致的月经过多，则有症可查，通过妇科检查和 B 超可协助诊断。

四、辨证要点

辨证主要根据月经色、质的变化。如经色淡,质稀,多属气虚;经色深红,质稠,多属血热;经色紫黯有块,多属血瘀。并结合兼证及舌脉进行辨证。

五、治疗

本病的治疗原则是急则治其标,在经期以止血为主,务在减少血量;平时治本以调经。

(一)辨证论治

1.气虚证

主要证候:月经量多,经色淡,质稀,神疲肢倦,小腹空坠,气短懒言,纳少便溏,面色无华,舌淡红,苔薄白,脉缓弱。

证候分析:气虚血失统摄,冲任不固,而月经过多;气虚火衰,不能化血为赤,故经色淡,质稀;气虚阳气不布,则神疲肢倦,小腹空坠,气短懒言,纳少便溏,面色无华,脉缓弱亦为气虚之征。

治法:补气固冲止血。

方药:安冲汤加升麻。

成分:黄芪、白术、生龙骨、生牡蛎、生地、白芍、海螵蛸、茜草根、续断。

方解:黄芪、白术、升麻补气升提,固冲摄血;生龙骨、生牡蛎、海螵蛸、续断固冲收敛止血;生地、白芍凉血敛阴;茜草根止血不留瘀。全方补气升提,固冲摄血。

加减:用煅龙牡易生龙牡,收涩效果更佳。若伴经期小腹疼痛或经血有块,为气虚运血无力,血行迟滞,加益母草以祛瘀止血;若兼肾气虚,见腰骶酸痛者,酌加山萸肉、桑寄生以补肾固冲。

2.血热证

主要证候:月经量多,经色深红、质稠,心烦面赤,口渴饮冷,尿黄便结。舌红,苔黄,脉滑数。

证候分析:热扰冲任,迫血妄行,故月经过多;血为热灼,故经色深红、质稠;热伤阴液,故口渴饮冷,尿黄便结;热扰心神,则心烦;面赤、舌红、苔黄,脉滑数,均为血热之征。

治法:清热凉血止血。

方药:保阴煎加炒地榆、槐花。

成分:生地、熟地、黄芩、黄柏、白芍、怀山药、续断、甘草。

方解:黄芩、黄柏、生地清热凉血;熟地、白芍养血敛阴;山药、续断补肾固冲;炒地榆、槐花凉血止血;甘草调和诸药。全方共有清热凉血止血之效。

加减:热甚伤阴,舌干口渴甚者,加沙参、玄参清热生津止渴;热灼血瘀,经血中夹有血块者,加三七粉、益母草祛瘀止血;热结便秘者,加知母、大黄泻热通便止血。

3.血瘀证

主要证候:月经过多,经血紫黯、有块,经行小腹疼痛拒按。舌紫黯或有瘀点,脉涩。

证候分析:瘀血内阻冲任,新血不得归经,故月经过多;瘀血内结,故经血紫黯、有块;瘀阻冲任,不通则痛,故小腹疼痛拒按;舌紫黯或有瘀点、脉涩,均为瘀血阻滞之征。

治法:祛瘀止血。

方药:失笑散加三七粉、茜草、益母草。

方解:失笑散活血化瘀,止痛止血;三七粉、茜草、益母草祛瘀止血而不留瘀。全方共奏祛瘀止血之功。

加减：血瘀挟热，兼口渴心烦者，酌加黄芩、黄柏、炒地榆以清热凉血止血；经行腹痛甚者加乳香、没药、延胡索化瘀行气止痛。

(二)中成药

1.补中益气丸

每次 6 g，每天 2～3 次，口服。功能补中益气，升阳举陷。用于气虚证。

2.人参归脾丸

每次 1 丸，每天 2 次，口服。功能益气补血，健脾养心。用于气虚证。

3.云南白药胶囊

每次 0.25～0.5 g，每天 3 次，口服。功能化瘀止血，活血止痛，解毒消肿。用于血瘀证。

4.宫血宁胶囊

每次 1～2 粒，每天 3 次，口服。功能凉血，收涩，止血。用于血热证。

5.荷叶丸

每次 1 丸，每天 2～3 次，口服。功能凉血止血。用于血热证。

(三)其他疗法

1.针灸疗法

(1)耳针：主穴可选肾、子宫、内分泌、卵巢、皮质下；气虚配脾，血热配耳尖，血瘀配膈。针刺或埋豆。

(2)灸法可选穴隐白、百会。

2.食疗

乌骨鸡 250 g，去内脏，与黄芪 60 g 同放锅中，加适量清水，先武火煮沸，再改用文火慢煮 2～3 小时至烂熟，调味后服食，连服 3～5 天，每天 1 次。功能补气摄血。用于气虚证。

3.西医对症治疗

可选用卡巴克洛、酚磺乙胺、氨基己酸、氨甲环酸等，有减少出血量的辅助作用。

(程灿灿)

第三节　月　经　过　少

月经周期基本正常，经量明显少于以往，甚或点滴即净；或带经期不足 2 天者，称为"月经过少"，亦称"经水涩少""经量过少"。

本病最早见于晋代王叔和的《脉经》，称"经水少"，病机为"亡其津液"；明代《万氏妇人科》结合患者体质来辨虚实；《医学入门》认为"内寒血涩可致经水来少，治以四物汤加桃仁、红花、丹皮……"。

西医学月经过少多由子宫发育不良、子宫内膜结核、子宫内膜粘连、刮宫过深等引起，严重者可发展为闭经。

一、病因病机

月经过少分虚实两端。虚者多因素体虚弱，或脾虚化源不足，或多产房劳，肾气亏虚等，导致精血不足,冲任血海满溢不多;实者多因血为寒凝,或气滞血瘀,或痰湿等邪气阻滞冲任,经血不得畅行。

二、诊断

(一)病史

素体虚弱,月经初潮较迟,或情志不遂;询问有无感受寒冷,多次流产、刮宫,长期口服避孕药以及是否有失血过多、结核病等病史。

(二)临床表现

月经量明显减少,或带经期不足 2 天,月经周期基本正常。

(三)检查

1.全身检查

了解机体整体情况、营养状态及毛发分布情况。

2.妇科检查

检查第二性征发育情况,如乳房发育、有无溢乳、阴毛多少与分布;了解子宫发育情况等。

3.辅助检查

(1)卵巢功能测定:基础体温、阴道脱落细胞检查、宫颈黏液结晶等,了解有无排卵及雌、孕激素水平。

(2)蝶鞍摄片(或 CT、磁共振)除外垂体肿瘤。

(3)催乳激素(PRL)除外高催乳素血症。

(4)必要时行子宫内膜活检,除外子宫内膜结核。

(5)近期有刮宫史者,可行宫腔探查术,除外宫腔粘连。

(6)B 超检查了解子宫、卵巢发育情况。

三、鉴别诊断

(一)激经

激经是妊娠早期仍按月有少量阴道出血而无损于胎儿的一种特殊生理现象,与月经过少有类似之处,但激经可伴有恶心欲吐等早孕反应。通过妊娠试验、B 超、妇科检查等可以确诊。

(二)经间期出血

经间期出血亦为有规律的少量阴道出血,但月经过少的出血发生在基础体温低温相的开始阶段,出血量每次都一样。而经间期出血发生在基础体温低、高温相交替时,并与月经形成一次多一次少相间隔的表现。

(三)胎漏

妊娠期间有少量阴道出血,但无周期性,且有早孕反应,妊娠试验阳性,B 超提示早孕活胎。

四、辨证要点

主要根据月经色、质的变化以及发病的情况进行辨证。如经色淡,质稀,多属虚证;经色紫黯有块,多属血瘀;经色淡红,质稀或黏稠,夹杂黏液,多属痰湿;如经量逐渐减少,多属虚证,若突然减少,多属实证。并结合兼证及舌脉进行辨证。

五、治疗

本病虚多实少,或虚实夹杂,治法重在濡养精血,慎不可妄投攻破,以免重伤气血,使经血难以恢复正常。

(一)辨证论治

1.肾虚证

主要证候:月经量少,经血色淡、质稀,腰酸腿软,头晕耳鸣,夜尿多。舌淡,苔薄白,脉沉细。

证候分析:肾虚精亏,冲任血海满溢不足,故月经过少,经血色淡、质稀;肾虚腰膝、清窍失养,则腰酸腿软,头晕耳鸣;肾虚膀胱之气不固,则夜尿多;舌淡,脉沉细,亦为肾虚之象。

治法:补肾养血调经。

方药:归肾丸(见月经先期)。

加减:肾阳不足,形寒肢冷者,加肉桂、淫羊藿以温肾助阳;夜尿频数者加益智仁、桑螵蛸以补肾缩尿;若经色红,手足心热,舌红少苔,脉细数,属肾阴不足者,去杜仲,加女贞子以滋补肾阴。

2.血虚证

主要证候:月经量少,色淡红、质稀,头晕眼花,心悸失眠,面色萎黄,或经行小腹空坠。舌淡,苔薄白,脉细无力。

证候分析:营血衰少,冲任血海满溢不足,故月经量少,经血色淡红、质稀;血虚失养,则头晕眼花,心悸失眠,面色萎黄,小腹空坠;舌淡,脉细无力亦为血虚之象。

治法:补血益气调经。

方药:滋血汤。

成分:人参、山药、黄芪、白茯苓、川芎、当归、白芍、熟地。

方解:方中四物汤补血养营;人参、山药、黄芪、茯苓补气健脾,以资生化之源。全方共奏补血益气调经之效。

加减:若子宫发育不良,或经行点滴即净,为精血亏少,加紫河车、枸杞子、制首乌以补益精血;若脾虚纳呆,加陈皮、砂仁理气醒脾;心悸失眠者,加炒枣仁、首乌藤以养心安神。

3.血瘀证

主要证候:月经过少,经色紫黯,有小血块,小腹疼痛拒按。舌黯红,或有瘀点,脉弦或涩。

证候分析:瘀血阻滞冲任,经血不得畅行,故月经过少,经色紫黯,有小血块;瘀血阻滞,不通则痛,则小腹疼痛拒按;舌黯红,或有瘀点,脉弦或涩,亦为瘀血内阻之象。

治法:活血化瘀调经。

方药:桃红四物汤。

加减:若腹冷痛喜暖,为寒凝血瘀,加肉桂、小茴香以温经散寒;若腹胀痛,胸胁胀满,为气滞血瘀,加延胡索、川楝子以行气止痛。

4.痰湿证

主要证候:月经过少,经色淡红,质稀或黏稠,夹杂黏液;形体肥胖,胸闷呕恶,或带下量多黏稠。舌淡胖,苔白腻,脉滑。

证候分析:痰湿阻滞冲任,经血不得畅行,故月经过少,经色淡红,黏腻;痰湿壅阻中焦,则胸闷呕恶;痰湿流注下焦,损伤任、带二脉,则带下量多;苔白腻,脉滑,亦为痰湿内停之象。

治法:燥湿化痰调经。

方药:苍附导痰丸合佛手散。

成分:茯苓、法半夏、陈皮、甘草、苍术、香附、胆南星、枳壳、生姜、神曲、当归、川芎。

方解:方用二陈汤燥湿化痰,理气和中;苍术燥湿健脾;枳壳、香附理气行滞助痰行;胆南星清热豁痰;生姜、神曲和胃止呕;佛手散养血活血调经。痰湿消除而经血得通。

加减:若脾虚疲乏倦怠,加白术、山药健脾利湿。

(二)中成药

1.八珍益母丸

每次 9 g,每天 2 次,口服。功能补气血,调月经。用于血虚证。

2.妇科得生丹

每次 9 g,每天 2 次,口服。功能行气活血。用于血瘀证。

3.复方益母草膏(口服液)

膏剂每次 20 mL,口服液每次 2 支,每天 2 次,口服。功能活血行气,化瘀止痛。用于血瘀证。

4.二陈丸

每次 9～15 g,每天 2 次,口服。功能燥湿化痰,理气和胃。用于痰湿证。

5.五子衍宗口服液

每次 10 mL,每天 3 次,口服。功能补肾益精。用于肾虚证。

(三)其他疗法

1.针灸疗法

(1)体针:虚证取脾俞、肾俞、足三里,用补法,并灸;实证取合谷、血海、三阴交、归来,用泻法,一般不灸。

(2)耳针:取穴内分泌、卵巢、肝、肾、子宫,每次选 2～3 穴,中、强刺激,留针 20 分钟,也可耳穴埋豆。

2.单方

紫河车粉每次 3 g,每天 2 次,口服;或新鲜胎盘(牛、羊胎盘亦可),加工制作后随意饮食。用于虚证。

3.食疗

猪瘦肉 120 g,洗净切片,与鸡血藤、黑豆各 30 g 共放入锅中,加清水适量,武火煮沸后,文火煲约 2 小时,调味后服用。功能养血活血,调经止痛。用于血瘀证。

(程灿灿)

第四节　月　经　先　期

月经周期提前 7 天以上,甚则一月两次,连续两个月经周期以上者,称为"月经先期",亦称"经行先期""经期超前""经早"。如果每次只提前 3～5 天,或偶尔提前一次,下一周期又恢复正常者,均不作本病论。

一、中医病因病机

本病发生的机理主要是冲任不固，经血失于制约，月经先期而至。引起冲任不固的原因有气虚、血热之分。气虚之中又有脾气虚弱、肾气不固之分，血热之中又有实热、虚热之别。此外，尚有因瘀血阻滞，新血不安，而致冲任不固，月经先期者，临床亦不鲜见。

(一)脾气虚弱

体质虚弱，或饮食失节，或劳倦过度，或思虑过多，损伤脾气，脾伤则中气虚弱，不能摄血归源，使冲任不固，经血失于统摄而妄溢，遂致月经先期来潮，脾为心之子，脾气虚则夺母气以自救，日久则心气亦伤，发展为心脾气虚。

(二)肾气不固

青年肾气未充，或绝经前肾气渐衰，或多次流产损伤肾气，使肾气不固，冲任失于约制，经血下溢而为月经先期。肾气不一足，久则肾阳亦伤，发为肾阳虚，如阳虚不能温运脾阳则脾阳亦衰，发展为脾肾阳虚。

(三)阳盛血热

素体阳盛，或过食辛燥助阳之品，或外感邪热，或妇常在高温环境工作，以致热伏冲任，迫血下行，月经先期而至。

(四)肝郁血热

情志不畅，郁怒伤肝，木火妄动，下扰血海，冲任不固，血遂妄行，以致经不及期先来。此即《万氏女科·不及期而经先行》说："如性急躁，多怒多妒者，责其气血俱热，且有郁也。"若肝气乘脾，脾土受制，则又可发展为肝脾气郁。

(五)阴虚血热

素体阴虚，或失血伤阴，或久病阴亏，或多产房劳耗伤精血，以致阴液亏损，虚热内生，热扰冲任，血海不宁，月经先期而下。《傅青主女科》说："先期而来少者，火热而水不足也。"正是指的此类病机。

(六)瘀血停滞

经期产后，余血未尽，或因六淫所伤，或因七情过极，邪与余血相结，瘀滞冲任，瘀血内停，则新血不安而妄行，以致先期而至。

二、诊断与鉴别诊断

(一)诊断要点

(1)本病以月经周期提前 7 天以上、14 天以内，连续两个或两个以上月经周期，既往月经基本规律，作为诊断依据。亦可伴有经期、经色、经质的改变。

(2)检查：妇科内诊检查，排除炎性、肿瘤等器质性病变；测量基础体温；检测血中 E_2、P、FSH、LH、T 的水平；B超检查；诊断性刮宫取子宫内膜病检。

(二)鉴别诊断

本病以周期提前为特点。但若合并经量过多或经期延长，应注意与崩漏鉴别。若周期提前十多天一行，应注意与经间期出血鉴别。

1.崩漏

崩漏的诊断依据为月经不按周期妄行，出血量多如崩，或量少淋漓不尽，不能自止。

2.经间期出血

经间期出血常发生在月经周期的 12～16 天(但不一定每次月经中间均出血),持续 1～2 小时至2～3 天,流血量一般较少。而月经先期的量、色、质和持续时间一般与正常月经基本相同。

三、治疗

(一)中医辨证论治

本病辨证,着重于周期的提前及经量、经色、经质的情况,结合形、气、色、脉,辨其虚、实。一般以周期提前或兼量多(亦可有经量少),色淡,质稀薄,唇舌淡,脉弱的属气虚。如周期提前兼见量多,经色鲜红或紫红,质稠黏,唇舌红,脉数有力的属阳盛血热(实热)。质稠,排出不畅,或有血块,胁腹胀满,脉弦,属肝郁血热。周期提前,经量减少(亦可有量正常或增多),色红,质稠,脉虚而数,伴见阴虚津亏证候者属虚热。周期提前伴见经色暗红,有血块,小腹满痛,属血瘀。本病若伴经量过多,可发展为崩漏。临证时应重视经量的变化。

本病的治疗原则,应按其疾病的性属,或补或泻,或养或清。如虚而夹火,则重在补虚,当以养营安血为主。或脉证无火,而经来先期者,则应视病位所在,或补中气,或固命门,或心脾同治,或脾肾双补,切勿妄用寒凉,致犯虚虚之戒。

1.脾虚型

证候特点:月经周期提前,经量或多或少,经色淡红,质清稀。神疲乏力,气短懒言,小腹空坠,纳少便溏,胸闷腹胀。舌质淡,苔薄白,脉细弱。

治法:补脾益气,摄血固冲。

方药:可选用补中益气汤、归脾汤。

(1)补中益气汤成分:人参、黄芪、甘草、当归、陈皮、升麻、柴胡、白术。

加减:若经血量多,去当归之"走而不守,辛温助动",加炮姜炭、乌贼骨、牡蛎止血;腰膝酸软、夜尿频多,配用菟丝子、杜仲、乌药、益智仁益肾固摄;气虚失运,血行迟滞以致经行不畅或血中见有小块,酌加茜草、益母草、三七粉等活血化瘀。

(2)归脾汤成分:人参、白术、黄芪、茯神、龙眼肉、当归、酸枣仁、远志、木香、炙甘草、生姜、大枣。

2.肾气不固型

证候特点:月经提前,经量或多或少,舌暗淡,质清稀,腰膝酸软,夜尿频多,色淡,苔白润,脉沉细。

本证常见于初潮不久的少女或将近绝经期妇女。由于青春期肾气未盛,绝经前肾气渐衰,肾虚封藏失职,冲任不固,月经先期而潮。

治法:补肾气,固冲任。

方药:归肾丸、龟鹿补冲汤。

(1)归肾丸成分:熟地、山药、山茱萸、茯苓、当归、枸杞子、杜仲、菟丝子。

加减:经色暗淡、质清稀,肢冷畏寒者,宜加鹿角胶、淫羊藿、仙茅,温肾助阳,益精养血。量多加补骨脂、续断、焦艾叶补肾温经,固冲止血。神疲乏力,体倦气短,加党参、黄芪、白术。夜尿频多配服缩泉丸。

(2)龟鹿补冲汤成分:党参、黄芪、鹿角胶、艾叶、龟甲、白芍、炮姜、乌贼骨、炙甘草。

3.阳盛血热型

证候特点:月经提前,量多或正常,经色鲜红,或紫红,质稠黏,面唇色红,或口渴,心烦,小便短黄,大便干结。舌质红,苔黄,脉数或滑数。

治法:清热凉血,固冲调经。

方药:清经散、清化饮。

(1)清经散成分:丹皮、地骨皮、白芍、生地、青蒿、茯苓、黄柏。

加减:若经量甚多者去茯苓以免渗利伤阴,并酌加炒地榆、炒槐花、仙鹤草等凉血止血;若经来有块,小腹痛,不喜按者为热邪灼血成瘀,酌加茜草、益母草以活血化瘀。

(2)清化饮成分:白芍、麦冬、丹皮、茯苓、黄芩、生地、石斛。

加减:如经量过多者,酌加地榆、大小蓟、女贞子、旱莲草清热养阴止血;量少、色鲜红、有块,小腹痛而拒按者为热结血瘀,加丹参、益母草活血化瘀止血。

4.肝郁血热型

证候特点:月经提前,量或多或少,经色深红或紫红,质稠,排出不畅,或有血块;烦躁易怒,或胸胁胀闷不舒,或乳房、小腹胀痛,或口苦咽干。舌质红,苔薄黄,脉弦数。

治法:疏肝清热,凉血固冲。

方药:丹栀逍遥散。

成分:丹皮、栀子、当归、白芍、柴胡、白术、茯苓、煨姜、薄荷、炙甘草。

加减:如气滞而血瘀,经行不畅,或夹血块者,酌加泽兰、丹参或益母草活血化瘀;两胁或乳房、少腹胀痛,酌加川楝子炭、延胡索疏肝行气,活血止痛;经量过多去当归。

5.阴虚血热型

证候特点:月经提前,量少或正常(亦有量多者),经色深红、质稠。两颧潮红,手足心热,潮热盗汗,心烦不寐,或咽干口燥。舌质红苔少,脉细数。

治法:滋阴清热固冲。

方药:两地汤。

成分:生地、地骨皮、玄参、麦冬、阿胶、白芍。

加减:若阴虚阳亢,兼见头晕、耳鸣者可酌加刺蒺藜、钩藤、夏枯草、龙骨、牡蛎、石决明等平肝潜阳;若经量过多可加女贞子、旱莲草、炒地榆以滋阴清热止血。

6.血瘀型

证候特点:月经周期提前,经量少而淋漓不畅,色暗有块,小腹疼痛拒按,血块排出后疼痛减轻,全身常无明显症状。有的可见皮下瘀斑,或舌质暗红,舌边有瘀点,脉涩或弦涩。或小腹冷痛不喜揉按,肢冷畏寒,或胸胁胀满、小腹胀痛。

治法:活血化瘀,调经固冲。

方药:桃红四物汤、通瘀煎。

(1)桃红四物汤成分:当归、熟地、白芍、川芎、桃仁、红花。

加减:如经量增多,或淋漓不尽者,酌加三七粉、茜草炭、炒蒲黄等化瘀止血;小腹胀痛者加香附、乌药行气止痛。

(2)通瘀煎成分:当归尾、山楂、香附、红花、乌药、青皮、木香、泽泻。

加减:瘀阻冲任,血气不通的小腹疼痛,加蒲黄、五灵脂化瘀止痛。小腹冷痛,不喜揉按,得热痛缓或肢冷畏寒者,宜加肉桂、小茴香、细辛温经散寒,暖宫止痛。如血量多,酌加茜草、大小蓟、益母草化瘀止血。血瘀而致月经先期,活血化瘀不宜选用峻猛攻逐之品,恐伤冲任,反致血海蓄溢紊乱,化瘀之剂亦不可过用,待月经色质正常,腹痛缓解,即勿再服。若瘀化而经仍未调,当审因求治以善其后。

(二)其他疗法

1.体针疗法

(1)曲池、中极、血海、水泉。针刺行泻法,不宜灸。适用于阳盛血热证。肝郁血热证可配行间、地机。

(2)足三里、三阴交、气海、关元、脾俞。针刺行补法,并施灸。适用于脾气虚弱证。

(3)肾俞、关元、中极、阴谷、太溪。针刺行补法,可灸。适用于肾气不固证。

(4)气海、三阴交、地机、气冲、冲门、隐白。针刺行泻法,可灸。适用于血瘀证。气滞血瘀者,加太冲、期门。因寒凝致瘀,重用灸法。

2.耳针

卵巢、肾、内分泌、子宫。

3.头针

双侧生殖区。适用于脾气虚弱及肾气不固证。

四、预后

本病治疗得当,多易痊愈。其中伴有经血过多者可发展为崩漏,使病情反复,久治难愈,故应积极治疗。

五、预防与调护

平素特别是经期、产后须注意适寒温,避免外邪入中,勿妄作劳,以免耗气伤脾,保持心情舒畅,使血气安和,重视节制生育和节欲以蓄精养血。

月经先期又见量多者,经行之际勿操劳过度,以免加剧出血,亦不宜过食辛辣香燥,以免扰动阴血。对于情志所伤者,给予必要的关怀、体谅、安慰和鼓励,同时注意经期勿为情志所伤。经期用药,注意清热不宜过于苦寒,化瘀不可过用攻逐,以免凝血、滞血或耗血、动血之弊。

(程灿灿)

第五节 月经后期

月经周期延长 7 天以上,甚至 3～5 个月一行,连续出现两个周期以上者称为月经后期,亦称"月经错后""月经延后""经水过期""经迟"等。月经初潮后 1 年内,或进入更年期,周期时有延后,但无其他证候者,不作病论。

月经后期,医籍记述较多,诸如汉代《金匮要略》称其为"至期不来",并用温经汤治疗。唐代《备急千金要方·妇人方》有"隔月不来""两月三月一来"的证治。宋代《妇人大全良方·调经门》据王子亨所论,认为"过于阴"或"阴不及",即阴寒偏盛或阴精亏虚均可引起月经后期。到了明代,对于月经后期的认识和治疗实践都有长足的发展,如《普济本事方·妇人诸疾》谓:"盖阴胜阳则胞寒气冷,血不运行……故令乍少,而在月后",而寒邪之来,《景岳全书·妇人规》更明确提出既有"阳气不足,则寒从内生",又有"阴寒由外而入"。同时张景岳还认识到"阴火内烁,血本热而亦每过期者。此水亏血少,燥涩而然",说明血热阴伤,也可引起月经后期。《万病回春·妇人科》认为月经过期而来,紫黑有块者为气郁血滞。在这一时期,月经后期的治法方药也很丰富,如张景岳主张血少燥涩,治宜"清火滋阴",无火之证治宜"温养血气",寒则多滞,宜在温养血气方中,加"姜、桂、吴茱萸、荜茇之类"。薛己、万全等还提出了补脾养血、滋水涵木、开郁行气、导痰行气等治法。到了清代,《医宗金鉴·妇科心法要诀》《女科撮要》等,在总结前人经验的基础上,又有所发挥,使对月经后期病因病机的认识,以及辨证治疗渐臻完善。

西医学功能失调性子宫出血,出现月经错后可参照本病治疗。

一、病因病机

月经后期的发生有虚实之不同。虚者多因阴血不足,或肾精亏虚,使冲任不充,血海不能如期满溢而致;实者多因血寒、气滞等导致血行不畅,冲任受阻,血海不能按时满盈,而使月经错后。

(一)血虚

素体虚弱,营血不足,或久病失血,或产乳过多,耗伤阴血,或饮食劳倦,损伤脾胃,生化无源,均可致阴血不足,血海空虚,不能按时满溢,以使月经周期错后。

(二)肾虚

先天禀赋不足,或房劳多产,损伤肾精,精亏血少,冲任不足,血海不能如期满溢,以致月经后期。

(三)血寒

素体阳虚,或久病伤阳,寒从内生,脏腑失于温养,生化不及,气虚血少,冲任不足,血海不能按期满盈;或经期产后,寒邪内侵,或调摄失宜,过食生冷,或冒雨涉水,感受寒邪,搏于冲任,血为寒凝,经脉受阻,故月经后期。

(四)气滞

素多抑郁,或忿怒忧思,情志内伤,气机郁滞,血行不畅,阻滞冲任,血海不能按时满溢,则经行延迟。

二、诊断要点

(一)病史

可有情志不遂,饮冷感寒史,或有不孕史。

(二)症状

月经周期延后 7 天以上,甚至 3~5 个月一行,连续发生两个周期以上。

(三)妇科及辅助检查

妇科检查子宫大小正常或略小。基础体温、性激素测定及 B 超等检查有助于本病诊断。

三、鉴别诊断

本病应与早孕、月经先后无定期、妊娠期出血病证相鉴别。

(一)早孕

育龄期妇女月经过期,应排除妊娠。早孕者,有早孕反应,妇科检查宫颈着色,子宫体增大、变软,妊娠试验阳性,B 超检查可见子宫腔内有孕囊。

(二)月经先后无定期

月经先后不定期月经周期虽有延长,但又有先期来潮,而与月经后期仅月经延期不同。

(三)妊娠期出血病证

假如以往月经周期正常,本次月经延后又伴有少量阴道出血,或伴小腹疼痛者,应注意与胎漏、异位妊娠相鉴别。

四、辨证

月经后期的辨证,主要根据月经的量、色、质及全身症状辨其虚、实。若月经后期量少、色淡、质稀,头晕心悸者为血虚;量少、色暗淡、质清稀,伴腰酸腿软者为肾虚;量少、色暗或夹有血块,小腹冷痛喜温者为血寒;量少,色暗红,或夹有块,小腹胀痛而拒按为气滞。

(一)血虚

证候:经行错后,经血量少,色淡质稀,经行小腹绵绵作痛,面色苍白或萎黄,皮肤爪甲不荣,头晕眼花,体倦乏力,心悸失眠。舌淡苔薄,脉细弱。

分析:营血亏乏,冲任不充,血海不能按时满盈,则经行错后,经血量少、质稀、色淡;血虚胞宫、脉络失养,则小腹绵绵作痛;血虚不能上荣,则头晕眼花;血虚肌肤四肢失润,则面色苍白、萎黄,皮肤爪甲不荣;血虚气弱,则肢倦乏力;血虚心神失养,则心悸失眠。舌淡、脉细弱皆为血虚之征。

(二)肾虚

证候:月经周期延后,经量少,色暗淡,质清稀,或白带多而稀,腰膝酸软,头晕耳鸣,面色晦暗。舌淡,苔薄白,脉沉细。

分析:肾虚精亏血少,冲任不充,血海不能如期满溢,则月经周期延后,经量少;肾虚命门火衰,血失温煦,故色暗淡,质清稀;肾虚水失温化,湿浊下注,带脉失约,故白带清稀;肾虚外府失养,故腰膝酸软;精血亏虚,不荣于上,故头晕耳鸣,面色晦暗。舌淡,苔薄白、脉沉细均为肾虚之征。

(三)血寒

证候:经行错后,经血量少,色暗有块,经行小腹冷痛,喜温拒按,面色青白,畏寒肢冷,小便清长。舌暗红,苔白,脉沉紧或沉迟。

分析:阳虚寒盛,血少寒凝,经血运行不畅,则经行延迟,经血量少,色暗有块;寒凝阳伤,胞脉失煦,则少腹冷痛,喜温拒按;寒盛阳不外达,则面色青白,畏寒肢冷;膀胱失温,气化失常,则小便清长。舌脉均为寒盛之征。

(四)气滞

证候:月经延后,经血量少,色暗红有块,小腹胀痛,或胸胁、乳房胀痛不适,精神抑郁,喜太息。舌暗红,苔薄白或微黄,脉弦或涩。

分析:情志内伤,气机郁结,血为气阻,运行迟滞,则经行延后,经血量少,色暗有块;气机阻滞,气血运行不畅,则小腹、胸胁、乳房胀痛;情志所伤,气机不利,故精神抑郁,喜太息。舌脉所见为气机阻滞之征。

五、治疗

月经后期治疗以调整周期为主,应遵循"虚则补之,实则泻之,寒则温之"原则施治。虚证治

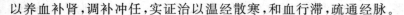

以养血补肾,调补冲任,实证治以温经散寒,和血行滞,疏通经脉。

(一)中药治疗

1.血虚

治法:补血益气调经。

处方:大补元煎。

方中人参大补元气,气生则血长;山药、甘草补脾气,助人参以资生化之源;当归养血活血调经;熟地、枸杞、山萸肉、杜仲滋肝肾,益精血。诸药合用,大补元气,益精养血。若气虚乏力、食少便溏,去当归,加砂仁、茯苓、炙黄芪、白术以增强补脾和胃之力;心悸失眠,加炒枣仁、远志、五味子以宁心安神;血虚便秘,加肉苁蓉益精补血,润肠通便。

若阴虚血少,五心烦热,口干舌燥可用小营煎,滋养肝肾,补益精血。

2.肾虚

治法:补肾填精,养血调经。

处方:当归地黄饮。

方中以当归、熟地养血育阴;山茱萸、山药、杜仲补肾填精;牛膝通经血,强腰膝,使补中有行;甘草调和诸药。全方重在补益肾气,填精养血。若肾气不足,日久伤阳,症见腰膝酸冷者,可酌加菟丝子、巴戟天、淫羊藿等以温肾阳,强腰膝;白带量多者,酌加鹿角霜、金樱子温肾止带;若肾阴不足,精血亏虚,而见头晕耳鸣,加枸杞子、制首乌、龟甲、龙骨滋阴潜阳。本证也可服用肾气丸,每次 1 丸,每天 2～3 次。

3.血寒

治法:温经散寒,行血调经。

处方:温经汤。

方中肉桂温经散寒,当归养血调经,川芎行血中之气,三药温经散寒调经;人参甘温补元,助归、芎、桂宣通阳气而散寒邪;莪术、丹皮活血祛瘀,牛膝引血下行,加强活血通经之功;白芍、甘草缓急止痛。全方有温经散寒、益气通阳、行血调经之功。若经血量少,加卷柏、鸡血藤行血调经;腹痛明显,加五灵脂、蒲黄活血祛瘀止痛;若中阳不足便溏者,加白术、山药、神曲健脾益气;若阳虚较重,形寒肢冷者,加巴戟天、淫羊藿温肾助阳。

4.气滞

治法:理气行滞,活血调经。

处方:加味乌药汤加当归、川芎。

方中乌药、香附疏肝理气行滞;砂仁、木香健脾和胃消滞;延胡索、槟榔利气宽中止痛;甘草调和诸药;加当归、川芎和血通经。诸药共奏疏肝行气、活血调经、止痛之功。若经量过少、有血块者,加鸡血藤、丹参以活血调经;若胸胁、乳房胀痛明显者,酌加柴胡、川楝子、王不留行以疏肝解郁,理气通络止痛;若月经量多,色红,心烦者,为肝郁化火,行经期酌加茜草炭、地榆、焦栀子清热止血。

(二)针灸治疗

基本处方:气海,归来,血海,三阴交。

方中气海位于任脉,有调和冲任、补肾益气的作用;归来位于下腹部,可活血通经,使月水归来;血海和血调经;三阴交为足三阴经之会,益肾调血,补养冲任。

加减运用:肾虚加灸肾俞、太溪,补肾填精,养血调经,诸穴均针用补法;血虚者加足三里、脾俞、膈俞,调补脾胃以益生血之源,诸穴均针用补法;血寒者加天枢、中极灸之以温通胞脉,活血通经;气滞者加行间、太冲疏肝解郁,理气行血,诸穴均针用泻法。一般于经前 5～7 天开始治疗,至月经来潮,连续治疗 3～5 个周期。

另外,可选用耳针,取内分泌、肝、脾、肾、内生殖器等,每次取 2～3 穴,毫针刺,中等刺激,留针 15～20 分钟,隔天 1 次,也可用耳穴贴压法。另外,若为血寒者,可取气海、关元温针灸,或用太乙膏穴位贴敷。

(程灿灿)

第六节　月经先后无定期

月经不按周期来潮,时提前时错后在 7 天以上,并且连续出现 3 次以上者,称为月经先后无定期,亦称"经乱""月经衍期""经水先后无定期"。

本病相当于西医学排卵性功能失调性子宫出血。若见周期紊乱,并伴有经量过多或经期延长,则可发展为崩漏。初潮不久或临近绝经者,如无其他不适,可不作病论。

一、病因病机

(一)肝郁

情志不遂,抑郁忿怒,则损伤肝气,疏泄不利。肝气郁结,气滞则血凝,冲任不畅则月经错后;若肝气横逆,疏泄太过,则血随气行,而月经先期而至。

(二)肾虚

素体虚弱,肾气不足;或房事不节、孕产过多,损伤肾气;或久病失养,或年近七七,肾气虚衰。从而导致肾失封藏,气血失调,血海蓄溢失常,故而病发月经先后无定期。

二、辨证论治

本病辨证应参照月经的量、色、质及全身证候进行分析。若经量或多或少,经色黯红,有血块,伴胸胁少腹乳房胀痛者,当属肝郁;若经量少,色淡黯,质清稀,腰膝酸软,或眩晕耳鸣者,当属肾虚。

(一)肝郁

1.证候

月经先后无定期,经量或多或少,色正常或黯红,经行不畅或有块,经前乳房或小腹胀痛,经来痛减,精神抑郁,心烦易怒,时胸闷太息,两胁不适。舌质偏红,苔薄黄,脉弦或弦数。

2.证候分析

肝失疏泄,血海蓄溢无度,故月经先后无定期,经量或多或少;气血郁滞,经行不畅,故经色黯红,有血块;气机不利,经脉受阻,则肝脉循行之处,如胸胁、少腹、乳房胀痛,并兼胸闷不舒,善太息;舌质偏红,苔薄黄,脉弦均为肝气郁滞之象。

3.治法

疏肝理气调经。

4.方药

逍遥散加碱。若经量多色红质稠者,加丹皮、山栀、茜草炭,去炮姜;若脘闷纳呆者,加陈皮、厚朴、神曲;小腹、乳房胀痛甚者,加青皮、川楝子。

（二）肾虚

1.证候

月经周期时先时后,量少色淡质清,带下清稀量多,头晕耳鸣,腰膝酸软,小腹空痛,夜尿频多。舌淡苔白,脉沉细弱。

2.证候分析

肾失封藏,开阖不利,血海蓄溢无度,故月经先后无定期;肾阳不足则经色淡、质清稀;肾虚髓少,腰府、脑窍失于荣养,故腰膝酸软、眩晕耳鸣;气化失职,则夜尿频多;舌淡苔白,脉沉细弱,均为肾虚之征。

3.治法

补肾调经。

4.方药

固阴煎加减。若经量或多或少,腰膝酸软,乳房胀痛者,为肝郁肾虚,治宜补肾疏肝,用定经汤。

三、预防与护理

保持心情舒畅,避免或减少过分紧张、焦虑、激动、恼怒等情绪刺激,使气血通畅肝气条达。计划生育,房事有节,劳逸结合,病后早期治疗,防止肾气损伤。

（程灿灿）

第七节　带　下　病

带下量明显增多或减少,色、质、气味异常,或伴有全身或局部症状者,称带下病,古代又称为"白沃""赤沃""白沥""赤沥""下白物"等。本病首见于《素问·骨空论》:"任脉为病,女子带下瘕聚"。带下有广义和狭义之分,广义带下泛指经、带、胎、产等多种妇科疾病,因其多发生在带脉以下而名,故古人称妇产科医师为带下医。狭义带下指妇女阴中分泌的一种阴液。又有生理和病理之别,生理性带下是指女性发育成熟后,阴道内分泌的少量无色无臭的黏液,有润泽阴道的作用。妇女在月经前后、经间期、妊娠期带下稍有增多者,或绝经前后带下减少而无明显不适者,均为生理现象,不作疾病论。带下病是妇科的常见病、多发病,常缠绵反复、不易速愈,且易并发月经不调、阴痒、闭经、不孕、症瘕等病证。临床上带下过多以白带、黄带、赤白带、五色带为常见,但也有带下过少者,亦属带下病的范畴。本节所讨论的是带下病中的带下过多。

西医学的"阴道炎""宫颈炎"等所致的白带增多,属于本病范畴。

一、病因病机

本病主要病因是湿邪为患,伤及任、带二脉,使任脉不固,带脉失约而致。湿邪又有内湿、外湿之分。内湿主要涉及脾、肾、肝三脏,脾虚失运,水湿内生;肾阳虚衰,气化失常,水湿内停;肝郁侮脾,湿热下注等均可产生内湿。外湿多因久居湿地,或冒雨涉水或不洁性交等感受湿邪引起。

(一)脾虚湿困

素体脾虚,或劳倦过度,或饮食所伤,或思虑太过,皆可损伤脾气,致其运化失职,水液不运,聚而生湿。湿性趋下,流注下焦,伤及任带,使任脉不固,带脉失约,故致带下过多。

(二)肾虚

先天禀赋不足,或年老体虚,或房劳过度,或早婚多产,或久病伤肾,致肾阳亏虚,命门火衰,寒湿内生,使带脉失约,任脉不固,而为带下病;或因肾气亏损,封藏失职,阴精滑脱,而致带下过多;亦有素体肾阴偏虚,或年老真阴渐亏,或久病伤阴,相火偏旺,虚热扰动,或复感湿邪,湿郁化热,伤及任带,任带约固失司,而为带下病。

(三)湿热下注

经行产后,胞脉空虚,摄生不洁,或淋雨涉水,居处潮湿等,皆可感受湿邪,蕴久化热;或因脾虚生湿,湿蕴化热;或肝气郁结,久而化热,肝郁乘脾,肝热脾湿,湿热互结,流注下焦,损伤任带二脉,而为带下过多。

(四)热毒蕴结

经期产后,胞脉空虚,摄生不慎,或房室不禁,或阴部手术消毒不严,或手术损伤,感染热毒,或湿热蕴久成毒,热毒损伤任带二脉,而为带下过多。

二、诊断要点

(一)临床表现

带下量明显增多,并伴带下色、质、气味的异常,或伴有阴部瘙痒、灼热、疼痛、坠胀,或兼有尿频、尿痛、小腹痛、腰骶痛等局部和全身症状。

(二)妇科检查

可见各类阴道炎、宫颈炎症、盆腔炎性疾病等炎症体征,也可发现肿瘤。

(三)辅助检查

外阴及阴道炎患者因病原体不同,阴道分泌物特点、性质也不一样,可通过阴道分泌物涂片检查以区分滴虫性阴道炎、外阴阴道假丝酵母病、细菌性阴道病等。怀疑盆腔肿瘤或盆腔炎症者,可做宫颈刮片、B超等项检查以明确诊断。急性或亚急性盆腔炎时,血白细胞计数增高。

三、鉴别诊断

(1)带下呈赤色时,应与经间期出血、漏下鉴别。①经间期出血:经间期出血是在两次月经之间出现周期性的阴道少量出血,一般持续 2～3 天能自行停止;赤带者,绵绵不断而无周期性,且为似血非血之黏液。②漏下:漏下是对经血非时而下,量少淋漓不断,无正常月经周期而言;赤带者,是似血非血的赤色黏液,且月经周期正常。

(2)带下呈赤白带或黄带淋漓时,应与阴疮、子宫黏膜下肌瘤鉴别。①阴疮:阴疮为阴户生疮,伴有阴户红肿热痛,或积结成块,溃破时可有赤白样分泌物,甚至疮面坚硬肿痛、臭水淋漓等;带下浓浊似脓者,仍是由阴中分泌而由阴道而出的一种黏液,分泌物的分泌部位不相同,且无阴疮的局部症状。②子宫黏膜下肌瘤:子宫黏膜下肌瘤突入阴道时,可见脓性白带或赤白带,或伴臭味,与黄带、赤带相似。可通过妇科检查、B超检查加以鉴别。

（3）带下呈白色时,应与白淫、白浊鉴别。①白淫:是指欲念过度,心愿不遂时;或纵欲过度,过贪房事时,突然从阴道内流出的白色液体,有的偶然发作,有的反复发作,与男子遗精相类似。②白浊:是指由尿窍流出的混浊如米泔样物的液体,多随小便排出,可伴有小便淋漓涩痛;而带下过多出自阴道。此外,带下五色间杂,如脓似血,臭秽难闻者,应警惕宫颈癌、宫体癌、或输卵管癌。可借助妇科检查,阴道细胞学检查,或宫颈、子宫内膜病理检查,B超、宫腔镜、腹腔镜等检查作出鉴别。

四、辨证论治

本病主要以带下的量、色、质、气味的异常情况为依据,并结合全身症状、舌脉来辨清虚、实、寒、热。一般而论,量多、色淡、质稀者,多属虚、属寒;量多、色黄、质稠、有臭秽者,多属实、属热;带下量多、色黄或赤白带下,或五色带、质稠如脓、有臭味或腐臭难闻者,多为热毒。

治疗以除湿为主。一般治脾宜运、宜升、宜燥;治肾宜补、宜涩;治肝宜疏、宜达;湿热和热毒宜清、宜利。还可配合其他疗法以提高疗效。

(一)脾虚湿困

1.主要证候

带下量多,色白或淡黄,质稀薄,或如涕如唾,绵绵不断,无气味。面白无华,四肢不温,腹胀纳少,便溏,肢倦,或肢体浮肿。舌淡胖、苔白或腻,脉缓弱。

2.证候分析

脾虚运化失职,水湿下注,伤及任带,使任脉不固,带脉失约,故致带下量多,色白或淡黄,质稀薄,或如涕如唾,绵绵不断;脾虚中阳不振,则见面白无华,四肢不温;脾虚失运,化源不足,机体失养,则肢倦,腹胀纳少,便溏,或肢体浮肿;舌淡胖、苔白或腻,脉缓弱,皆为脾虚湿困之征。

3.治法

健脾益气,升阳除湿。

4.方药

完带汤(《傅青主女科》):白术、山药、人参、白芍、苍术、甘草、陈皮、黑芥穗、柴胡、车前子。

方中重用白术、山药以健脾益气止带;人参、甘草补气扶中;苍术健脾燥湿;白芍、柴胡、陈皮舒肝解郁,理气升阳;车前子利水除湿;黑芥穗入血分,祛风胜湿。全方脾、胃、肝三经同治,寓补于散之内,寄消于升之中,补虚而不滞邪,以达健脾升阳,除湿止带之效。

若肾虚腰痛者,加杜仲、菟丝子、鹿角霜、覆盆子等温补肾阳;若兼见四肢不温,畏寒腹痛者,加黄芪、香附、艾叶、小茴香以温阳益气,散寒止痛;若带下日久,正虚不固者,加金樱子、芡实、乌贼骨、白果、莲肉、龙骨之类以固涩止带;纳呆者,加砂仁、厚朴以理气醒脾;便溏、肢肿者,加泽泻、桂枝以助阳化气利水。若脾虚湿郁化热,症见带下量多,色黄,质稠,有臭味者,宜健脾祛湿,清热止带,方用易黄汤(《傅青主女科》)。

(二)肾虚

1.肾阳虚

（1）主要证候:带下量多,清冷如水,绵绵不断。腰膝酸软冷痛,形寒肢冷,小腹冷感,面色晦黯,小便清长,或夜尿增多,大便溏薄。舌淡、苔白润,脉沉弱,两尺尤甚。

（2）证候分析:肾阳亏虚,命门火衰,气化失职,寒湿内生,任带不固,故见带下量多,质稀;腰为肾之府,肾虚腰膝失于温养,则腰膝酸软冷痛;阳虚寒盛,则形寒肢冷;小腹为胞宫所居之处,胞络系于肾,肾阳虚,胞宫失于温煦,故小腹有冷感;肾阳虚不能上温脾阳,下暖膀胱,则见大便溏薄,小便清长,或夜尿增多;面色晦暗,舌淡、苔白润,脉沉弱,两尺尤甚,为肾阳不足之象。

(3)治法:温肾助阳,固任止带。

(4)方药:内补丸(《女科切要》)。鹿茸、菟丝子、沙苑子、黄芪、肉桂、桑螵蛸、肉苁蓉、制附子、白蒺藜、紫菀茸。

方中鹿茸、菟丝子、肉苁蓉温肾阳,益精髓,固任止带;黄芪益气固摄;沙苑子、桑螵蛸涩精止带;肉桂、制附子温肾壮阳;白蒺藜疏肝祛风;紫菀茸温肺益肾。全方共奏温补肾阳,涩精止带之效。

若便溏者,去肉苁蓉,加补骨脂、肉豆蔻、炒白术以补肾健脾,涩肠止泻;若小便清长或夜尿增多者,加益智仁、乌药、覆盆子以温肾缩尿;若畏寒腹冷甚者,加艾叶、小茴香以温中止痛;若带下如崩者,加人参、鹿角霜、煅牡蛎、巴戟天、金樱子以补肾益气,涩精止带。

2.肾阴虚

(1)主要证候:带下量或多或少,色黄或赤白相兼,质稠,或有臭气。阴部干涩,有灼热感或瘙痒,腰膝酸软,头晕耳鸣,五心烦热,咽干口燥,失眠多梦,或面部烘热。舌质红、苔少或黄腻,脉细数。

(2)证候分析:肾阴不足,虚火内生,复感湿邪,损伤任带二脉,故致带下量较多,带下色黄或赤白相兼,质黏稠,有臭气;阴精亏虚,阴部失荣,则阴部干涩、有灼热感或瘙痒;腰为肾之府,脑为髓海,肾阴虚腰膝、清窍失养,则腰膝酸软,头晕耳鸣;肾阴不足,虚热内生,故见五心烦热,咽干口燥;虚热扰乱心神,则失眠多梦;阴虚不能制阳,虚阳上扰,则见面部烘热;舌红、苔少或黄腻,脉细数,为阴虚夹湿之征。

(3)治法:滋阴益肾,清热止带。

(4)方药:知柏地黄丸(《医宗金鉴》)加芡实、金樱子。

成分:熟地黄、山茱萸、山药、牡丹皮、茯苓、泽泻、知母、黄柏。

知柏地黄丸原方可滋阴降火,再加芡实益肾固精,健脾祛湿;金樱子固涩止带。诸药合用,共奏滋肾清热,除湿止带之功。

若兼失眠多梦者,加柏子仁、酸枣仁、远志、麦冬以养心安神;若咽干口燥甚者,加麦冬、沙参、玄参以养阴生津;若五心烦热甚者,加地骨皮、银柴胡以清退虚热;兼头晕目眩者,加旱莲草、女贞子、白菊花、龙骨以滋阴清热,平肝潜阳;带下较多者,加乌贼骨、桑螵蛸固涩止带。

(三)湿热下注

1.主要证候

带下量多,色黄或呈脓性,质黏稠,有臭气,或带下色白质黏,如豆腐渣状。外阴瘙痒,小腹作痛,脘闷纳呆,口苦口腻,小便短赤。舌质红、苔黄腻,脉滑数。

2.证候分析

湿热蕴积于下,或湿毒之邪直犯阴器胞宫,损伤任带二脉,故见带下量多,色黄或呈脓性,质黏稠,有臭气,或带下色白,质黏,如豆腐渣状,阴痒;湿热阻遏气机,则小腹作痛;湿热阻于中焦,则见脘闷纳呆,口苦口腻;湿热郁于膀胱,则小便短赤;舌红、苔黄腻,脉滑数,均为湿热内盛之征。

3.治法

清热利湿止带。

4.方药

止带方(《世补斋·不谢方》):猪苓、茯苓、车前子、泽泻、茵陈、赤芍、丹皮、黄柏、栀子、牛膝。

方中茯苓、猪苓、泽泻利水渗湿止带；赤芍、丹皮凉血活血；车前子、茵陈清热利水，使湿热之邪从小便而泄；黄柏、栀子泻热解毒，燥湿止带；牛膝引诸药下行，直达病所，以除下焦湿热。

若带下有臭气者，加土茯苓、苦参以清热燥湿；腹痛者，川楝子、延胡索以理气活血止痛；兼阴部瘙痒者，加苦参、蛇床子以清热杀虫止痒。若肝经湿热下注，带下量多，色黄或黄绿，质黏稠，呈泡沫状，有臭气，阴部瘙痒，烦躁易怒，头晕目眩，口苦咽干，便结尿赤，舌边红、苔黄腻，脉弦滑数。治宜清肝除湿止带，方用龙胆泻肝汤（《医宗金鉴》）。

（四）热毒蕴结

1.主要证候

带下量多，黄绿如脓，或赤白相兼，或五色杂下，质黏稠，气臭秽。小腹疼痛拒按，腰骶酸痛，口苦咽干，大便干结，小便短赤。舌质红、苔黄或黄腻，脉滑数。

2.证候分析

热毒损伤任带二脉，故带下量多，赤白相兼，或五色杂下；热毒蕴蒸，则带下质黏如脓，且有臭气；热毒蕴结，瘀阻胞脉，则小腹、腰骶疼痛；热毒伤津，则见口苦咽干，大便干结，小便短赤；舌质红、苔黄或黄腻，脉滑数，均为热毒内蕴之象。

3.治法

清热解毒。

4.方药

五味消毒饮（《医宗金鉴》）加半枝莲、白花蛇舌草、土茯苓、薏苡仁、败酱草。

成分：蒲公英、金银花、野菊花、紫花地丁、紫背天葵子。

方中蒲公英、金银花、野菊花、紫花地丁、紫背天葵子清热解毒；加半枝莲、白花蛇舌草、土茯苓、薏苡仁、败酱草既能清热解毒，又可利水除湿。全方合用，共奏清热解毒、除湿止带之功。

若热毒炽盛，可酌加丹皮、赤芍以凉血化瘀；若腰骶酸痛，带下恶臭难闻者，加穿心莲、半枝莲、鱼腥草、椿根白皮以清热解毒除秽；若小便淋痛，兼有白浊者，加土牛膝、虎杖、车前子、甘草梢以清热解毒，利尿通淋。必要时应中西医结合治疗。

五、其他疗法

（一）外治法

（1）洁尔阴、妇炎洁等洗剂外洗，适用于黄色带下。

（2）止带栓塞散成分：苦参20 g，黄柏30 g，威灵仙30 g，百部15 g，冰片5 g，蛇床子30 g，雄黄5 g。共为细末调匀，分30等份。每份用纱布包裹如球状，用长线扎口备用。用前消毒，每晚睡前，将药球纳入阴道内，线头留置于外，第2天拉出药球。经期禁用。适用于黄色带下。

（3）川椒10 g，土槿皮15 g。煎水坐浴。适用于白色带下。

（4）蛇床子30 g，地肤子30 g，黄柏15 g。煎水坐浴。适用于黄色带下。

（二）热熨法

电灼、激光等作用于宫颈病变局部，使病变组织凝固、坏死、脱落、修复、愈合而达到治疗的目的。适用于因宫颈炎而致带下过多者。

（三）针灸疗法

（1）体针：主穴取关元、气海、归来。配穴根据肝郁、肾虚、脾虚之不同，分别取肝俞、肾俞、脾俞等穴。快速进针，用补法，得气之后不留针，每天1次，10次为1个疗程。

(2)艾条灸:取穴隐白、大都。将艾条点燃,靠近穴位施灸,灸至局部红晕温热为度。每穴施灸 10 分钟左右,隔天 1 次,10 次为 1 个疗程。适用于治疗脾肾阳虚的带下病。

(四)中成药

(1)乌鸡白凤丸:每次 1 丸,每天 2 次,口服。10 天为 1 个疗程。适用于脾肾虚弱者。

(2)愈带丸:每次 3~4 片,每天 3 次,口服。10 天为 1 个疗程。适用于湿热下注者。

(3)知柏地黄丸:每次 5 g,每天 2 次,口服。10 天为 1 个疗程。适用于阴虚夹湿者。

六、预防与调摄

(1)注意个人卫生,保持外阴清洁干燥,勤换内裤。经期产后勿冒雨涉水或久居阴湿之地,以免感受湿邪。

(2)饮食有节,不宜过食肥甘厚味或辛辣之品,以免滋生湿热。

(3)调节情志,积极消除不良情志因素的刺激。

(4)避免房劳多产及多次人工流产等。

(5)定期进行妇科普查,发现病变及时治疗。

(6)反复发作者,应检查性伴侣有无感染,如有交叉感染,应同时接受治疗。

(7)医务人员应严格执行消毒隔离常规,以避免医源性交叉感染。

(程灿灿)

第八节 盆腔炎性疾病

女性内生殖器及其周围的结缔组织、盆腔腹膜发生炎症,称盆腔炎性疾病。

盆腔炎性疾病是指女性上生殖道的一组感染性疾病,主要包括子宫内膜炎、输卵管炎、输卵管卵巢脓肿、盆腔腹膜炎等。炎症可局限于一个部位,也可同时累及几个部位。以输卵管炎、输卵管卵巢炎最常见。盆腔炎性疾病若未能得到及时、彻底治疗,可能发生一系列的后遗症,如可导致不孕、输卵管妊娠、慢性盆腔痛以及炎性反复发作等。

本节仍按中医对急、慢性盆腔炎的辨证论治方法介绍于下。

一、急性盆腔炎

急性盆腔炎是指女性生殖器官及其周围结缔组织和腹膜的急性炎症。其初期的临床表现与古籍记载的"热入血室""产后发热""妇人腹痛"相似。

(一)病因病机

急性盆腔炎的发病与阴部卫生习惯不良或房事不节或手术不慎,感受热毒、湿热之邪有关,或由邻近脏器病变,累及子宫等而发病。

急性盆腔炎的主要病机为湿热瘀阻于子宫、胞络,致冲任带三脉功能失常;或素有宿疾,日久不愈,内结症瘕,复因劳累、重感外邪而触发。

1.热毒壅盛

正值经期,或流产、分娩后,体弱胞虚,若房事不节,或手术消毒不严,热毒内侵,客于胞宫、胞

266

络等,邪热与气血相搏,滞于冲任,化热酿毒,正邪交争,致高热、腹痛、阴道分泌物增多。

2.湿热瘀结

经行产后,余血未尽,湿热之邪乘虚侵入,与余血相搏,客于子宫、胞络;或急性盆腔炎后,邪气未尽,遇房劳、寒热之邪等感触而复发,湿热之邪与气血相搏,致使气机不利,经络气血受阻,冲任带脉功能失常而致病。

(二)诊断要点

1.临床表现

呈急性病容,下腹部疼痛,甚至剧痛难忍,高热不退,白带增多,呈脓性,秽臭。若在月经期发病,可出现月经量增多,甚至如脓血,经期延长,或伴恶心呕吐,腹胀、腹泻,尿频、尿急等症状。

2.妇科检查

下腹部肌紧张,有压痛、反跳痛;阴道充血,内有大量脓性分泌物;宫颈充血水肿,抬举痛;子宫大小正常或略大,压痛明显,活动受限;双侧附件压痛明显,可触及增粗的输卵管或包块;必要时做后穹隆穿刺,可吸出脓液。

3.辅助检查

血常规检查白细胞明显升高,中性升高;血沉加快;分泌物或血培养阳性;B超检查可见后穹隆游离液体,输卵管增粗并有积液,或附件脓肿;必要时做腹腔镜检查。

(三)鉴别诊断

1.急性阑尾炎

两者均以发热、下腹痛为主要症状。急性阑尾炎疼痛多局限于右下腹部,麦氏点压痛、反跳痛。而盆腔炎痛在下腹两侧,病位较低,再通过病史以及体格检查等即可鉴别。

2.异位妊娠、卵巢囊肿蒂扭转、黄体囊肿破裂、卵巢巧克力囊肿破裂

此类疾病都有下腹疼痛,但急性盆腔炎伴有发热。体格检查、B超检查或妇科盆腔检查,亦可资鉴别。

(四)辨证论治

急性盆腔炎发病急,病情重,病势凶险。一般属热、属实。

治疗以清热解毒为主,活血化瘀为辅。治疗必须及时彻底,常常需中西医结合治疗。若盆腔炎性疾病未得到及时正确的治疗,可能发生一系列的后遗症,如输卵管阻塞、输卵管增粗;输卵管卵巢粘连形成输卵管卵巢肿块;输卵管积水或输卵管卵巢囊肿;子宫固定等。

1.热毒壅盛

(1)主要证候:发热头痛或高热、寒战,下腹剧痛拒按,或下腹有包块,带下量多,色黄或赤白相兼,质黏稠如脓血,臭秽,若值经期可出现经量增多、经期延长,全身乏力,口干欲饮,大便干结,小便短赤。舌质红、苔黄,脉滑数。

(2)证候分析:热毒内侵,客于胞宫、胞络,热毒与气血相搏,邪正交争,营卫不和,故发热寒战;血被热毒煎熬成瘀,瘀滞下焦,故下腹痛而拒按有块;任带损伤,则带下量多;冲任失调,可见月经紊乱,经血量多;热盛中焦,热灼津液,故口干欲饮;下焦热毒盛,故大便干结,小便短赤。舌红、苔黄,脉滑数,亦为热毒壅盛之征。

(3)治法:清热解毒,凉血化瘀。

(4)方药:黄连解毒汤(《胎产秘要》)。黄芩、黄连、黄柏、山栀子,加生地、牡丹皮、乳香、没药。

方中黄芩清上焦肺热;黄连清中焦脾胃实热;黄柏泻下焦膀胱实热;山栀子泻三焦实火,加生

地、丹皮滋阴清热凉血;乳香、没药活血化瘀止痛。全方共奏清热解毒,凉血化瘀之效。

若带下量多而秽臭者,加车前草、椿根白皮、茵陈以清热利湿;盆腔形成脓肿者,加冬瓜仁、红藤、皂角刺、败酱草、生薏米以清热排脓;腹胀甚者,加厚朴、枳实以行气导滞;兼经量多、经期长者,加大黄、地榆、生地、大蓟等以清热泻火、凉血止血;兼便秘者,加大黄、桃仁通腑泄热。

若症见高热神昏,下腹痛加重,烦躁谵语,斑疹隐隐,舌红绛、苔黄燥,脉弦细而数,为热邪已入营分,宜清营解毒,活血消瘀。方用清营汤(《温病条辨》)加减。同时,应结合西医治疗,合理选用抗生素。若经过上述保守治疗仍高热不退,腹痛不减,盆腔脓肿形成时,可考虑手术治疗。

2.湿热瘀结

(1)主要证候:低热起伏,下腹坠胀,或有灼热感,或疼痛拒按,痛连腰骶,带下量多、色黄、质稠、臭秽,胸闷,纳差,小便频急、色黄,大便溏薄伴里急后重。舌质红、苔黄腻,脉弦滑或滑数。

(2)证候分析:湿热之邪结于下焦,与气血相搏,气血运行失常,则下腹坠胀或疼痛拒按;邪正交争,病势进退,故见低热起伏;湿热留于任带二脉,致任带失约,见带下量多、色黄、质稠、臭秽;湿热下注膀胱,故小便频急、短黄;湿热滞于大肠,故大便溏薄伴里急后重;湿热阻于中焦,故见胸闷纳呆。舌质红、苔黄腻,脉弦滑,亦为湿热内结之征。

(3)治法:清热利湿,化瘀止痛。

(4)方药:清热调血汤(《古今医鉴》)。当归、川芎、白芍、生地、黄连、香附、桃仁、红花、莪术、延胡索、丹皮,去白芍,加败酱草、红藤、薏苡仁、山栀子。

方中黄连清热解毒;当归、桃仁、红花、莪术、川芎活血散瘀;香附、延胡索行气止痛,气行血活,湿热之邪自无留滞之所;丹皮、生地清血分之热,加红藤、山栀子增强清热解毒之力;薏苡仁、败酱草清利湿热,解毒排脓。诸药配合,共奏清热利湿,化瘀止痛之功。

若正值经期,兼见经量增多、经期延长者,上方去当归、川芎、红花,酌加槐花、地榆、马齿苋清热利湿止血;兼腹痛剧者,酌加木香、天台乌药增加理气止痛之力。

二、慢性盆腔炎

慢性盆腔炎是指女性内生殖器及其周围结缔组织和盆腔腹膜的慢性炎症。古人描述散见于"腹痛""带下病""不孕"等病证中。最近西医妇科学称之为"盆腔炎性疾病后遗症"。

(一)病因病机

慢性盆腔炎常因急性盆腔炎未得到及时正确的治疗,或患者体质虚弱,病程迁延引起。主要病机为湿瘀之邪蕴于子宫、胞络,致冲任带脉功能失调而致。

1.气滞血瘀

素有宿疾,瘀血内阻;或因七情内伤,肝气郁结,气滞血瘀;或外感湿热之邪,滞留冲任胞宫。均致胞脉血行不畅而发病。

2.寒凝气滞

于经期、产后,感受寒邪,或过食苦寒生冷,寒湿之邪与胞宫内余血浊液相结,凝结瘀滞;或素有宿疾,病程迁延日久,正气虚弱,致使阳气不振,气血失于温运而瘀滞。

3.脾虚瘀浊

脾气素弱,或过服苦寒之品,损伤脾胃,运化失职,湿浊内停,下注冲任,致气血运行不利,郁久成瘀。瘀血与湿浊互结,滞于下焦,伤及冲任带脉而致病。

(二)诊断要点

1.临床表现

下腹痛或坠胀,或痛连腰骶,于劳累、性交后及月经前后加剧,白带量多、色黄、味臭,月经不调,或低热,甚至不孕。

2.妇科检查

若为盆腔结缔组织病变,子宫常呈后倾后屈,子宫大小可正常,活动受限或粘连固定,宫骶韧带常增粗、变硬,有触痛;若输卵管病变,在子宫一侧或两侧触到呈条索状增粗的输卵管,并有轻度压痛;若为输卵管积水或输卵管卵巢囊肿,则可扪及囊性肿块。

3.辅助检查

腹腔镜检查可见盆腔内炎性病变及粘连,盆腔B超、子宫输卵管造影有助诊断。

(三)鉴别诊断

子宫内膜异位症、盆腔瘀血症、卵巢囊肿、慢性阑尾炎、慢性结肠炎、肠粘连等疾病均有程度不同的慢性下腹痛,可通过询问病史、体格检查,必要时结合B超、腹腔镜、结肠镜等辅助检查进行鉴别。

(四)辨证论治

本病病程较长,以慢性、持续性下腹痛为主要症状,或反复急性发作,或并发异位妊娠,或不孕。临床表现以实证多、虚证少,即使是虚证,也是虚中夹实。辨证时必须参以全身症状、舌脉等以辨寒热虚实。

治疗以活血理气、化瘀散结为主。本病多以局部症状为主,常需采取内服与外治、整体与局部相结合的综合治疗。

1.气滞血瘀

(1)主要证候:少腹一侧或双侧坠胀疼痛,腰骶酸痛,劳累后或经期更甚,经期延长,或经量增多,有血块,块下痛减,带下量多,色黄或白,有气味,或婚久不孕。舌质黯、苔薄,脉细弦。

(2)证候分析:情志内伤,肝气郁结,气血运行失畅,瘀血结于子宫胞脉,则少腹疼痛、坠胀;经期或劳累后瘀滞加重,故疼痛更甚;气血瘀结,伤及任带二脉,故带下异常;伤及肝肾,则腰骶酸痛;血瘀内阻,新血难安,故经期延长,或月经量多、有血块;胞脉闭阻,两精不能结合,故不孕。舌质黯、苔薄,脉细弦,亦为气滞血瘀之征。

(3)治法:活血化瘀,理气止痛。

(4)方药:血府逐瘀汤(《医林改错》)。当归、生地、桃仁、红花、枳壳、赤芍、柴胡、甘草、桔梗、川芎、牛膝,加红藤。

方中含桃红四物汤活血祛瘀;配柴胡、枳壳、芍药、甘草疏肝理气,气行则血行;桔梗开胸膈之结气;牛膝导瘀血下行,加红藤清热解毒,诸药合用,共具理气行滞,化瘀止痛之功。

兼见低热者,加败酱草、蒲公英、黄柏以清热解毒;若腹痛较甚,加蒲黄、五灵脂以化瘀止痛;兼见经量多,加地榆、茜草、三七化瘀止血;兼带下多者,加黄柏、白芷、薏米清热利湿;兼神疲乏力,加党参、白术健脾益气;兼腰酸者加杜仲、桑寄生、续断补肾壮腰;兼有包块者加夏枯草、穿山甲、皂角刺以软坚散结。

2.寒湿凝滞

(1)主要证候:小腹冷痛,遇热痛减,经行腹痛加重,腰骶坠胀觉冷,带下量多、色白,月经后期、量少、色黯有块,神疲乏力,婚久不孕。舌质淡黯、苔白腻,脉沉迟。

(2)证候分析:寒湿之邪入侵子宫、胞脉,与气血相结,气血运行不畅,故小腹冷痛,得热则减、月经后期、量少;湿邪下注,损伤任带二脉,则致带下量多;寒伤阳气,阳气不振,脏腑失温,故见神疲乏力,腰骶坠胀觉冷,宫寒不孕。舌淡黯、苔白腻,脉沉迟,亦为寒湿凝滞之征。

(3)治法:温经散寒,化瘀止痛。

(4)方药:少腹逐瘀汤(《医林改错》)。小茴香、干姜、生蒲黄、五灵脂、延胡索、没药、当归、川芎、赤芍、肉桂,加茯苓、白术。

方中小茴香、肉桂、干姜温经散寒止痛;当归、赤芍、川芎养血活血;蒲黄、五灵脂、没药、延胡索化瘀止痛,加茯苓、白术健脾渗湿。诸药合用,共奏温经散寒,健脾化湿,活血化瘀之效。

若少腹冷痛甚,加艾叶、细辛、吴茱萸温经止痛;兼肿块者,加桃仁、三棱、莪术化瘀消症;兼腰酸者,加川断、寄生、杜仲温肾强腰。

若寒邪渐散,但湿邪留滞。症见带下量多、色白、质黏腻,胸脘痞闷,口淡腻,四肢沉重,腰骶重坠,苔白腻,脉缓。方用参苓白术散(《太平惠民和剂局方》)加桂枝、仙茅益气健脾,理气化湿。

3.脾虚瘀浊

(1)主要证候:小腹胀痛,缠绵日久,痛连腰骶,经前、经期尤甚,面色无华,精神疲倦,四肢乏力,食少纳呆,大便溏薄,月经后期,经量或多或少,带下量多、色白黏稠。舌胖淡黯或舌边有齿印、苔薄白,脉细缓或弦缓。

(2)证候分析:脾虚湿浊内停,阻滞冲任、胞络,气血运行不畅,郁久成瘀,故小腹胀痛;经前、经期胞血满溢,瘀血随下,故小腹胀痛加重;脾虚气血生化之源不足,故面色无华,精神疲倦,四肢乏力;脾虚运化不利,则食少纳呆,大便溏薄;脾虚瘀浊内停,阻滞冲任,则月经不调;脾虚湿浊下注,故带下量多、色白黏稠。舌体胖、边有齿印、质淡黯、苔薄白,脉细缓或弦缓,亦为脾虚瘀浊之征。

(3)治法:健脾化浊,祛瘀通络。

(4)方药:香砂六君子汤(《名医方论》)。党参、白术、茯苓、甘草、半夏、陈皮、木香、砂仁、生姜、大枣;合桂枝茯苓丸(《金匮要略》):桂枝、丹皮、赤芍、桃仁,去桃仁、加丝瓜络。

方中香砂六君子汤芳香醒脾,健运化湿;桂枝茯苓丸活血化瘀,因大便溏薄,去桃仁,加丝瓜络行气通络。二方合用,共奏补脾健运,活血通络之功。

若小腹胀痛明显,加乌药、延胡索行气止痛;兼经量过少者,酌加丹参、益母草、泽兰活血调经;兼经量过多者,经期去桂枝、赤芍,加三七、蒲黄、荆芥炭化瘀止血。若久病及肾,兼见夜尿多者,可于上方加桑螵蛸、乌药、益智仁补肾缩尿。

(五)其他疗法

1.中药保留灌肠

(1)复方红藤汤(《新编妇科秘方大全》):红藤、败酱草、蒲公英、丹参各30 g,金银花、连翘、鸭趾草各20 g,紫花地丁25 g。将上方水煎浓缩至100 mL保留灌肠。以晚上睡眠前进行为佳,月经干净后3～5天开始治疗,每天1次,10天为1个疗程,一般持续2～3个疗程。适用于急性盆腔炎湿热蕴结证。

(2)金银花30 g,蒲公英20 g,地丁20 g,红藤30 g,败酱草20 g,连翘20 g,三棱15 g,莪术15 g,丹参20 g,赤芍20 g。浓煎至100 mL保留灌肠,每天1次,10天为1个疗程,一般持续2～3个疗程。适用于急性盆腔炎湿瘀内结证。

(3)化瘀解毒汤(《新编妇科秘方大全》):败酱草20～30 g,三棱、莪术、赤芍、丹皮、红藤、木香、槟榔、昆布、大黄各 10～15 g。上药浓煎成 100 mL,缓慢灌肠,每天 1 次,10 天为 1 个疗程。适用于慢性盆腔炎湿热互结证。

（4）三棱、莪术、延胡索、五灵脂各 20 g,金银花、桃仁、红花、连翘各 20 g,荔枝核、皂角刺、丹参、赤芍各 10 g。浓煎成 100 mL,缓慢灌肠,每天 1 次,10 天为 1 个疗程。适用于慢性盆腔炎气滞血瘀证。

2.中药外敷

（1）鲜蒲公英适量,捣烂如泥,加白酒调匀,外敷下腹部。适用于急性盆腔炎各证型。

（2）金黄膏外敷下腹部,每天 1 次。适用于急性盆腔炎湿热蕴结证。

（3）外熨消症散（《新编妇科秘方大全》）:血竭 5 g,乳香、没药、白芥子、莱菔子各 30 g,桃仁、红花、麻黄、小茴香各 15 g,附子、吴茱萸各 45 g,冰片 10 g,炒食盐 60 g。上方除冰片外,其余药物均捣为粗末,取醋 1 000 mL 于铁锅内煎沸后加入食盐煮 10 分钟,加入药末,煎炒至半干后取出,晾一天,加入冰片和匀。装入布袋备用,睡前放置小腹部,上压热水袋热敷,每天 1～2 次,每次 30 分钟,1 个月为 1 个疗程,一袋药可热敷 3 个月。适用于慢性盆腔炎气滞血瘀证。

（4）乌头、艾叶、肉桂、鸡血藤、红花、川芎、延胡索、五灵脂、当归、皂角刺各 20 g。切成细末,入布袋内,蒸后热敷下腹部,每天 1～2 次。适用于慢性盆腔炎寒湿凝滞证。

3.中成药

（1）金刚藤糖浆,每次 15～20 mL,口服,日 3 次。4 周为 1 个疗程。适用于急、慢性盆腔炎。

（2）妇科千金片,每次 4 片,口服,每天 2～3 次,连服 4 周。适用于急、慢性盆腔炎。

（六）预防与调摄

（1）注意个人卫生保健,积极锻炼身体,增强体质。

（2）急性盆腔炎、阴道炎、淋病者应及时彻底治愈。

（3）正确处理分娩及宫腔手术,严格执行无菌操作。凡有可能感染者,应及时进行预防性治疗。

（4）慢性盆腔炎病程较长,应正确认识疾病,解除思想顾虑,增强治疗的信心。

（程灿灿）

第九节　崩　　漏

崩漏是以经血非时暴下或淋漓不尽为主要表现的一种月经周期、经期、经量严重失常的病证。其中经血暴下者称"崩",也称"崩中";经血淋漓不尽者称为"漏",也称"漏下"。崩与漏出血情况虽然不同,但二者常相互转化,且其病机基本一致,故概称"崩漏",诚如《济生方》所云:"崩漏之疾,本乎一症,轻者谓之漏下,甚者谓之崩中。"

有关崩的记载,最早见于《素问》,其"阴阳别论"说:"阴虚阳搏谓之崩",明确指出崩是以阴虚阳亢为其发病机理。漏,始于汉代《金匮要略·妇人妊娠病脉证并治》。隋代巢元方《诸病源候论》首列"漏下候""崩中候",指出崩中、漏下属非时经血,明确了崩漏的概念,并概括其病机是"伤损冲任之脉……冲任气虚,不能制约经血"。同时指出:"崩而内有瘀血,故时崩时止,淋漓不断,名曰崩中漏下。"说明崩、漏可互相转化。元代李东垣在《兰室秘藏》中指出:"肾水阴虚,不能镇守胞络相火,故血走而崩也。"至明代,医家对崩漏有了更充分的认识,如《景岳全书·妇人规》对崩漏的论述尤为精辟,指出:"崩淋之病,有暴崩者,有久崩者。暴崩者其来骤,其治亦易。久崩者其患深,其治亦难。且凡血因崩去,势必渐少,少而不止,病则为淋。此等证候,未有不由忧思郁怒,先损脾胃,次及冲任而然者。"阐明了崩漏的病因病机,进而提出"凡治此之法,宜审脏气,宜察阴阳。无火者求其脏而培之、补之;有火者察其经而清之、养之"的治则,并出具了各证型之方药。而方约之在《丹溪心法附余》中提出治崩三法:"初用止血以塞其流,中用清热凉血以澄其源,末用补血以还其旧。"其"塞流""澄源""复旧"治疗崩漏三法,至今仍为临床医家所推崇。清代唐容川在《血证论》中云:"崩漏者……脾不摄血,使以崩溃,故曰崩中,示人治崩必治中州也。"提出了崩漏的治疗当需重脾的见解。《张氏医通》又认为:"血崩之病……或因肝经有火,血热妄行,或因怒动肝火,血热沸腾。"提出血热致崩的观点。清代《傅青主女科》则提出"止崩之药,不可独用,必须于补阴之中行止崩之法",创制治疗气虚血崩的"固本止崩汤"和治血瘀致崩的"逐瘀止血汤",均为后世临床常用。而《妇科玉尺》则较全面地概括崩漏的病因为"究其源则有六大端,一由火热、二由虚寒、三由劳伤、四由气陷、五由血瘀、六由虚弱"。历代医家论治崩漏的经验,至今仍对临床有重要指导意义。

西医学中的功能失调性子宫出血病(简称功血),归属本病范畴论治,同时生殖器炎症和某些生殖器肿瘤,可参照本节辨证论治。

一、病因病机

崩漏的主要病机是冲任损伤,不能制约经血,使胞宫蓄溢失常,经血非时妄行。导致崩漏的常见病因有虚、热、瘀。虚则经血失统,热则经血妄行,瘀则经血离经。

(一)血热内扰

素体阴虚或久病伤阴;或素体阳盛血热;或素性抑郁,郁久化热;或湿热内蕴,均可因热扰冲任,迫血妄行,而为崩漏。

(二)气不摄血

脾胃素虚、中气不足;或饮食劳倦,损伤脾气,以致脾虚统摄无权,冲任不固,不能制约经血,而成崩漏。

(三)肾气(阳)不足

先天禀赋不足;或房劳多产损伤肾气;或久病大病伤及于肾;或绝经前后肾气渐衰,天癸渐竭,引起肾失封藏,冲任不固,经血失约,发为崩漏。若素体阳虚,命门火衰,或病程日久,气损及阳,阳不摄阴,精血失固,亦可导致崩漏。

(四)肾阴亏虚

素体肾阴亏虚,或多产房劳耗伤真阴,或失血伤阴、元阴不足,则虚火动血,迫血妄行,遂致崩漏。

(五)瘀滞胞宫

七情内伤,气滞血瘀;或经期产后余血未净,又感外邪,壅滞经脉,内生瘀血;或崩漏日久,离经之血为瘀,均可因瘀血阻滞胞宫,血不归经而妄行,形成崩漏。

综上所述,崩漏的原因很多,但概括来说,不外乎虚、热、瘀三种,但由于发病并非单一,故崩漏的发生发展常气血同病、多脏受累、因果相干,互相转化,所以病机错综复杂。

二、诊断要点

(一)病史

注意患者的月经史、孕产史;有无生殖器炎症和生殖器肿瘤病史;有无宫内节育器及输卵管结扎术史等。

(二)症状

月经周期紊乱,行经时间超过半月以上,甚或数月淋漓不止;常有不同程度的贫血。

(三)检查

1.妇科检查

功能性子宫出血患者,无明显的器质性病变。

2.辅助检查

主要是排除生殖器肿瘤、炎症或全身性疾病(如再生障碍性贫血等)引起的阴道出血,可根据病情需要选作基础体温测定、宫腔镜检查、诊断性刮宫、阴道细胞学检查、宫颈黏液检查、B超、内分泌激素测定、腹腔镜检查。

三、鉴别诊断

本病应与月经不调、经间期出血、赤带、胎产出血、外阴阴道外伤性出血以及出血性内科疾病相鉴别。

(一)月经先期、月经过多、经期延长

月经先期是周期缩短,月经过多是经量过多如崩,经期延长是行经时间长似漏。三种病症的出血有一定的周期性,而且经期延长与月经过多者出血在2周之内自然停止,但崩漏的出血是持续出血不能自然停止,周期长短不一。

(二)月经先后无定期

月经先后无定期其周期长短不一,但应在1~2周内波动,即提前或延后在7天以上2周以内,经期、经量基本正常,与崩漏无规律性的阴道出血显然有别。

(三)经间期出血

崩漏与经间期出血都是非时而下,但经间期出血发生在两次月经中期,且出血时间持续2~3天,量少而能自然停止,而崩漏是周期、经期、经量的严重失常,出血不能自止。

(四)赤带

赤带与漏下通过询问病史和妇科检查多能鉴别。赤带以带中有血丝为特点,月经正常。

(五)胎产出血

崩漏应与妊娠早期的出血疾病如胎漏、胎动不安、小产,尤其是异位妊娠相鉴别。通过询问病史、妊娠试验、B超检查可以明确诊断。

(六)生殖系器质性病变

生殖系炎症(如慢性宫颈炎、子宫内膜炎等)和生殖系肿瘤(如子宫肌瘤、腺肌病、子宫内膜癌、宫颈癌和卵巢功能性肿瘤等)均可引起不规则阴道出血。上述病症,通过妇科检查和诊断性刮宫、宫腔镜、B超等辅助检查可做鉴别。

(七)外阴、阴道外伤出血

外阴、阴道外伤出血有外阴、阴道外伤病史如跌仆损伤、暴力性交等,询问病史和妇科检查可

鉴别。

(八)宫内节育器及避孕药物

上节育环后出现不规则阴道出血以及长期服用避孕药物可引起月经紊乱,往往在停用或停药后月经多可恢复正常。通过询问和做 B 超可鉴别。

此外,还须与内科疾病所导致的不正常子宫出血相鉴别。如心血管、肝脏疾病和血液病等导致的经血量过多,甚则暴下如注,或淋漓不净。通过询问病史、体格检查、妇科检查、血液分析、肝功能以及凝血因子的检查或骨髓细胞分析可与崩漏相鉴别。

四、辨证

崩漏一证,有虚实之分。虚者多因脾虚、肾虚;实者多因血热、血瘀。临证以无周期性的阴道出血为主要症状,主要依据出血时间、血量、血色、血质特点,辨明病证的寒、热、虚、实属性。一般而言,出血非时暴下,量多势急,色鲜红或深红,质稠者,多属热证;出血非时暴下或淋漓难尽,色淡质稀者,多属虚证;经血非时而至,时出时止,时多时少,色紫暗有块或伴腹痛者,多属血瘀;暴崩不止,或久崩久漏,血色淡暗,质稀者,多属寒证。另外,还须结合全身脉症和必要的检查综合分析。

(一)血热内扰

证候:经来无期,量多如崩,或淋漓不净,色深红或紫红,质黏稠,面赤头晕,烦躁易怒,口干喜饮,便秘尿赤。舌质红,苔黄,脉弦数或滑数。

分析:热扰冲任,迫血妄行,故经来无期,量多如崩,或淋漓不净;血为热灼,故血色深红或紫红,质黏稠;邪热上扰,则面赤头晕;热扰心神,故烦躁易怒;热灼阴伤,故口干喜饮,便秘尿赤。舌红、苔黄、脉弦数或滑数均为血热之征。

(二)气不摄血

证候:经血非时暴下不止,或淋漓不净,量多、色淡、质稀,神疲懒言,面色萎黄,动则气促,头晕心悸,纳呆便溏。舌质淡胖边有齿痕,苔薄润,脉细无力。

分析:脾气虚弱,血失统摄,冲任不固,故经血暴下不止,或淋漓不净;气虚血失温化,故经色淡、质稀;脾气虚弱、中阳不振,故神疲懒言,面色萎黄,动则气促,头晕心悸,纳呆便溏。舌质淡胖边有齿痕、苔薄润、脉细无力均为脾虚之象。

(三)肾气(阳)不足

证候:经乱无期,出血量多,或淋漓不净,色淡质稀,精神不振,面色晦暗,腰膝酸软,甚则肢冷畏寒,小便清长,舌质淡,苔薄润,脉沉细。

分析:肾气不足,封藏失职,冲任不固,故经乱无期,量多或淋漓不净;肾气亏虚,血失温化,故色淡质稀;肾虚外府失荣,故腰膝酸软;若肾阳不足,形体失于温养,膀胱失于温化,则肢冷畏寒、小便清长。舌质淡、苔薄润、脉沉细均为肾气(阳)不足之征。

(四)肾阴亏虚

证候:经乱无期,经血时多时少,淋漓不净,或停闭数月又暴下不止,色鲜红,头晕耳鸣,五心烦热,夜寐不安。舌质红或有裂纹,苔少或无苔,脉细数。

分析:肾阴不足,虚火内动,迫血妄行,故经乱无期,经血时多时少,淋漓不净,或停闭数月又暴下不止;阴虚内热,故血色鲜红;肾阴亏虚,精血衰少,不能上荣清窍,故头晕耳鸣;阴虚内热,热扰心神,故五心烦热,夜寐不安。舌红、少苔、脉细数均为肾阴亏虚之象。

(五)瘀滞胞宫

证候:经乱无期,淋漓漏下,或骤然崩中,色暗有块,小腹疼痛,块下痛减。舌质紫暗或边有瘀斑,脉涩。

分析:瘀血停滞,阻滞冲任,血不循经,故经乱无期,淋漓漏下,或骤然崩中;冲任瘀滞,经血运行不畅,故经血色暗有块;瘀阻胞中,不通则痛,故小腹疼痛;血块下后,瘀血暂通,故块下痛减。舌质紫暗或边有瘀点、脉涩均为血瘀之征。

五、治疗

(一)中药治疗

1.血热内扰

治法:清热凉血,固冲止血。

处方:清热固经汤。

方中黄芩、栀子清热泻火;生地、地榆、地骨皮凉血止血;龟甲、牡蛎育阴潜阳,固摄冲任;阿胶养阴止血;陈棕炭、藕节收涩止血;生甘草调和诸药。若兼见少腹或小腹疼痛,苔黄腻者,为湿热阻滞冲任,加黄柏、晚蚕沙以清热利湿;若经血质稠有块者,加蒲黄炭以活血止血。

若肝郁化火,兼见心烦易怒,胸胁胀痛,口干苦,脉弦数,用丹栀逍遥散加蒲黄炭、血余炭以平肝清热止血。

若经治火势渐衰,但阴血已伤,或起病即属阴虚内热,热扰冲任血海,经血量少,色红、淋漓不止,面红潮热者,可用上下相资汤以养阴清热,益气固冲。

另外,可选用十灰散,每次 9 g,每天 2 次。

2.气不摄血

治法:补气摄血,固冲止崩。

处方:固本止崩汤加升麻、山药、乌贼骨。

方中人参、黄芪、升麻大补元气,升阳固本;白术、山药健脾摄血;熟地、当归滋阴养血,佐黑姜可引血归经,并能温阳收敛;乌贼骨固涩止血。全方气血两补,共收益气升阳、固冲止血之效。若久漏不止者,加藕节、炒蒲黄以固涩止血;若血虚者,加制首乌、白芍、枸杞子以滋阴养血;若气虚成瘀者,加三七、益母草以化瘀止血。

若暴崩如注,肢冷汗出,昏厥不省人事,脉微欲绝者,为气随血脱之危急证候。宜补气回阳固脱,急用独参汤;或用生脉散,以益气生津,敛阴固脱。

若症见四肢厥逆,冷汗淋漓,是为亡阳之候,用参附汤以回阳固脱。病势缓解,善后调理可用补肾固冲丸以脾肾双补。

3.肾气(阳)不足

治法:补益肾气,固冲止血。

处方:加减苁蓉菟丝子丸加黄芪、党参、阿胶。

方中熟地甘温滋肾养血、填精益髓;配肉苁蓉、菟丝子、覆盆子、桑寄生补肝肾、益精气;当归、枸杞、阿胶、艾叶养肝血、益冲任;加黄芪、党参补气摄血;若量多势急者,加仙鹤草、乌贼骨以止血;若为青春期功血,加紫河车、仙茅、淫羊藿以温肾益气。若肢冷畏寒,小便清长,肾阳不足者,应温阳益肾,固冲止血,方选右归丸加减;若四肢不温,纳少便溏,脾肾阳虚者,合用理中汤以温经止血。

4.肾阴亏虚

治法:滋肾益阴,固冲止血。

处方:左归丸合二至丸。

方中熟地、山萸肉、山药滋补肝肾;龟甲胶、鹿角胶峻补精血,调补肾中阴阳;枸杞子、菟丝子、二至丸补肝肾,益冲任;川牛膝补肝肾,且引诸药直达下焦。全方共收壮水填精、补益冲任之效。若头晕目眩者,加夏枯草、刺蒺藜、牡蛎以平肝潜阳;出血量多者,加地榆、大黄炭、生地以凉血止血。若肾阴虚不能上济心火,或阴虚内热,见心烦失眠,惊悸怔忡,可加黄连、枣仁以清心安神。

5.瘀滞胞宫

治法:活血化瘀,固冲止血。

处方:逐瘀止血汤。

方中重用生地清热凉血;归尾、桃仁、赤芍祛瘀止血;丹皮、大黄凉血逐瘀止血,配枳壳下气,加强涤荡瘀滞之功;龟甲养阴化瘀。若出血量多,加三七粉、益母草、乌贼骨、茜草以化瘀止血;若因寒致瘀,见肢冷畏寒,小腹冷痛者,加艾叶、桂心、炮姜以散寒行瘀;若因热致瘀,兼见经色紫红、质稠有块,心烦唇红者,加黄芩、丹皮、赤芍以清热凉血;若出血日久,气随血耗,症见气短乏力者,可合用生脉散以益气养血。

另外,可选用云南白药,每次 0.2～0.3 g,每 4 小时服 1 次。

(二)针灸治疗

基本处方:关元、三阴交、血海、膈俞、隐白。

方中关元为任脉经穴,又是足三阴经之会,可调冲任、理经血;三阴交为足三阴经交会穴,可调补三阴而益气固冲;膈俞为八会穴中的血会,血海为治血之要穴,共奏调经养血止血之功;艾灸隐白可止血治崩,为治疗崩漏的效穴。

加减运用:若血热内扰加大敦、行间、太冲,针用泻法,以清泻血热,固冲止血;气不摄血加脾俞、气海、足三里,针用补法,以健脾益气,固冲止血;肾气不足加百会、气海、命门、肾俞,针用补法,加灸法,以补益肾气,收摄经血;肾阴亏虚加肾俞、太溪、阴谷,针用补法,以滋肾益阴,宁冲止血;瘀滞胞宫,加地机、太冲、合谷,针用泻法,以理气化瘀止血。

另外,还可选用:①耳针,取内生殖器、内分泌、神门、皮质下、肝、脾、肾,针刺中等强度,留针 1～2 小时,每天 1 次,或耳穴压丸或埋针;②挑刺疗法,在腰骶部督脉或足太阳经上寻找红色丘疹样反应点,每次 2～4 个点,用三棱针挑破 0.2～0.3 cm 长、0.1 cm 深,将白色纤维挑断,每月 1 次,连续挑刺 3 次;③皮肤针,取腰骶部督脉、足太阳经,下腹部任脉、足少阴经、足阳明经、足太阴经,下肢足三阴经,由上而下反复叩刺 3 遍,中度刺激,每天 1～2 次;④穴位注射,取气海、血海、三阴交、足三里,每次选 2～3 穴,用维生素 B_{12} 或黄芪、当归注射液,每穴注射 2 mL,每天 1 次。

(程灿灿)

第十节　围绝经期综合征

妇女在更年期前后可出现一系列因性激素减少所致的症状,包括自主神经功能失调的症状,称为围绝经期综合征,其突出表现为潮热和潮红,易出汗,情绪不稳定,头痛失眠等。更年期为妇女卵巢功能逐渐直至完全消失的一个过渡时期,在更年期的过程中月经停止来潮,称绝经,一般发生于45～55岁。绝经为妇女一生中的一个生理过程,正常的卵巢遭到破坏或手术切除,也可能提前绝经,围绝经期综合征也随之发生。围绝经期综合征的持续时间因人而异,可持续数月至3年或更长。

本病相当于中医学的经断前后诸证或绝经前后诸证。

一、病因病机

本病是因卵巢功能衰退、体内雌激素水平降落所直接产生的,且与机体老化也密切相关,它们共同引起神经血管功能不稳定的综合征。

中医认为本病由肝肾阴虚、肾阳亏虚引起。

(一)肝肾阴虚

素体阴虚,或房劳多产伤肾,天癸将竭,肾阴益亏,阳失潜藏。

(二)肾阳亏虚

素体阳虚,或劳倦过度,大病久病,过用寒凉,日久伤肾,肾阳不足,天癸渐竭,元阳更虚,经脉五脏失于温养。

二、辨证

由于绝经前无排卵周期的增加,月经开始紊乱。表现为月经周期延长,经量逐渐减少,乃至停闭;或周期缩短,经量增加,甚至阴道大出血,或淋漓不断,或由月经正常而突然停止来潮。常见潮红或潮热、汗出、眩晕、心悸、高血压等心血管症状,往往有抑郁、忧愁、多疑、失眠、记忆力减退、易激动,甚至喜怒无常等精神神经症状。因雌激素逐渐减少,外阴及阴道萎缩,分泌物减少可产生老年性阴道炎、外阴瘙痒或灼热感、性交时疼痛、阴道血性分泌物等。常伴骨质疏松,可造成腰部疼痛,易发生骨折或关节痛。因活动减少及新陈代谢改变易致肥胖,消化功能改变产生肠胃胀气及便秘,内分泌改变致水钠潴留而出现浮肿等。实验室检查见促性腺激素中促卵泡素(FSH)和促黄体生成素(LH)的含量均增加,但FSH的增加比LH多。血中的雌激素水平很低。阴道细胞学检查,涂片中出现中层及低层细胞。

(一)肝肾阴虚

证候:经行先期,量多色红或淋漓不绝,烘热汗出,五心烦热,口干便艰,腰膝酸软,头晕耳鸣,舌红少苔,脉细数。兼肝旺者,多见烦躁易怒。兼心火旺者,可见心悸失眠。

治法:滋养肝肾,育阴潜阳。

(二)肾阳亏虚

证候:月经后期或闭阻不行,行则量多,色淡质稀,或淋漓不止,神萎肢冷,面色晦暗,头目晕眩,腰酸尿频,舌淡,苔薄,脉沉细无力。兼脾阳虚者,可见纳少便溏,面浮肢肿。兼心脾两虚者,可见心悸善忘,少寐多梦。

治法:温肾助阳,调理冲任。

三、针灸治疗

(一)刺灸

1.肝肾阴虚

取穴:肝俞、肾俞、太溪、三阴交、神门、太冲。

随症配穴:烦躁易怒者,加行间。心悸失眠者,加内关。潮热汗出者,加复溜、合谷。月经量多者,加地机。外阴瘙痒者,加蠡沟。

刺灸方法:针用补泻兼施法。

方义:取肝俞、肾俞调补肝肾。太溪补肾滋阴。三阴交交通肝、脾、肾经,调理冲任。神门养心安神。太冲补可柔肝养血,泻可疏肝解郁。

2.肾阳亏虚

取穴:肾俞、关元、命门、三阴交。

随症配穴:腰酸者,加腰阳关。纳少便溏者,加脾俞、足三里。少寐者,加神门。神疲肢冷者,加灸关元。

刺灸方法:针用补法,可加灸。

方义:针补艾灸肾俞、关元、命门可益肾助阳。三阴交为足三阴经交会穴,可健脾益肾,调理冲任。

(二)耳针

取内分泌、内生殖器、肾、肝、神门、皮质下,每次选2～4穴,毫针中度刺激,留针30～40分钟,或用埋针、埋籽刺激。

四、推拿治疗

(一)基本治法

取穴:中脘、气海、关元、阴陵泉、三阴交、足三里、太阳、攒竹、百会等。

手法:一指禅推、摩、按、揉、拿、擦法。

操作:患者仰卧位,用一指禅推法推中脘、气海、关元,然后掌摩腹部。按揉阴陵泉、三阴交、足三里。

患者俯卧位,用拇指按揉厥阴俞、肝俞、脾俞、肾俞、命门,然后用小鱼际蘸取少许冬青油膏直擦背部督脉及膀胱经第一侧线,横擦肾俞、命门,以透热为度。

患者坐位,用一指禅推前额部,拇指按揉太阳、攒竹、迎香、百会。五指拿头顶约5次,拿风池、肩井各约10次。

(二)辨证加减

肝肾阴虚者,着重按揉肝俞、肾俞、心俞、期门、内关、太溪、照海,擦涌泉。肾阳亏虚者,着重按揉肾俞、脾俞、胃俞、章门、关元。

(程灿灿)

第十二章

妇 女 保 健

第一节 新 婚 保 健

新婚保健的目的是使新婚夫妇在结婚以后,两性生活美满,身体健康,家庭幸福和谐。其内容包括:新婚性保健指导、新婚期节育指导和蜜月保健。

一、新婚性保健指导

(一)顺利度过首次性生活

新婚之夜,男子一般都表现为兴奋、渴望、好奇而略有精神紧张,女子则往往处于紧张、恐惧、羞涩而又疑虑的复杂心理状态。如果男方只图自己性的满足,不注意方式方法,急躁粗暴地鲁莽从事,不仅会给女方在精神上引起不良刺激,躯体上也会造成不应有的损伤,使其对性交产生惧怕和厌恶,甚至导致心理上的性功能障碍。要使初次性交能顺利完成,男方应对自己的性冲动稍加克制,要有步骤地采用温柔、爱抚的方式去消除女方的胆怯心理,随后才能激发其性欲而取得配合。女方应主动迎合,首先必须解除精神紧张,保持肌肉放松,采取两腿弯曲展开的姿势,使阴道口得以充分扩展,便于阴茎插入,也有利于减轻疼痛、减少损伤。如女方处女膜比较坚韧或肥厚,处女膜孔较紧或阴道狭小,阴茎插入时可能阻力较大,则可采取分次插入,逐步扩张的方式,大部分新婚夫妇能在数天内获得成功。如经以上方法仍不能解除障碍者,应去相关医疗单位进行检查和咨询。

(二)建立和谐的性生活

性生活的和谐是指男女双方在性生活过程中配合协调,都能共同获得性满足。要建立和谐的性生活,应注意创造以下 5 个方面的条件。

1.必要的健康条件和精神状态

性交不仅是一个由神经系统支配、内分泌调节、性器官反应的复杂生理活动,还包括循环和呼吸作用的加强、肌肉运动频速、热能消耗增多等全身反应,是需要相当的体力和饱满的情绪才能胜任的。如在健康条件欠佳、精神状态不振的情况下进行性交,性功能的发挥必然会受到影响,性生活就难以和谐。

2.性生活良好氛围的创造

人的性意识和性反应受高级神经中枢控制,社会心理因素的干扰会影响性功能的发挥。创造一个性生活的良好氛围即保持周围环境的安静、隐蔽、温馨、舒适,使人思想放松、心情舒畅,会有利于性生活的和谐。忧虑、委屈、恐惧、不安等心理压力会破坏性生活的气氛,甚至造成性功能障碍。

3.性知识的掌握与性技巧的运用

掌握了男女性反应的规律和特点,就可以在性生活实践中,运用性技巧来提高性生活的和谐程度。

(1)争取双方在同步状态下进入持续期和高潮期:从理论上讲,性生活和谐的理想境界是夫妻双方性反应各期都能契合无间,性高潮应同时到达。但在实际生活中,这种完全一致的和谐是很难达到的。双方如能在同步状态下进入持续期和高潮期,即使性高潮的出现略有先后,只要各自均有性的满足,就应该认为性生活和谐。由于女子性反应进程大多落后于男子,所以男方应适当控制自己性反应的进度,女方则要摆脱有意的控制和干扰。

(2)注意弥补消退期的两性差异:一般男子在射精活动后,都会迅速进入消退阶段,常带着满足的神态疲惫入睡;女子却兴奋解除徐缓,仍有似终未终的依恋之情,尚需继续抚爱和温存。男方应认识到射精后温馨的尾声,不仅能增加性生活的和谐程度,还能弥补性高潮中的不足。

(3)选择和变换合适的性交姿势:一般最常用的姿势为男上女下位。在性生活实践中,选择或变换其他各种姿势也可能促进性生活和谐。

(4)逐步探索对方性反应的规律:性高潮并非人人都能达到,也不是每次都可获得的。一般男子较易体验,女子则常无此感受,尤其在新婚阶段。必须经过学习和实践,逐步探索对方性反应的规律,再加上默契的配合,才有可能达到知己知彼、心意沟通的境界。

4.尽量选择合适的性交时机

性交时机一般最好选择在晚上入睡以前,以便有充分休息的时间。清晨起床前性交可能会影响白天的工作学习,但性欲的激发很难在事先拟定,最佳性交时机应是双方都有性要求的时刻。在性生活实践中,如能逐步养成习惯,尽量在入睡前性交,将有利于身心健康。

5.恰当掌握好性生活的频度

性要求的周期长短因人而异,常与年龄、体质、性格、职业等有关。即使同一个人,在不同环境、生理条件或精神状态下也会有所改变,如年龄的增长、体质的衰退、月经的来潮、生活中的烦恼和繁重的工作都会抑制性的要求。性生活的频度应根据双方性能力进行调整。一般情况下,青年人每周 2~3 次,中年人1~2 次。随着年龄的增长,频度可逐步减少。掌握的尺度可根据性生活后双方是否感到疲乏为原则。夫妻之间性要求的强弱往往不同,必须从爱护、体贴对方出发,恰当地安排好性交的频率,才能争取性生活的和谐。

(三)科学地认识处女膜问题

按照传统习俗,处女膜的完整性历来被认为是判定女子贞操的标志。有些女子因在初次性交中未被丈夫发现血迹而被误断为不是处女。有的夫妻为了处女膜的疑云,长期存在着感情上的阴影,甚至造成家庭悲剧。所以,在婚前卫生指导中应宣传处女膜的问题,要以科学的态度来对待。医学实践证明,处女膜的特征因人而异,处女膜孔有松有紧,在性交时就会呈现不同的反应。富于弹性而松软的处女膜在性交动作比较轻柔的情况下,可以不发生裂伤出血,甚至有多次性交后仍能保持完整状态者。有的女子确属处女,但其处女膜曾受过外伤,在初次性交时不再出血,男方应予以谅解。通常在初次性交活动中,处女膜会发生轻度擦伤和点滴出血,但偶尔也会出血稍多。如感到裂伤后局部灼痛,应暂停数天性器官的接触以利创口自然愈合。如发生多量出血,应立即到医院就诊给予止血。

二、新婚节育指导

随着人们对生殖健康内涵的逐步理解,计划避孕与计划受孕一样,越来越受到重视,避免新婚阶段受孕已逐渐被更多的新婚夫妻所认识。此外,社会上必然有一部分新婚青年,由于工作、学习或生活上的需要,或因健康条件限制,不准备婚后随即生育者,更迫切要求避孕。因此,提供节育指导已成为婚前保健技术服务中不可缺少的重要项目。

(一)新婚避孕的特殊要求和选择原则

(1)新婚阶段双方在性交时心情都比较紧张,又缺乏实践经验,选用的避孕方法要求简便易行,如采用宫颈帽或阴道隔膜等工具避孕,放置技巧较难掌握,反易失败。

(2)婚后短期内性交时女方阴道内、外组织较紧,某些外用避孕药具较难置入,亦不易放准部位,如阴道隔膜、宫颈帽、避孕海绵、避孕药膜等,在新婚阶段不宜立即选用。

(3)要求所用避孕方法停用后不影响生育功能和下一代健康。

(二)适宜避孕方法的选择

目前常用的避孕方法种类很多,新婚后避孕一般可根据其要求避孕期限的长短,再结合年龄、职业、文化水平、居住条件、月经情况、健康条件等帮助其知情选择一种或几种切实可行的避孕方法。

(1)婚后要求短期避孕:一般以外用避孕药具为宜,可先采用阴茎套、外用避孕栓或避孕凝胶剂,待女方阴道较易扩张时,在熟悉掌握其他外用避孕药具如阴道隔膜、避孕海绵、避孕药膜、阴道套等使用方法后,也可改用。自然避孕法具有简便、经济、安全、无害的优点,而且不受避孕期限的长短限制,只要月经规则、稳定,如在婚前即能熟悉本人排卵征象,掌握排卵规律,则从新婚开始也可选用此法。但必须注意新婚期间往往体力劳累、精神激动,常会使排卵规律改变,如单纯使用此法,应当特别谨慎观察,以防失败。

(2)婚后要求较长时期(1年以上)避孕:除可选用各种外用避孕药具外,如无用药禁忌,亦可选用女用类固醇(甾体)口服避孕药,以短效者为宜。夫妻分居两地者可用探亲避孕药,如使用正确,可获高效。但必须注意,有些品种最好在停药后 3~6 个月受孕,以防万一影响胎儿发育。

(3)初婚后要求长期避孕或再婚后不准备生育:可选用长效、安全、简便、经济的稳定性避孕方法。宫内节育器一次放置可持久避孕数年至 20 年,对不准备再生育的妇女较为合适。长效避孕针、药,阴道药环,皮下埋植等方法也可根据具体情况选用。在长期实施避孕的过程中,每对夫妇最好能多掌握几种方法,以便在不同阶段、不同条件下灵活选用,有时女用,有时男用,有时外用,有时内服,不但有利于保障身心健康、增强双方的责任感,而且还会促进性生活的和谐、夫妻间的感情。

(4)凡属终身不宜生育者,原则上有病一方应采取绝育或长效避孕措施。

(三)紧急避孕

在实施避孕的过程中,难免偶然未用避孕措施或在使用避孕方法中发生失误,如阴茎套破损或滑脱、避孕药漏服等,可在性交后短期内(最好在 72 小时内)采取紧急避孕措施。常用的方法为服用雌孕激素复合剂、单纯孕激素、达那唑、双炔失碳酯片（53号避孕片）、米非司酮等，对预防意外妊娠效果很好。但这类方法只能在紧急情况下偶尔使用，不宜作为常规避孕方法，以免影响健康。

（四）妊娠的"去"或"留"

新婚后避孕失败或因未用避孕措施而造成计划外妊娠者，应根据具体情况，听取医务人员意见，决定妊娠的"去"或"留"。原则上，对以后要求生育的妇女，应尽量避免人工终止妊娠。因为人工终止妊娠，尤其是妊娠月份较大的引产，容易引起损伤、出血或感染，危害性更大。有些妇女在事后还有可能遗留一些疾病，如盆腔感染、宫腔粘连、子宫内膜异位等，甚至会丧失生育功能而遗憾终生。一旦决定终止妊娠，应尽早施行人工流产以减少对健康的影响。人工流产只能作为偶尔发生计划外妊娠时的补救措施，千万不能作为节育的主要手段。人流次数越多、间隔越短，发生并发症和后遗症的机会越大，只有认真落实好避孕措施、坚持正确使用，才能有效地预防计划外妊娠。至于对计划内妊娠中，常因感冒、发热、咳嗽、腹泻等用过某些药物，恐惧影响胎儿发育而要求人流者，如孕妇确已患有风疹或弓形虫病等，则应采取人工流产，否则应根据其发病情况、药物品种、剂量和用药时间的长短，再结合孕周大小、孕妇本身年龄及受孕能力等综合因素慎重考虑，原则上对未生育过的妇女，以不做人工流产为妥。

三、蜜月保健

（一）养成良好的性卫生习惯

夫妻之间如果只追求性生活的和谐而忽视了性生活卫生，就有可能会引起一些疾病。不但会影响性功能的发挥，甚至还会造成生育上的障碍，所以从新婚开始就应养成良好的性卫生习惯。

经常保持外阴部的清洁卫生：不论男女，除定期洗澡外，还要经常注意外阴部的卫生，每次性生活前、后应当清洗干净。男子的包皮垢对病原体的生长繁殖较为适宜，如不经常清除，不仅会引起自身感染，而且可通过性交传给女方。女性由于外阴部的解剖特点，如阴唇和阴蒂间皱褶较多，分泌物常易积储，阴道口又邻近尿道口和肛门，更易相互污染，所以保持外阴部的清洁尤为重要。

（二）严格遵守女性各生理时期对性生活的禁忌

如在女方月经期最好不要性交，因为月经期宫颈口较松，内膜剥脱后存在创面，性交会增加生殖道感染、子宫内膜异位和产生抗精子抗体等机会。其次，性交会使盆腔充血加剧，引起月经过多、经期延长、淋漓不净或腰酸腹胀等不适症状。而且，经血沾污也会影响双方性欲，不利于性生活的和谐。

（三）注意预防蜜月性膀胱炎

新婚期间男女双方对性器官的解剖生理还不太熟悉，如对性卫生不够重视，盲目触摸、频繁摩擦，会增加尿道口的污染。再加上新婚期间比较劳累，体力消耗大，抵抗力必然有所减弱，引起感染的机会则更多。蜜月性膀胱炎是新婚阶段的常见病，一旦受染，常易反复发作，应注意预防。

（梁瑞婷）

第二节　妊娠前期保健

妊娠前期保健应在妇女计划受孕前的 4～6 周开展,这是生命开始阶段保健的重要内容。通过妊娠前期保健,可以预防遗传性疾病的传衍,避免环境中有害因素对生殖细胞的影响,是优生工作的首要环节。

一、妊娠前期的生理特点

正常情况下,妊娠前期妇女正处于生育期。一般女性的生育能力自 14～15 岁开始,至 18～20 岁趋于成熟,持续约 30 年。受经济、社会因素影响,女性的生育年龄多向后延迟。

(一)身体发育成熟

妊娠前期是身体发育的完胜时期,全身各器官及系统均已发育成熟,并具有活跃的生理功能,能够承受妊娠带给全身各系统、器官增加的负担。

(二)生殖器官发育成熟,第二性征出现

卵巢发育成熟,周期性排卵并分泌性激素。卵巢在激素分泌的作用下,子宫内膜出现周期性变化,宫颈、阴道也都会呈现出周期性改变。卵巢排卵和生殖器官发育成熟使妊娠成为可能。在卵巢性腺激素的作用下,女性呈现特有的体型,乳房发育,骨盆变宽,为妊娠做好准备。

(三)神经内分泌调节功能完善

正常育龄妇女下丘脑-垂体-卵巢轴的调节功能稳定,使机体神经-内分泌调节保持平衡,各系统器官生理功能协调一致,也为妊娠奠定了基础。

二、妊娠前期的心理特点

妊娠前期妇女正处在事业和家庭生活的繁忙时期。事业上工作岗位的竞争激烈,生活上男女结为夫妻后,正经历着对自己和对方再认识、再适应的磨合过程。面对妊娠可能出现以下心理特点。

(一)幸福和自豪感

绝大部分妊娠前期的妇女对妊娠有充分的心理准备,表现出积极的情感反应,认为妊娠是一件神圣和愉悦的事情,憧憬小生命的到来将给婚后的家庭生活带来更多的快乐,为自己即将成为母亲而充满幸福和自豪感。

(二)焦虑

迫切渴望妊娠但又迟迟未孕的妇女,可能出现期待性焦虑和紧张情绪,担心自己不能正常怀孕,害怕自己患有生殖系统疾病或不孕症,甚至到处求医问药,每天把全部精力都集中在这一件事情上,并为之焦虑不安。在重男轻女的家庭中,也会使妊娠前期妇女心情紧张、烦躁不安,为自己怀孕孩子的性别是否能满足家庭成员的意愿而焦虑不安,期待获得满意的结果。

(三)情绪抑郁

与丈夫或家庭成员存在生育意愿分歧,如自己不想妊娠,而出于家庭意愿不得不作出妊娠计划,或自己想妊娠而丈夫无生育意愿的妇女,为是否妊娠而出现矛盾冲突,表现为对妊娠消极,情

绪抑郁,缺少积极性。

三、妊娠前期的社会特点

妊娠前夫妻双方及家庭成员是否和睦、工作压力与紧张程度、家庭经济条件等因素都会对妊娠造成影响。如果夫妻双方,尤其是女方短时间内受过较大的精神打击、夫妻或家庭不和睦、工作学习过于紧张疲劳、生活条件差(如居住拥挤、经济拮据等),均不利于妊娠。

四、妊娠前期的保健目的

(1)筛查遗传性疾病,消除环境中有害因素影响。

(2)做好妊娠计划,合理安排受孕。

(3)做好妊娠前期的各项准备工作。

五、妊娠前期的保健措施

(一)检查与监制

孕前检查是妊娠前期保健的重要内容。准备怀孕夫妇在妊娠前 3～6 个月到妇幼保健部门或医疗机构通过孕前检查,对健康状况作出初步评估,排除不宜妊娠或暂缓妊娠的因素。过去孕前检查多由婚前检查代替,但随着优生知识的普及,主动进行孕前检查的妇女越来越多。孕前检查的项目不同地区有所差异,基本项目如下。

1.询问一般情况(评估孕前高危因素)

了解孕前夫妇及双方家庭成员的健康状况,重点询问与婚育有关的孕育史、疾病史、家族和遗传病史、生活方式、饮食习惯、营养状况、职业及工作环境、运动(劳动)情况、社会心理状况及人际关系等。

2.医学检查

在询问一般情况的基础上,征得夫妻双方同意,进行医学检查,了解男女双方的基本健康状况,对可能影响生育的疾病进行专项检查。

(1)体格检查:按常规检查项目进行,包括测量血压、体质量、计算体重指数(BMI)。并对男女双方生殖系统进行专科检查。检查中要注意身体发育情况、有无遗传性疾病、内分泌系统疾病、精神疾病及智力障碍等,注意乳房、声音、毛发分布等第二性征发育情况,注意男女双方内外生殖器官有无异常。

(2)辅助检查。①必查项目:血常规、尿常规、血型(ABO 和 Rh)、肝功能、肾功能、空腹血糖、HBsAg、梅毒螺旋体、HIV 筛查、宫颈细胞学检查(1 年内未查者)。②备查项目:弓形虫、风疹病毒、巨细胞病毒和单纯疱疹病毒(TORCH)筛查,宫颈阴道分泌物检查(阴道分泌物常规、淋球菌、沙眼衣原体),甲状腺功能检测,地中海贫血筛查(广东、广西、海南、湖南、湖北、四川、重庆等地),75g 口服葡萄糖耐量试验(OGTT,针对高危妇女),血脂检查,妇科超声检查,心电图检查,胸部 X 线检查。

(3)专项检查:对可能影响生育的其他疾病应进行专项检查、诊断和治疗,避免在疾病状态下妊娠而导致胎儿发育不良、畸形、流产或死亡,危及母体健康和生命安全。

进行专项检查的疾病包括:①遗传性疾病。②感染性疾病。③性传播疾病。④影响生育的其他疾病,如心脏病、肾炎、肝炎等重要脏器疾病,甲状腺功能异常、糖尿病等内分泌疾病,牙周炎等口腔疾病。⑤生殖系统疾病。⑥免疫因素,如男女双方血型、女性抗精子抗体、抗卵磷脂抗体、抗子宫内膜抗体、狼疮因子等。⑦环境因素,可做微量元素检测或对有异味的环境进行检测。

3.排卵监测

可通过基础体温测定,描记体温曲线,监测排卵情况,为安排受孕做好准备。也可以观察、记录月经日期,推算排卵时间。

(二)生活与卫生指导

1.制订妊娠计划

要想体验幸福的妊娠和分娩过程,就要制订好妊娠计划,在最合适的时间受孕,在最适宜的季节分娩。

(1)选择最佳生育年龄:女性最佳生育年龄为 25～30 周岁,配偶年龄为 25～35 周岁。这个时期是男女双方生殖功能最旺盛的阶段,生殖细胞质量好,受孕成功率高。同时,男女双方学业已完成,工作比较稳定,有一定的生活和社会经验及经济基础,孕育下一代的条件成熟。女性35 岁、男性 40 岁以后,生殖功能开始衰退,生殖细胞染色体畸变的概率增加,应避免高龄妊娠。女性 18 岁以前或 35 岁以后,妊娠危险因素相对增加,难产或其他产科并发症发生率、病残儿出生率、围生儿死亡率都明显增加,不适宜妊娠。

(2)选择最佳受孕季节:最佳受孕季节为 7、8、9 月份,尤其在北方地区,正值秋高气爽、气候温暖、蔬菜水果等供应丰富的季节,对孕妇营养补充和胎儿大脑发育十分有利,也避免了春冬季受孕易患流感及病毒性感染的危险。这个时期受孕,预产期为第二年 4、5、6 月份,气候温和,日光充足,有利于产妇身体康复和婴儿护理,有良好的光照条件,有利婴儿生长发育和骨骼钙化。

2.建立健康的生活方式

良好的生活方式不仅能促进身体健康,而且也是心理健康的保障。

(1)培养良好的饮食习惯:合理饮食,均衡营养摄入,可以为生成良好的精子和卵子创造条件,也为妊娠后胎儿生长发育蓄积营养。饮食中要注意营养均衡,不偏食,不吃零食,粗细搭配,规律进食。

体质和营养状况一般的妇女,孕前 3～6 个月要注意调整饮食,每天摄入足够的优质蛋白质、维生素、无机盐、微量元素、适量的糖类与脂肪。鸡、鸭、瘦肉、鱼、蛋、牛奶等都富含优质蛋白质,紫菜、海蜇、海带等为含碘高的食物,鸡、牛、羊肉为含锌、铜较多的食物,芝麻、猪肝、芹菜等为补铁的食物,新鲜的蔬菜和水果含有丰富的维生素。

孕前宜多食用含叶酸多的食物,必要时从孕前 3 个月开始,每天服用 0.4 mg 的叶酸增补剂可以预防胎儿神经管畸形的发生。既往发生过神经管缺陷(NTD)的孕妇,则需每天补充叶酸 4 mg。叶酸是一种水溶性 B 族维生素,在绿叶蔬菜、水果及动物肝脏中储存丰富。叶酸参与人体新陈代谢的全过程,是合成人体重要物质 DNA 的必需维生素。叶酸缺乏除了可以导致胎儿神经管畸形,如无脑畸形和脊柱裂外,还可使眼、口唇、腭、胃肠道、心血管、肾、骨骼等器官发生畸形。

(2)运动与休息:孕前生活要规律,按时起床和休息,保证充足睡眠,坚持适当运动。运动可以不要求强度,但要坚持经常性运动。运动可以增强体质,妊娠后可抵御感冒、风疹等病毒侵袭;运动可促进女性体内激素的合理调配,有利于受精卵顺利着床,并促进胚胎和胎儿发育;运动可使肌肉强健、韧带富有弹性、关节更加灵活,有利于妊娠,也为顺利分娩打下坚实的基础。

运动中需注意:①循序渐进,逐步提高身体适应能力。可采取快走、慢跑、骑车、游泳、打羽毛球等方式,进行中等强度有氧运动。②注意气候和环境变化,不宜在烈日、风雨等恶劣气候和不良空气质量环境下运动。③运动时补充足够的水分,每天需要补充水 1 500～2 000 mL。④补充碱性食物。运动后体内产生的酸性代谢产物会使肌肉关节酸胀,多吃水果。

(3)节制性生活:在计划妊娠期间,丈夫应加强锻炼,增强体质,保证精子的数量和质量。要注意性卫生,适当减少性生活的次数,调整身体状态,选择排卵期前后性生活,能增加受孕机会。

(4)戒烟酒:主动吸烟和被动吸烟都会影响胎儿生长发育。夫妇双方有烟酒嗜好者,应在孕前至少3个月戒除。新婚期间接触烟酒机会多者应严格避孕。吸烟会影响生殖细胞发育,酗酒可引起染色体畸变,导致胎儿畸形或智力低下等。

(5)远离宠物:宠物猫狗可能传染弓形虫病,会引起孕妇流产、胎儿畸形和胎儿宫内发育迟缓。因此,家有宠物者,在计划受孕时,应将宠物寄养,避免接触。如不能送离的要带宠物去做体检,并检测弓形虫病抗体,如呈阳性则可以留在家里,但每月至少带宠物去医院检查 1 次,以确保安全。

3.调整避孕方法

制订受孕计划后,要调整避孕方法,停用口服避孕药,取出宫内节育器,改用避孕套、阴道隔膜避孕。在停药和取出宫内节育器半年后再考虑受孕,以彻底消除药物的影响和调整子宫内环境。

(三)心理调适

心理因素在女性妊娠过程中具有双重作用,即良好的心理状态能促进健康妊娠,消极的心理状态会影响受孕和妊娠过程。孕前妇女一定要主动调适和改善不良情绪,保持精神愉悦、心理健康。

1.妊娠知识培训

通过讲解、发资料或指导自学等方式,帮助孕前妇女学习和掌握一些关于妊娠、分娩和胎儿在宫内生长发育的孕育知识,了解受孕及妊娠过程出现的某些生理现象,充分认识妊娠是每个妇女能够自行完成的生理过程,建立能够胜任妊娠过程的信心,端正对妊娠的认识,树立正确生育观,明确对决定胎儿性别因素的认识,消除心理负担,为妊娠做好各项准备。

2.受孕指导

指导妊娠前期妇女熟悉自己的排卵期,在适宜的时间安排性生活,增加受孕成功机会。对因未能如期妊娠而焦虑者多与之交流,指导自我监测排卵期,必要时可进行相关的生殖能力检测,以消除顾虑,树立信心,把握受孕时间,增加受孕机会。

3.保持乐观情绪

做母亲是件神圣的事情,体验十月怀胎的艰辛也不愧"母亲"这一光荣称号。孕前要调整好自己的心态,夫妻经常谈心,请医师推荐生殖心理顾问,向母婴保健专业人员咨询,或通过其他途径和相关人员交流,及时调整和转移不良情绪,以积极的心态去迎接妊娠。

4.参加体育运动

了解体育活动对调节心理状态的积极意义,根据自身实际情况,选择适宜的户外运动,有利于血液循环和神经内分泌的调节,还可调整紧张与焦虑的心态,有利于受孕和妊娠过程。

(四)社会支持

创造和谐的家庭环境,尤其是夫妻和谐是孕前最重要的心理支持。要善于调节夫妻关系,善于引导对方摆脱心理困惑,善于容忍和理解对方,善于化解和处理矛盾。要调整生活节奏,避免紧张和疲劳。树立正确的生育观念,消除生男生女带来的精神负担,并使家庭所有成员达成共识。保健部门要通过讲座、指导读书等方式,提供生育知识和生育指导,给妊娠前期妇女全方位的支持和帮助。

(五)避免接触有害因素

1.理化因素

在生活或工作环境中,如长期接触对生殖细胞有害的物质会影响受孕质量,如有毒金属铅、汞、砷,有毒化学物质苯、二硫化碳、氯乙烯、乙内酰胺、氯丁乙烯、一氧化碳、农药,物理因素如高温、噪声污染、振动、电离辐射等,均可影响生殖细胞质量和身心健康,导致男性精子减少,活力降低、畸变、胎儿畸形。如有接触影响生殖细胞的有毒物质应做必要的检查,并脱离有害环境,等待排除体内毒物至恢复正常后再受孕。

2.药物

孕前服用的药物可在母体内蓄积,影响胎儿的发育。所以,孕前某些药物使用要谨慎,如抗癌药、麻醉剂、己烯雌酚、避孕药等。另外,有些药物如利血平、白消安等影响精子发育,男方也应避免使用。如果必须服药,应在医师指导下尽可能用对胚胎无影响的药物。

3.预防接种

孕前妇女可接种灭活疫苗,如乙肝疫苗、狂犬疫苗、乙脑疫苗,既不对胎儿产生影响,又避免妊娠早期感染发病。一些活疫苗如风疹疫苗、麻疹疫苗、甲肝活疫苗等,会导致胎儿畸形或胎儿神经损伤,要引起特别注意,接种应在孕前 3～9 个月进行。破伤风抗毒素孕前妇女可以使用。

(六)妊娠前期常见疾病的预防

1.重度贫血

重度贫血常见于长期偏食、挑食、烹饪方法不当等所致的营养不良,或月经过多等慢性失血,或由于慢性消化道疾病影响叶酸和 B 族维生素吸收所致。如不及时纠正,妊娠后会加重贫血。预防原则如下。

(1)纠正不良饮食习惯,均衡营养,合理膳食,多食用猪肝、鸡血、豆类、黑木耳等含铁多的食物和新鲜蔬菜、水果、瓜豆类、肉类、动物肝脏及肾脏等含叶酸多的食物。

(2)改变烹饪方法,避免蔬菜中叶酸丢失。

(3)积极治疗慢性失血性疾病和慢性消化道疾病。

(4)补充铁和叶酸,纠正贫血。

2.乙型病毒性肝炎

乙型病毒性肝炎为乙型肝炎病毒所引起的传染病,多因与病毒性肝炎患者密切接触感染,也可因输血、注射血液制品感染。预防原则如下。

(1)避免接触病毒性肝炎患者,夫妇一方患有病毒性肝炎者应用避孕套,避免交叉感染。

(2)注射乙肝疫苗。

(3)孕前常规检测肝炎病毒血清标志物,并定期复查。

(4)已经患有病毒性肝炎的妇女应坚持避孕,待肝炎痊愈至少半年,最好痊愈 2 年后再怀孕。

3.阴道炎

阴道炎常因性生活频繁、不注意性卫生或阴道灌洗,导致阴道黏膜损伤、阴道酸性环境破坏、细菌感染引起。也可因夫妻交叉感染引起。预防原则如下。

(1)注意性卫生。

(2)避免性生活过于频繁。

(3)避免阴道灌洗,保护阴道酸性环境。

(4)患有阴道炎者应用口服或外用药物治疗。

(5)如夫妻交叉感染者应双方同时治疗。

4.宫颈炎症

宫颈炎症可因性生活过早、过频或流产、分娩及人流术等致宫颈损伤,病原体侵入引起,也可因不洁净的性生活或卫生不良导致病原体感染。宫颈炎时宫颈黏稠脓性分泌物不利于精子通过,可造成不孕。预防原则如下。

(1)避免过早、过频的性生活。

(2)保持性卫生和日常外阴部清洁。

(3)人工流产等手术避免损伤宫颈。

(4)避免夫妻双方交叉感染。

(5)患有宫颈炎应积极治疗。

5.子宫肌瘤

子宫肌瘤可导致不孕、流产,分娩时可阻塞产道造成难产。一般来说,直径 2 cm 以下的浆膜下肌瘤可以妊娠。子宫肌瘤直径超过 3 cm,孕期易发生变性,造成流产及早产的机会增加;若肌瘤直径虽然不足 3 cm,但生长在宫腔内或宫颈上,或压迫输卵管导致不育等情况,最好先做手术剔除肌瘤再妊娠。凡有子宫肌瘤的育龄妇女一定要在妇科检查后再决定是否妊娠。

(梁瑞婷)

第三节　妊娠期保健

一、产前检查

(一)产前检查时间

产前检查的时间应从确诊早孕开始,首次产前检查未发现异常的孕妇于妊娠 20~28 周,每4 周检查 1 次,妊娠 28~36 周,每 2 周检查 1 次,自妊娠 36 周后,每周检查 1 次。即首次产前检查、孕 20、24、28、32、36、37、38、39、40 周,共行产检 10 次。有高危因素的孕妇应酌情增加产前检查的次数。孕妇定期做产前检查的目的是为了掌握胎儿发育和孕妇健康状况,以便早期发现问题,及早纠正和治疗,使孕妇和胎儿能顺利地度过妊娠期,以提高出生人口素质,减少出生缺陷的发生。

(二)首次产前检查

应详细询问病史,进行全面的全身检查、产科检查及必要的辅助检查。

1.病史

(1)年龄:年龄过小容易发生难产;35 岁以上的初孕妇容易并发妊娠高血压疾病、产力异常、产道异常和遗传患儿、先天缺陷儿等。

（2）职业：如接触有毒物质的孕妇,应检测血常规及肝功能。

（3）计算孕周及推算预产期：推算方法是按末次月经第一天算起,月份减3或加9,日数加7。若孕妇仅记住阴历末次月经第一天,应由医师为其换算成阳历,再推算预产期。必须指出,实际分娩日期与推算的预产期,可以相差1～2周。若孕妇记不清末次月经日期或于哺乳期无月经来潮而受孕者,可根据早孕反应开始出现的时间、胎动开始时间、手测子宫底高度、尺测子宫长度加以估计。

（4）月经史及既往孕产史：月经初潮、周期、经期、经量、有无腹痛。月经周期延长者的预产期需相应推迟。经产妇应了解有无难产史、死胎死产史、分娩方式及有无产后出血史,了解新生儿出生时情况。

（5）既往史及手术史：着重了解有无高血压、心脏病、糖尿病、结核病、血液病、肝、肾疾病、骨软化症等和做过何种手术。

（6）本次妊娠过程：了解妊娠早期有无早孕反应、病毒感染及用药史,胎动开始的时间;有无阴道流血、头痛、眼花、心悸、气短、下肢水肿等症状。妊娠早期有无病毒感染及用药史。

（7）家庭史：询问家族有无高血压、双胎妊娠及其他遗传性疾病。

2.全身检查

通过全身检查,了解孕妇的发育、营养状况、身高、体重、步态、有无水肿;重要器官如心、肝、肺、肾、脑有无病变,乳房发育情况及乳头凹陷等;四肢有无畸形。了解孕妇的生命体征,观察体温、脉搏、呼吸及血压。一般为:体温36.2～37.6 ℃,脉搏60～90次/分,呼吸16～20次/分,血压不应超过18.7/12.0 kPa(140/90 mmHg)或与基础血压相比不超过4.0/2.0 kPa(30/15 mmHg),超过者应属病理状态。注重有无水肿情况,休息后水肿是否消失。妊娠晚期每周体重增长不应超过500 g,超过者多有水肿或隐性水肿。

3.产科检查

主要包括腹部检查、骨盆测量、阴道检查、肛门检查。

（1）腹部检查。①视诊:注意腹形及大小,腰部有无妊娠纹、手术瘢痕及水肿等。②触诊:注意腹壁肌的紧张度,有无腹直肌分离,并注意羊水的多少及子宫肌的敏感程度。用四步触诊法检查子宫大小、胎产式、胎先露、胎方位以及胎先露部是否衔接。在做前三步手法时,检查者面向孕妇作第四步手法时,检查者则应面向孕妇足端。第一步手法:检查者两手置于宫底部,了解子宫外形并测得宫底高度,估计胎儿大小与妊娠周数是否相符。第二步手法:检查者左右手分别置于腹部左右侧,一手固定,另一手轻轻深按检查,两手交替,仔细分辨胎背及胎儿四肢的位置。第三步手法:检查者右手拇指与其余四指分开,置于耻骨联合上方握住胎先露部,进一步查清是胎头或胎臀,左右推动以确定是否衔接第四步手法:检查者左右手分别置于胎先露部的两侧,向骨盆入口方向向下深按,再次核对先露部的诊断是否正确,并确定胎先露部入盆的程度。③听诊:用多普勒胎心听诊器于孕10周即可听到胎心音。胎心音在靠近胎背上方的孕妇腹壁上听得最清楚。枕先露时,胎心音在脐右(左)下方;臀先露时,胎心音在脐右(左)上方;肩先露时,胎心音在靠近脐部下方听得最清楚。

（2）骨盆测量：骨盆大小及其形状,是决定胎儿能否经阴道分娩的重要因素,包括骨盆外测量和骨盆内测量。

骨盆外测量。①髂棘间径:孕妇取伸腿仰卧位。测量两髂前上棘外缘的距离,正常值为23～26 cm。②髂嵴间径:孕妇取伸腿仰卧位。测量两髂嵴外缘最宽的距离,正常值为25～28 cm。

以上两径线可以间接推测骨盆横径的长度。③骶耻外径:孕妇取左侧卧位,右腿伸直,左腿屈曲。测量第5腰椎棘突下至耻骨联合上缘中点的距离正常值为18～20 cm。第5腰椎棘突下相当于米氏菱形窝的上角,或相当于髂嵴后连线中点下1.5 cm。此径线可以间接推测骨盆入口前后径的长度,是骨盆外测量中最重要的径线。骶耻外径值与骨质厚薄相关,测得的骶耻外径值减去1/2尺桡周径(指围绕右侧尺骨茎突及桡骨茎突测得的前臂下端的周径)值,即相当于骨盆入口前后径值。④坐骨结节间径或称出口横径:孕妇取仰卧位,两腿弯曲,双手抱双膝。测量两坐骨结节内侧缘的距离正常值8.5～9.5 cm。也可用检查者的拳头测量,若其间能容纳成人手拳,则>8.5 cm,即属正常。此径线直接测出骨盆出口横径的长度。若此径值<8 cm时,应测量出口后矢状径。⑤出口后矢状径:为坐骨结节间径中点至骶骨尖端的长度。正常值为8～9 cm。出口后矢状径径值与坐骨结节间径值之和>15 cm,表明骨盆出口无明显狭窄。⑥耻骨弓角度:正常值为90°,<80°为不正常。此角度可以反映骨盆出口横径的宽度。

骨盆内测量。①对角径:为耻骨联合下缘至骶岬上缘中点的距离,正常值为12.5～13 cm,此值减去1.5～2 cm,即为骨盆入口前后径的长度,又称真结合径。真结合径正常值为11 cm。若测量时,阴道内的中指尖触不到骶岬表示对角径值>12.5 cm。测量时期以妊娠24～36周、阴道较松软时进行为宜。②坐骨棘间径:测量两坐骨棘间的距离,正常值为10 cm。③坐骨切迹宽度:代表中骨盆后矢状径,其宽度为坐骨棘与骶骨下部间的距离,即骶棘韧带宽度。若能容纳3横指(5.5～6 cm)为正常,否则属中骨盆狭窄。

(3)阴道检查:孕妇于妊娠早期初诊,均应行双合诊了解子宫大小和孕周是否相符。若于妊娠24周以后进行首次检查,应同时测量对角径、坐骨棘间径及坐骨切迹宽度。于妊娠最后1个月内以及临产后,则应避免不必要的阴道检查。

(4)肛诊:可以了解胎先露部、宫颈容受及扩张程度、骨盆情况如:骶骨前面弯曲度、坐骨棘及坐骨切迹宽度以及骶尾关节活动度,还可以结合肛诊测得出口后矢状径。

4.胎儿健康状况评估

(1)自我胎动监测:胎动是胎儿在母亲体内安危的重要标志。孕妇18～20周开始自感有胎动,夜间尤为明显,孕29～38周为胎动最频繁时期,接近足月略为减少。计数胎动是孕妇自我监护胎儿情况的一种简易的手段。每天3次,早、中、晚取固定时间为好,每次计数1小时,将3次胎动数相加,再乘以4即为12小时的胎动总数。胎动一般每小时不少于3次,2小时胎动次数>30次为正常范围。如果12小时胎动少于20次,或每小时的胎动少于3次,或胎动次数较前日变化了50%以上,或胎动幅度较前日明显减弱则视为胎动异常,应及时去医院进一步检查,以便及时获得治疗。

(2)超声检查:正常产前检查期间至少需做三次B超检查。孕10～14周进行第1次超声检查,此时主要进行遗传学超声检查,同时对一些大体结构畸形如无脑儿、常用联体儿等进行检测。第二次为孕20～24周,应行胎儿系统超声检查,此时为胎儿器官发育已基本完成,羊水量适中,超声图像清晰,是胎儿畸形筛查的最佳时间。第三次为孕28周至分娩前,着重观察羊水量、胎盘、脐带情况,同时再对胎儿进行全面扫查。有异常者应酌情增加检查次数。

(3)脐血流测定:目前胎儿脐动脉血流速度测定是产前监护胎儿宫内安危,判定胎盘功能的主要方法之一,已广泛用于产前胎儿监护。常用的指标有:收缩期最大血流速度/舒张末期最小血流速度比值(S/D)、阻力指数(RI)、搏动指数(PI)。以S/D值为主要指标,28周后S/D应≤3.0作为正常值。

(4)胎儿电子监护:胎儿电子监护包括无应激试验(NST)、缩宫素激惹试验(OCT)、胎儿生物物理监测(BPS)。通过胎儿电子监护,可以连续观察记录胎心率的动态变化,可以了解胎心与胎动及宫缩之间的关系,估计胎儿宫内安危情况,目前已成为孕妇产前检查的常规项目。一般从孕34周起每周1次,高危妊娠可以提前至孕32周。

(5)胎盘功能的检查:通过胎盘功能的检查也可以间接了解胎儿在宫内的安危情况。胎盘功能的检查方法较多,主要有:①孕妇尿中雌三醇测定:正常值为>15 mg/24 h,10～15 mg/24 h为警戒值,<10 mg/24 h为危险值。也可用孕妇随意尿测雌激素/肌酐(E/C)比值,估计胎盘功能,E/C比值>15为正常值,10～15为警戒值,<10为危险值。有条件者可测定孕妇血清游离雌三醇值,正常足月妊娠时临界值为40 nmol/L。若低于此值提示胎盘功能低下。②孕妇血清胎盘生乳素(HPL)测定:采用放射免疫法,妊娠足月HPL值为4～11 mg/L。若该值在妊娠足月<4 mg/L。或突然下降10%,表示胎盘功能低下。③测定孕妇血清妊娠特异性糖蛋白(PSβ1G):若该值于妊娠足月<170 mg/L,提示胎盘功能低下。④胎动:已如前述。⑤缩宫素激惹试验(OCT):NST无反应型者需作OCT。OCT阳性,提示胎盘功能低下。⑥阴道脱落细胞检查:舟状细胞成堆,无表层细胞,嗜伊红细胞指数(EI)<10%,致密核少者,提示胎盘功能良好;舟状细胞极少或消失,有外底层细胞出现,嗜伊红细胞指数>10%,致密核多者,提示胎盘功能减退。

(6)胎儿成熟度的检查:除了根据胎龄、宫高、腹围及B超测定胎儿大小外,还可测定羊水中下列项目以测定胎儿成熟度:①卵磷脂/鞘磷脂比值>2或测出磷脂酰甘油或泡沫试验阳性提示胎儿肺已成熟。②肌酐值≥176.8 μmol/L(2 mg/dL),提示胎儿肾已成熟。③胆红素类物质值:若用OD450测该值<0.02,提示胎儿肝已成熟。④淀粉酶值≥450 U/L,提示胎儿唾液腺已成熟。⑤含脂肪细胞出现率达20%,提示胎儿皮肤已成熟。

5.辅助检查

(1)孕早期:静脉抽血查血常规、血型、肝功能、肾功能、尿常规、阴道分泌物常规检查、肝炎病毒的检查、TORCH、梅毒螺旋体、艾滋病病毒等感染,心电图、TCT。10～14周可行一阶段唐氏筛查(PAPP-A和β-HCG)。不能确定孕周或有其他异常情况时,应行B超检查估算孕周,了解胚胎情况,必要时监测β-HCG变化情况。

(2)孕中晚期:16～20周可行二阶段唐氏筛查(AFP和β-HCG)。20周以后有母儿血型不合可能的孕妇应每月监测血型抗体滴度及溶血素效价,孕24～28周行50 g葡萄糖负荷试验,如出现高危情况随时可根据需要再做其他必要的检查。

(三)复诊产前检查

(1)询问前次产前检查之后,有无特殊情况出现。

(2)测量血压、体重;检查有无水肿及其他异常;复查有无尿蛋白。

(3)复查胎位,听胎心率,软尺测子宫长度及腹围,判断是否与妊娠周数相符及有无羊水过多。必要时行B超检查。

(4)进行孕妇卫生宣教,并预约下次复诊日期。

二、孕期常见症状及其处理

(一)消化道症状

孕早期胃灼热、恶心者给予维生素 B_6、苯巴比妥等;消化不良给予维生素 B_1 10 mg、干酵母

2～3片及胃蛋白酶合剂10 mL,每天3次口服;也可服用开胃健脾理气中药。

(二)下肢肌肉痉挛

常发生于小腿腓肠肌部,妊娠后期多见,常于夜间发作。痉挛发作时,将腿伸直使腓肠肌紧张,并予局部按摩,痉挛常迅速。下肢肌肉痉挛为孕妇缺钙的表现,可服用钙片1粒,每天2次。

(三)便秘

妊娠期肠蠕动及肠张力减弱,且运动量减少,容易出现便秘。由于子宫及胎先露部的压迫,也会感排便困难,应养成排便习惯,多吃含纤维素多的蔬菜、水果,必要时口服缓泻剂。如睡前口服双醋酚汀5～10 mg或果导片1～2片,或用开塞露、甘油栓,但禁用剧泻剂,以免引起流产及早产。

(四)下肢及外阴静脉曲张

静脉曲张可因妊娠次数增多而加重。妊娠后期应尽量避免长时间站立,下肢可绑以弹性绷带,晚间睡眠时适当垫高下肢以利静脉回流。分娩时应防止外阴部曲张的静脉破裂。

(五)腰背痛

妊娠期关节韧带松弛,子宫增大向前突出,重心必向后移,腰椎向前突,背伸肌持续紧张,故有轻微腰背痛。腰背痛明显者,应及时查找原因,按病因治疗。必要时卧床休息及服止痛药。

(六)贫血

孕妇与妊娠后半期对铁的需要量增多,单靠饮食补充不够,应给予铁剂,如硫酸亚铁0.3 g。每天1～2次口服以防贫血。已发生贫血,应查明原因,以缺铁性贫血最常见,治疗时给予硫酸亚铁0.6 g或富马酸亚铁0.2～0.4 g。

(七)痔疮

于妊娠晚期多见或明显加重。系因腹压增高和增大子宫的压迫,使痔静脉回流受阻及压力增高而致痔静脉曲张所致。应多吃蔬菜,少吃辛辣食物,必要时服缓泻剂纠正便秘。若痔已脱出,可以手法还纳痔疮症状于分娩后可减轻或自行消失。

(八)下肢水肿

孕妇于妊娠后期多有轻度下肢水肿,经休息后消退,属正常现象。若水肿明显,经休息后不消退,应想到妊娠高血压综合征及其他并发症,应针对病因治疗。此外,睡眠时取侧卧位,下肢稍垫高,水肿多可减轻。

(九)失眠

有些孕妇会感觉到难以入睡,而且越到后期越明显,这是因为孕妇尤其是初产妇,由于对妊娠的不安及对分娩的恐惧,形成心理负担加重,再加上接近产期时身体上的不适,以及一些自己不知如何处理的问题,诸多因素综合在一起,使孕妇精神紧张,情绪焦虑。因此适度的压力调适以及家人的体贴与关怀,对于稳定孕妇的心情十分重要。必要时可给予镇静安眠药物,如苯巴比妥30～60 mg或地西泮10 mg,睡前口服。

(十)仰卧位低血压综合征

于妊娠末期,孕妇较长时间取仰卧位时,巨大的子宫压迫下腔静脉,使回心血量及心搏出量减少,出现低血压。改为侧卧位后,使下腔静脉血流通畅,血压随之恢复正常。

三、孕期卫生指导

(一)精神方面

母体在怀孕期间受精神压力而影响胎儿发育问题,一直被社会所关注。精神刺激可诱发流产和早产。母亲情绪的变化可直接激起自主神经系统活动的变化,并释放出肾上腺素及乙酰胆碱等化学物质,这些物质会经胎盘、脐带而达到胎儿,影响其发育。长期的情绪应激会使胎动次数增加,胎儿出生后则常常有躁动不安、睡眠少或频繁哭闹等行为表现。孕期应多听轻快悦耳的音乐,不可听刺激强的摇滚音乐,应培养对养花、养金鱼的兴趣爱好来分散不良情绪,陶冶情操。

(二)饮食

妇女怀孕以后,无疑需要比普通人为多的食物。孕妇的食物应该是多方面的,要时时更换,不要单吃两三种食物,这样才能得到较多的维生素和矿物质。

(三)大小便

怀孕时容易便秘,尤其平时已经有便秘习惯的人更易发生。孕期中肾脏的工作增加了很多,所以对它要特别注意保护。应该喝足够的水分,比没有怀孕时要多喝一些。不要吃或尽量少吃刺激性的食物,如蒜、辣椒、酒等。

(四)睡眠及休息

怀孕期间比平时更容易感到疲劳,所以每天的睡眠要充足,时间可以因人而异,最好是晚上感到困倦时就入睡,早晨睡到自然醒来。对于平时晚睡晚起的孕妇来说,每晚12点之前一定要睡了,这样早晨可以在8点左右起床,尤其是在孕早期有晨呕反应的准妈妈,一定要早点睡,让自己睡足。在条件许可的情况下,白天最好能午睡1~2小时。从睡眠姿势上来说,早期妊娠主要是采取舒适的体位,如仰卧位、侧卧位均可。此期胎儿在子宫内发育仍居在母体盆腔内,外力直接压迫或自身压迫都不会很重,因此睡眠姿势不必很在意。但随着胎龄的增加,胎儿体积变大,子宫也增大及右旋,此时孕妇采取左侧卧位为宜。仰卧位可使增大的子宫压迫子宫后腹主动脉,影响子宫动脉的血流量,还能引起下肢和外阴部的静脉曲张。而右侧卧位使右侧输尿管受到挤压,以致尿液积滞,由于右侧的肾脏与邻近的升结肠和盲肠之间有淋巴管相通,因而肠道细菌侵入右肾的机会也较左肾为多,这样,就容易发生右侧肾盂肾炎。

(五)衣着

一般从妊娠5个月以后,孕妇就需要特制的"孕妇服"了。孕妇服可选用颜色明快、质地轻柔、容易洗濯的衣料,腹部宽松,腹围最大为99~110 cm,胸部及腹部为筒式,保温适度,穿脱方便。胸罩应该选用质地轻柔的宽带型,借以托住乳房,但不压迫它。袜子应该选用弹性大的,有利于血液循环,减少下肢和足部水肿,不宜使用窄紧的袜带。孕妇不宜穿高跟鞋。鞋跟超过3 cm的高跟鞋会使孕妇重心不稳,容易跌倒,还会增加腹坠和腰酸等不适。过于平薄的鞋底也容易使人疲惫。皮鞋过于板脚,一般以布鞋、运动鞋为好,鞋要有点后跟(约2 cm),尺寸合脚,穿着舒服平稳。

(六)乳房卫生

妇女怀孕后,乳房进一步发育长大,这就要求选择合适的胸罩来支持它,孕期不宜穿过紧的上衣,以免由于压迫乳房而妨碍其发育;应佩戴合适的乳罩,防止乳房下垂。孕妇的皮脂腺分泌旺盛,乳头上常有积垢和痂皮,强行清除可伤及表皮,应先用植物油(麻油、花生油或豆油)涂敷,使之变软再清除。有乳头内陷者应每天用手指将乳头向外牵拉,以免哺乳时吮吸困难,有早产倾向者不宜使用此方法。

(七)洗澡

怀孕时皮肤的功能加强,因为这时水分和废料的排泄增加了,所以必须要保持皮肤清洁卫生。怀孕以后应淋浴,一般不主张盆浴,孕期阴道内具有灭菌作用的酸性分泌物减少,体内的自然防御功能降低,盆浴会导致上行性感染。孕妇洗澡温度不能太高,特别是早孕的时候,温度对胚胎的发育是有影响的,水的温度应掌握在 38 ℃以下。时间不宜太长。因为孕妇的汗腺是开放的,容易出汗,开放了以后,与外界热量交流的多了,再加上她本身的免疫力是低下的,时间长了很容易感冒,每次的时间应控制在 20 分钟以内。

(八)口腔护理

由于性激素分泌增加,牙龈组织血管扩张,会导致血液淤滞,口腔卫生保持不好,有利于细菌生长繁殖,孕妇比常人更容易患牙周疾病。怀孕期间的口腔卫生应该做得比平时更好,除了正常的一天三次刷牙外,最好每次吃东西后都漱口。在牙膏的选择上,应该尽量避免使用含有药物成分的牙膏、牙粉产品,一般的清洁牙齿产品就可以了。

(九)性生活

怀孕期间应合理安排性生活。妊娠头 3 个月和临产前 2 个月不宜性生活。孕早期会导致流产,临产前性生活会引起子宫收缩,就可能导致早产、早期破膜、感染和增加新生儿死亡率。孕期应该减少性交次数即使性交,应注意性交姿势,避免压迫孕妇腹部,性交动作要轻柔,不能过于频繁和粗暴,还要注意性生活前后的清洁卫生。对有习惯性流产史、早产史、孕期有阴道流血、妊娠高血压综合征,以及妊娠合并心脏病高血压和糖尿病者,在孕期还是应该避免性生活。

(十)旅行

多数孕妇在旅行时并没有出什么危险,但是在火车或船上出现临产情况的也不少见。所以在孕期中应当尽量避免长途旅行,一定要去时,也应尽量选择比较平稳的途径。

(十一)吸烟

不管是主动吸烟还是被动吸烟,对胎儿均有危害,吸烟导致胎儿畸形、流产、低体重儿、早产发生率增高。孕前吸烟的妇女应戒烟,丈夫吸烟的应避免在孕妇前吸烟。

(十二)饮酒

孕期应禁止饮酒。酒精对胎儿影响极大,有致畸作用,且可导致胎儿生长受限,胎儿酒精综合征。

四、孕期营养

母体是胎儿热量和营养供给的唯一来源。妊娠期对热量、蛋白质、脂肪、碳水化合物、维生素、矿物质等各种营养素需要量均较非孕期增加。从妊娠的 3 个时期来说:妊娠早期(1~3 个月)胎儿生长缓慢,体重平均每天增加 1 g。这段时期孕妇的营养需求与正常人相近或略增。妊娠中期(4~6 个月),胎儿生长发育加快。平均每天增重 10 g,热能和各种营养素的需求相应增加。妊娠晚期(7~9 个月),胎儿生长发育加快,尤以妊娠 32~38 周胎儿生长更加迅速。此时母体还需要贮备更多的营养素为分娩和产后哺乳做准备。因此应特别注意孕中后期营养素的补充。要保证供应足够的热能和各种营养素,才能达到优生的目的。此外必须强调在妊娠期应给予合理的营养和平衡的膳食。平衡膳食是指各种营养素的供给量足够,而且营养素之间的比例适宜。妊娠期的营养不仅关系到孕妇本身的健康,而且直接影响胎儿和婴儿的体格发育和智力发育。孕期营养不足可造成胎儿宫内发育迟缓,影响智力发育,且容易诱发妊娠并发症,如妊娠期高血压疾病、早产、胎膜早破、感染等。孕期营养过剩则可能造成妊娠期糖尿病,胎儿过大增加难产率、手术产率和产后出血率,巨大儿成年后患肥胖、糖代谢异常、高血压等潜在因素。因此加强妊娠期营养对保证孕妇和胎儿的身体健康、实现优生优育、提高人口素质有着十分重要的意义。

(一)推荐的孕期体重增加标准

(1)孕前体重正常,产后哺乳,孕期体重增加 12 kg。孕中、后期每周增重 400 g。

(2)孕前体重正常,产后不哺乳,孕期体重增加 10 kg。孕中、后期每周增重约 350 g。

(3)孕前体重大于标准体重的 120%,孕期体重增加 7～8 kg。孕中、后期每周增重约 300 g。

(4)孕前体重低于标准 10%,孕期体重增加 14～15 kg。孕中、后期每周增重 500 g。

(5)双胎孕期体重增加 18 kg。孕中、后期每周增重 650 g。

体重增加过多或过少均对孕妇健康和胎儿生长不利。孕期体重增加偏低可造成胎儿生长受限,围生期危险性增加。孕期体重增加过多则可造成胎儿头部过大引起头盆不称而导致产妇死亡危险性增加,因此保证孕期体重适当的增加很重要。

(二)热量

热量是能量之源。通过膳食摄入足够的热量对孕妇十分重要。特别是怀孕中后期,胎儿生长速度加快,所需的热量就更多。有研究结果表明,膳食的热量摄入与新生儿体重密切相关,在营养补充试验中观察到热量摄入的增多能增加新生儿的出生体重。孕妇从妊娠中期至末期,基础代谢比正常人增加 10%～20%。即在孕妇体力活动与平时相同的状态下,每天需增加 418.68～1 256.04 kJ(100～300 kcal)。

(三)蛋白质

人体各种组织组成均需要蛋白质。孕期孕妇本身组织增长和胎儿发育均需要摄入大量的蛋白质。丰富的氮储存可使孕妇产后功能恢复加快,防止产后贫血,还可以刺激乳腺分泌,增加乳汁分泌量。孕妇孕期摄取蛋白质不足可导致胎儿脑细胞分化缓慢,影响智力,且出生后发病率及死亡率均增高。我国建议孕妇蛋白质供应量为妊娠中期每天增加 15 g,妊娠 7～9 个月每天增加 25 g。动物蛋白质为优质蛋白质,能提供最佳搭配的氨基酸,如肉类、鸡蛋、奶酪、鸡肉和鱼等。

(四)脂肪

胎儿的生长发育需要脂肪,脂肪能帮助脂溶性维生素吸收。胎儿发育期间,体内脂质的比重增长很快。在胎龄 20 周时脂质占体重的 0.5%,到出生时达 16%。在妊娠的最后 6 周,体内开始大量蓄积脂肪以备生产和哺乳期的需要。胎儿的神经系统发育也需要中性脂肪、磷脂和胆固醇。神经组织是脂肪含量和种类最多的组织。所以应重视必需脂肪酸的供给。亚油酸、亚麻酸在体内能合成 AA(花生四烯酸)和 DHA(二十二碳六烯酸),而 AA、DHA 是胎儿、婴儿脑及视网膜的功能脂肪酸。对婴儿的视力和智力发展非常重要。推荐的孕期每天脂肪摄入量为 60～70 g/d。其中,必需脂肪酸(亚油酸、亚麻酸)3～6 g。脂肪来源主要是肉类食品和烹调油。

(五)维生素

1.维生素 A

维生素 A 可维持正常视力和上皮组织健康。孕期缺乏维生素 A 可导致胎儿畸形、早产、宫内发育迟缓及低出生体重。我国维生素 A 的营养素参考摄入量(DRI)900 μg/d(3 000 U/d),可耐受最高摄入量(UL)2 400 μg/d(8 000 U/d)。维生素 A 主要存在于动物性食物中,如牛奶、肝等。

2.维生素 D

维生素 D 包括维生素 D_2 和维生素 D_3。维生素 D 可促进钙的吸收和在骨骼中的沉积。缺乏维生素 D 可使孕妇和胎儿钙代谢紊乱,胎儿骨骼发育异常。我国孕期维生素 D 的 DRI 为

$10~\mu g/d$，UL 为 $200~\mu g/d$，妊娠期间应多晒太阳。鱼肝油含量最多，其次是肝、蛋黄和鱼。

3.叶酸

叶酸是甲基转移酶的辅酶。参与同型半胱氨酸转化为蛋氨酸的代谢。参与血红蛋白、肾上腺、胆碱、肌酸的合成。孕期缺乏叶酸可引起流产、早产、巨幼红细胞贫血等症。怀孕初期缺乏叶酸可引起同型半胱氨酸血症，影响胎儿早期心血管发育，增加母体血管疾病的危险。补充叶酸应从计划怀孕或可能怀孕前开始。神经管的形成在妊娠的头 28 天。如缺乏叶酸即可发生畸形。孕期叶酸 DRI 为 $600~\mu g/d$，UL 为 $1~mg/d$。叶酸最重要的来源是谷类食品。

4.维生素 B_{12}

维生素 B_{12} 是体内的重要的甲基转移体，与叶酸共同参与同型半胱氨酸转化为蛋氨酸的代谢。如果缺乏维生素 B_{12} 可导致神经系统和血管系统病变。世界卫生组织建议供给量为 $4~pg/d$。

5.维生素 B_1

维生素 B_1 缺乏能导致新生儿脚气病。孕期推荐摄入量（RNI）为 $1.5~mg/d$。

6.微量元素

(1)钙：胎儿需要钙构成骨骼和牙齿。成熟胎儿约积累 $30~g$ 钙。在孕早、中、晚期日均积累量分别为 $7~mg$、$110~mg$、$350~mg$。由于中国人饮食中钙含量普遍不足，母体内钙储存量也不多，孕期低钙供应可使母体骨密度降至同龄非孕妇女的 85%。孕期缺钙可影响胎儿以及产后的泌乳。孕期钙 DRI 为 $1~200~mg/d$，UL 为 $2~000~mg/d$，可于妊娠 4 个月后服用钙剂。食物中牛奶、奶制品及鱼含钙量高，且容易吸收。

(2)铁：铁是构成血红蛋白的原料。铁缺乏可引起缺铁性贫血。孕期贫血是孕妇一种常见疾病。孕早期贫血与早产，低出生体重儿、胎儿和孕妇死亡相关。贫血影响心理、智力发育，导致行为改变，降低免疫、抗感染能力。孕期铁潴留量为 $1~g$。其中胎儿储铁 $30~mg$，可满足出生后 4 个月的需要。中国营养学会推荐的 DRI 为 $35~mg/d$，UL 为 $60~mg/d$，因很难从饮食中补充，故主张从妊娠 4 个月开始口服硫酸亚铁 $0.3~g$ 或富马酸亚铁 $0.2~g$，每天 1 次。含铁丰富食物有猪肝、瘦肉、蛋黄等。

(3)锌：锌是体内多种酶的成分。参与热能代谢和蛋白质、胰岛素的合成。有研究资料表明孕早期严重缺锌可导致先天性畸形。我国建议孕妇锌供应量为 $20~mg/d$。动物肝脏、花生、鱼、蛋、奶、肉等含锌丰富。

(4)碘：碘是甲状腺素的组成成分。妊娠期甲状腺功能旺盛，碘的需要量增加。孕妇缺碘可导致母亲甲状腺功能减退，也可导致胎儿甲状腺功能低下，从而引起以智力发育迟缓为标志的克汀病。我国推荐的孕期碘 DRI 为 $200~\mu g/d$，UL 为 $1~000~\mu g/d$，提倡在孕期服用加碘盐。

五、孕期用药

药物可透过胎盘屏障直接作用于胎儿，也可通过母体间接作用于胎儿，孕期用药不当可对胚胎产生损害，包括流产、致畸、生长发育迟缓以及视听缺陷、行为异常等，而胎儿发育异常、致畸等又与药物的剂量、用药时间以及胎盘的通透性有关。所以孕期用药对母儿的安全性历来为医师和孕妇所关心。在整个妊娠期孕妇难免使用药物，孕期用药不仅要考虑药物对母体的不良反应，同时更须考虑药物对胎儿的作用。

（一）孕期药物代谢特点

妊娠早期半数以上的孕妇会出现不同程度的恶心、呕吐等早孕反应。孕期胃分泌活动减弱相应地导致胃液 pH 上升。随着孕激素水平的逐渐增加，对全身的平滑肌产生普遍的松弛作用，胃肠道也与子宫、输卵管及血管一样受到影响而致张力下降，导致胃排空延迟、肠动力减弱以及胃肠通过时间延长。上述变化可以导致药物的实际摄入剂量减低、吸收延迟。但是与肠黏膜的接触时间增加可能使药物吸收增加，综合影响药物的吸收。孕期循环血容量自妊娠 6～8 周起持续增加，至妊娠 32～34 周时达到高峰并维持至分娩结束。因此药物的浓度会降低，理论上某些药物需要增加给药剂量，才能达到治疗效应的血浆药物浓度。

大多数药物都能通过胎盘转运到胎儿体内，也能从胎儿体内再转运回母体，胎盘是一代谢活性组织不仅含有维持细胞生命的必需酶体系，而且还包含有物质跨膜转运活性的酶、中介代谢酶和药物代谢酶胎盘具有无数绒毛，胎血在绒毛内循环，孕妇血在绒毛外的绒毛间隙循环，其间有绒毛上皮和胎儿微血管的内皮细胞作间隙，这是所谓的胎盘屏障，它具有生物膜的一般物性。有报道分子量在 600 以下非离子型的高脂溶性药物易胎盘扩散，大部分药物穿越胎盘的方式是简单扩散。但某些物质如维生素和氨基酸等可通过主动转运和胞吞作用转运进入胎儿体内。事实上任何药物在母体血中只要有充分高的浓度均可透入胎儿组织。药物在胎儿的肝脏和脑部相对较多；胎儿缺氧时，脑血流量相对较多，药物相对更加集中胎儿的肝肾功能发育不完善，因此，胎儿对药物的解毒能力极低，其药物排泄主要靠胎盘将药物转运回母体内。

（二）用药时的胎龄

不同发育阶段的胚胎及胎儿对药物的敏感性不同。一般认为：受精后 2 周内孕卵着床前后，药物对胚胎的影响是"全"或"无"的。"全"表现为胚胎早期死亡导致流产，"无"则为胚胎继续发育不出现异常受精后 3～8 周（即停经 5～10 周）为胚胎器官分化发育阶段，胚胎细胞开始分化发育，此时，受到有害药物作用后，即可产生形态上的异常而形成畸形，此期被称为"致畸高度敏感期"。如神经组织于受精后 15～25 天心脏于受精后 20～40 天，肢体于受精后 24～46 天最易受药物影响。受精后第 9 周至足月是胎儿各器官生长发育、功能完善的阶段，但神经系统、生殖器官和牙齿仍在继续分化，特别是神经系统的分化、发育和增生在妊娠晚期和新生儿期达最高峰，在此期间受到药物作用后，仍可对上述三系统造成影响。对中枢神经系统的损害还可表现为宫内发育迟缓、低出生体重和功能行为异常等。妊娠晚期，胎盘变薄，有利于药物的吸收运输，如服用磺胺类药物，可通过胎盘到胎儿体内蓄积，加重新生儿黄疸。庆大霉素在妊娠早期不引起致畸作用，只有在妊娠后期，才有可能引起胎儿耳聋。

（三）药物对胎儿的危害性等级

美国食品药品监督管理局根据药物对胎儿的致畸情况，将药物对胎儿的危害等级分为 A、B、C、D、X 5 个级别。

1.A 类

早孕期用药，经临床对照研究未见对胎儿有损害，其危险性极小。分类 A 级的药物极少，维生素属于此类药物，如各种 B 族维生素、维生素 C 等，但是在正常范围用量的维生素 A 是 A 类药物。而大剂量的维生素 A，每天剂量 2×10^4 U，即可致畸，而成为 X 类药物，还有绝大部分抗贫血药属 A 类，治疗甲状腺疾病的药物中碘赛罗宁、左甲状腺素钠、甲状腺干粉、甲状腺球蛋白、复方甲状腺素均属 A 类。麻醉药与骨骼肌松弛药中的氧化亚氮、乙醚、氟烷、硫喷妥钠、氯胺酮、普鲁卡因、氯琥珀胆碱、氯唑沙星亦属 A 类。还有妇产科常用于治疗子痫和抑制宫缩保胎的硫酸镁也属 A 类,小檗碱也属 A 类。

2.B 类

动物试验未见对胎仔有危害,但尚缺乏临床对照研究,或动物试验中观察到对胎仔有损害,但在早孕妇女的对照中并不能肯定其不良反应。分类 B 级的药物亦不很多,但是日常用的抗生素均属此类。如所有的青霉素族及绝大多数的头孢菌素类药物都是 B 类药物,常用的氨苄西林、头孢拉定、头孢曲松和重症感染时抢救用的头孢拉定等都是 B 类药。另外林可霉素、克林霉素、红霉素、呋喃妥因、克霉唑、制霉菌素、两性霉素 B、吡哌酸也是 B 类药。

3.C 类

动物试验中发现对胎仔有不良影响,但在人类还缺乏充分证明或动物试验中亦缺乏充分的对照研究,药物仅在权衡对胎儿的利大于弊时给予。抗生素类的喹诺酮类药物、大部分镇痛药,镇静催眠药及抗精神障碍药、β、α 肾上腺素受体阻滞剂、抗病毒药属于 C 类。部分抗癫痫药和治疗免疫性神经肌肉疾病的药物、拟胆碱药、抗胆碱药、血管扩张药、肾上腺皮质激素类药物、钙通道阻滞剂均属 C 类。

4.D 类

药物对人类胎儿有危害,但临床非常需要,又无替代药物,应充分权衡利弊后使用。血管紧张素转化酶抑制剂、胺碘酮、治疗甲状腺疾病的药物(丙硫氧嘧啶、甲巯咪唑、卡比马唑)、抗生素中氨基糖苷类药物、四环素、抗肿瘤药、雌孕激素中己酸羟孕酮、炔诺醇、炔孕酮、部分镇静催眠药及抗精神障碍药均为 D 类。在中枢神经系统药物中的镇痛药,小剂量使用是 B 类药,大剂量使用则为 D 类药,利尿剂中氢氯噻嗪(双克)、依他尼酸、苄噻嗪早期使用为 C 类,晚期使用则为 D 类。

5.X 类

对动物和人类均有明显的致畸作用,而且该药物对孕妇的应用,其危险明显地大于任何有益之处,这类药物在妊娠期禁用或将妊娠的妇女禁用。在常用药物中此类药物并不多,但因致畸率高,或对胎儿危害很大,孕前期及孕期禁用。此中最具有代表性的是反应停。此外镇痛剂中的麦角胺;镇静剂中艾司唑仑、夸西泮、替马西泮、三唑仑;抗凝血药中香豆素衍化物、茴茚二酮、苯茚二酮;抗病毒药;抗肿瘤药氨基蝶呤;雌激素;维生素 A 的衍化物阿维 A 酯属 X 类;维生素 A 大剂量口服也可致畸,它也是 X 类药物。

(四)孕期用药的基本原则

为降低药物对胎儿可能造成的不良影响,妊娠期用药必须十分慎重。应遵循以下基本原则。

(1)凡生育年龄妇女用药时需注意月经是否过期,孕妇在其他科诊治应告诉医师自己已怀孕和孕期,以免"忽略用药"。

(2)应在医师指导下用药,不要擅自使用药品,用药必须有明确的指征,避免不必要的用药。

(3)妊娠早期若病情允许,则尽量推迟到妊娠中、晚期再用药。

(4)参照美国食品药品监督管理局(FDA)拟订的药物在妊娠期应用的分类系统,在不影响治疗效果的情况下,选择对胎儿影响最小的药物。

(5)新药和老药同样有效时,应选用老药。

(6)对于病情危重的孕妇,虽然有些药物对胎儿有影响,应充分权衡利弊后使用,根据病情随时调整用量,及时停药,必要时进行血药浓度监测。

六、孕期运动训练

产后运动在产褥期保健中早已受到重视及开展,但是孕期的运动训练对妊娠及分娩有着重要的作用,却在我国孕期保健中做得较少,有待加强。

(一)孕期运动训练的好处

1.增强心脏功能

妊娠使心脏负担加重。通过运动增强心脏功能,就能保证供给胎儿充足氧气,有利胎儿发育,并减缓怀孕期间出现的心跳气短,呼吸困难,下肢水肿等症状。

2.增强肌肉和骨力量

运动能使全身的肌肉血液循环得到改善,肌肉组织的营养增加,使肌肉储备较大的力量。增强的腹肌,能防止因腹壁松弛造成的胎位不正和难产。腹肌,腰背肌和骨盆肌得到锻炼将为日后顺利地自然分娩创造有利条件。

3.可增强神经系统功能

这能帮助母体各个系统在妊娠期间发生一系列适应性变化。更能有效地协调工作。

另外,体育运动可增加抵抗力,减少疾病的发生。

(二)孕期运动训练的目的

孕期运动训练的主要目的是增强与分娩关系密切的腹直肌和后背相应肌肉的肌力,增加盆底肌肉的活动。

(三)孕期运动训练的原则

孕期运动训练的原则是适量适度。所谓适度,是以运动不令孕妇感到疲倦为标准。孕期适当的活动有利于优生,也能减少孕妇孕期不适的反应。如果不参加体育运动,或活动量太小,会使胃肠的蠕动减少引起食欲缺乏,消化不良,便秘等,对母婴健康不利。因此,孕妇应该适当参加体育运动,避免一味休息要避免高强度的体力劳动,这会使孕妇过度疲劳,容易导致流产。应避免抬举重物和会导致受伤的任何劳动,以免引起流产及早产。不要从事任何从未做过的重体力劳动。

如果孕妇平时不喜爱运动,妊娠后只要每天做10分钟的体操并步行半小时即可,避免过度运动影响胎盘血液供给,对胎儿不利。如果孕妇原来就一直习惯于从事某项运动,妊娠期间可以在绝对避免高强度及过量运动的前提下继续这些活动。一般情况下,以步行、游泳、骑自行车等运动方式比较适宜。在妊娠早期,孕妇可参加一些不剧烈的活动,如骑自行车、跳交谊舞等。到妊娠中晚期,则应选择一些节奏缓慢的运动项目,如打太极拳、散步等。散步可以提高神经系统和心肺等脏器的功能,促进新陈代谢,并且可以使腿肌、腹壁肌、胸廓肌、心肌加强,是适合在整个孕期进行的运动。

(四)运动时的注意事项

运动时除应掌握上述原则外,还应注意选择好运动的地点和时间。如条件许可,尽可能到花草茂盛绿树成荫的地方,这些地方空气清新,氧气浓度高,尘土和噪声都较少,对母体和胎儿的身心健康大有裨益。城市下午四点到七点之间空气污染相对严重,孕妇要注意避开这段时间锻炼和外出,以利于母亲和胎儿的身体健康。运动时不要空腹,运动中多饮水,如果出现不适感应及时停止。孕妇如在孕期已有不适或有呼吸急促、头晕、心率加快、发热等情况不宜锻炼。有合并症、并发症等时应遵医嘱。

(五)运动的内容

1.全身关节活动

肢体的伸屈、抬举、后伸、扭转以及举肩转腕等动作使全身关节灵活。但要根据不同孕期活动程度适当改变。

2.手的小关节活动

如握拳、伸开等动作运动指关节。

3.头颈部活动

低头、抬头、左右转动、后仰等动作。

4.全身运动

向前走、向后退、向左、右走、向侧滑步、转圈、原地踏步等,但不追求速度。

5.腹直肌的训练

不同孕期有所不同,一般在孕 4 个月以前可采用仰卧位,腹式呼吸、收缩腹部肌肉 4～5 分钟,仰卧时可手抱头向前胸靠拢,或抬肩,使肩离开卧垫,然后放松休息。如果在 4 个月以后可采用左侧卧位或骑坐在椅子上,将双肘放在椅背上训练腹肌收缩动作。

6.训练背部肌肉

站立弓背,肌肉收缩及放松交替进行。放松时选好姿势同样如左侧卧位或骑座椅上双肘放椅背上,最好闭目养神、深呼吸,全身彻底放松。这样深呼吸及放松,在产程中是两次宫缩间极好的休息方法,会休息才能有力配合分娩。

7.锻炼盆底肌肉

肛缩运动可以训练盆底肌肉,盆底肌肉有力可以减轻分娩造成的盆底肌肉损伤减轻产后阴道松弛。

七、孕妇学校

孕妇学校是孕期保健中必需的一个组成部分。通过开设孕妇学校,向广大的孕妇及家属宣传孕期、分娩、产褥期、母乳喂养、新生儿护理等知识,让准妈妈、准爸爸们了解孕期、产时、产后的各种生理变化和可能出现的病理改变,掌握围生保健知识和注意事项,提高自我监护的能力,使她们在了解相关知识后能够更好地度过孕期。同时孕妇学校的开设满足了孕妇和家属的对相关知识的需求,使她们对医院所能提供的各种服务信息在入院前就有了解,并能够在知情的情况下选择,在治疗、护理时容易理解和接受,医务人员和她们更容易沟通,对医院医疗及服务的满意度增加。目前各地孕妇学校的授课内容大同小异。主要内容如下。

(一)孕期的健康教育

指导孕妇正确推算预产期;孕期中何时检查及检查的次数;需要检查的项目有哪些以及做相关检查的必要性;孕期母体变化;孕期营养和卫生;正确监测胎儿的方法;孕期常见症状的护理方法。

(二)产时的健康指导

分娩方式是如何选择的;产房的环境是什么样的;初产妇分娩大约需要多长时间;决定分娩的因素是什么,分娩的先兆有哪些,什么样的情况下来医院,来医院生孩子都要带哪些东西;分娩过程中如何帮助自己达到自然分娩的目的;参与陪产的丈夫在产房中都做些什么 介绍各种分娩镇痛的方法及利与弊;自然分娩与剖宫产对母儿的影响等。

(三)产后的健康教育

分娩后产妇的身体有何变化;正常的恶露是什么样的;分娩后子宫的变化和恢复;怎样预防乳头皲裂以及发生后如何护理乳房;怎样才能保证乳汁分泌充足,又不影响妈妈的休息;个人卫生如何注意;月子中的营养平衡;生完小孩什么时候可以过性生活。

(四)新生儿常见问题与护理

新生儿的正常的生理表现;新生儿出现黄疸怎样观察和护理;宝宝的脐带如何护理 怎样预防新生儿红臀发生等。早吸吮的好处;喂奶时怎样判断新生儿正确的含接了乳头;如何给宝宝洗澡等。

(五)准爸爸学习班

丈夫如何结合妻子孕期的生理、心理变化而给予妻子更多的帮助、支持,如何避免有害因素的伤害;如何参与到孕期、产时、产后的保健中来,协助妻子顺利分娩、如何护理新生宝宝等。

通过孕妇学校进行孕期健康教育,可以消除孕妇对妊娠分娩的不正确看法与不必要的顾虑,增强孕妇信心,有效地预防出生缺陷,预防孕期并发症,提高自然分娩率,降低难产率、剖宫产率,提高了母乳喂养成功率,促进了新生儿的健康发育。

(梁瑞婷)

第四节 分娩期保健

一、分娩期保健要点

(一)密切观察产程,监测母婴安全

分娩虽然是一个正常的生理过程,但是在此过程中产妇要经历十多小时的辛苦劳动将胎儿娩出要承受较大的生理和心理负担;胎儿从寄生状态过渡到独立生活的新生儿亦是一个关键的过程。在此期间会有许多危险突然发生,如难产、出血、羊水栓塞及胎儿窘迫、新生儿窒息等。因此,必须严密观察产程进展情况。

1.第一产程的观察与处理

(1)病史:入院后应首先了解产妇的病史、全身及产科情况,初步得出是否可经阴道自然分娩或需进行某些处理。对初产妇及有难产史的经产妇应再次进行骨盆外测量、对有妊娠合并症者应给予相应的治疗等。对胎儿的大小和先露入盆情况有一定的估计。

(2)饮食与活动:鼓励产妇多次、少量进食。吃高热量易消化食物,并注意摄入足够水分,以保证有充分的精力和体力。适当走动,尽可能采用多种体位,避免卧床。

(3)排尿与排便:临产后应鼓励产妇每2～4小时排尿1次,以免膀胱充盈影响宫缩及胎头下降,注意观察有无尿潴留,必要时予以导尿。

(4)产妇的生命体征:监测产妇体温和脉搏,在宫缩间期多次测量血压,对破膜时间长者要加用抗生素,预防感染。

(5)宫缩:认真监护产程宫缩的间隔、频率、持续时间,记录观察的结果。

(6)胎心监护:对一般孕妇间断听诊,对有高危因素的孕妇应进行连续电子监护,并动态观察

和评估胎儿情况。

(7)阴指检查:通过阴指检查(以前常用肛指检查),以确认宫颈的情况、先露高低及胎位,阴道检查的次数根据产程进展情况而定。当胎膜破裂时应再次阴道检查并听诊胎心,排除脐带隐性受压情况。

2.第二产程的观察与处理

(1)胎心率:勤听胎心,宫缩和向下用力使胎头受压会引起胎心率减慢,宫缩和向下用力结束后胎心便恢复。但要警惕因脐带绕颈而阻碍脐带的血流,或胎盘早期剥离等对胎儿的影响。

(2)胎头下降情况。

3.第三产程的观察与处理

密切观察产妇血压和预防阴道出血量。

(二)循证实践减少医疗干预

20 世纪 80 年代中期起,WHO 召开了多次专题会议,并收集了国际上近十多年来的 219 篇有关文献,于 1996 年出版了《正常分娩实用守则》,对目前常规使用的各项医疗、护理和监护措施进行了循证评价,现将其观点分述如下。

1.对入院处理常规各项措施的评价

(1)体温、脉搏、血压的测量:这 3 项措施是不可省略的,入院后还需每 4 小时测量 1 次,因为体温升高可能是感染的第一信号,有时也是脱水的症状。血压能反映产妇的全身情况,也很重要,它的突然升高提示需加速产程处理或转院。

(2)灌肠:被普遍认为能刺激宫缩并能减少分娩时的污染,但它可引起产妇的不适,并有损伤肠道的可能。对照研究现已证明,灌肠并不缩短产程,也不减少新生儿的感染,因此是不必要的。

(3)剃阴毛:早先曾有人提出剃毛可以减少感染和容易缝合,但是妇女在阴毛再生时感到不适,而且剃毛时皮肤上常常留下肉眼看不见的小伤口,反易引起感染,剃刀也是交叉感染 HIV 的媒体。没有证据说明剃毛有上述优点。④禁食:有些地方产程开始后就禁止进食,为的是怕麻醉后引起胃内容物被吸入肺部的危险。产程中热量消耗加大,需要热量和水分的补充,因此禁止进食是不对的,因为麻醉亦不是必需的。

2.对第一产程处理常规各项措施的评价

(1)体位和活动:好几个研究提示平卧位影响子宫的血流,因为沉重的子宫压迫于主动脉上,血流减少会影响胎儿。站立和走动有利于胎头的下降亦能减轻疼痛。左侧卧位不会影响血流,如必须卧床时应采取左侧卧位。

(2)肛查:第一产程常规应用肛查来了解宫颈扩张的大小和先露下降的程度,用于观察产程的进展,认为可以避免感染,比阴道检查好。但是,肛查往往使产妇感到不适,没有经验的医师亦不易查清楚,而且研究证实肛查与阴指检查两组产后感染的发病率是相仿的。因此,应该改用阴指检查。

(3)早期人工破膜:这个措施曾被推荐为避免产程延长的一个好方法,一般在入院后 1 小时进行。有的报道显示早期人工破膜可引起胎心减速;又有好几个报道证明,采取此措施的比对照组产程缩短 1~2 小时;亦有多个报道均反映不出其对胎儿的良好或不良的影响。因此,是否能作为一项适宜技术,尚需做进一步的研究。

(4)静脉滴注缩宫素:从现有的资料不能清楚地看出应用缩宫素来积极处理产程对产妇和婴儿有什么好处,当然这并不是说缩宫素在处理产程延长是无用的。但是,对正常产程滥用缩宫素来预防产程延长是没有价值的,亦没有必要,有时甚至是有害的。

(5)胎心监护:产程中经常监护胎心是必要的,因为胎儿窘迫可从胎心变化反映出来,木听筒和多普勒(Doppler)便宜、简便易行,也不限制产妇的行动,是一项适宜技术。但是现在不少医院常规地使用电子分娩监护仪,有的还实行中心监护,认为使用先进技术,既方便又省力。但是,这样做限制了产妇的活动,亦减少了医务人员与产妇的接触,而且费用高。实践证明,电子分娩监护敏感性高,特异性差。仪器监护会出现一些假阳性,导致错误的诊断和处理。电子分娩监护仪已被认为是没有经过临床充分使用就被推广应用的一种仪器。

(6)镇痛:分娩时子宫收缩会引起疼痛,产妇都希望减少疼痛感,因此镇痛是需要的。长期以来,不少医院常规使用各种镇静剂或麻醉剂来进行镇痛,有的常规用硬膜外麻醉或(氧化亚氮)(笑气)吸入麻醉,显然是没有必要的,而且麻醉有一定的不良反应,难免不发生意外。因此,不主张采用药物性的镇痛方法,提倡用非药物性的镇痛方法。

3.对第二产程处理常规各项措施的评价

(1)屏气:进入第二产程,常规的做法是及早指导产妇屏气,就是让产妇先吸口气然后持续做10～30秒的屏气,替代她自然的、短促的每阵3～5次的长4～6秒的屏气。多项研究报道显示,常规的做法虽然能缩短第二产程,但是可能引起产妇呼吸性的心率改变,亦可能影响母婴间的气体交换。已发表的文献提出:脐带动脉pH,持续用力组比自然组低,因此认为自然屏气比较好。

(2)严格掌握第二产程:1930年,DeSnoo报道初产妇的第二产程平均为1小时,中位数为1小时。自此,严格掌握第二产程成为常规,凡到时尚未娩出者,就采取手术助产来结束分娩。曾有数篇文献报道了长短不同的第二产程对新生儿影响的随访,Wormerveer的研究对第二产程＞159分钟的148名新生儿于出生后第二周进行随访,并未发现任何影响。最近又有学者对6 759名初产头位,体重＞2 500 g的婴儿进行随访,其中有11％的第二产程是＞3小时,都没有发现第二产程的长短对低Apgar评分、新生儿抽搐,以及分娩后进入新生儿重症监护室等有任何影响。因此而得出的结论是:决定结束第二产程的指征不是时间,而应根据母婴的情况,如母婴情况良好且产程有进步,则不必着急。如果有胎儿窘迫或胎头不下降,应考虑立即结束分娩。一般而言,初产妇第二产程＞2小时,经产妇第二产程＞1小时时,他们在短期内自然分娩的机会减少,要考虑采取措施结束分娩。

(3)会阴保护和切开:会阴部损伤是妇女在分娩中最常见的损伤,即使在正常分娩中亦在所难免。因此,助产者常采用保护会阴的手法来防止会阴撕裂。诸如用一手托住会阴,一手压迫胎头,使胎头缓慢娩出,这样保护可能会预防会阴撕裂。但是,由于压迫胎头可阻碍胎头的仰伸,使对耻骨弓的压力转向会阴,可能会增加会阴的损伤。由于缺乏支持或反对这一做法的正式资料,所以不能作出结论。亦有人在第二产程末期用按摩的方法来扩张会阴,这是不可取的,因为在已经充血的会阴上按摩是没有益处的。会阴切开是常被施行的小手术。在不少地方对初产妇常规施行会阴切开术,美国会阴切开率为50％～90％,荷兰为24.5％。施行会阴切开术的理由是:切口整齐,便于缝合;侧中切口可预防会阴Ⅲ度撕裂;会阴损伤小,日后发生尿失禁的减少。阿根廷的研究报道显示,随机抽样的结果并不证明以上理由,产妇产后经历的疼痛亦是相仿的。产后3年的随访资料显示,对尿失禁也无影响。一项56 471例由助产士接产的观察报道资料显示,不做会阴切开和做中侧会阴切开两组的Ⅲ度会阴撕裂伤率都是0.4％,中切后的Ⅲ度会阴撕裂伤发生率为1.2％。总之,对常规使用会阴切开术尚没有可靠的证据,应该在有指征如胎儿窘迫、分娩进展缓慢和有会阴Ⅲ度撕裂的危险时才进行。

4.对第三产程处理常规各项措施的评价

(1)宫缩剂的应用:在第三产程中常规使用宫缩剂预防产后出血已被广泛采用,大多是在胎儿前肩娩出后注射缩宫素或麦角新碱。不少报道都证实宫缩剂能减少产后出血,缩宫素优于麦角新碱,仅少数报道称使用宫缩剂会增加胎盘滞留的发生率。宫缩剂的不良反应是恶心、呕吐、头痛、产后血压升高等。1996 年,WHO 的报道还认为需要进一步研究,1998 年的报道已认为是应该使用的。

(2)牵引脐带:有控制地牵引脐带,辅以另一手在耻骨联合上方、子宫体向上推,可以缩短第三产程和减少产后出血。但是尚无足够的资料说明它对产后大出血及胎盘滞留的影响。有 3% 的脐带在牵引中破裂,一个少见但严重的并发症——子宫内翻常与此相关,应予以警惕。

(3)宫腔检查胎盘和宫腔冲洗:为了防止胎盘残留在宫腔,胎盘娩出后必须仔细检查胎盘和胎膜,有些地方还实行冲洗宫腔的常规,显然这是不需要的。其不但增加感染的机会,还可给产妇造成不必要的痛苦。

(4)其他处理:产后 2 小时密切观察宫底、血压和出血量,并注意脉搏和血压的变化,这些都已列入常规处理。

5.WHO 归纳以上的观点

将目前常用的措施分为四大类型:①有用的、应鼓励使用的措施:如陪伴分娩、自由体位、非药物性镇痛等。②无效的或有害的应废弃的措施:如灌肠、剃毛、肛查、平卧分娩、常规补液。③常用但不适宜的措施:如限制饮食、全身性药物镇痛、胎儿电子监护、缩宫素静脉滴注、会阴切开等。④需要进一步研究的措施:如第一产程常规早期人工破膜、分娩时宫底加压等。

WHO 的以上观点发表已有 10 多年,目前国内的实际情况明显滞后,产科服务中仍按传统的观念,沿用着老的常规,没有接纳新的观念及按照循证医学的原则来进行改进。WHO 提出应该执行和提倡的措施,如陪伴分娩、自由体位和非药物性镇痛等还没有大力推广,同时应该废弃的措施如剃毛、灌肠、肛查等还在按常规使用。会阴侧切率、宫缩素滴注率及剖宫产率等都比国际上提出的指标要高得多。上海市从 1996 年学习 WHO 的有关文件后,1998 年及 2004 年先后对医院产科分娩的处理改进和执行的情况做过两次问卷调查,情况虽有进步,如常规灌肠从 49.3% 执行降低到 11.3% 执行;常规剃毛从 85.9% 执行降低到 61.6% 执行;肛查从 85.9% 执行降低到 65.9% 执行;导乐陪伴分娩从 11.9% 执行上升到 31.8% 常规执行,36.3% 选择执行。但是进展仍不理想,发展也不平衡。2010 年,上海市妇女保健所对全市 19 个区、县 80 所接产医疗机构,其中一级医院 5 所、二级医院 48 所、三级医院 21 所、民营医院 2 所、外资医院 4 所,调查阴道分娩产时医疗干预措施实施的情况。各级助产医疗机构在胎心监护、会阴侧切和产后注射宫缩剂等 3 项干预措施均为 100% 开展;80% 以上的医疗机构待产时鼓励活动,并开展有助产士陪伴分娩,但开展家属陪伴分娩的医疗机构仅占 38.75%;61.25% 的医疗机构鼓励孕妇在分娩条件许可的情况下采用自由体位;剃毛、灌肠和肛查等已经建议取消的干预措施开展率仍分别为 52.5%、7.5% 和 35.5%,其中剃毛多为选择性(36.25%)进行。各级助产医疗机构阴道分娩产妇干预措施情况,见表 12-1。

(三)应用适宜技术,全面支持产妇

整个分娩过程要经历十多个小时,这期间产妇精神和体力消耗都很大,心理压力也很大。过度的疲劳以及恐惧和疼痛所引起的心理变化都会影响产程的进展。产程中给予产妇全面的支持是十分必要的。采用适宜技术如导乐陪伴分娩、分娩镇痛等能给产妇心理和生理上有力的支持。

表 12-1　上海市助产医疗机构阴道分娩产妇干预措施情况

医疗机构 干预措施		一级医疗 机构（所）	二级医疗机构		三级医疗机构		其他		合计	
			综合（所）	专科（所）	综合（所）	专科（所）	民营（所）	外资（所）	总数（所）	比例（%）
剃毛	未开展	1	19	4	8	3	0	3	38	47.5
	选择	3	16	2	4	3	0	1	29	36.25
	常规	1	6	1	3	0	2		13	16.25
灌肠	未开展	5	37	6	15	6	1	4	74	92.5
	开展	0	4	1	0	0	1	0	6	7.5
肛查	未开展	2	26	7	8	6	0	3	52	65.0
	开展	3	15	0	7	0	2	1	28	35.0
胎心 监护	未开展	—	—	—	—	—	—	—	0	—
	开展	5	41	7	15	6	2	4	80	100
会阴 侧切	选择	5	29	7	9	2	0	4	56	70.0
	常规	0	12	0	6	4	2		24	30.0
产后 注射 宫缩剂	选择	0	0	1	1	0	0	0	2	2.50
	常规	5	41	6	14	6	2		78	97.50
自由 体位	未开展	4	16	1	6	4	0	0	31	38.75
	选择	0	1	0	0	0	0	1	2	2.50
	常规	1	24	6	9	2	2		47	58.75
助产 士陪伴	未开展	1	9	1	5	0	0		16	20.0
	开展	4	32	6	10	6	2	4	64	80.0
家属 陪伴	未开展	5	31	2	8	1	1	1	49	61.25
	开展	0	10	5	7	5	1	3	31	38.75
鼓励 活动	未开展	1	0	0	0	0	0	0	1	1.25
	开展	4	41	7	15	6	2	4	79	98.75

1.导乐陪伴分娩

"导乐"是希腊词"Doula"的译名,意为女性看护者,本指一个有经验的妇女帮助照顾另一妇女。导乐陪伴分娩是指一个有生育经验的妇女在产前、产时及产后给予孕产妇持续的生理上的支持帮助及精神上的安慰鼓励,使其顺利完成分娩过程。这里的导乐也被称为分娩教练或分娩助手。导乐陪伴分娩是 1996 年引进的产时服务的一项适宜技术,也是一种以产妇为中心的服务模式,是美国的克劳斯医师(M.Klaus)经过 15 年研究后所倡导的。

（1）导乐的性质及作用:导乐是一个分娩过程中的女性看护者。她不仅拥有丰富的生育经验,而且富有爱心、同情心和责任心,具有良好的人际交流技能并给人以信赖感。她能在分娩这一人生关键过程中通过目光、语言和行动来显示自己的能力和作用,帮助产妇在产程中能最好地发挥其自身潜力来完成分娩过程。

导乐的作用是让产妇认识到分娩是值得母亲终身牢记的重大事件,了解分娩的生理和产妇的情感需要,帮助产妇及其丈夫准备和实施分娩计划,在整个产程中陪伴在产妇身旁,提供情感支持、生理帮助。导乐以其温柔的态度、真诚的爱心成为产妇及其丈夫的好帮手。导乐还通过示范一些技巧,如握手、按摩等使丈夫更好地帮助、照顾妻子,增强了丈夫的作用。同时她又是产妇与医务人员之间的桥梁,一旦发现异常情况立即与医师联系便于及时处理。

根据克劳斯医师多中心研究的结果表明,临产时有导乐陪伴者产程缩短 25%、需要缩宫素静脉滴注者减少 40%、需要镇痛药者减少 30%、剖宫产率下降 50%、产钳助产率减少 40%、硬膜外麻醉减少 60%,并且产后恢复快,母婴健康良好。可见,导乐陪伴分娩不仅减少对自然分娩的干扰,且有利于母婴健康。表 12-2 显示 3 个单位研究观察的结果。

表 12-2　3 个单位研究观察导乐陪伴分娩的结果

单位名称	产程缩短(小时)			自然分娩率(%)			缩宫素使用率(%)		
	有导乐	无导乐	P 值	有导乐	无导乐	P 值	有导乐	无导乐	P 值
危地马拉 225 例	7.7	15.5	<0.01	81	73	<0.05	2	13	<0.01
美国休斯敦 41 例	7.4	9.4	<0.01	55	12	<0.01	17	44	<0.01
上海市第一妇婴保健院 448 例	7.2	9.7	<0.01	83.9	67.4	<0.01			

(2)导乐陪伴分娩的实施方法。

环境和设施:需要单独的房间,有一定活动空间供产妇走动。房间里面设有产床、沙发(或椅子)、垫子等供产妇在选择不同体位时使用;墙壁的一侧装有扶手栏供产妇走动时保证安全和方便;室内配备空调、电视、淋(盆)浴等基本设施以保证产妇舒适及分散产妇的注意力,有利于减轻分娩时疼痛。

克劳斯医师多中心研究的结果显示,有导乐陪伴分娩对婴儿的健康亦有良好影响,如表12-3所示。

表 12-3　导乐陪伴分娩对婴儿健康的帮助

分类	导乐组	无导乐组
纯母乳喂养率(%)	55	29
平均纯母乳喂养天数(天)	32	24
婴儿腹泻(%)	29	33
婴儿呕吐(%)	4	28
食欲(%)	0	25
咳嗽(%)	39	64
产后 6 周对丈夫的态度(%)	85	49

P<0.01

人员条件:国外大多由热心的母亲志愿者担任。一般选择有良好的生理、心理素质,有生育经历或接生经验,具有良好的人际交流、沟通及适应能力的人员经过培训后上岗。国内多年来各地大多是由退休的,或在岗的助产士来担任。

培训内容包括理论与实践两个方面。①理论学习:包括分娩的基本知识、医院的常规医疗程序;妇女孕期、产时、分娩及产后早期的生理、心理和感情变化特征;放松、呼吸、体位和活动的技能练习;交流技巧、移情训练、支持技巧等实践训练;以及触摸、语言等缓解产妇不适感、增加自信心等角色扮演。②见习和实践:要使导乐认识到每个产妇由于其生活经历、性格不同,需要亦不同,克服困难的技巧亦不同。要学会如何适宜地、机智地、积极地去满足产妇及其家属的需要,做到与产妇同呼吸、同感受。可以通过观看录像,见习有经验的导乐陪伴产妇分娩的过程和组织导乐们共同讨论,不断总结经验,逐步提高她们的信心和能力。

工作内容:产前访视,最好在孕晚期与孕妇及家属接触,了解情况,建立感情。尽可能做1次产前访谈,了解夫妇对分娩的希望、要求及计划,回答他们担心的问题;向孕妇形象地示范放松技巧;介绍产程中可采用的各种体位。

临产后最重要的是保证在整个分娩过程中一直陪伴产妇,导乐如果因为吃饭、上卫生间必须离开时,也需征得产妇的同意,并请丈夫或护士代为陪伴,使产妇始终感到有人陪伴而不感到孤独。在临产后的大部分分娩过程中,导乐主要使产妇感到自在与轻松,即消除进入医院后的紧张情绪,克服心理上对分娩的恐惧感及与陌生人相处的拘束感,从而使她从真正的自由感中产生一种自信心。

第一产程早期:①尽可能鼓励产妇多走动,促使胎头下降,缩短产程。②洗温水澡(胎膜未破)或淋浴(胎膜已破),以放松身体,缓解疼痛。③多变换体位:站、蹲、走,避免平卧位。④多喝饮料(补充能量),常排尿(膀胱充盈对宫缩有影响)。⑤持续地给产妇以支持和鼓励。当产妇阵痛剧烈时,应告诉她这是正常的,不必害怕。帮助产妇将注意力集中在对付目前的宫缩(放松和减轻疼痛)。不要想已痛了多久,还要承受多久。帮助产妇想象随着阵痛加剧,自己的宫口正在逐渐开大。不断地向产妇解释说明疼痛的作用及产程进展情况。⑥用手抱住产妇或握住产妇的手,用温毛巾擦脸及按摩背部。⑦提醒眼睛睁开,观察周围环境,以分散产妇对疼痛的注意力。

第一产程晚期:此时宫缩更强,间隔更短,产妇出现面部发红,阴道有血性分泌,腿及胳膊抖动或出现恶心等症状,导乐更应全身心地给予支持和鼓励。这时,产妇的丈夫可能受到惊吓也需要导乐的支持和解释,以消除疑虑。

第二产程:①无屏气感时,坚持活动(立、走、蹲),有屏气感时,指导其下屏的方法。②改变体位,避免平卧位。③多喝饮料。④指导正确呼吸、屏气。

分娩时是由医务人员负责助产,导乐和丈夫则一起守在产妇的身边。分娩后向夫妇祝贺,并鼓励产妇尽早开始与新生儿接触,及早吸吮。分娩结束后,可让产妇和新生儿多接触。产后第2天与夫妇一起回忆分娩过程,让夫妇分享感受。

总之,导乐陪伴分娩坚持以产妇为中心的产时服务模式,根据产妇的要求及分娩自身的进展而积极参与帮助,是能保护、促进和支持自然分娩的适宜技术。

目前,国内各地开展的导乐陪伴分娩,不仅没有产前访视的内容,而且大多从子宫口扩大至3 cm开始,使许多产妇在潜伏期因为没有达到帮助和指导,弄得筋疲力尽,影响产程的进展,值得注意研究改进。

2.分娩镇痛

分娩镇痛是每个产妇都希望能得到的。长期以来产科工作者认为因子宫收缩引起的分娩疼痛是完成分娩所必需的,也是不可避免的,因此缺少对分娩镇痛的研究。近来,随着麻醉学的发展以及人性化服务的推行,分娩镇痛已受到重视,也有了较大的进展。分娩镇痛可支持产妇心理健康,提高产妇自然分娩的信心。分娩镇痛是现代文明产科的标志,也是每一位产妇、胎儿的权利;妇女有权享受安全、愉快的分娩服务,胎儿有权在从宫内到达宫外的旅途中受到保护与善待。

(1)分娩疼痛(产痛)的原因。①第一产程:疼痛始于子宫颈和子宫下段的扩张以及子宫体部的收缩。子宫收缩时,宫内压显著升高,子宫韧带和腹膜受牵拉,子宫壁血管暂时受压闭塞,使周围组织缺血、缺氧。痛觉感受器接受的疼痛刺激沿交感神经纤维传导,在 $T_{12} \sim L_1$ 神经节段进入脊髓。疼痛部位主要在下腹部及腰部,有时可放射至髋部、骶部或沿大腿放射。随着产程进展,疼痛明显加剧,宫口扩张至 $7 \sim 8$ cm 时最为剧烈。②第二产程:疼痛是胎先露下降引起阴道和会阴部组织的伸展扩张和牵拉或撕裂所致。③第三产程:由于子宫体积缩小,宫内压力下降,会阴部牵拉感消失,疼痛骤然减轻。

(2)分娩镇痛措施。理想的分娩镇痛措施必须具备下列特点:①不会对母婴的健康造成损伤。②易于给药,起效快、作用可靠及满足整个产程镇痛的需求。③避免运动阻滞,不影响宫缩和产妇运动。④产妇清醒,可参与生产过程。⑤必要时可满足手术助产的需要。

现今所用的分娩镇痛方法可分为两大类,即非药物分娩镇痛法和药物分娩镇痛法。非药物分娩镇痛法由于符合以上的条件,越来越受到人们的欢迎和采纳。

1)非药物镇痛法。①环境与体位:用人性化的服务理念,改变目前医院待产室的环境。布置要家庭化,温馨而舒适,既能注意保护隐私,又能让产妇有充分的活动余地;室内可播放轻音乐或产妇自己喜欢的音乐,亦可有电视机供产妇观看。温馨而舒适的环境可以减轻产妇的紧张情绪,音乐和电视可以分散产妇注意力,亦能缓解产妇的焦虑。在待产过程中协助产妇经常改变姿势,采取她觉得最舒适的体位,以促进全身舒适与放松。实践证明,第一产程中卧床最不符合生理需要,采取直立的姿势或坐位,可以减轻庞大的子宫对腰骶部的压迫,缓解疼痛,也可以利用重力的原理,促进子宫颈扩张和先露的下降。②呼吸镇痛:阵痛开始后行深而慢的胸式呼吸。每一次宫缩的开始至结束时,从鼻孔吸气,用口呼气,并与腹部按摩相配合,可以缓解疼痛。在第一产程末期,宫口开全之前,用快而浅的呼吸和喘气也能减轻疼痛。③局部按摩、压迫法。按摩法:第一产程活跃期,可与深呼吸相配合,产妇自己用双手自外向内在腹部按摩,或让产妇侧卧位由他人帮助按摩腰骶部;压迫法:于第一产程活跃期,让产妇双手拇指按压髂前上棘、髂嵴或耻骨联合,或吸气时两手握拳压迫两侧腰部或骶部,可与按摩法交替使用。④水疗:产妇可浸泡于温水浴盆中,或鼓励产妇进行温水淋浴,可使局部的血管扩张、肌肉松弛。用温热毛巾敷腰骶部和大腿内侧也可以缓解疼痛。⑤针刺镇痛。体针镇痛:常用的有关元、中极、三阴交等穴位,每次宫缩时可行手法或脉冲刺激;耳针镇痛:一般选用神门、交感、子宫、生殖器等穴位;电磁刺激:采用经皮神经电刺激仪 TENS、HENS,在产妇背部脊柱两侧,T_{10} 至 L_1 及 $S_1 \sim S_4$,放两副电极以连续低强度电刺激达到镇痛目的。电流强度可根据需要由产妇自己调节;水针镇痛:在第 5 腰椎棘突划一中线,左、右旁开 2 cm,每侧由此向下 2 cm 各 4 个点,应用水针皮内注射 0.5 mL 无菌注射用水,形成 1.5 cm 的皮丘。⑥心理支持:从产前做起,通过孕妇学校,让孕妇及其丈夫参加听课。在孕期给予生动、易理解的宣传教育,介绍妊娠和分娩的知识,让产妇了解分娩的机制,学会生产时的助产动作,消除对分娩的顾虑,正确对待疼痛,树立自然分娩的信心。

2)药物镇痛法具体如下。

全身用药镇痛:一直是最主要的镇痛方法,通过肌肉或静脉注射药物达到镇痛效果的。缺点在于对产妇过度的镇静作用会使产程延长、第二产程镇痛不足以及胎儿窘迫。常用药物有以下几种。①地西泮(安定):为镇静药,镇痛不完善。主要通过减轻产妇的恐惧和焦虑达到减轻疼痛的目的。2 小时内分娩对胎儿呼吸有影响。②哌替啶(杜冷丁):100 mg 肌内注射,一般用于潜伏期。<1 小时或>4 小时对胎儿呼吸抑制作用小,2~3 小时作用最大。

吸入镇痛法：第一种产妇自己控制的镇痛方法。现在最常用的是氧化亚氮,使用时给产妇一套器械(包括吸口、面罩、阀门等),指导产妇在宫缩开始时接通后快吸几口,宫缩后停吸。其镇痛效果好,起效快,作用消失也快,对胎儿无影响。但由于对产妇有嗜睡作用,有时会使产妇失去对仪器的控制,或因产妇的过多嗜睡发生误吸造成胃反流物引起窒息的危险。

神经阻断方法常用以下几种方法：①宫颈神经旁阻断方法。当第一产程进入活跃期宫口开大3～4 cm时,取膀胱截石位,在左手示指、中指引导下,将 7 号长针注入时钟 3、9 点处,深度约0.5 cm以内,每点注射 1% 利多卡因或普鲁卡因 10 mL。②阴部神经阻断方法：常用于第二产程会阴切开术前。产妇取膀胱截石位,术者的左手示指、中指伸入产妇阴道做向导,向下、向外摸准坐骨棘后,在左侧肛门与坐骨结节之间,局麻后将 10 cm 细针刺入皮丘内,当触及坐骨棘尖端时,退出少许并转向坐骨棘尖端内侧 1 cm 处,穿过骶棘韧带时有突破感,注入 1% 利多卡因或普鲁卡因 10 mL,拔针至皮下,向外侧坐骨结节处注入 10 mL,最后向阴部切开处注射 10 mL,共计30 mL。③硬膜外阻滞镇痛：此方法是在硬膜外麻醉的基础上发展的。与其他镇痛方法相比,硬膜外镇痛被认为是最有效、最富有生理益处的方法,但是有可能会降低血压,影响子宫收缩,致产程延长、手术产率增高和产后出血增多等。常用的给药方法有 3 种：间断注药法：即镇痛作用消失后再次给予局麻药;注药泵法：即按需以≤1% 利多卡因 2～4 mL/h 速度持续给药,药量小,血液中药物浓度恒定,低血压发生少;患者自控硬膜外镇痛(PCEA)。常选用的药物为利多卡因、丁哌卡因(布比卡因)、芬太尼及舒芬太尼。复合用药效果更好。最近,试用可行走的硬膜外镇痛。此法通过降低局麻药的浓度,减轻运动阻滞的程度,使产妇在产程早期能够下床活动,这不仅更自然,还提高了产妇的自控能力和自信心;产妇可活动下肢,减少了置入尿管的机会及护理的负担。直立位可缓解疼痛,缩短产程;亦有利于提高自然分娩率。具体方法仍有待于进一步研究。

总之,分娩是一个复杂的疼痛模型,分娩镇痛应该受到重视,WHO 提倡多使用非药物性的镇痛方法。

(四)提高接产质量,重视"五防"

1.防滞产

滞产是指分娩总产程达到或超过 24 小时者。因产程延长,孕妇过度消耗,代谢紊乱,易引起产妇产后出血、产后感染、产道损伤,严重者可因胎先露压迫软产道时间过长导致组织缺血坏死,形成生殖道瘘管。滞产可引起胎儿宫内窘迫和新生儿窒息,新生儿肺部感染及颅内出血等。

预防措施：①关心产妇休息和饮食。早期了解孕妇的酸碱平衡状态,保证水和电解质的平衡。②进行陪伴分娩,医护人员应主动介绍待产室、产房情况,主动进行分娩健康教育,消除产妇焦急的心理。③严密仔细观察产程,推广使用产程图。产程图反映产程进展的正常范围和异常现象,为正确判断和及时处理头位难产提供重要依据,是预防滞产的主要方法之一。

2.预防感染

感染和来自产妇自身的感染源和/或分娩过程中的医源性感染,可引起产妇的产褥热和新生儿的感染。

预防措施：①坚持产房和手术室的消毒隔离制度。注意接生和手术的无菌技术和按接产规范进行操作。②产后仔细检查产道,发现损伤及时修补;有胎盘、胎膜残留应及时清除。③如有胎膜早破、贫血、产时出血、徒手剥离胎盘及窒息儿等,均应给予预防性抗生素。④抗生素的应用要有针对性,必要时可做药敏试验。

3.预防产伤

产伤包括分娩时母亲的软产道损伤及胎儿的骨折、神经损伤,以及胎儿宫内缺氧而导致的各脏器损伤及颅内出血等。

预防措施:①加强产程观察,及时诊断骨盆狭窄或头盆不称,识别先兆子宫破裂的征象,给予相应处理。②严格掌握产程的处理常规及剖宫产指征。③阴道助产按正规的操作方法接产,必要时进行会阴侧切术,保护好会阴。④阴道手术助产时应严格掌握适应证和操作规范。产钳只使用低位产钳,胎吸助产需胎先露抵达＋3或更低位,负压适中,每次牵拉不超过10分钟,牵拉1～2次不成功者不宜再用胎吸术。器械助产前应导尿,会阴切口应足够大。⑤产后常规检查软产道,若有撕裂伤应立即缝合。⑥严禁滥用缩宫素。⑦不提倡腹部加压助产。

4.预防出血

产后出血是一种严重威胁妇女生命的产科并发症。

预防措施:①密切观察子宫收缩力,预防急产与滞产。若宫缩乏力,排除头盆不称后可行人工破膜或在严密观察下静脉滴注缩宫素以加强宫缩。②缩短第二产程,对具备阴道助产条件者积极按正规操作进行阴道助产,尽量避免软产道损伤。③对预计有产后出血可能的产妇,待胎肩娩出后立即肌内注射缩宫素10 U,继以静脉滴注,以预防产后出血。④识别胎盘剥离征象,正确协助胎盘娩出。同时仔细检查胎盘、胎膜是否完整,注意有无副胎盘。若有胎盘残留,应及时施行清宫术。⑤正确测量出血量,以免对产后出血量估计不足。失血者应及早补足血容量,效果远较同等容量迟补充为佳。⑥产后应在产房观察2小时,注意及时排尿,避免膀胱充盈影响子宫复旧。⑦产后提倡早喂奶。新生儿吮吸母亲奶头可刺激宫缩,有助于子宫的复旧。

5.预防窒息

窒息在围生儿死因中居首位。严重者即使存活,可能因脑细胞严重缺氧而遗留智力障碍。

预防措施:①对高危孕妇临产应密切监护,注意产程进展,避免滞产。避免宫缩过强、过密导致急产。②严密观察产程,勤听胎心,亦可采用胎儿电子监护仪。动态观察羊水变化,可用羊膜镜等协助了解情况,必要时可做胎儿头皮血pH的测定。③一旦发现胎儿窘迫,应正压给氧,左侧卧位,并积极寻找原因。破膜时发现羊水有胎粪污染或胎心变化,应立即检查有无脐带前置或脱垂。遇胎儿窘迫经保守处理无改善,应尽快结束分娩,并做好新生儿复苏的抢救准备。④胎头娩出后,应清理干净新生儿口、鼻中的黏液及羊水,胎体娩出后再次清理口、鼻的分泌物。⑤如新生儿窒息应积极进行复苏。

二、产时保健指导

临产前使产妇理解分娩是一个生理过程。"十月怀胎,一朝分娩"是长期不变的规律,解除对分娩的恐惧和焦虑心理情绪,树立自然分娩信心,在产程中做到以下几方面。

(一)第一产程

(1)懂得产痛主要是子宫收缩所引起,从而能以积极的、乐观的态度和情绪对待分娩。

(2)少卧多动:采取自由体位,如果没有特殊情况不要早早地躺在床上。

(3)注意休息和正常饮食,保存体力:分娩将会消耗很多的体力,所以应该抓紧宫缩的间隙多休息。为保证有足够的体力完成分娩的全过程,可以吃一些容易消化的食物,如面条、饼干、蛋糕、牛奶等补充能量。切忌大喊大叫,以免消耗过多体力,同时造成肠胀气。

(4)定时排尿有利产程顺利进展。

(5)提倡陪伴分娩,丈夫支持。

(二)第二产程

(1)采用合适的体位:分娩时不要平躺在床上。目前一般都采用半卧位,即产妇仰卧,头及上半身垫高,双腿屈曲,双足蹬在床上,双手握住产床两边的把手。

(2)用力屏气:掌握了正确的屏气方法,就能起到事半功倍的效果,可使胎儿更快娩出。当每次宫缩来临时,产妇先用嘴吸足一口气屏住,双手抓住产床两边的扶手,然后像排便一样向肛门口用力屏,并尽量延长屏气时间。如果一口气屏完,宫缩还未结束时,可以再吸一口气,做第二次屏气。争取每阵宫缩屏2～3次。当胎头快娩出时,要根据助产人员的指令,宫缩时不必再使猛劲,而是采取哈气,以免胎头娩出过快造成会阴撕裂。产妇切忌大喊大叫,以免将空气吞入引起肠胀气而影响宫缩,产后还会造成腹胀和排尿困难。同时还要避免来回翻动,这样不但消耗体力,使自己筋疲力尽,产程延长,还可能导致胎儿宫内缺氧。

(3)可饮牛奶、果汁、运动饮料、能量合剂、参粉、鸡精等,提供能量。

(三)第三产程

(1)应以充满母爱的心情来迎接新生儿,在产后 30 分钟内与新生儿实行"早吸吮"和"早接触"。

(2)产妇双腿尽量分开,以方便助产人员缝合会阴伤口。

(梁瑞婷)

第五节　围绝经期保健

一、概述

(一)更年期的定义

更年期是一个泛指的术语,源于希腊词"Klimakterikos",含义为一个梯子的台阶,提示登上生命的另一个时期。它是指妇女卵巢功能开始衰退至停止,从生育状态走向非生育状态,及有其后果的整个生理时期,可长达 15～20 年。这是一个以绝经为主要标志性事件的逐步变化过程。由于绝经的年龄个体差异很大,且受社会、经济、地区遗传等诸多因素的影响,每个妇女更年期开始的时间有差异。经历绝经的过程、时间和症状等方面亦不相同。更年期早期通常始于 35～45 岁,更年期晚期指绝经后的整个十余年。现在一般将 40～60 岁定为更年期。鉴于"更年期"一词表达绝经过程的特征不够确切,自 20 世纪 80 年代 WHO 倡导应用"围绝经期""绝经过渡期"等术语来表达绝经过程,并于 1994 年正式建议在科学研究中避免笼统地使用"更年期"一词。但是"更年期"一词形象生动、简练、易于理解,方便医患交流,沿用已 100 余年,目前在面向群体保健工作中仍在广泛使用。

(二)更年期的几个亚阶段

临床实践与研究表明,卵巢功能状况及与此相关的健康问题与距离绝经的时间密切相关。因此,以距离绝经的时间将更年期划分为以下几个亚阶段,便于给予针对性的医疗和保健。

1.绝经

指女性月经的最后停止,可分为自然绝经和人工绝经。

(1)自然绝经:由于卵巢卵泡活动的丧失引起月经永久停止,无明显病理或其他生理原因。临床上,连续 12 个月无月经后才认为是绝经,因此是回顾性诊断。实践中将 40 岁或以后自然绝经归为生理性,40 岁以前月经自然停止称为过早绝经或卵巢早衰,并视为病理性。

(2)人工绝经:手术切除双侧卵巢或医疗性终止双侧卵巢功能,如化疗或放疗等导致的。

2.绝经前期

最后月经前的整个生育阶段。

3.绝经过渡期

从月经周期出现明显改变至绝经前的一段时期,通常在 40 岁后开始,时间跨度约 4 年。从定义上说,此期始点模糊难以确定,终点明确。但是在实践中,终点不能预料。

4.绝经后期

最终月经(包括自然绝经和人工绝经)以后的生命阶段,此期终点为生命的终结。

5.围绝经期

根据接近绝经时出现与绝经有关的内分泌、生物学和临床特征时至绝经 1 年内的期间。从定义上说此期始点仍然模糊不易确定,但终点明确。此期包括绝经过渡期和绝经后 1 年,与绝经后期有约 1 年的重叠。

自此以后,围绝经期、绝经过渡期等术语已在越来越多的文献中出现。1996 年,第八届国际围绝经期会议上又重申这个观点(图 12-1)。

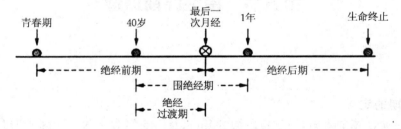

图 12-1　绝经有关各期的划界

二、围绝经期妇女的生理特点

(一)卵巢的衰老

卵巢的衰老主要表现在卵泡的减少和卵巢形态变化及卵巢功能的衰退。

1.卵泡的减少和卵巢形态变化

卵泡是卵巢的基本结构与功能单位,卵泡不可逆的减少是绝经发生的原因。出生时卵巢有 70 万~200 万个卵泡,排卵和闭锁导致卵泡数的减少,至 45 岁仅有数千个,绝经时可能残留极少数卵泡。当卵泡减少时卵巢形态有相应的老化改变,使卵巢体积逐渐缩小,近绝经期时卵巢体积缩小加快,绝经后卵巢重 3~4 g,仅为生育期的 50%。衰老的卵巢表面皱缩,切面多为纤维结构。

2.卵巢功能的衰退

卵巢的生殖功能和内分泌功能都随卵巢的老化而衰退,生殖功能减退出现较早。妇女生育力在30～35岁即开始下降,接近45岁时明显下降。据报道,用活产率表示生育力,在未采用避孕措施的自然人群中,与25岁比较,35岁时生育力下降50%,45岁时下降95%。在生殖功能衰退的同时,内分泌功能也衰退,主要表现为卵泡发育中合成分泌的性激素,主要是雌、孕激素的变化,先是孕激素下降,后是雌激素特别是雌二醇水平的逐渐减少。

卵巢功能的衰退,特别是雌激素水平的降低,使更年期妇女生理上发生一系列变化,主要表现为以下两个方面。

(1)月经周期改变,直至绝经:在生育力逐步下降的同时,月经周期逐渐缩短,可从原来的30天减为28天甚至26天,主要是卵泡期变短。从规律月经到绝经,通常要经历一段不规则月经期。此期卵泡成熟不规律,有排卵或无排卵,周期可正常、可长、可短或完全不能预料。

生理性绝经是卵巢功能自然衰退的结果。绝经年龄反映卵巢的生殖寿命,人类出现绝经的年龄相对稳定。从公元前至今2000年的记载,妇女普遍在45～55岁,平均50岁绝经。绝经年龄可受遗传、营养、居住地区的海拔高度、嗜烟等因素的影响。据报道,发达国家的绝经中位数为50～52岁,亚非拉地区的发展中国家约在47岁。我国20世纪80年代的4项调研资料显示,平均绝经年龄为47.5～49.5岁。

(2)生殖器官萎缩和第二性征消退:生殖器官由于失去卵巢性激素的支持,开始萎缩并发生退行性变化,阴毛逐渐脱落,乳房退化、下垂,女性体型逐渐消失,喉音变低沉。

(二)生殖器官的变化

1.宫颈

宫颈逐渐萎缩变硬,表面苍白;宫颈黏液分泌减少,颈管狭窄。

2.宫体

宫体与宫颈之比由育龄期的2∶1变为绝经后的1∶1,子宫随月经停止逐渐萎缩变小,原有的子宫肌瘤也逐渐缩小,但当绝经后又发生子宫肿瘤或原有子宫肿瘤变大时,应警惕是否为恶性肿瘤。

3.子宫内膜

绝经过渡期妇女虽有月经,但多数已停止排卵,子宫内膜长期接受单一的雌激素刺激,缺乏孕激素的对抗作用,易出现内膜增生。绝经后妇女体内雌激素水平低落,子宫内膜亦逐渐萎缩变薄。

4.卵巢

绝经前正常卵巢体积约为4 cm×3 cm×1 cm,进入围绝经期后逐渐萎缩变小,质地变硬,颜色由粉红色变为纯白色,表面凹凸不平。绝经过渡期妇女卵巢内常有发育程度不等的卵泡,但可能无黄体。在绝经4～5年后才看不到残留的卵泡。

5.阴道

绝经后妇女体内雌激素水平低落,阴道黏膜上皮逐渐变薄,褶皱、弹性日益消失,阴道穹隆变浅,分泌物减少;阴道表面毛细血管破裂可出现散在出血点,阴道分泌物可呈血性。随绝经期的延长,阴道上皮进一步萎缩,使毛细血管床更加减少,阴道上皮变得苍白。阴道原有的酸性环境转变为碱性环境,致使抵抗力下降。

(三)内分泌的变化

1.性激素的变化

(1)雌激素(estrogen):生育期妇女体内的雌激素主要是雌二醇,血中雌二醇(estradiol,E_2)

95％来自卵巢的优势卵泡和黄体,绝经期内源性雌激素在血中的水平大幅度下降,其中 E_2 下降约90％,低于正常滤泡早期水平,并失去昼夜节律与周期变化。但在更年期的不同阶段,雌激素水平的变化有差异。绝经过渡期早期雌激素水平呈波动状态,原因是因促卵泡激素(FSH)升高对卵泡过度刺激引起 E_2 分泌过多,导致雌激素水平高于正常卵泡期水平。在整个绝经过渡期雌激素水平不呈逐渐下降趋势,而只是在卵泡停止生长发育时雌激素水平才下降。绝经后早期卵巢内卵泡活动已基本停止,血 E_2 浓度从育龄期的40～400 pg/mL降至20 pg/mL以下,低于维持机体器官生理功能的基础水平。绝经后卵巢不再分泌雌激素,妇女体内低水平的雌激素主要是来自肾上腺皮质以及卵巢的雄烯二酮经周围组织中芳香化酶转化的 E_1,转化的部位主要在肌肉和脂肪,肝、肾、脑等组织也可促使转化,肥胖妇女脂肪含量多,故绝经后体内雌激素水平高于消瘦者。E_1 在周围组织也与 E_2 相互转化,与生育期妇女相反,E_1 高于 E_2,$E_1/E_2>1$。

(2)孕激素:生育期妇女的孕酮主要来自排卵后的黄体。绝经过渡期卵巢尚有排卵功能,但因卵泡期延长,黄体功能不全,使孕酮分泌减少。绝经后卵巢几乎丧失了产生雌、孕激素的能力,孕酮水平进一步降低,在血中的水平仅为年轻妇女卵泡期的1/3,且可能来源于肾上腺。

(3)雄激素:绝经后总体雄激素水平下降。绝经前睾酮主要由肾上腺皮质分泌,卵巢仅分泌小部分。绝经后除肾上腺来源的雄烯二酮外,由于高促性腺激素的刺激,卵巢间质细胞和卵巢门细胞产生一定量的睾酮,故来自卵巢的雌激素下降而雄激素反稍增加,表现为绝经后的睾酮/雌激素比值上升。随着年龄的增长,肾上腺功能减退,雄激素的分泌也逐渐减少。

绝经后血中雄烯二酮含量仅为育龄妇女的一半,主要来自肾上腺(85％),来自卵巢的只占15％。

(4)促卵泡激素(follicular stimulating hormone,FSH)和黄体生成素(luteinizing hormone,LH):围绝经期由于卵巢功能的逐渐衰退,卵巢激素对下丘脑与垂体的反馈作用下降,故促性腺激素如 FSH 和 LH 均有升高,特别是卵泡不再分泌抑制素(inhibin),因此不能抑制 FSH,血中FSH 值的升高更明显,可为原来的13～14倍,LH 值仅上升3倍。绝经后2～3年达最高水平,约持续10年,然后轻度下降到最高值的一半。

(5)促性腺激素释放激素(gonadotropin releasing hormone,GnRH):下丘脑所释放的GnRH,在绝经后妇女中其脉冲式分泌功能是否增强,目前尚无法证明。绝经后GnRH的分泌增加,与 LH 相平行。

2.其他内分泌的变化

(1)肾上腺皮质激素:氢化可的松及醛固酮的分泌在绝经前后不发生变化,可是肾上腺分泌的脱氢表雄酮及其硫酸盐在绝经后急剧下降。

(2)甲状腺素:绝经后血总 T_4 水平无改变;T_3 水平随着年龄的增长而下降25％～40％,但并不存在甲状腺功能减退。

(3)甲状旁腺激素:随着年龄增长而增加,有促进骨吸收、加速骨质消融的作用。

(4)降钙素:绝经后减少,其抑制骨消融的作用减弱,使骨质易丢失。

(5)β-内啡肽:绝经后明显降低,可导致潮热与情绪波动。

(6)胰腺 β 细胞:绝经影响胰腺 β 细胞功能,胰岛素分泌与糖耐量均有轻度降低。

(四)其他系统的变化

从围绝经期开始,由于雌激素水平的下降,对全身各系统都会产生影响。近年来的研究已证明,雌激素受体除存在于生殖系统与第二性征器官外,也存在于全身许多部位,如心血管系统、骨骼、皮肤、脂肪、泌尿道、肾脏及肝脏等。雌激素也参与脂肪、糖、蛋白和骨的代谢。因此,可引起以上系统的代谢变化。

1.心血管系统

雌激素参与血浆胆固醇的代谢,雌激素下降使血脂中致动脉粥样硬化的胆固醇升高,血脂蛋白代谢功能紊乱,高密度/低密度脂蛋白比率降低,使对心血管有保护作用的高密度脂蛋白下降,对心血管不利的低密度脂蛋白及三酰甘油上升,导致动脉粥样硬化,容易发生冠心病和心肌梗死。试验证实,雌激素治疗可以降低血脂和血脂蛋白水平,从而延缓动脉粥样硬化的进程。

随着年龄增长,心肌细胞肥大但数目无变化,心肌间质发生结缔组织增生、脂肪浸润和淀粉样改变等,这些改变影响心脏的电生理功能,心脏的收缩和舒张功能降低,加上房室结、房室束和束支有不同程度的纤维化,导致心脏传导障碍。因而更年期妇女易出现心率加快、心律不齐。

2.骨骼系统

骨是雌激素的受体器官,雌激素可以直接调节骨代谢。近年已有多项研究证实,雌激素通过钙调节激素如甲状旁腺素、降钙素等对骨代谢产生影响。雌激素有拮抗甲状旁腺素的作用,亦能加强降钙素的分泌。甲状旁腺素是刺激骨质溶解的主要激素,降钙素有抑制骨消融的作用。雌激素水平下降,使其对甲状旁腺素的拮抗作用减弱,对降钙素的加强作用减弱,均会加速骨质消融,导致骨质疏松。妇女从35岁起骨代谢开始进入负平衡,40岁即可出现骨质丢失,主要与雌激素水平下降有关。此外,雌激素能加强羟化酶活性使维生素D转变为活性维生素D而促进肠钙的吸收作用;使钙盐和磷盐在骨质中沉积,使骨基质合成成为钙盐沉积的支架。绝经后雌激素水平急剧下降,骨转换增加,骨吸收(破骨)大于骨形成,结果是骨量丢失。骨量减少的程度与雌激素在体内的水平有关;丢失的速度在绝经早期快于晚期,松质骨快于皮质骨。有报道显示,用双光子吸收法测量腰椎骨密度,结果绝经前骨丢失速度为每年0.3%,近绝经时每年为5.4%,绝经后2年内每年为6.7%,绝经晚期每年为0.9%。

绝经后妇女骨质疏松的发病率明显高于男性,容易发生骨折及出现身材变矮、驼背、圆背等情况。

3.泌尿系统

泌尿生殖道系统来自同一胚胎来源,都是雌激素的靶器官。绝经后妇女由于尿道变短,上皮萎缩,局部抵抗力由于黏膜失去雌激素的支持会变薄,抗炎能力减弱,容易发生尿路感染,单用抗感染治疗效果不易巩固,常会反复发作。绝经后妇女会出现尿道口黏膜脱出形成尿道肉阜和尿道膨出。由于阴道的萎缩,使尿道与耻骨联合的角度从90°变为180°,开口接近阴道口,任何阴道操作或性行为可能增加对尿道的压力,而容易发生排尿不适、尿频和感染。由于尿道位置和膀胱尿道后角发生改变,常常使小便不能控制,有溢尿现象,直立时更甚,称为压力性尿失禁。又因尿道括约肌松弛、张力消失,常产生不同程度的尿失禁。约20%的绝经后妇女有尿急、尿频,排尿困难,夜尿或张力性尿失禁等。

4.皮肤和黏膜

妇女到50岁左右,颜面皮肤开始出现皱纹。皮肤的表皮细胞增生减少,失去弹性,皮肤显得干燥、粗糙、多屑,甚至有瘙痒感。

黏膜特别是阴道及泌尿道黏膜亦发生变化,泌尿道黏膜的变化已在上一段描述,阴道黏膜变化亦相仿,即变薄、抗炎能力减弱、分泌减少。阴道上皮脱落细胞检查显示,表、中层细胞比例改变,底层细胞明显增多。阴道菌群改变,乳酸杆菌减少,糖原减少,pH升高,易发生老年性阴道炎,严重时会发生性交痛,影响性生活。

另外,由于盆底组织筋膜松弛,易发生子宫脱垂、膀胱膨凸和直肠膨凸。

5.自主神经系统的变化

更年期妇女因处在一个内分泌改变的转折期,由于多种内分泌的相互影响,会出现或轻或重的自主神经系统功能失调的现象。最明显的是潮热、出汗、心悸及眩晕等。会感到自胸部向颈部及面部扩散的阵阵热浪上升,同时上述部位皮肤有弥散性或片状发红,往往伴有出汗,出汗后热由皮肤散发,而又有畏寒感。有时单有热感而无潮热及出汗,白天黑夜任何时候都可发生。每次持续数秒钟至数分钟不等。这是血管舒张和收缩失调的一系列表现。

自主神经系统功能失调的症状还可以表现为疲乏、注意力不集中、抑郁、紧张、情绪不稳、易激动、头昏、耳鸣、心悸、心慌等。这些症状不一定都出现,轻重程度、发作频率亦不相同,多数都会逐渐减退以致完全消失。

6.体型与体重

妇女进入更年期后常见腰围、腹围和体重增加,这种现象一方面是与雌激素水平降低有关;另一方面与年龄增长、活动量降低、热量需要和基础代谢率降低、体内储存的蛋白质和脂肪相对增多有关。绝经后妇女全身脂肪发生重新分布,腹部区域内脂肪量增加,趋向于向心性肥胖。

7.其他

(1)毛发:人体毛发均受性激素的影响,妇女进入更年期后,常因雌激素水平降低而雄激素作用相对明显,会出现雄性化特征,包括男性型双侧颞部脱发和下颌及上唇长出胡须。毛发由于髓质和角质的退化而变软,头发脱落和稀疏开始出现,而毛发颜色的变化尚不明显。

(2)眼:由于晶状体弹性逐渐减弱和睫状肌作用的减弱.屈光调节力减少,出现视物模糊的"老花眼"现象。

(3)耳:听力在进入更年期后减退加速。随着年龄的增长,耳蜗中高调音频感受器功能首先减退,因此高音调比低音调听力减退更为明显。此外,进入更年期平衡功能也有所减退,尤其是乘飞机、轮船时容易发生眩晕。

(4)鼻:由于鼻黏膜变薄,腺体细胞退化,鼻腔易感干燥而发生鼻出血。

(5)牙:更年期妇女牙齿开始松动、脱落,常出现口腔黏膜烧灼感及味觉异常等;牙龈上皮变薄、角化程度降低,影响了牙周组织功能,牙周创伤、食物嵌塞的发生增加。

三、围绝经期妇女的心理和社会特点

妇女进入更年期以后,常发生精神状态与心理状态方面的改变,往往产生悲观、忧郁、烦躁不安、失眠与神经质等表现,甚至出现情绪低落、性格及行为的改变。这些变化与她们生理上的变化及家庭、社会和工作上的变化密切相关。

(一)影响因素

1.生物学因素

(1)雌激素水平下降:脑是雌激素的促神经和促精神作用的靶器官之一,它能促进氨基酸转移至脑,调节生物原胺和酶在中枢神经系统中的产生和代谢,有利于正常健康的精神状态。雌激素水平下降,常会引起一系列精神症状和情绪改变。

(2)神经递质的变化:神经递质如多巴胺、去甲肾上腺素、5-羟色胺的合成与代谢的生化改变,对更年期妇女的行为活动和情绪有一定影响,如果脑内边缘系统的多巴胺功能过度、去甲肾上腺素功能过高会导致出现躁狂现象,而去甲肾上腺素和5-羟色胺功能不足则会出现抑郁状。而单胺氧化酶活性增高、功能增强,会导致多巴胺和5-羟色胺等分解、代谢失活的增加。更年期妇女血清神经递质变化可能是引发抑郁症状的内在物质变化基础之一。

(3)围绝经期综合征和疾病的影响:更年期常见的症状,特别是自主神经系统紊乱引起的血管舒缩症状,如潮热、出汗、失眠、心悸、乏力等和躯体的疾病带来的困扰。当这类人群以上述症状求诊于内科、心脏科,甚至精神神经科,因查不出器质性病灶,症状又不能缓解时,以为患有难治之症而惶惶不安,心理负担加重。另一方面,如认识到是更年期症状时,认为更年期的到来,即意味着衰老将至,害怕衰老,万事心灰意懒,有恐惧感,生活无乐趣。更年期常见的妇科疾病和性功能失调等,亦是发生抑郁症状的常见因素。

2.家庭、社会因素的影响

(1)双重负担压力大:妇女进入更年期正是思想、工作能力和专业知识都处于成熟的阶段,在工作岗位上常会被委以重任;在家庭中上有老下有小,家务的牵连大,长期处于超负荷的双重负担压力下。

(2)家庭和社会地位的变化:更年期也面临职业变动和退休、下岗等情况,社会地位的改变,如不适应角色转化,缺少周围人的帮助和社会支持,心理压力大,有失落感而易发生"离退休综合征"。在家庭中,子女成家立业,另立门户,丈夫工作繁忙,无暇顾家,缺少关心,甚或会发生婚姻关系紧张,离婚、丧偶等事件,家中变成"空巢"而感到冷落、寂寞。

3.衰老的影响

从中年过渡到老年期间,身体各器官都逐渐出现衰老、退化现象。如神经系统功能和心理活动比以往脆弱和易激动,对外界各种不良刺激的适应力下降,易诱发情绪障碍或心理障碍。

(二)主要表现

1.心理疲劳

更年期妇女由于长期的精神负重,会发生心理疲劳。她们在工作、事业开创、人际关系处理和家庭角色的扮演,以及对事业和家庭的不断权衡方面,总是处于一种思考、焦虑、恐惧、抑郁的压力之中,似乎总在忍受一种精神痛苦的折磨,感到生活得很累。一般有以下几种表现。

(1)早晨起床后浑身无力,四肢沉重,心情不好,甚至不愿意和别人交谈。

(2)学习、工作不起劲,什么都懒得做,工作效率低、差错多。

(3)容易感情冲动、神经过敏,稍遇不顺心的事便大动肝火。

(4)眼睛易疲劳,视力迟钝,全身感到不舒服;眩晕、头痛、头晕、恶心等。

(5)困乏,但躺在床上又睡不着。

(6)没有食欲、挑食、口味变化快等。

2.焦虑心理

这是更年期常见的一种情绪反应。终日或间歇地无缘无故焦急紧张、心神不定,或无对象、无原因地惊恐不安。有多种自主神经系统功能障碍和躯体不适感。坐立不安、搓手跺脚是焦虑症常见的行为表现。

3.悲观心理

忧郁悲观、情绪沮丧。对更年期出现的一些症状,顾虑重重,怀疑自己的疾病非常严重。言行消极、思维迟钝或喜欢灰色的回忆,即回忆生活中一些不愉快的事。

4.个性行为的改变

表现为敏感、多疑、自私、唠唠叨叨,遇事容易急躁甚至不近人情。无端的心烦意乱,有时容易兴奋,有时伤感,在单位和社会交往中人际关系往往不协调。

5.性心理障碍

许多更年期妇女有月经紊乱、阴道炎、性交痛等表现,对性生活产生了消极心理,误认为女性的更年期就是性能力和性生活的终止期。有些妇女误将"绝经"与"绝欲"等同起来。这种性心理障碍,压抑了自己性生理需求,加重了性功能障碍,不但使性生活过早终止,容易造成夫妻间相互冷漠、疏远、情绪变坏。

更年期妇女的这些症状和问题,大多会随着机体的逐步适应,内环境重新建立平衡而自然消失。但如不加注意,及时予以宣泄调节,可导致心理障碍并诱发身心疾病。

四、围绝经期的健康问题

更年期是妇女的"多事之秋",指的是从中年向老年的过渡阶段内,由于妇女生理、心理、社会各方面的变化,容易诱发各种健康问题,影响身心健康。上海市妇女保健所多次的调查研究显示,40~60岁妇女的健康问题,按其发生的普遍性为序,依次为以下几个方面。

(一)慢性疲劳

更年期妇女由于家务和职业的双重负担,长期处于慢性疲劳的状态之中,这是一种普遍存在却被人忽略的社会病。在这样的基础上,妇女的健康更容易受不良环境和行为因素的影响,而发生问题。

疲劳有两层含义:身体疲劳和心理疲劳。心理疲劳的大部分症状是通过身体疲劳表现出来,所以往往被人忽视。在更年期,心理疲劳的症状与更年期自主神经系统功能失调的表现有不少相似之处,更易被忽视。心理疲劳会加重更年期心理变化引起的心理异常,诱发身心疾病,如不及时消除,最后导致心理障碍如更年期焦虑症和更年期抑郁症。妇女在更年期出现的各种心理问题,不仅影响本人的生活、健康,还影响人际关系、家庭的安宁,同时亦影响工作。

(二)肥胖

妇女进入更年期后,由于脂肪代谢受雌激素水平的影响,原本就有增重和体型改变的倾向,如不注意根据自身生理变化的特点及时合理调整营养,培养良好的饮食习惯,特别是不注意节制热量的摄入、喜爱零食和以晚餐为主的饮食习惯,加上好静不好动、不重视适当运动和进行体格锻炼,极容易发胖,从而使体重大幅度增加。多余的脂肪主要堆积于腹部和脏器周围,为中心性肥胖。有报道,更年期妇女肥胖的发生率为15%~20%(指超过标准体重20%);亦有报道妇女50岁时体重平均比40岁时增加7.9 kg。肥胖、糖尿病、高血压、高血脂和冠心病是一组相互联系、互为因果的"富裕病",都是由于营养过度所引起,是当今世界上威胁人类健康的主要疾病。据报道,肥胖者患糖尿病的是非肥胖者的4倍,有近半的肥胖者同时伴发高血压。肥胖会增加心脏负担,而且易患动脉粥样硬化、冠心病、胆石症等。

(三)性功能障碍

性功能障碍是不少更年期妇女的难言之隐,表现形式和原因是多方面的。

(1)由于阴道分泌物减少、干燥不滑润及阴道炎等,会造成性交困难和疼痛,还可能出血、损伤,故而有抗拒、抵制等动作。

(2)由于更年期常见症状的出现,如烦躁、易怒、神经过敏加上潮热、出汗、失眠等,容易产生对性生活的厌恶,甚至反感,因而会抗拒丈夫的要求。

(3)由于缺乏性知识,加上社会上错误观念的误导,误认为"绝经即绝欲",不敢正确面对绝经后的性生活问题,暗自承受着难言的痛苦。

生理上和心理上的性功能障碍,如不及时排除,不仅影响妇女本人的身心健康,影响夫妻生活和感情,甚至还可能影响家庭的稳定。

(四)常见妇科病

1.围绝经期综合征

虽被认为是最常见的更年期疾病,不少更年期妇女会出现围绝经期综合征的某一种或多种症状,但是个体差异很大,程度和持续时间亦不一样,有资料显示18%<1年,56%持续1~5年。并不是所有的更年期妇女都出现症状,有10%~15%的人症状明显,需要医治。

据调查报道显示,41~60岁妇女血管舒张症状的发生率为50.9%;神经心理症状的发生率为75.1%;关节疼痛、腰背痛的发生率为48.0%;皮肤感觉异常的发生率为13.2%。英国的一个报道统计显示,随访更年期妇女1 000名,其中15.8%妇女毫无症状,62.5%只有潮热感,84.7%并不影响其日常生活。总之,如能使妇女掌握围绝经期综合征的有关知识,以乐观而积极的态度对待,一般妇女都能顺利摆脱困扰。

2.更年期功能失调性子宫出血

更年期妇女约有50%会发生本症,且常为无排卵型,不及时治疗会造成严重贫血影响健康。

3.老年性阴道炎及尿路感染

由于阴道黏膜和尿道黏膜的防御能力减弱,更年期妇女很容易发生阴道炎及尿路感染,若仅采用一般消炎治疗,常会反复发作,非常恼人。治疗中应重视雌激素的补充,以改善黏膜情况,提高疗效,减少复发。

(五)恶性肿瘤

更年期是妇科三大恶性肿瘤(子宫颈癌、子宫内膜癌及卵巢癌)的高发年龄,必须提高警惕,做到妇科恶性肿瘤的"三早",即早发现、早诊断、早治疗。近年来,乳腺癌的发病有上升趋势,亦需提高警惕,做到早发现。

(六)低雌激素水平相关疾病

现已知骨质疏松症、冠心病及高脂血症的发生率在绝经后妇女中的发病率明显上升,与低雌激素水平相关,近年的研究提出,阿尔茨海默病即早老性痴呆也与雌激素水平有关。这3种疾病在更年期的积极防治,直接关系到妇女的晚年生活质量。

五、性激素替补治疗

激素替补疗法(hormone replacement therapy,HRT)是一种医疗措施,常用于内分泌失调的患者。例如,对甲状腺功能低下的患者补充甲状腺素片,肾上腺功能不足者给予地塞米松或泼尼松治疗,都可取得明显疗效。大量临床实践、基础研究和流行病学研究已证明雌激素是健康女性不可缺少的内分泌激素。妇女进入更年期特别是绝经期后,由于卵巢功能减退,雌激素水平下降,会发生或导致某些症状或健康问题,运用性激素替补治疗,即外源地给予具有性激素活性的药物,就能缓解症状并预防因性激素不足而引起的相关疾病。这一措施已逐渐成为提高妇女绝经后生命质量的重要医疗手段,并是妇女更年期保健的措施之一。

（一）性激素替补疗法的发展

早在 19 世纪末，纯化的雌激素问世以前，即有用干燥的动物卵巢来治疗绝经后出现的一系列症状的记载。进入 20 世纪 20 年代，卵巢激素被分离成功，纯化的孕酮和雌二醇分别问世。1942 年，妊马雌酮（结合型雌激素、倍美力）上市被应用于临床。20 世纪 60 年代，Wilson 提出卵巢雌激素不足不仅引起绝经症状，而且能导致远期一系列衰退性病变，因此可用雌激素疗法预防或延缓。他使用天然型、口服妊马雌酮是性激素替补疗法的开始。雌激素替补治疗（estrogen replacement therapy，ERT）的应用有效地缓解了绝经前后的症状，受到妇女的欢迎，一时曾被誉为"永葆青春的灵丹妙药"，在欧美等国较广泛使用。以后由于 ERT 对子宫内膜和乳腺有致癌的不良反应，曾一度又流传出"雌激素致癌"的观念，并使 ERT 的使用进入了第一次低谷，使用率下降了 40%。

1971 年，国际健康基金会在日内瓦召开首次关于 ERT 的大会，会议名为"雌激素与老龄问题"。针对当时 ERT 导致子宫内膜癌发生率明显升高的问题，强调有子宫的妇女在补充雌激素时应周期性地加用孕激素并提出要探索 ERT 合适的制剂、剂量及用药方式。20 世纪 70 年代大量的研究和观察证明，降低雌激素的剂量，且与孕激素合用，并不增加子宫内膜癌的危险率。

20 世纪 80 年代以后，ERT 改为 HRT。根据 HRT 有效性和安全性的要求，性激素制药业有了较大的发展，开发了各种连续联合应用雌、孕激素的方案，如 1984 年第一个雌、孕激素复合片诺更宁（Klrogort）在欧洲上市；1988 年一种含有弱雄激素活性的 21 碳类固醇类化合物替勃龙（利维爱，Livial）上市。另外，还开发出了不同用药途径的制剂，如皮贴、阴道霜等。

进入 20 世纪 90 年代，对 HRT 利大于弊和绝经妇女应该使用的观点，已无争议，研究的内容在于开发只有选择性作用于靶组织的雌激素，即开发理想的 HRT。1990 年，第六届国际绝经大会提出理想的 HRT 应能有效缓解症状；预防泌尿生殖器官萎缩；预防绝经后骨量加速丢失；保护心血管功能；促进心理健康，提高社会交往能力；无阴道出血；不增加癌的危险。

21 世纪初（2002），美国宣布了在某一研究项目中，由于在对照中发现使用 HRT 一组的子宫癌及乳腺癌的发病率都有增加，而停止继续进行。这一发现在世界范围内产生了巨大影响，一时 HRT 的使用大幅度下降，出现了第二次低谷。据报道，美国下降了 37%，澳大利亚下降了 40%。

进一步的研究和分析，澄清了以上美国这次宣布的只是对研究中的一种药物的一种剂量，并不是对所有激素药物的否定。美国的这个研究存在着盲法不够严密、对象年龄偏大、1/3 有高血压史、1/2 有吸烟史、对单变量分析未做处理以及在多因素分析中未进行统计学处理等问题。2003 年，国际绝经协会指出它是一项研究某种特定的雌激素加孕激素联合方案对老年女性作用的研究；该协会执行委员会还提出应用激素或激素替代物作为男性与女性老龄人口保健的一部分逐渐成为日益重要的主题，有利于延长生命、提高生活质量。

美国妇产科学会于 2002 年初成立激素治疗（HT）的特别专家组，负责进行 HT 对妇女健康全方位作用的全面研究，详细的综述评论报道于 2004 年 10 月发表于 Obstetricsg & Gyne-cology 杂志。内容：HRT 的应用、剂量与制剂；自然和手术绝经；HT 启动的时间、治疗的期限；益处和危险。小结：临床应用 HT 时就该给予治疗目的及个体状况相适应的方案，包括用药的种类、药物、剂量和时间。

（二）激素替补治疗和更年期妇女的健康

大量的研究和实践都证明，HRT 可以缓解更年期因雌激素水平下降而产生的各种影响，是维护更年期妇女健康的一项措施。

1.性激素替补治疗对健康有利之处

(1)缓解围绝经期症状:HRT 对缓解绝经期症状有肯定的疗效,尤其对潮热、烦躁、失眠和乏力等效果明显,可使妇女保持充沛精力,提高工作效率。

(2)减轻泌尿生殖器官萎缩:HRT 能促使阴道上皮成熟,预防和治疗老年性阴道炎,改善性生活。全身治疗和局部给药都可达到目的。雌激素对膀胱尿道的上皮、结缔组织、血管和肌肉都有影响,可治疗和预防频发泌尿系统等感染,亦可减轻尿失禁的症状。

(3)减少绝经后骨量的迅速丢失:HRT 可减少骨质疏松性骨折,有报道,采用 HRT 6 年以上者髋骨或腕骨骨折危险可减少 50%,椎骨畸形发生率减少 90%。

(4)降低缺血性心血管疾病危险性及死亡率:HRT 可以改善血脂代谢。大量流行病学研究显示,绝经后妇女采用 HRT 者发生缺血性心血管疾病的危险性降低 35%～45%,心肌梗死危险性减少 50%。

(5)减少老年性痴呆发生率:最近的研究已证明,雌激素可能通过改善抑郁状态、改善脑血流等机制成为治疗和预防阿尔茨海默病(AD)的有效药物之一。有报道,使用 HRT 者 AD 危险性降低 54%,从未使用者的 AD 发病增加 22 倍。

2.激素替补治疗的不良反应

(1)短期不良反应:短期应用通常无明显的不良反应。有 5%～10%的妇女用药后出现阴道出血、乳房胀痛、腹胀、水肿、下腹抽痛、偏头痛、头晕、体重增加等。这些不良反应常不严重而且自限,多在开始服用时出现,用一段时间后多可自行消失。此外,通过解释减轻心理负担,控制饮食,必要时酌情减少药量亦可减轻不良反应。

(2)长期不良反应:长期应用后的不良反应与所用性激素的种类、剂量及其比例、使用时间等有关。长期雌激素活性过高的不良反应主要是靶细胞增生过度,长期孕激素相对过多的不良反应主要是增加胰岛素抵抗及情绪低落。长期雄激素活性过强的不良反应主要是对心血管病的危险因素有不利影响。HT 与相关疾病的关系有以下几个方面。

1)与性激素有关的肿瘤:主要是子宫内膜癌和乳腺癌。前者由于雌、孕激素的联合使用,风险已明显降低。后者在长期应用 HT 的妇女中,风险有轻度上升。国际多项关于 HT 与乳腺癌的研究评论结论尚不一致,有的使用超过 4～5 年,可能有风险,但风险不大;停用 5 年风险消失,亦有的提出停药 10～15 年后仍有影响。

2)凝血情况:HT 中凝血因子和抗凝血物质均可能有变化,对凝血功能的作用尚有争议。心脏与雌、孕激素替代治疗关系的研究显示,老年妇女服用妊马雌酮 0.625 mg 和甲羟孕酮 2.5 mg 在早期可促使血栓事件增加。

3)糖尿病:雌激素和孕激素都会扩大胰腺对血糖的反应,雌激素具有促进作用,而孕激素起抑制作用。绝经后胰岛素的敏感性和肝合成糖原的能力进行性下降,故随着绝经年限的延长,高血糖症增多。

3.胆囊疾病

雌激素可使胆汁中胆固醇饱和度增高,黏多糖蛋白浓度升高,对胆结石的形成有促进作用,提高了胆囊结石症发生的风险。

(三)性激素替补疗法的使用原则

2003 年,中华医学会妇产科分会绝经学组及女性内分泌和更年期保健方面的资深专家,对绝经相关的 HRT 的利弊关系和临床应用进行了系统分析和充分讨论,结合我国医疗实际情况,提出了针对绝经相关问题应用 HRT 的以下原则性建议。

(1)HRT 是针对与绝经相关健康问题的必要医疗措施。

(2)治疗绝经相关症状(如血管舒缩症状、泌尿生殖道萎缩症状等)是 HRT 的首要适应证。

(3)HRT 是预防绝经后骨质疏松症的有效方法。

(4)HRT 不应该用于心血管疾病的一级和二级预防。

(5)对于有完整子宫的妇女,在使用雌激素时,应同时使用适量孕激素以保护子宫内膜;对于已经切除子宫的妇女,不需加用孕激素。

(6)HRT 应在综合考虑治疗目的和风险的前提下,采用最低有效剂量和最短疗程。

(7)HRT 在出现绝经相关症状后即可应用。

(8)当前的研究证据表明,HRT 应用≤4 年相对安全,风险较低;HRT 应用>4 年,相关风险可能增加。应至少每年进行 1 次个体化评估后决定是否继续长期应用。

(9)出现绝经相关症状并存在其他疾病时,在排除禁忌证后,控制并发症的同时可考虑使用 HRT。

(10)考虑采用 HRT 时,应对妇女进行个体化的风险/受益评估,并告知患者,在使用过程中应进行年度监控。

(11)HRT 需要遵循循证医学的方法,不断完善、修订使用方案。

(四)性激素替补治疗的适应证和禁忌证

2003 年,中华医学会妇产科分会绝经学组制定的《性激素替补疗法临床应用指南》中规定如下。

1.适应证

(1)绝经相关症状。

(2)泌尿生殖道萎缩。

(3)绝经后骨质疏松症。

开始治疗时机:在卵巢功能开始减退及出现相关症状后即可应用。

2.禁忌证

(1)已知或怀疑妊娠。

(2)原因不明的阴道出血或子宫内膜增生。

(3)已知或怀疑患有乳腺癌。

(4)已知或怀疑患有性激素相关的恶性肿瘤。

(5)6 个月内患有活动性静脉或动脉血栓栓塞性疾病。

(6)严重肝、肾功能障碍。

(7)血卟啉症、耳硬化症、系统性红斑狼疮。

(8)与孕激素相关的脑膜瘤。

3.慎用情况

(1)子宫肌瘤。

(2)子宫内膜异位症。

(3)尚未控制的糖尿病及严重高血压。

(4)血栓栓塞史或血栓形成倾向。

(5)胆囊疾病、癫痫、偏头痛、哮喘、高催乳素血症。

(6)乳腺良性疾病。

(7)乳腺癌家族史。

(五)性激素替补治疗的应用流程

2003年,中华医学会妇产科分会绝经学组制定的《性激素替补疗法临床应用指南》中规定的应用流程如下。

1.HRT前评估

(1)评估目的:①是否有HRT适应证。②是否有HRT禁忌证。③是否存在慎用情况。

(2)评估项目:①病史。②检查:根据患者实际需要选择检查项目,其中乳腺和子宫内膜厚度应列为常规检查项目。

2.权衡利弊

(1)使用HRT的必要性:①年龄。②卵巢功能衰退情况(绝经过渡期、绝经早期或绝经晚期)。③使用HRT前的评估结果。

(2)结果判断:①无适应证或存在禁忌证,不使用HRT。②有适应证同时合并其他疾病,在排除禁忌证后,控制其他疾病的同时可应用HRT。③有适应证,无禁忌证,建议应用HRT。

(3)患者知情同意。

3.个体化用药方案

(1)考虑因素:①是否有子宫。②年龄。③卵巢功能衰退情况(绝经过渡期、绝经早期或晚期)。④风险因素。

(2)根据每个患者的不同情况,制订个体化用药方案:序贯方案中,孕激素使用时间应达到12～14天。

4.HRT使用过程中的监测及注意事项

(1)监测目的:①判断治疗目的是否达到。②个体风险/受益是否发生改变。③评价是否需要继续进行HRT或调整方案。

(2)监测指标:根据患者具体情况确定监测的指标和频度。

(3)注意事项:为预防血栓形成,因病或手术需要长期卧床者酌情停用。

(六)性激素替补治疗的用药方法和途径

1.各种性激素应用的模式

(1)单用雌激素:适用于已切除子宫,不需要保护子宫内膜的情况。

(2)单用孕激素:有周期用药及连续用药两种。前者多用于绝经过渡期,改善卵巢功能衰退过程中伴随的症状。后者可短期用于绝经后症状重、需要HRT又存在对雌激素禁忌证者。

(3)合用雌、孕激素:适用于有完整子宫的妇女,可分序贯合用和联合并用两种。前者模拟生理周期,在应用雌激素的基础上,每月加用孕激素10～14天。后者每天合并应用雌、孕激素。此两者又分别派生出周期性和连续性两种方案。周期性即每月停用药4～6天,连续性即每天都用不停顿。在序贯法及周期联合法中常有周期性出血,又称为预期计划性出血,适用于年龄较轻,绝经早期的妇女;连续联合用药的方案可避免周期性出血,适用于年龄较长的妇女。对绝经后妇女,亦可连续应用雌激素3～6个月后加用孕激素14天,称为季用药法。

(4)合用雌、雄激素:适用于不需要保护子宫内膜的妇女,雄激素可改善精神症状,加强对事物兴趣,亦可增加骨密度。

(5)合用雌、孕、雄激素:适用于有完整子宫,并需加用雄激素者。

2.用药持续时间

HRT 要持续使用多久,目前尚无一致意见。通常当更年期妇女因为围绝经期症状而用药时,常在症状缓解后自动停药;当症状再次出现,又重新用 HRT。这种断断续续的服法并不好。由于 HRT 是替补严重不足的内源性雌激素,从理论上说,尤其是从预防骨质疏松症、冠心病等的角度考虑,HRT 应持续服用较长时间,如 5～10 年或终身。

3.给药途径

(1)口服给药:是最常用的,亦是最受欢迎的方式,其简单、便宜和方便,且对血脂改善的效果最好。缺点是每次服药后血中浓度上升快、波动大,不符合生理要求,且要经过肝脏代谢。不能用于慢性肝病患者。

(2)阴道给药:阴道黏膜的血液循环丰富,阴道给药可被吸收,对促进阴道上皮细胞成熟有特殊效果。主要缺点是使用不便,且药物吸收不稳定。

(3)皮下种植 E_2 丸:可通过生物降解提供适量的 E_2,一次埋植 25～50 mg 可维持 5 个月,不必每天服药,对患者方便。缺点是需要小手术埋植,药量不能随意增减。

(4)经皮给药:将 E_2 储存在皮贴的基质内,经皮肤吸收,缓慢、稳定地释放 E_2,可以避开药物在肝脏的首过效应,减轻肝脏负担,对有慢性肝病和血栓史的患者尤其适用。皮贴制剂有每周 2 贴或每周 1 贴。亦有用 E_2 制成凝胶,涂抹在皮肤上。

4.常用药物简介

(1)雌激素制剂。①尼尔雌醇(又名戊炔雌三醇,商品名维尼安):是 20 世纪 70 年代后期研制成功的国产长效缓释药,每片剂量有 5 mg、2 mg 及 1 mg 3 种,每月 1 次,药效时间为 3 周左右。本药价廉、方便,为最常使用的 HRT 制剂。但目前已无生产厂家。②妊马雌酮(结合型雌激素,商品名倍美力):是从孕马尿中提取的天然雌激素,其中所含的结合型雌激素成分十分复杂。有 0.625 mg/片及 0.3 mg/片两种剂量,短效每天口服 1 片,是使用历史最长的一种制剂。③戊酸雌二醇(商品名补佳乐,德国产):每片 1 mg,系从植物大豆中提取而成,也是天然雌激素,口服剂量为每天 1～2 mg。④17β-雌二醇(诺坤复,丹麦产):每片 1 mg,短效,口服剂量每天 1～2 mg。⑤炔雌醇(乙炔雌二醇,EE 片):由于其雌激素活性强,对绝经妇女小剂量也能明显缓解绝经症状,但由于其在体内灭活慢,对肝脏影响较大,不应长期和大剂量服用。国外已不用于HRT。⑥己烯雌酚:是非甾体类的具有明显雌激素活性的药物,因其胃肠道不良反应及对女性后代阴道的致癌作用,西方国家早已不再应用。

(2)含雌激素的非肠道制剂:①皮贴:基质内含 E_2,可缓慢稳定释放。国产的有雌二醇(更乐)和伊尔贴片,进口的有法国产的 17β-雌二醇(妇舒宁)贴和意大利产的雌二醇贴。②阴道霜:妊马雌酮霜。③皮肤涂抹膏:法国的爱斯妥 17β-雌二醇(妇舒宁)凝胶。

(3)孕激素:①微粒化的黄体酮(孕酮)胶丸(安琪坦)为天然孕激素,每天剂量为 200～300 mg,每月10～12 天。②甲羟孕酮(安宫黄体酮)是合成孕激素,较接近天然孕酮,无明显雄激素活性及对抗雌激素改善血脂的作用,临床使用最多,每天 5～10 mg。③炔诺酮(妇康片)、甲地孕酮(妇宁片)。

(4)雄激素:睾酮、雄烯二酮等。常用药为甲睾酮片 1.25～2.5 mg/d。

(5)性激素的联合制剂,为了方便使用和适合不同对象的需要,各国的制药业开发了不少性激素联合制剂,常用的有以下几种。①替勃龙(利维爱):结构为 7 甲-异炔诺酮,是一个兼有雌激素、弱孕激素和雄激素活性的类固醇。每片 2.5 mg,每天 2.5 mg,有效控制症状后可改为隔天或每天使用2.5 mg,可不必加用孕激素。②诺更宁和诺康律:是在 17β-雌二醇基础上配伍醋酸炔诺酮,以适合连续联合疗法或连续序贯疗法的用药。诺更宁每个日历盘包装含 28 片药,每天 1 片,每片含 2 mg 17β-雌二醇和 1 mg 炔诺酮,供连续联合疗法使用。诺康律每个日历盘包装含 28 片药,每天 1 片,其中12 片蓝片含 2 mg 17β-雌二醇,10 片白片含 2 mg 17β-雌二醇和 1 mg 炔诺酮,6 片红片含 1 mg 炔诺酮,依次每天服药达到连续序贯疗法的目的。③倍美安和倍美盈:是在妊马雌酮基础上加甲羟孕酮制成联合制剂。倍美安是每片由 0.625 mg 妊马雌酮与 2.5 mg 甲羟孕酮组成的复方制剂;倍美盈是由 14 片 0.625 mg 妊马雌酮和 14 片含 0.625 mg 妊马雌酮与 5 mg 甲羟孕酮组成的复方片。④克龄蒙:是 11 片 2 mg 戊酸雌二醇和 10 片含 2 mg 戊酸雌二醇与 1 mg 环丙孕酮的复方片组成的制剂,可供周期性序贯疗法合用雌、孕激素者选用。

5.随诊与监测

使用 HRT 前需详细了解服药对象的既往病史,目前生理、心理的健康状况,进行体格检查及必要的实验室检查,严格掌握服药的适应证和禁忌证。在整个服药过程中,需要对其安全性和有效性进行随访监测,必要时对药物和剂量进行调整。

安全性主要指对雌激素不良反应发生部位的监测,特别是内外生殖器官、乳腺和肝胆等。随访要点是:①常规妇科检查。②子宫内膜的监测,包括内膜厚度及子宫内膜病理学检查。③乳腺监测。④其他:身高、体重、血压、血脂、肝功能、肾功能、凝血指标等。有效性主要包括症状、血脂、骨密度、体内雌激素活性等。

六、围绝经期保健

随着社会的老龄化,更年期妇女的人数亦相应增长,更年期保健的服务对象面广量大。妇幼保健机构及各级医院除开设更年期保健门诊以适应更年期妇女的保健需求外,还应重视深入社区,普及更年期保健的相关知识,一方面提高更年期妇女的自我保健能力;另一方面引起社区对这一人群的关心,组织有益的活动,更有利于促进健康。

(一)更年期保健的目标

(1)促进更年期妇女身体健康:血压维持在 18.7/12.0 kPa(140/90 mmHg)以下,体重指数保持在18.5～24.9,腰臀比<0.85。

(2)能平稳而顺利地度过这一"多事"的过渡时期,不被更年期常见的健康问题或常见病所困扰。

(3)有较好的社会适应能力和人际关系,保持愉快的心情。

(4)为老年健康打下良好的基础。

(二)更年期保健工作内容

1.发现健康问题

由于更年期妇女健康问题的隐私性,使她们因受健康问题困扰而去就诊时,常不能清晰地叙述自己的感受和要求。妇产科医师和妇女保健工作者要善于通过耐心细致的交谈和询问来发现问题。如有的妇女因遇到性生活方面的问题去门诊求医,但往往难以启齿。因此,医务人员在接触更年期的患者,对主诉含糊,或无边无际地把许多问题都混杂在一起时,要以同情理解的态度,耐心倾听,适当地加以引导到问题的中心,才会明白她们的难言之苦,对于治疗和问题的解决很有帮助。

2.筛查危险因素

更年期妇女所表现出的一系列症状和体征,会影响更年期妇女的健康,其中与卵巢功能衰退有关的症状和体征将受到对卵巢功能不利因素的影响。因此,认识和识别这些危险因素对更年期妇女保健工作具有重要的现实意义。

(1)躯体危险因素:①卵巢发生肿瘤行切除手术或经放疗,卵巢组织可遭到破坏而影响其功能。②盆腔手术包括子宫切除术可损伤营养卵巢的血管而影响其功能。③盆腔感染特别是卵巢感染可破坏卵巢组织,影响性激素合成和分泌。④某些自身免疫性疾病,如类风湿关节炎、甲状腺炎、系统性红斑狼疮肾小球肾炎等可导致自身免疫功能亢进发生抗原抗体反应,从而破坏卵巢组织和功能。⑤严重营养不良、慢性消耗性疾病、长期服用影响内分泌功能的药物等也可使卵巢功能减退。⑥患有高血压、心脏病、骨关节病、睡眠障碍的妇女进入更年期后,围绝经期综合征的症状常常较重。

(2)心理危险因素:①具有敏感、自卑、多疑、急躁、情绪不稳定的个性特征者。②近期生活中发生了情感危机或婚变、丧偶或亲人病故、失业或下岗、经济危机等负性生活事件。③曾经对子女付出了较大的心血或者全部生活以子女为中心,而近期子女因工作、学业或结婚离开了家庭,生活方式发生了较大的变化,即成为"空巢家庭",一时难以应对。④性生活不和谐者。⑤对工作、领导同事、经济收入、丈夫、子女、居住环境等不满意者。

3.正确、科学地使用激素替补疗法

激素替补疗法(HRT)已被公认为是预防和治疗与绝经有关症状和疾病的有效措施。HRT的正确使用,不仅有利于缓解更年期各种症状,还能预防低雌激素相关疾病,可提高更年期、老年期妇女的生活质量,亦是更年期保健的一个重要措施。

4.更年期保健指导

(1)建立健康的生活方式:生活中会有各种有害的精神或物质因素危害人们的身心健康,而建立健康的生活方式,排除这些有害的因素就能维护健康。妇女到了更年期,更易受各种不良因素的影响,因此建立健康的生活方式更加重要,特别要注意以下 7 个方面。

1)合理调整营养和培养良好的饮食习惯:妇女到了更年期,新陈代谢需求降低,雌激素水平下降对体内脂代谢、糖代谢等产生一定影响,饮食安排要注意低热能、低脂肪、低盐、低糖;并注意增加钙的摄入量和补充抗氧化剂。每人每天烹调用油量不宜超过 30 g,盐的摄入量以 3~5 g 为宜。饮食习惯上要改变早餐马虎、晚餐丰盛的习惯,一日三餐要定时,不吃零食。妇女要防止专心照顾丈夫和孩子,自己"吃在最后""吃剩汤残羹",疏忽自己的做法。

2)适当运动:妇女到了更年期,好静不好动,是导致肥胖、心脑血管病、糖尿病和骨质疏松症的危险因素。所以要坚持经常体育锻炼,每天至少运动 30 分钟。

3)充分睡眠:每晚睡眠 7~8 小时,睡眠除了有消除疲劳,使人体产生新的活力外,还与提高免疫力、增强抵御疾病的能力有关。晚上 10:00 至凌晨 2:00 是人体细胞坏死与新生最活跃的时期,此时不睡足细胞的新陈代谢会受到影响,人体就会加速衰老。因此,更年期妇女更应避免经常睡得过晚,为了赶任务而开夜车。

4)维持心理平衡:不要把弦绷得太紧,注意心理平衡,维护心理健康,能使人精力充沛,提高生活质量。更年期妇女容易焦虑、紧张,要注意劳逸结合,做到有张有弛;要学会正确对待各种矛盾冲突;要以乐观的态度对待身体上出现的暂时性的不适;自感烦躁、抑郁时要进行自我调节、自我疏导,必要时进行心理咨询,及早排除障碍。

保持心理平衡有效的方法有以下几种:①要顺应变化的形势,适应环境,适应生活。②要维持心理的适度紧张,对自己愿意做而又力所能及的事,争取多做,在生活中寻找乐趣。③要做情绪的主人,学会摆脱消极情绪的纠缠,善于"转念冰解"。④要学会积极暗示,遇事多往好处想,不自寻烦恼。⑤要心胸宽阔,不要钻牛角尖,不可过分自重;尽量糊涂点,可减少很多不必要的忧虑。⑥要保持与社会多接触,多参加同志亲朋聚会,不要把自己禁锢在家中。⑦要使生活充满情趣,有节律、有兴趣。⑧要克服以自我为中心,有话就讲出来,对别人多理解。⑨要创造和睦家庭气氛,无论是儿女之间,还是儿媳、女婿之间都要公平,以礼相待,夫妻相亲相爱。⑩要学会放松,以解身心疲劳。

5)维持正常体重,保持正常体态:更年期妇女要注意避免热量摄入过多和重视适当运动。人到中年体重增加、腰围增粗是符合一般规律的,但在到达标准体重后,应及时注意控制饮食,增加运动量,劳动并不能代替运动。

6)注意个人卫生:特别是保持外阴清洁,勤换内裤。

7)和谐性生活:国内外许多学者性医学研究都证实,美满和谐的性生活,是更年期妇女愉快渡过这片"沼泽地"的最有效的办法,是对心灵最好的"按摩"和调节。不仅对夫妻双方身心健康极有帮助,而且是健康长寿不可缺少的一剂良方。国外,如美、日、法等国的一些报道,60 岁的妇女仍有 50% 过性生活,甚至 10%～20% 坚持到 80 岁。我国妇女由于受封建社会性禁锢的影响,对自身的性问题缺乏正确的认识。据上海市妇女保健所对更年期妇女的调查显示,认为夫妻过性生活见不得人的占 10.5%,性知识一知半解的占 56.5%,不了解的占 26.5%。绝经以后生殖能力的丧失,更加重了妇女的性冷淡。北京大学医学院的调查表明,我国妇女 40 岁后开始有性兴趣下降情况,并随年龄增加,绝经后无性生活的达 80%。男性在体力、性兴趣及性功能的消退一般比女性晚 10 余年。更年期妇女过早地终止性生活,不仅对本人的身心健康有影响,而且会影响夫妻感情和关系,影响家庭的幸福与和谐。因此,更年期妇女的性保健很重要,要通过各种健康教育形式向更年期妇女普及性知识,使她们了解这一时期的性生理、性心理、性功能变化,接受性技巧指导,扫除性心理障碍;及时对性功能障碍予以治疗。

(2)自我监测:妇女进入更年期后,一方面生活环境中的各种不良因素长期对机体的影响会逐渐反映出来,可能影响健康甚至造成疾病;另一方面体内的生理、心理变化亦比较多。掌握健康的标准和常见病的早期症状,提高自我监测和自我查病能力,定期进行监测和记录,能及时发现自己身心健康的偏异和及早发现疾病,及早进行矫治,维护健康,这是自我保健的另一个重要内容。更年期妇女自我监测的内容包括以下 5 个方面。

1)健康的自我评定:近年,WHO 具体提出了身体健康和心理健康的衡量标准,即"五快"和"三良好"。①"五快"即食得快(指胃口好、吃得迅速、不挑食);便得快(指大小便轻松自如,感觉良好);睡得快(指入睡迅速,睡眠较深,醒后头脑清、精神爽);说得快(指说话流利,表达正确,合乎逻辑);走得快(指步伐轻快,转体敏捷,行动自如)。"五快"反映了身体的消化、泌尿、神经及运动系统等处于健康状态。②"三良好"即良好的个性(指性格温和、意志坚强、感情丰富、胸怀坦荡、心境达观);良好的处世能力(指沉浮自如、观察问题客观、有自控能力、能应付复杂环境、对事物的变迁保持良好的情绪及有知足感);良好的人际关系(指待人宽厚、珍惜友情、不吹毛求疵、不过分计较、能助人为乐及与人为善)。"三良好"是心理健康的反映。

2)定期测量体重和腰围:维持标准体重对预防肥胖症、糖尿病、心血管疾病具有积极作用。出现体重超过标准体重或腰围增大,就应调整饮食,增加运动。不明原因的消瘦和体重减轻亦必须引起重视。

3)记录月经卡:到了更年期,无排卵的月经增多,经期和周期以及月经量都可能发生变化,按时做好记录,即可及时发现异常,又可作为医师诊治及用药时的参考。

4)更年期常见妇科病早期症状的识别:除了围绝经期综合征的症状外,白带异常、绝经后出血都是妇科病的症状,应及时诊治。妇女进入更年期后应主动地、定期地参加妇科普查,或定期

(2年左右)去妇科门诊做一次常规检查,包括宫颈刮片细胞学检查,有利于早发现妇科疾病。

5)乳房自我检查:乳房自查方法为选择光线充足的房间,面对镜子,脱去上衣,双臂自然垂于体侧。注意观察双侧乳房的形状及大小是否对称,皮肤有无皱褶或凹陷,乳头有无回缩,并抬起双臂按同样方法进行观察。然后进行乳房触摸检查,用右手检查左乳,从乳头开始触摸至乳房外上缘,按逆时针方向检查触摸;同法左手检查右乳。

七、老年妇女的生殖保健

老年妇女(指65岁以上的妇女)虽然已经丧失了生殖功能,但是生殖系统依然存在,性的需求依然存在,而老年妇女生殖系统的疾病以及由于雌激素水平低落所引发的相关疾病和性生活的不正常都会影响老年妇女的健康和生活质量。因此,老年妇女常见妇科病的预防、低雌激素相关疾病的预防,以及性健康的维护是老年妇女生殖保健的三大主要内容。

(一)常见妇科病的预防保健

老年妇女常易发生的妇科病有以下方面。

(1)由于泌尿生殖道黏膜萎缩、变薄,特别容易患尿路感染和老年性阴道炎,或易受滴虫、真菌的感染,甚至可发生老年性子宫内膜炎或宫腔积脓。

(2)绝经后是妇科恶性肿瘤的高发年龄,包括子宫颈癌、子宫内膜癌、卵巢癌,及外阴癌和乳腺癌。

(3)由于盆底支持组织减弱,尿失禁和子宫脱垂亦是老年妇女的常见病。据报道,每10位老年妇女中至少1人有尿失禁,这虽然对健康影响不大,但很令人尴尬。

(4)性功能障碍包括生理性和心理性的障碍,会影响老年人正常的性生活。

为预防以上疾病,注意保持外阴部的清洁卫生很重要,一旦发生阴道炎或尿路感染,在治疗时要加用雌激素,以改善黏膜状况,可减少复发。定期进行妇科普查包括乳房自查能使恶性肿瘤做到早发现、早诊断、早治疗,是重要的保健措施。注意盆底肌肉的锻炼,或许能预防和改善尿失禁和子宫脱垂,更有效的措施还需进一步研究。

(二)常见低雌激素相关性疾病的预防

近来的研究已经证明冠状动脉粥样硬化(冠心病)、高血压、骨质疏松、老年痴呆症等与低雌激素水平相关,这些疾病的发病率在绝经后明显增高,不仅伤害健康,常常会成为导致死亡的原因。另外,老年妇女常会有抑郁、孤独、失落等心理障碍,虽与家庭、社会的因素有关,但与激素水平也有一定的关系。对老年妇女的这些健康问题的预防,关键是要在更年期及时而科学地使用激素替补疗法。进入老年期后,要重视预防保健,其内容应包括以下几点。

1.改进生活方式

进入老年后,生活方式对健康的影响比遗传因素更为重要,要合理安排膳食,注意适当活动,戒烟、戒酒,可预防这些疾病的发生。

2.注意这些病的早期症状,做到早发现、早治疗

糖尿病、高血压、抑郁等早期症状常不明显,要注意监测,及早发现,不仅治疗效果好,对健康影响亦小。定期参加体格检查,包括血、粪常规检查都有利于早期发现。

3.激素替补疗法和免疫注射

正确合理地使用激素替补疗法,可改善血脂代谢和骨代谢,预防骨质疏松症,是有效的保健措施。肺炎、流感虽与低雌激素水平不相关,但老年人患这些病后,并发症多,死亡率也高。疫苗

注射可提高老年人的抵抗力,预防肺炎、流感等疾病。

4.预防跌跤在老年保健中非常重要

老年妇女因跌跤引起骨折,骨折引起残疾卧床,卧床引起肺炎因而死亡的不少。特别是对视力、听力有减退的,注意居住环境的地面平整和防滑,注意照明良好,及时应用手杖,注意卧床及座椅高度的合适都很重要。

5.重视其他影响健康的情况

如老年妇女中尿失禁、便秘、掉牙、牙龈疾病、心理障碍等常见情况,常被忽视。手颤抖、健忘等可能是帕金森病及老年痴呆的早期征象,亦应注意。

(三)女性健康的维护

长期以来,由于传统的影响和性教育的滞后,性神秘、性愚昧、性压抑的现象到处可见,特别在对待老年人的性问题上更存在许多错误的观点。诸如,绝经就意味着绝欲;进入老年期后性欲和性生活就必然停止或应该停止;甚至认为老年人再有性的需求是"老不正经",是"花痴"。许多老年人特别是老年妇女由于接受了上述见解而为自己出现性的欲望和要求感到羞耻、恐惧,不断责备自己;老夫妻间常为此产生分歧,因此郁郁寡欢,影响健康。有些老人的儿女对其父母有性生活感到气愤和不愉快,坚决反对丧偶的父母再婚。这些偏见都影响着妇女的身心健康。

随着寿命的延长,妇女有1/3~1/2的时间是在绝经后度过。进入老年期后,妇女的生殖器官虽然逐渐萎缩,雌激素水平也低下,但是女性的角色没有改变,依然有性的自然需求。许多研究也证明,性激素虽是性活动的一个重要因素,但不是唯一的因素,性激素水平与性欲并不一定直接相关。近年来,许多老年学家的调查说明老年人需要有性生活,如美国 Breecher 在 1984 年对 4 246 名 60~90 岁老年人的调查,发现 60 岁以上继续有性生活者达 86%,70 岁以上仍有性生活者达 75%。丹麦的调查发现,在 86~90 岁的高龄老人中表示对性有兴趣仍占 51%。我国对 951 位 60 岁以上的老年人对性兴趣问题的调查表明:60~64 岁为 66.47%,65~69 岁为50.2%,70~74 岁为 28.81%,75~79 岁为 17.65%,80~84 岁为8.57%,这组数字是在没有摆脱传统观念情况时进行的,比实际情况要低,但也充分证明,以往传统的认为老年人对性不应该有兴趣的看法与实际情况有相当距离。两性生活是人生活的一个部分,老年人也完全有权利享受性生活的乐趣。同时性生活的适度和满足,可以帮助老年夫妇加强对生活的信心,可以增加感情和安全感,并能较容易排除老年人的孤独感和抑郁感。因此,维护老年人的性健康是老年妇女生殖保健的重要内容。

老年妇女的性健康服务应包括以下内容。

(1)进行性教育,普及科学的性知识,纠正老年妇女对性生活的不正确看法,对生理性性障碍要及时进行治疗。

(2)转变性观念,消除性偏见和性心理障碍,促进人类两性关系的科学与文明。

(3)随着年龄的增长,建立新的性爱表达形式,如以两性间的皮肤接触、抚摸、拥抱等来代替性交,不但能使双方心理上得到满足,也能促进夫妻间的热爱、体贴和尊重。

随着社会的进步,经济的发展,人民生活的改善,人的寿命越来越长,妇女的平均期望寿命一般比男性高 3~6 岁,如上海市 2009 年妇女的平均期望寿命已达 84.06 岁。提高晚年生活质量已被 WHO 列为 21 世纪保护健康和促进健康的三大课题之一,开展老年妇女生殖保健,维护老年妇女的性健康,已是当务之急。

(梁瑞婷)

第十三章

辅助生殖技术

第一节 人 工 授 精

人工授精(artificial insemination,AI)就是把丈夫的或者供精者的精子通过非性交的人工注射方法送进女性生殖道内,以期精子与卵子自然结合,达到妊娠目的一种辅助生殖技术。

根据所用精液来源的不同可分为三类。①夫精人工授精:用丈夫精液进行的人工授精称夫精人工授精(artificial insemination with husbandsemen,AIH)。②供精人工授精:用他人的精液进行的人工授精称供精人工授精(artificial insemination with donorsemen,AID)。③混精人工授精:将他人的精液和丈夫的精液混在一起进行的人工授精称为混精人工授精(artificial insemination with mixedsemen,AIM)。这是我国目前辅助生育技术条例所禁止使用的方法。

根据是否用冷冻贮存的精液进行人工授精分为:①鲜精人工授精,是指精液离体后即进行处理,进行人工授精,仅适用于 AIH。②冻精人工授精,是指精液离体后采用一种特殊的办法进行超低温冷冻保存(一般保存在 $-196\ ℃$ 液氮罐中),当需要时,可将冷冻精液复温后进行人工授精。

一、夫精人工授精

实施人工授精前,必须详细询问夫妇双方病史、既往史,并进行严格的体格检查及必要的特殊检查,确定适应证、排除妊娠禁忌证。同时使夫妇双方得到充分知情以及心理咨询,明确告知人工授精的方法、费用、并发症、成功率等,并在签署知情同意后方可进行人工授精。

(一)夫精人工授精的适应证

(1)性交困难或精液不能进入阴道者:男方或女方下生殖道有器质性或功能性异常如尿道严重下裂;严重早泄、阳痿、逆行射精症;性交时不射精者;女性性交时阴道痉挛;阴道解剖结构异常。

(2)精子在女性生殖道中运行障碍者:可由功能性、器质性等原因引起,如子宫颈管狭窄、粘连,宫颈黏液少而黏稠,宫颈锥形切除术后,严重的宫颈陈旧性裂伤,子宫颈肌瘤,子宫位置异常(过度前屈或后屈)等妨碍精子的正常上行游走。

(3)精液检查轻度或中度异常(至少 2 次精液检查结果):①精子数减少,密度 $<20\times10^6/mL$,

但至少＞$5×10^6$/mL；②精液容量减少，每次射精量 $1～2$ mL；③精子活动力减弱，精子活动率＜50％；④精液液化时间延长或不液化。

(4)免疫性不孕：夫妇一方或双方抗精子抗体阳性，性交后试验异常。

(5)不明原因不孕症。

(6)轻微或轻度子宫内膜异位症性不孕。

(7)排卵障碍诱导排卵治疗指导性生活妊娠失败者。

(8)各种原因冻存的丈夫精子，如因长期工作需要或癌症治疗等进行冷冻保存的精液。

(二)夫精人工授精的禁忌证

(1)女方有不宜妊娠或妊娠后导致疾病加重的全身性疾病，妊娠后这些疾病可能会危及患者生命安全，如严重的心脏病、肾炎、肝炎等。

(2)女方生殖器官严重发育不全或畸形。如子宫发育不全、严重的子宫畸形或子宫畸形曾反复导致流产者，应先行子宫矫形手术后方可试行人工授精。

(3)夫妇任何一方或双方患有严重的精神疾病、泌尿生殖系统急性感染、性传播疾病。

(4)任何一方具有吸毒等严重不良嗜好；任何一方接触致畸量的射线、毒物、药品并处于作用期。

(5)输卵管欠通畅。

(6)夫妇双方对人工授精尚有顾虑者、未签署知情同意书。

(三)接受人工授精夫妇所要具备的基本条件

1.女方基本条件

(1)输卵管通畅：人工授精前通过腹腔镜检查、子宫输卵管造影或子宫输卵管通液检查等来诊断，至少一侧输卵管通畅。

(2)子宫发育正常或虽有异常但不影响人工授精的操作和胎儿的孕育。

(3)卵巢功能正常：自然周期或促排卵药物治疗后 B 超监测发现有直径≥18 mm 的卵泡。

2.男方基本条件

能在体外收集到精液，并有精子。一般认为，一次射出的精液量≥0.5 mL，精液密度≥$5×10^6$/mL，活动率≥30％，精液的常规检查指标越趋正常，人工授精成功率越高。

(四)人工授精方法

1.直接阴道内授精(intravaginal insemination，IVI)

IVI 是指直接将液化后的精液或洗涤、上游等处理后的精子悬液置于女方阴道穹隆部。具体方法：女方取截石位，用 0.5％PVP 棉球或纱布清洗外阴，用窥阴器暴露宫颈，用生理盐水或加抗生素棉球清洗阴道、宫颈及宫颈周围，用无菌注射器抽取精液 0.5～2 mL，直接注入阴道后穹隆处和宫颈外口。术后适当垫高臀部，平卧 60 分钟后即可起床。此法主要适用于女方生育无障碍，男方精液检查正常，因某种原因(比如严重早泄、阳痿，某些特殊体形，女方阴道痉挛症等)不能性交者。

2.宫颈内人工授精(intracervical insemination，ICI)

ICI 是指直接将液化后的精液或经洗涤上泳等处理后的精子悬液注入宫颈管内，也可同时在宫颈外口及宫颈周围涂抹精液，或同时置一部分精液于后穹隆处。授精后，让患者适当抬高臀部，平卧 15～30 分钟，无特殊不适可离开。此法主要适用于性交困难，或性交时不能射精而手淫或按摩器能排精者，也适用于精液不液化症患者(精液经体外处理能液化)或宫腔内人工授精困难者。

3.宫腔内人工授精(intrauterine insemination,IUI)

IUI是指将洗涤优化的精子悬液通过导管直接注入宫腔内,注入精子悬液量0.1~1 mL(平均为0.5 mL)。授精导管应轻缓插入宫腔,缓慢注入精液,一般无外溢,如有阻力或外溢明显,提示导管顶端可能尚未进入宫腔或子宫曲度过大阻碍了推注精液入宫腔,应重新调整导管方向后再试。授精后,适当抬高患者臀部,平卧15~30分钟,无特殊不适可离开。

IUI的精液应在人工授精前2小时收集,精液必须经过处理,去除精液中的细胞碎片、精浆中的免疫物质、前列腺素等,预防精液中的前列腺素进入子宫后引起子宫痉挛性收缩,产生剧烈腹痛、恶心,甚至低血压等反应。同时精液经处理后筛选出高活力的精子送到离受精部位较近的宫腔内,避免了不良的宫颈因素对精子游动的影响,缩短了精子游动的距离,使精子和卵子更容易结合,提高了人工授精的妊娠率。近20年来在宫腔内人工授精的同时常配合促排卵,使排卵障碍得以克服,并且有较多的成熟卵子产生,因而增加受孕机会。IUI适应证广泛,如少、弱、畸形精子症,精液不液化症,免疫性不孕症,宫颈因素不孕,原因不明不孕症等,也可用于射精或性交障碍的不孕。促排卵结合IUI的妊娠率明显高于IVI/ICI,是目前最常用的人工授精方法。

4.直接腹腔内授精(direct intraperitoneal insemination,DIPI)

DIPI是指将处理过的精子悬液0.5~1 mL直接注入腹腔,精卵由输卵管伞端拾捡至输卵管内受精。DIPI最初的报道是对原因不明的不育、男性因素不育及宫颈因素不孕者作为替代GIFT的一种治疗方法。

5.直接卵泡内授精(direct intrafollicular insemination,DIFI)

DIFI是指在阴道超声引导下,通过阴道后穹隆处穿刺至卵泡内,将洗涤处理过的精子悬液直接注入卵泡内的人工授精技术。适用于少、弱精子症,宫颈因素不孕症,排卵障碍性不孕症尤其是卵泡不破裂者。

6.经阴道输卵管内授精(transvaginal intratubal insemination,TITI)

TITI是指经阴道插管通过宫腔至输卵管的一种人工授精技术。目前有几种新方法:①可利用超声引导下行输卵管插管;②腹腔镜监测下行输卵管插管;③徒手操作凭感觉行输卵管插管,插管成功后直接通过导管将已准备好的精子注入输卵管壶腹部—峡部交界处;④输卵管灌注法(fallopian tube sperm perfusion,FSP),即利用宫腔压力使输卵管内口张开,精液进入输卵管中。

TITI适用于输卵管一侧正常而对侧有解剖或功能改变,宫颈因素不孕者,也可用于轻至中度子宫内膜异位症的不孕症、男性因素不孕及不明原因不孕症经常规人工授精失败者。由于TITI操作的复杂性、可能引起子宫内膜或输卵管的损伤,而且妊娠率报道不一,临床较少用。

(五)精液处理

1.精液处理的目的

(1)达到符合人工授精要求的精子密度和容量。

(2)减少或去除精浆内的前列腺素、免疫活性细胞、抗精子抗体、细菌与碎片。

(3)减少精液的黏稠性。

(4)促进精子获能,改善精子受精能力。

2.精液标本收集

(1)通过手淫方式取精液,收集在无菌、无毒的容器内,如不成功,可通过性交将精液收集于无毒的避孕套内。收集过程避免精液污染。

（2）精液不液化或液化时间长或有精子抗体的精子可以收集在含培养液的小瓶内。

（3）逆行射精者：逆行射精进入膀胱并非罕见，特别是进行过膀胱手术的患者，为收集逆行射出的精液，必须先用碳酸氢钠碱化尿液，然后排空膀胱，通过性交或手淫法射精，然后将尿液排入一容器，尿中可见精子，用梯度离心法处理随尿液排出的精子。

收集逆行射精精液的程序如下：①向患者仔细地解释整个过程，取得他的合作理解；②患者在收集精子的前一晚9时将 4 g NaHCO₃ 放入杯中，混匀后服下；③取精前一小时必须再饮一杯含 4 g NaHCO₃ 的水，并且再多饮 1～2 杯水；④射精前排尿（即小便后立即射精）；⑤射精后将小便排入一含有 5% 血清的 HEPES-HTF 液的容器内；⑥逆行射出的精子必须立即检查和处理。

3.精液的处理

精液处理方法有多种，取决于精液量、精子计数与活力以及白细胞、精子抗体、细胞碎片等。目前常用的精液优化方法有：离心沉淀法、精子上游法、梯度离心法。

（六）人工授精时机的掌握

精子通过女性生殖道适时地与卵子相遇是受精的前提，因此选择合适时机进行人工授精是成功受孕的关键。正常生理情况下在性交成功后 5 天内发生排卵具有受孕的机会，这是由精子在女性生殖系统的不同部位运行和存活时间所决定的。射入阴道内的精子大部分发生外流或被外排，仅有不到 1% 能进入宫颈黏液并进一步进入宫腔和输卵管。性交后可能仅需几分钟精子即达输卵管。精子在女性生殖道的存活时间受局部环境影响，如 pH、是否存在炎症、免疫状态、激素影响等。精子在女性阴道内由于局部的酸性环境仅能存活 2.5 小时；在宫颈内为 2～5 天；在宫腔内为 24 小时；在输卵管内为 2～5 天。成熟卵母细胞维持的受精时间较短，一般在 24 小时内，12 小时内受精能力较强。再根据采用不同的人工授精方法选择不同的时机，估计排卵时间和精子-卵子相遇时间。IVI 或 ICI 可在 LH 峰值出现当天进行，IUI、TITI、DIPI、DIFI 等可延迟 1～2 天进行。排卵时间的判断可根据月经周期史、基础体温（basal body temperature，BBT）记录曲线、宫颈评分，结合血或尿 E_2、LH 的水平及阴道 B 超检测卵泡发育、排卵以及 HCCT 注射时间等来确定。因此，人工授精在排卵前 48 小时和排卵 12 小时内易获得成功。每个月经周期在掌握排卵时机的情况下进行 2 次 IUI 并未比 1 次 IUI 更有益，因此，预测排卵时间是掌握 AIH 时机的关键。判断人工授精的时机有以下几种方法。

1.月经周期史

正常成年妇女月经周期一般为 28～30 天，排卵一般发生在两次月经的中间，即下次月经来潮前的 14 天左右，人工授精应选择在此时进行。但月经周期常常受各种因素的影响，如情绪紧张、环境变化、气候变化、长途跋涉等，导致排卵延迟或不排卵。因此单纯用月经周期推测排卵是很粗略的方法，在指导患者自行推测排卵期适时同房时可参考，也可作为卵泡监测时间的参考。

2.基础体温（basal body temperature，BBT）监测

基础体温是机体处于最基本情况下的体温，反映机体在静息状态下的能量代谢水平。随月经周期不同时期雌、孕激素分泌量的不同，基础体温呈周期性的变化。在月经期及卵泡期基础体温较低，排卵后因卵巢有黄体形成，产生的孕酮作用于下丘脑体温中枢，使体温上升 0.3～0.5 ℃，持续到经前 1～2 天或月经第一日体温又下降至原来水平。正常排卵妇女，体温升高应持续 12～14 天。

BBT 的临床意义及评价。①监测排卵：月经周期所测得的 BBT 曲线，后半期的体温较前半期高出 0.3～0.5 ℃，则称为双相型体温曲线，表明后半期有黄体形成并分泌孕激素。双相型体温

多数是有排卵的佐证。但在某些月经周期中,优势卵泡发育成熟后并未发生排卵,颗粒细胞却发生黄体化分泌孕激素,使 BBT 出现双相型曲线,此情况称为未破裂卵泡黄体化综合征(luteinized unruptured follicle syndrome,LUFS)。测 BBT 的同时结合 B 超监测卵泡是鉴别是否排卵的最有效的方法。若体温已升高,而 B 超监测的卵泡不缩小或反而增大,即可诊断为 LUFS。如果为单相型体温曲线,则表明此月经周期中缺乏孕激素的影响,即无黄体形成。因此,单相型的 BBT 可以肯定是无排卵月经周期。②监测排卵时机:典型的双相型体温曲线说明此次月经周期中可能有排卵,排卵可发生在最低体温日前、最低体温日、体温上升日均有可能,以最低体温日向高温相转变时最多见。可见通过 BBT 监测排卵无法准确得知排卵的具体时间。基础体温测定法主要是回顾性的,难以作为人工授精的时机选择依据。传统的方法是以 BBT 为基础,结合宫颈评分进行,在预期的 BBT 的转折期,即低温相变为高温相的转折期,宫颈黏液评分≥8 分时进行 IUI,但应连续观察宫颈评分,IUI 后 24 小时若评分仍≥8 分者应再作 1 次 IUI,以提高妊娠率。

测量 BBT 应注意的事项:①每晚睡前将体温计水银柱甩至 36 ℃以下,置于伸手可及的地方。次日清晨醒后,在开口说话和无其他任何肢体活动的情况下即刻取体温表放于舌下,闭口 5 分钟,每天测体温的时间最好固定不变。②感冒、腹泻等任何疾病及失眠、性生活等会影响体温,应在体温表上注明。③某些药物如激素类药也会影响基础体温的变化。④有夜班的患者无法在清晨测体温时,可改在白天熟睡 4～6 小时后补测,并在记录上予以注明,以供分析时参考。⑤BBT测定应以 2 个或 2 个周期以上连续监测为宜,以便分析排卵时参考。

3.宫颈黏液(cervicalmucus,CM)评分法

宫颈黏液是宫颈腺体的分泌物,受卵巢性激素的影响发生理化性质的周期性变化。自然周期月经期和增殖早期黏液量最少;随着 E_2 的增加,黏液量也增加,当 E_2 水平≥300 pg/mL 时,宫口张开,黏液多溢出宫口,黏液拉丝度可达 10 cm 以上,黏液清亮,最有利于精子穿透,这些现象均表示即将排卵。此时宫颈黏液稀薄,黏滞度降低,黏蛋白纤维交织的网眼增大,且呈碱性,可保护精子,使精子很容易穿过黏液而进入宫腔,为授精提供了最好的条件;排卵后在孕激素作用下,宫颈黏液分泌量减少,变为浑浊、黏稠,拉丝度仅为 1～2 cm。宫颈黏液中无机盐与黏蛋白是形成结晶的物质条件,排卵期呈典型的羊齿植物状结晶;排卵后或妊娠期由于孕激素作用,结晶断裂成小块,呈椭圆体。常见的结晶有 4 型。①Ⅰ型:典型羊齿植物叶状结晶,主梗直而粗,分支密而长;②Ⅱ型:类似Ⅰ型,但主梗弯曲较软,分支少而短,有如树枝着雪后的形态;③Ⅲ型:为不典型结晶,树枝形象较模糊,分支少而疏,呈离散状;④Ⅳ型:主要为椭圆体或棱形体,无羊齿植物叶状结晶,椭圆体或棱形体顺同一方向排列成行,比白细胞长而窄,透光度大。

应用 Insler 评分法可更客观地评价自然周期宫颈黏液,当 E_2 不断上升达高峰时,CM 评分一般≥9 分,最高 CM 评分值与 LH 峰同步,故 CM 评分≥9 分可作为预告排卵的信号。排卵当日 CM 评分可下降 30%,排卵后 24 小时,CM 评分急剧下降。宫颈评分≥9 分者表示卵泡即将成熟,评分越高卵泡越接近成熟排卵,人工授精成功率也越高。

利用 CM Insler 评分监测卵泡发育和预测排卵时机适合于自然周期。由于当 E_2 水平≥300 pg/mL时即出现 CM 高分,对于促排卵的多卵泡发育周期早卵泡期可出现 CM 高分,因此不适用于多卵泡发育周期。

4.激素测定

正常生理性月经周期受下丘脑-垂体-卵巢轴分泌的激素所调节,下丘脑分泌 GnRH-a,促使垂体合成和分泌 Gn,包括 FSH 和 LH,FSH、LH 刺激卵巢分泌甾体激素,而卵巢分泌的性激

素及抑制素对 Gn 具反馈调节,当雌激素及抑制素水平上升时抑制垂体 FSH 释放,但在卵泡成熟雌激素第一次高峰时可对 Gn 分泌起正反馈作用,触发 LH、FSH 排卵前高峰,引发排卵,进入黄体期。当进入黄体-卵泡过渡期时抑制素 A 下降,FSH 上升,卵泡发育。因此通过相关激素的测定,监测卵泡发育及排卵。

随着卵泡发育,出现 E_2 高峰,在 E_2 峰出现约 24 小时后形成 LH 高峰及 FSH 高峰,LH 峰出现至消退持续时间约 54 小时,LH 峰上升期 16～20 小时,高峰平台期约 16 小时,LH 峰值下降期较缓慢,约 20 小时,LH 下降后发生排卵。LH 大量分泌后由循环系统经肾脏排出,因而尿中排出量随血液浓度升高而增加,在血中高峰出现后 8～20 小时出现尿中含量高峰,其浓度 >35 U/L,排卵发生在血 LH 峰值后 24～35 小时或尿 LH 峰值后 12～24 小时。临床上常测定尿 LH 峰来预测即将排卵,方法简单,价廉,患者可在家自行监测。

促排卵周期由于外源性 Gn 的使用以及体内 E_2 水平的异常升高,多数仅有轻到中度升高的 LH 峰,而不能形成有效的 LH 峰值,在内源性 LH 峰后 8～20 小时注射 HCCT 5 000～10 000 U,在注射 HCCT 后24～36 小时行 IUI,将增加周期妊娠率。

排卵前成熟卵泡受 LH 峰的作用可产生少量 P。在正常月经周期中的卵泡期血中 P 值不超过3.2 nmol/L,晚卵泡期若发现血中 P 值出现上升,则表示即将排卵。若 P 值>9.6 nmol/L,则可诊断已排卵。

5.超声监测卵泡发育及排卵

一般从月经来潮第 7～8 天或超促排卵治疗 5 天后开始超声波监测,当卵泡直径<10 mm 者,可每3 天监测 1 次;当卵泡直径达 10～15 mm 时,可每 2 天监测 1 次;当卵泡直径>15 mm,应每天监测 1 次直到排卵。每次监测时间最好一致,安排在上午 8～10 点或注射促性腺激素之前。若能系统观察宫颈评分变化,可在宫颈评分>8 分,即宫颈黏液多、稀薄、清亮溢出宫口,拉丝长度达阴道全长及宫口开张时,开始作超声波观察,多能见到较成熟的卵泡,以减少超声波监测的次数,而不致遗漏其成熟卵泡的观察。

一般卵泡直径达 18～20 mm 时为成熟卵泡,但存在周期差异、个体差异、监测方法以及与用药与否有关,因此不能单纯依靠卵泡直径预测排卵。

已排卵的超声波表现:①成熟卵泡骤然消失。成熟卵泡其直径可达 20 mm 左右突向卵巢表面,卵泡内可见卵丘光点;②成熟卵泡明显缩小且卵泡内回声增强。卵泡直径缩小超过 5 mm,卵泡内光点多,此为排卵后卵泡内血液积聚,形成早期黄体的表现;③子宫直肠陷凹出现液体积聚。不排卵的征象:如果B超监测卵泡直径<14 mm,却不见增长,或达到 15～17 mm 后不但不再增长反而渐渐缩小、自行消退,为不成熟卵泡黄素化。如果卵泡直径达 18 mm 没破裂,还在继续增大,BBT、血孕酮值等却呈排卵样改变,则为未破裂卵泡黄素化综合征(LUFS)。

从排卵到卵泡完全消失大约 10 分钟,可见掌握排卵时间很重要。如把 LH≥50 U/L 作为排卵前峰的话,发现自然排卵周期 B 超法诊断的排卵日,60％发生在排卵日后 24 小时,90％发生在排卵日后 48 小时。在促排卵周期组,往往间隔时间短些。出现 LH 峰值后,在 LH 作用下卵泡膜细胞层血流增加,呈水肿状,故 B 超可见卵泡周围回声低,卵泡壁不甚光滑或似乎与颗粒细胞层分开或部分剥离是可辨认出卵丘的回声。形态上变圆,趋向卵巢表面,出现上述特征性显像时,66％于第二天排卵,86.5％在 24～48 小时内排卵。

临床上往往结合 B 超结果和尿 LH 峰值来判断注射 HCCT 的时间。当卵泡直径达 18～20 mm 或长、宽、厚三径线中有两个径线均>20 mm 者,尿 LH 峰阳性则应立刻注射 HCCT

5 000～10 000 U,并于当天下午作人工授精;若卵泡最大直径为 18 mm,长、宽、厚三径线只有两个径线达 18 mm,尿 LH 峰阴性,则可在当天晚 10 时注射 HCCT 5 000～10 000 U,于第二天上午作人工授精,若尿 LH 峰阳性,则同上处理。

(七)人工授精妇女月经周期准备

接受人工授精的妇女卵巢必须具备成熟卵泡发育的能力,根据不孕的原因、有无自发排卵而分为自然周期人工授精和促排卵或诱导排卵周期人工授精。

1.自然周期人工授精

对于精液正常但性交困难和精液不能射入阴道者及供人工授精者,女方具有正常生育能力时,在自然周期行人工授精。对原因不明不孕症、免疫性不孕及男性精液异常者,自然周期行人工授精其成功率很低,在 5% 以下。

自然周期人工授精妇女必须具备规则的、有排卵的月经周期,排卵通常发生在下次月经来潮前第 14 天左右,根据既往月经周期的长短选择监测卵泡发育的时间,一般在估计月经来潮前 7～8 天开始进行超声卵泡监测以及子宫内膜发育情况的监测,当优势卵泡直径达 16 mm,血雌二醇(E_2)为 270～300 pg/mL时,测定血或尿 LH 水平,根据 LH 峰值情况选择行 AIH 的时机。

2.促排卵周期

促排卵治疗应用于人工授精后大大提高了人工授精的成功率,但应根据不孕原因、卵巢功能状态、个体卵巢反应差异以及药物作用特点选择促排卵治疗的方案。主要的促排卵药物和使用方案如下。

(1)氯米芬促排卵:氯米芬为雌激素相类似的非甾体激素,具有抗雌激素和弱雌激素作用,主要靠抗雌激素作用而诱发排卵,是简单、安全、有效的一种诱发排卵药物。在下丘脑、垂体与雌激素受体相结合后,使中枢神经细胞受体处于低雌激素结合状态,诱发下丘脑释放促性腺激素释放激素(GnRH),进而使垂体释放 FSH、LH。FSH 促使卵泡发育成熟、分泌 E_2,促进 E_2 的正反馈效应。由于排卵前出现血 E_2 峰,对下丘脑-垂体-卵巢轴起正反馈效应,激发垂体 LH 峰而促进排卵。

使用氯米芬必须有两个先决条件:①氯米芬只能对已发育的卵泡起刺激作用,因而必须在体内有一定雌激素水平下才能发挥促排卵作用,如有月经周期,孕激素试验阳性者,或血 E_2 ≥100 pg/mL;②下丘脑-垂体-卵巢有健全的正反馈功能。因此,氯米芬主要用于排卵障碍性妇女,如多囊卵巢综合征及下丘脑性排卵障碍等,也有用于黄体功能不全者。氯米芬促排卵不能改善卵母细胞质量,对有规律排卵的妇女并不能改善其妊娠率。

用法:从月经周期的第 3～5 天起,如为闭经患者,应先用黄体酮产生撤退性阴道出血,于出血的第 3～5 天起,50～100 mg/d,连用 5 天,停药 4～5 天后通过宫颈评分和 B 超监测卵泡发育,排卵多数发生在停药 5～9 天内,少数发生在停药 10～15 天,停药后 20 天未排卵者,则认为该周期治疗失败。若该月经周期促排卵有效仍未孕,可连用 3 个周期;若上述剂量促排卵无效,则增加氯米芬的剂量至 150 mg,如此剂量仍无效者,可考虑剂量加至 200 mg/d,超过此剂量,疗效并不提高,且使用大剂量时,多胎妊娠率也高。

为了提高排卵率和妊娠率,可和其他药物联合应用。①HCCT:适用于单用氯米芬后卵泡发育良好,但不能自发排卵者。待卵泡发育至 18～22 mm 时肌内注射 HCCT 5 000～10 000 U 触发排卵,在肌内注射 HCCT 后 12～36 小时各行 1 次人工授精。②雌激素:由于 CC 的抗雌激素作用会影响子宫内膜的发育,使宫颈分泌黏液减少不利于精子穿透,适用于单用 CC 后宫颈黏液少而黏稠者,从周期的第 5 天起加用雌激素,连用 7～9 天,以改善宫颈黏液和子宫内膜发育,有助于提高妊娠率。③HMG:如氯米芬治疗后仍不能排卵或妊娠可使用该方案。具体用法:从月经周期的第 5 天起,氯米芬 50～150 mg/d,共 5 天,然后 HMG 每天肌内注射 75～150 U,待卵泡成熟后肌内注射 HCCT 10 000 U。

(2)促性腺激素促排卵:以外源性 Gn 替代垂体释放的 FSH 刺激卵巢的卵泡发育。根据来源、产品制作工艺成分和纯度,Gn 可分为以下几种。

1)HMG:从人绝经后尿中提取的,每支含有 FSH 75 U 和 LH 75 U。HMG 是从大量绝经后妇女尿液中,经柱层析而取得 FSH 和 LH,并含有 95%尿蛋白及少量其他细胞因子、生长因子等杂质,这些物质可能对卵巢也有作用。

2)FSH:从绝经期妇女尿中提取的纯化促性腺激素制剂,随着生产工艺的不断进步,制剂中所含 LH 越来越少,每支含 FSH 75 U 和 LH<1 U。与 FSH 的生理作用相似,刺激卵泡的生长和成熟,增加雌激素的水平和促进子宫内膜的增殖。

3)高度纯化卵泡刺激素(high purified FSH,hpFSH):绝经期妇女尿液中 FSH 进一步纯化的产品,不含任何 LH 也不含任何尿蛋白,且各批号制剂含量更一致。因而使用的安全性更高,不良反应更少。

4)基因重组卵泡刺激素(recombinanthuman follicle stimulation hormone,rFSH):rFSH 是经过基因重组技术由哺乳动物细胞表达的人卵泡刺激素,其纯度更高,产品更加稳定。由 Serono 生产的 follitropin-α,商品名为 Gonal-F,由 Organon 生产的 follitropin-β,商品名为 Puregon。两种制剂的结构都与天然 FSH 一致,命名不同仅为区别于不同的生产公司而已。

在治疗前必须经过比较全面的不孕检查,对子宫、输卵管及男性因素必须予以纠正。在治疗前必须告知治疗的有效性即妊娠率,可能的不良反应及费用问题。

治疗方案:目前多采用 HMG-HCCT 序贯疗法。在月经第 3 天或闭经患者用黄体酮或人工周期撤退性出血后第 3 天每天肌内注射 HMG,由于个体对促性腺激素敏感性不同,不同的患者所需的有效剂量各异。对于 PCOS、下丘脑性排卵障碍、卵巢多囊改变、年轻妇女应从小剂量开始,或根据既往促排卵剂量作为参考。用药 5～7 天后开始监测卵泡,若宫颈黏液和 B 超显示卵泡生长正常,或 E_2 分泌正常,则维持原剂量,此后隔天行阴道 B 超及宫颈评分或测血清 E_2。当最大卵泡直径达 16 mm 时每天测定 E_2、LH、P 水平,直至最大卵泡直径达 18～20 mm,或出现 LH 峰,停用 HMG,36 小时后注射 HCCT 10 000 U,12～36 小时后行人工授精;若卵泡生长及 E_2 上升过慢应加量,反之则减量。若患者年龄>35 岁或前次超排卵治疗卵泡发育不足者,本次治疗开始剂量则适当加大。

FSH 因价格较昂贵,适用于 HMG 治疗失败的患者,及多囊卵巢综合征患者及血 LH 浓度高的患者。

(3)促性腺激素释放激素(GnRH):适用下丘脑性排卵障碍或氯米芬治疗失败的内源性 GnRH 部分缺乏或完全缺乏者。在正常月经周期中 GnRH 呈脉冲性释放,通过垂体门静脉系统,作用于垂体前叶促性腺激素分泌细胞,刺激 FSH、LH 脉冲性分泌。因此外源性 GnRH 诱发排卵必须脉冲性给药。

治疗方法:GnRH 溶于生理盐水,每毫升加肝素 25～100 U,以防注射部位凝血,注射针留于前臂静脉,导管连于自动注射泵,起始剂量每一脉冲为 2.5～5 μg,脉冲间隔 90～120 小时,连续 24 小时给药。皮下注射部位常选在下腹部,起始剂量为 5 μg,脉冲间隔同前,不需加肝素。从静脉注射开始到排卵平均需 10～20 天,皮下注射需 15～30 天,确定排卵后 48 小时停药。

GnRH 对下丘脑性闭经、无雄激素增高的排卵障碍者疗效较好,排卵率为 35%～100%,且大多数为单个排卵,偶有 2 个,极少有 3 个以上,妊娠率为 85.8%。然而,由于脉冲性注射给药给患者带来诸多不便,目前已少用。

(4)溴隐亭:用于高催乳素血症伴无排卵患者。从小剂量开始(1.25 mg/d),1 周后如无反应改为 2.5 mg/d,最大剂量可用至 7.5 mg/d。一般连续用药 3～4 周直至血催乳素降至正常,排卵率 75%～80%,妊娠率 60%,不增加胎儿畸形的风险。

(5)其他促排卵方案:针对排卵障碍的原因除选择上述促排卵药物和方案外,PCOS 患者还可选用胰岛素增敏剂、抗雄激素(醋酸环丙孕酮)、生长激素、芳香化酶抑制剂等辅助促排卵和促排卵治疗,有助于提高 PCOS 患者的促排卵效果,改善妊娠率。

(八)AIH 的妊娠率

AIH 周期的妊娠率受不孕夫妇的不孕原因、年龄、AIH 方法、AIH 周期准备、授精时机的掌握、精液质量和处理方法等因素的影响而有差异。对于由于各种心理或生理原因造成精液进入女性宫颈管障碍而致不孕者,行 AIH 后其妊娠率可高达 80% 以上,原因不明不孕采用促排卵周期和 IUI 方法的妊娠率高于自然周期和 IVI/ICI,使用新鲜精液进行 AIH 的妊娠率高于使用冻精的 AIH。因宫颈因素、免疫因素不孕和轻至中度少、弱、畸精症者宜采用 IUI 方法,可获得较为满意的妊娠率。不明原因不孕采用 TITI 治疗妊娠率高于 IUI,而 LUFS 患者采用 DIFI 治疗能获得妊娠。随着促排卵方案的进一步完善、精液处理和人工授精技术的进一步改善,AIH 的妊娠率将得到不断的提高。

(九)AIH 的并发症

主要有促排卵药物引起的卵巢过度刺激综合征、卵巢扭转、破裂,多次促排卵卵巢肿瘤的发生风险增加等;AIH 时的精液变态反应(多见于未处理精液经破损宫颈黏膜或误入宫腔而致)、宫颈黏膜损伤出血、操作或精液刺激引起子宫收缩导致腹痛等;术后盆腔感染、异位妊娠、流产、多胎妊娠、早产以及难产率增加等。

1.卵巢过度刺激综合征

卵巢过度刺激综合征(OHSS)是药物促排卵治疗特有的最严重的并发症。在接受促排卵治疗的患者中,OHSS 总体发生率约为 23.3%,重度 OHSS 发生率为 0.008%～10%,可危及患者的生命。严重 OHSS 的主要的病理改变是:①卵巢增大,特征是卵泡囊肿及黄体囊肿形成、间质水肿;②毛细血管通透性增加,引起急性血液外移、胸腹水,甚至全身水肿,血液浓缩,肝、肾灌流量减少,严重肝、肾功能损害,低血容量休克,凝血障碍,血栓形成。后者是发病与死亡的主要原因。OHSS 的发生与严重程度与患者的敏感性、药物的种类、剂量和是否妊娠等有关。药物中以 HMG 最易导致 OHSS,而氯米芬的危险性最小,受孕周期的 OHSS 发生率为非孕周期的 4 倍。OHSS 的分类及机制和治疗。

2.出血

行 IUI 时少数患者可有少量宫颈黏膜或子宫内膜出血,一般无明显的出血。出血原因:宫颈慢性炎症,擦洗消毒动作粗暴或授精导管损伤宫颈黏膜;人工授精前未查清子宫位置,导管进入宫腔的方向不准确,动作粗暴,或导管较粗糙,损伤宫颈黏膜或子宫内膜;少数患者子宫内口紧,导管不能一次进入,反复操作损伤宫颈黏膜;用宫颈钳钳夹宫颈造成局部损伤出血。如宫颈表面少量出血,未流入宫腔,对人工授精妊娠率影响不大,如宫腔内膜出血,会影响精子获能,使精子

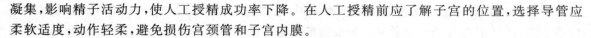

凝集,影响精子活动力,使人工授精成功率下降。在人工授精前应了解子宫的位置,选择导管应柔软适度,动作轻柔,避免损伤宫颈管和子宫内膜。

3.腹痛及休克

AIH 时一般很少有明显腹痛,少数患者可有下腹胀痛。最初用未洗涤的新鲜精液直接作人工授精时,可因为精液中前列腺素刺激子宫剧烈收缩,导致下腹痉挛性疼痛,加上患者的紧张、恐惧,可引起严重过敏性休克。目前宫腔内人工授精的精液均经洗涤处理,注入宫腔内的量不超过 1 mL,同时洗去精浆中的前列腺素和抗体,很少发生剧烈腹痛。如果人工授精时注入宫腔内的压力过高,推注速度过快,或注入液体过多时,会产生子宫痉挛性收缩,患者感到不同程度的腹痛。因此术中应控制精子悬液进入宫腔的速度,注意精液洗涤的程序,尽量减少前列腺素对子宫的刺激。IUI 时尽量不用宫颈钳,以免刺激子宫收缩引起腹痛。

4.感染

人工授精后偶有急性盆腔炎症发生,多由 IUI 时存在宫颈炎症、消毒不严、操作不慎、精液中存在多量的致病菌等有关。人工授精时用稀碘酒消毒阴道和宫颈,再用生理盐水清洗阴道和宫颈,或生理盐水和阿米卡星擦洗阴道和宫颈,术后 3 天用抗生素预防感染。术中应尽量避免携带阴道宫颈分泌物进入宫腔,减少插管的次数,避免生殖道损伤。

5.多胎妊娠

多胎妊娠多发生于促排卵周期。促排卵周期由于多卵泡发育使治疗周期的多胎妊娠发生率显著增加,随着助孕技术的开展,近年来多胎妊娠的发生率已增加几十倍,甚至上百倍。多胎妊娠使母婴并发症显著增加,易诱发孕妇产前子痫、羊水过多、重度贫血、产后出血等并发症,甚至危及孕妇生命;同时增加流产、早产机会,胎儿宫内发育不良,增加围产儿的发病率和死亡率。因此,有人主张当>6 个优势卵泡时取消 AIH,或经阴道超声引导抽吸多余卵泡后再行 IUI。一旦发生多胎妊娠应及时行多胎减灭术,保留 1~2 胎。

6.女性生殖器肿瘤

虽然目前对于连续多次促排卵治疗是否增加与甾体激素相关肿瘤发生的高危因素尚存在争论,但目前尚不能排除诱导排卵药物对癌症发生可能存在潜在的危险性。首先,促排卵最常用的药物,氯米芬和 Gn 具有刺激卵巢排卵的作用,是乳癌和卵巢癌的病因之一;其次,这些药物能引起 E_2 和 P 的上升,这两个激素能影响乳癌、妇科恶性肿瘤和其他癌症的发生和发展;最后,某些临床和流行病学的研究已经显示促排卵药物的应用与各种癌症的发生率的增加有关联。

可能多年不孕本身是卵巢癌的高危因素。排卵障碍本身增加子宫内膜癌,或许还有乳癌发生危险性,同时是使用促排卵药物的主要适应证。其他不孕的原因也被认为与癌症发生有关,如子宫内膜异位症与乳癌的发生、输卵管性因素与卵巢癌的发生有关。因此,不孕妇女无论是否应用促排卵药物,其癌症发生的危险性无法与普通人群等同起来,而有生殖器肿瘤史患者的风险更是人们所关注的。因此,连续 3 个促排卵周期而未妊娠者应暂停,查找原因,一般不宜超过 6 个促排卵周期。

二、供精人工授精

供精人工授精(artificial insemination by donor,AID)是用捐精者的精液进行人工授精的方法,对某些男性不育症的夫妇来说,是一种不可缺少的治疗方法,也可用于男性携带有遗传性病的夫妇。AID 与 AIH 比较,AID 禁忌证、女方必备的条件、人工授精方法、AID 周期的准备(自然月经周期或促排卵月经周期)以及并发症相同,主要是适应证不同,而且存在某些伦理、法律等问题,在我国 AID 所用精液必须从卫健委批准的精子库获得。

(一)AID 的适应证

(1)男方精液严重异常,不可能使女方受孕,如无精症、严重的少精、精及畸形精子症等。

(2)男方和/或家族中有不宜生育的遗传性疾病。

(3)男方患不能矫治的射精障碍,无论其原因为创伤、手术、药物或精神异常造成者,输精管结扎复通失败者。

(1)女方为 Rh 阴性血型且已被 Rh 因子致敏,而男方为 Rh 阳性,不能得到存活的后代。

(4)在应用生殖辅助技术,如体外受精、胚胎移植,以及输卵管内配子移植或输卵管内合子移植过程中,发现明显的男方原因导致失败,如不受精、明显的少精及畸形精子症,男方免疫性不育行卵细胞内精子注射失败者。

(5)单身女子要求生育,目前在我国尚属禁止之列,不符合我国人口与计划生育以及人类辅助生殖技术规范条例。

(二)供精者的条件

选择合适的供精者是确保 AID 成功和所生子女健康的关键步骤,一般要求供精者体格健壮,容貌端庄,智力较高,并通过详细的询问既往病史、家族史、遗传病史、体格检查、特殊化验,对身心疾病、遗传性疾病和传染病,尤其是性传播性疾病进行筛查,避免和减少出生缺陷,防止传染病和性传播性疾病的蔓延。

1.精液质量

取精前 1 周禁欲,精液质量必须达到世界卫生组织的最低正常标准:精液排出后 30～60 分钟内液化,容积为 2～6 mL,密度$>50\times10^6$/mL,精子活动率$>60\%$,快速前向运动精子(a)$>25\%$或前向运动精子(a+b)$\geqslant50\%$,正常形态精子$>60\%$,pH 7.7～8.1,常规细菌培养无致病菌生长。

2.传染病及性病传播筛查

每个供精者必须作血清学检查,进行康氏反应、乙肝抗原抗体、丙肝抗体检查,衣原体、支原体、巨细胞病毒,尤其是性传播性疾病,如艾滋病、淋病等检测,由于人免疫缺陷病毒(human immunodeficiency virus,HIV)初次感染后有 6 个月的潜伏期,在此时检测可能出现假阴性,使用新鲜精液有感染 HIV 的危险性,所有冷冻精液都要在 6 个月后复查 HIV 检查,阴性方可供临床使用,禁用新鲜精液行 AID。

3.供精者排除标准

(1)年龄超过 45 岁。随着年龄增加,精液质量下降,染色体畸形率增加。因此我国规定供精者的年龄为 22～45 岁。

(2)与行人工授精的妇女有亲缘关系。

(3)性病患者及其他传染病,如肝炎、结核、淋病、生殖器疱疹、尖锐湿疣、梅毒、HIV 等。

(4)有生殖系统疾病者,如睾丸炎、附睾炎、前列腺炎、尿道炎、隐睾、腹股沟疝手术史等。

(5)有嗜酒、嗜烟、吸毒史等不良嗜好。有较长时间的毒物和放射线接触史。

(6)严重的全身性疾病,如癌症、糖尿病、癫痫、心脏病等家族史。

(7)遗传病史:家族三代成员中有出生缺陷、先天性畸形或遗传病史,染色体检查异常者。

（三）影响 AID 成功率的因素

1.供精质量

除严格供精者精液质量外,精液的冷冻保存方法、每份冷冻精液的精子质量对冷冻复温后的精液质量同样重要。未加处理的人类冷冻精液解冻后,大约只剩下 1/1 000 的精子还具有某种程度的活动力,但添加了保护剂的冷冻精液解冻后,能保持冷冻前活动率的 60%～65%。这表明,约有 1/3 的活动精子在冷冻过程中丧失其活动力。我国卫健委辅助生殖技术的相关条例规定用于 AID 的精子复苏后前向运动的精子≥40%,每份精子总数≥$12×10^6$。

冷冻复苏精子人工授精妊娠率比新鲜精液的受孕率低,可能的原因是由于冷冻和复温过程中精子顶体酶受损伤,线粒体裂解,精子尾部受损伤,使精子活动力下降,精子穿透宫颈黏液的能力和精子穿入卵细胞透明带的能力下降。近年来随着冷冻技术的提高,精子冷冻复活率的提高,用冷冻精液与用新鲜精液做人工授精成功率相近,在冻精精液人工授精所诞生的婴儿中,并未发现先天性畸形发病率高于正常妊娠诞生的婴儿。

2.AID 方法

由于 AID 的适应证多数为由于男性因素导致的不孕,从理论上讲解决精子问题便会成功妊娠。但为避免传染病,尤其是性传播性疾病的传播,目前采用的均为冻存的 6 个月后经过检疫合格的精子,这些精液的质量较新鲜精液有所下降。文献显示 AID 采用 IUI 方式妊娠率显著高于 IVI/ICI,因此,经过 2 个周期 IVI/ICI 未孕者,建议采用 IUI 方法。

3.行 AID 的时机

由于冷冻精子解冻后受精能力仅能维持 24 小时,选择最佳时机行 AID 是取得成功的关键。对排卵障碍妇女在 AID 前须促排卵治疗,促排卵方案与 AIH 一样。根据 AID 方法的不同选择 AID 时机。

4.AID 的周期数

AID 的周期妊娠率 10%～30%,每一例受者最多给予 6 个周期的人工授精,大部分妊娠发生在 1～4 个周期中,超过 6 个周期的 AID 妊娠机会显著下降。接受 AID 治疗的妇女在连续治疗 3～6 个周期失败者应暂停治疗,进一步查找原因,或行体外受精-胚胎移植。

5.妇女的卵巢储备

随着年龄增加妇女卵巢储备逐渐下降,卵巢皮质区卵泡逐渐减少,卵细胞质量下降,妊娠机会降低。年龄可以作为卵巢储备的预测指标,20～30 岁卵巢储备最佳,30 岁以后卵巢储备逐渐下降,35 岁以后明显下降。据流行病学的资料统计显示,随着年龄增长自然流产率增加,<25 岁为 19%,>35 岁达 30%。接受冻精人工授精的妇女年龄 30 岁以下成功率高,≥36 岁则成功率明显降低,不育的年限越长,年龄越大,AID 的成功率就越低。

基础 FSH 随年龄的增加而上升,一般在绝经前 5～6 年开始上升,但比年龄对卵巢储备的预测更敏感。基础 FSH≥12 U/L,预示卵巢储备下降,基础 FSH≥25 U/L 时难以获得妊娠。当基础 FSH 分别为 15 U/L、20 U/L、25 U/L 和≥30 U/L 时,周期取消率约为 5%、10%、20% 和 40%。然而以基础 FSH 作为预测卵巢储备的指标假阴性的发生率较高,尤其是对年轻女性的卵巢储备预测作用令人怀疑,更不能作为独立的卵巢储备预测指标,多种指标的联合应用对卵巢储备能力地预测更为准确。在基础 LH 上升前几年即有 FSH 的轻度上升,对基础 FSH≤15 U/L 可结合基础 FSH 分析 FSH/LH 比值,当 FSH/LH 比值≥3.6 时提示卵巢储备下降。近年来人们较为关注的是抗苗勒管激素（AMH）和基础窦卵泡数等对卵巢储备的预测价值。对基础 FSH

正常者应结合其他指标综合分析卵巢储备,预测卵巢反应。

6.精神因素

不孕妇女渴望妊娠,在接受 AID 前往往精神紧张,情绪不稳,可造成内分泌功能的紊乱。

(四)AID 的伦理和法律问题

因为 AID 有别于 AIH,尽管两者都是非性交方式授精受孕,但两者在遗传学上有明显不同。AIH 所生子女,具夫妻双方遗传学特征;而 AID 所生子女,其遗传学上仅具母亲的特征及供精男子的遗传特征,如其血型、肤色、体型、体征可具有供精男子的特征,而不具备患者丈夫的特征。多数夫妇不想公开 AID 的事实,包括向子女、家庭其他成员和社会,因此,有必要尽可能选择与丈夫生理特征、血型、性格等相近的供精者精液,具体包括肤色、毛发颜色、眼睛的颜色、身高等体貌特征相似,种族、信仰相同,ABO-Rh 血型相同,以及性格、兴趣爱好等要求,尽可能减少供精者与丈夫的差异。

对于丈夫射出精液中含有精子的严重少精子症、弱精子症、畸精子症或睾丸中有精子者以及某些遗传性疾病,施行 AID 之前让不孕夫妇双方了解可以通过卵母细胞质单精子注射、着床前遗传学诊断技术获得后代的可能。在实施 AID 前夫妇双方必须慎重考虑,充分咨询,知情同意,取得法律文书公证以保证受术夫妇双方及其后代的权利、义务,从而防止日后可能发生的抚养和赡养纠纷。

为尽可能避免今后出生儿女近亲结婚的可能,必须建立供精使用的管理体系,将供精者的编号、基本生理特征、医疗史、受教育程度、兴趣爱好等永久保存,以便后代婚姻咨询。有些国家对于供精者后代有相关的法律规定,子女满 18 岁后必须告知其由供精出生的事实,并在结婚前排除近亲结婚的可能。对于是否公开供精者的身份争论激烈,为避免复杂的法律纠纷和伦理问题,绝大多数持反对意见,尤其是异性夫妇供精接受者更不愿意让后代了解供精者的身份。但是人们又担心供精后代无法追踪家族史,不能全面了解遗传信息,是否存在这方面的伦理问题。我国相关条例规定一名供精者只能使 5 名妇女获得妊娠,如果已有 5 名妇女成功妊娠并有后代出生,即不能再用此名供精者的精液,应该进行销毁;实施 AID 的医疗机构的资格除必备的医疗条件外,必须取得卫生行政部门的批准,医疗机构必须遵循保密原则,供精者和受精者互盲,供者和后代互盲,供精单位有义务为受精者后代提供婚姻咨询。

（常丽娟）

第二节　体外受精相关技术

一、卵母细胞质单精子注射技术

体外受精与胚胎移植(in vitro fertilization and embryo transfer,IVF-ET)可以有效地治疗诸如输卵管阻塞一类的女性因素不孕,但因其受精过程仍然依赖精子自身对卵子识别、穿入和融合的能力,故对男性因素不育疗效不佳,对重度少、弱、畸形精子症以及阻塞性无精子症基本无效。为改变常规 IVF-ET 的治疗局限,通过显微操纵系统,辅助精子完成受精过程的显微受精技术应运而生。

早期显微辅助受精围绕精子穿过卵母细胞透明带展开,主要有应用 Tyrode's 液(pH 2.2)的透明带开孔(zona drilling,ZD)、使用切割针的部分透明带切除(partial zona dissection,PZD)和透明带下卵细胞间隙少量精子注射的透明带下授精(subzona insemination,SUZI)等,这些技术虽然可改善部分男性不育的治疗结果,但总体的临床成功率并不高,并存在增高多精子受精的风险。

卵母细胞质单精子注射(intracytoplasmic sperm injection,ICSI)技术诞生于 1992 年的比利时布鲁塞尔自由大学。该技术利用显微注射系统,通过将单个精子直接注入第二次减数分裂中期(MⅡ)的卵母细胞质内完成受精过程。ICSI 不受精子密度、活动力影响,对畸形精子和经附睾和附睾穿刺获取的精术也有效,受精卵裂的胚胎生长、着床及移植后妊娠率基本与常规 IVF 相似,故迅速逐渐取代 IVF 以及上述其他显微辅助受精技术,成为治疗男性不育症的最主要手段,ICSI 技术无疑是男性不育症治疗史上的里程碑。

(一)ICSI 治疗的适应证

1.少、弱、畸精子症

ICSI 仅需数条精子即可达到受精、妊娠的目的,ICSI 是严重男性因素不育患者最有效的治疗方法。目前暂未统一明确的 ICSI 治疗标准,但普遍认为下列情况需要 ICSI 辅助受精治疗:①严重少精症患者,即一次射出的精液中精子密度≤$5×10^6$/mL;②精子总数在$(5～20)×10^6$,活动率<40%,或Ⅱ级以上运动精子<25%,或畸形精子率>85%;③精子总数≥$20×10^6$,但严格标准的精子形态学检查精子正常率<4%,或精子活动率<5%。

2.前次 IVF 不受精

Cohen 等发现完全受精失败史的患者,再次 IVF 的受精率不会超过 25%。而 Palermo 等给前次 IVF 受精率<25%的患者使用 ICSI 再次治疗,则获得较高的妊娠率。目前一般认为如前次 IVF 受精率<50%,再次治疗应采用 ICSI 技术。

3.圆头(顶体缺乏)精子或完全不活动精子

ICSI 是圆头精子症患者唯一可以治疗的方法。不活动精子可通过低渗试验选择活精子或直接应用其睾丸精子进行 ICSI,有助于提高受精率。

4.阻塞性和非阻塞性无精症

附睾或睾丸手术获得数目很少或活动力很差的精子可用 ICSI 辅助受精。早期显微附睾精子抽吸(microsurgical epididymal sperm aspiration,MESA),由于显微附睾手术耗时长,手术难度大,对患者损伤大,现多数中心已改进成经皮附睾穿刺抽吸取精术(percutaneous epididymal sperm aspiration,PESA)。当附睾缺如或完全机化时,可从睾丸取出的曲细精管中分离精子(testicular sperm extraction,TESE)进行 ICSI。近来也采用睾丸曲细精管精子或精细胞 ICSI 治疗严重生精功能低下所致的非阻塞性不育患者。

5.冻存卵子或体外培养成熟后的不成熟卵子

将成熟卵子冻存复苏后或不成熟卵子经体外培养成熟后,透明带变硬使精子不易穿透。为保障受精,建议 ICSI 辅助受精。

6.植入前遗传学诊断

为避免透明带上黏附精子对 PCR 或 FISH 结果的影响,植入前遗传学诊断通常采用 ICSI 辅助受精。

7.IVF 不受精卵

在 IVF 中未受精的成熟卵子,可于 IVF 次日补行 ICSI,并获得正常受精和形态正常的胚胎。但因其卵裂率、囊胚形成率、植入率和妊娠率低下,因此现多认为常规 IVF 失败后采用 ICSI 补救不值得推荐。其原因不在于 ICSI 本身,而是因为卵子退化、胚胎与子宫内膜不同步性等问题。

随着 ICSI 技术的不断成熟,ICSI 的应用范围越来越广,对免疫性不孕、不明原因不孕,甚至年龄大于 38 岁的高龄妇女,均有人主张应用 ICSI 代替常规 IVF。但 ICSI 技术本质上是一种侵入性治疗,其治疗不孕症的确切机制和潜在风险目前实际并未阐明,且治疗费用高于 IVF,因此 ICSI 开展需要掌握好适应证。

(二)ICSI 的实验室工作

成功的 IVF 实验室是进行 ICSI 的先决条件,进行 IVF 的所有仪器、设备、实验室条件和能够熟练进行精卵操作的技术人员都是进行 ICSI 所必需的。对于显微操作者,要求他们要有耐心并且细心,动作细致,观察认真,并能持之以恒,在付出大量时间与精力后,才能建立成功的显微操作系统。

1.ICSI 实验室的基本设置

ICSI 所需的主要仪器是一台倒置显微镜和一套显微操作系统。倒置显微镜配备有 4×、10×、20× 和 40× 的物镜头,安装显微针在 4× 或 10× 物镜下完成,进行显微操作则在 20× 和 40× 物镜下进行。倒置显微镜一定要清晰,光学系统应具有三维立体视觉,对精子形态观察可以细致入微,辨别优劣,并连接有闭路电视系统,可以监视、录像和教学。显微镜台上一定要有温度控制装置,维持卵子所处的环境温度在37 ℃。显微操作仪一般由两个显微操作臂、两套控制系统和两套注射系统组成。显微操作臂上分别安置显微针,包括固定针和注射针;控制系统调节显微针(固定针及注射针)在三维空间的实时活动,其中包括粗调与精细调节;注射系统通过液压或气压传动连接固定针和注射针,调节针内的液体进出,分别完成卵母细胞的固定和精子卵母细胞质内的注射。

ICSI 其他所需仪器有制备显微针所需的拉针器及锻针器,还有常规 IVF 所必需的仪器和设备,包括培养箱、离心机、配制试剂所需分析天平、pH 测定仪、渗透压测仪及纯水生产系统(Milli-Q)。自制显微针需要较高的技巧,且成品率低,而目前商品化的注射针规格规范统一,清洁无菌,独立包装省去了自制的麻烦,现在许多中心都购买成品显微针,很少配备制备显微针所需的拉针器及锻针器。

2.ICSI 的基本操作流程

(1)ICSI 前的准备工作:①在 ICSI 注射皿(Falcon 1006)中间滴两滴 5 μL 10% 的聚乙烯吡咯酮(PVP)M-HTF,一滴用于平衡和清洗注射针,一滴用于精子制动。在 PVP 周围可放 8～10 滴5 μL M-HTF 微滴,上覆盖矿物油。②胚胎培养皿用小的 Falcon 培养皿,根据卵子的多少,在培养皿内放数个培养液滴,每滴约 50 μL HTF+10%SSS 的培养液,上面覆盖矿物油。③清除卵丘细胞的玻璃细针可在手术前一天或当天早晨用消毒的巴斯德玻璃管在酒精灯上拉制,拉成大约 150 μm 和 120 μm 两种口径的细针备用。

(2)精子的准备。

少、弱精子症的精液一般使用辅助生育领域专用的精子分离液,经过梯度离心法收集精子:①吸取 1 mL 上层分离液置于离心管中,再吸取 1 mL 下层分离液缓慢地注于上层分离液的下面,配制双层梯度分层离心管;②小心吸取 1 mL 液化的精液覆盖于上层分离液的液面;③以 300～600 g 的速度离心 20 分钟;④移去所有的分层溶液,只剩底部的沉淀;⑤加 2～3 mL M-HTF 培养基,200 g 离心 5 分钟,去上清;⑥沉淀加已 37 ℃ 预热的含 10%SSS 的 HTF 培养液 0.2～0.5 mL(所加的培养液量视沉淀多少而定),混匀,300 g 离心 1 分钟以内,放置室温使精子上游待用。

附睾穿刺抽吸取精时,常在注射针筒中预先吸入 1 mL 肝素化的 M-HTF 培养液,抽吸附睾液后,连同 1 mL 培养液注入培养皿中。收集稀释的附睾液,加 2～3 mL M-HTF 培养基,200 g 离心 5 分钟后使用。

用睾丸精子 ICSI 时,先取一小号塑料培养皿,加入 M-HTF,将曲细精管放入后,用吸管吹打受血液污染的曲细精管。再将曲细精管移入另一预先用针头在底部刻画成细网状纹理的培养皿中,加入 M-HTF 1 mL,用细小的弯头镊子将曲细精管磨碎,再将此悬液吸入预先配制的双层梯度分层离心管中,同少、弱精子症精液的操作,梯度离心法收集精子。

(3)卵子的准备:取卵后 2 小时,将卵母细胞置于含 80 U/mL 透明质酸酶的 M-HTF 中,用巴斯德管在立体显微镜下吹打。看其卵丘细胞大部分脱去后移至准备好的另一新的 M-HTF 清洗孔中,再改用 150 μm 和 120 μm 两种口径的细针去除剩余的卵丘细胞和连在透明带上的放射冠细胞。得到的裸卵在新的 M-HTF 中清洗两次后,在显微镜下检查卵子的成熟度,只有 M II 成熟的卵母细胞能做 ICSI,MI 和 GV 期卵需要体外培养成熟到 M II 才能进行 ICSI 辅助受精。

(4)显微注射系统的安装:①进行显微注射前,将左右两侧的显微操作仪的注射器及连接塑料胶管内充以无毒的矿物油,避免管内残留气泡。②在显微操作仪左右两侧的金属持针器上安置显微固定针和显微注射针。③调节左右两侧的微量控制泵,使矿物油注入固定针及注射针内,避免产生气泡。若为气压转动控制系统,则固定针及其连接塑料管内不能注入矿物油。④在低倍镜下,调整固定针与注射针两两相对成一直线。⑤将准备好的 ICSI 皿放入倒置镜台视野中即可进行显微操作。

(5)显微注射操作:①将注射针降低放入干净的 PVP 液滴中,旋转控制注射器的微调,调试注射针液体的进出速度。②再将注射针放入含精子的 PVP 液滴中,挑选形态正常的活精子,吸入注射针内,移至一干净的 PVP 液中,在其尾部中段猛烈制动,然后再将精子从尾部吸入注射针,抬高注射针。③移针至含卵子的液滴,用固定针将 M II 期卵母细胞通过负压轻轻固定,第一极体在 12 或 6 点处,避免注射过程对卵母细胞纺锤体的损伤。④注射时先将精子移到注射针内口处,调整注射针、固定针内口及卵膜在同一水平后进针,穿过透明带后继续进针,同时不断调整平面,可以看到卵膜随注射针的顶入弹性伸展进入卵浆中,这时不要将精子注入卵膜形成的陷窝内,否则精子只是被注射到透明带下。穿刺卵膜近卵子中间时,可见卵浆回弹包住注射针,表明刺穿了卵膜,偶尔也见到尽管注射针已刺入接近 9 点处的卵膜。但仍未刺穿卵膜,可能是卵母细胞胞质张力不够的原因,这时可稍稍回抽针尖,调准平面后再较快速进针,可刺穿卵膜。⑤回吸少量卵浆,当卵浆开始快速吸入注射针时,表明卵膜已有破裂口,立即停止回吸,转而注入吸出的卵浆及精子,再迅速出针,尽可能少地注入 PVP 液。注射完毕观察卵膜回复正常位置,并观察精子注入的部位是否随卵膜的回复而至卵膜外、注入 PVP 的量及是否有卵浆的外漏及卵子的损伤。⑥释放经注射的卵子,移走固定针。将穿刺针移至 PVP 平衡液滴中吸吹数次,清洗注射针。⑦重复②～⑥完成对其他卵细胞的操作。⑧用 HTF 将注射完毕的卵细胞清洗数次,将每个卵细胞移入 HTF 微滴中,置入 CO_2 培养箱内培养。完成有关操作记录。

(6)注射后的卵子培养与胚胎移植:将 ICSI 后的卵子培养 16 小时后,检查受精情况,受精卵继续培养 24~48 小时后,观察卵裂情况,并进行胚胎评分,然后选择质量较好的 2~3 个的胚胎移植入子宫,其余胚胎冻存。

(三)影响 ICSI 治疗的因素

1.精子因素

临床研究发现,在 ICSI 治疗周期,尽管精液中可能无形态正常精子,或无活动(motile)精子,但仍有可能完成受精并获得妊娠,其关键在于能否发现存活(viable)精子。尽管精子形态学异常等多项异常均可不同程度地影响 ICSI 的结局,但真正能够导致 ICSI 受精失败的精液指标是精子活动率为 0,当无活动精子发现时,存活精子的存在概率大大降低,将严重影响 ICSI 的受精过程。

2.女方因素

女方年龄不影响受精率,但妊娠率随年龄增长而降低,当女方超过 40 岁时,活产率显著降低,通常随年龄增长的种植率降低是卵子质量下降引起的,与子宫内膜关系不大。此外,部分患者的 IVF 失败,实际由卵母细胞内在异常所致,此类患者改用 ICSI 治疗仍然无效。

3.卵子的激活

卵子自然受精的激活发生在精子与卵子特异性受体结合,穿透卵膜及精卵融合过程。ICSI无此自然激活过程。有报告显示通过显微注射过程的猛烈来回抽吸卵浆,有助卵子激活,提高ICSI 受精与妊娠率。但也有研究认为,猛烈来回抽吸卵浆无助于提高受精率,却易损伤卵子结构,不利于卵子的进一步发育。另外,在显微注射前猛烈地制动精子,从而损伤精子尾部,增加精子膜渗透性,也可增加 ICSI 的受精率。但 Palemo 等的研究表明猛烈制动对射出精子 ICSI 的受精率实际影响不大,但对附睾精子的受精率可从 51% 增加到 84%,妊娠率也有所增加。制动损伤精子膜增加受精率的机制,可能与卵浆内有关激活因子渗入精子诱导雄性原核形成有关。至于附睾、睾丸精子的猛烈制动,可能还涉及其中精子成熟抑制因子的释放。

4.卵子结构的破坏

显微注射损伤卵子结构,最终可能发生卵子死亡。损伤可由注射针对卵母细胞膜性结构、超微结构和减数分裂纺锤体的破坏机械性所致,也可由卵浆从针眼的外漏所引起。另外注射过程培养环境的改变,如温度的改变也能导致纺锤体的不可恢复的改变。

Palermo 等观察表明损伤的发生与卵子质量有关。部分卵母细胞膜张力低下,卵膜不能包住注射针周围,易从卵膜上的缺口处发生卵浆泄漏,此类卵母细胞 ICSI 后的退化率达 14%,而其他卵子损伤 ICSI 后的退化率仅为 4%。分析显示这些卵膜易破的卵子较常见于大剂量 Gn 治疗周期。患者血 E_2 水平常较低,有较多的不成熟卵子,需体外培养成熟。

5.PVP 的影响

PVP 是一种黏稠的溶液,在一滴含 PVP 的培养液中加入少许精子沉淀,活动精子可游至PVP 滴边缘,而杂质及低活力或无活力精子只能停留原地,或被动扩散到有限的距离,起到分离活精子的作用。黏稠的 PVP 使精子运动减慢,这样易于仔细观察精子的活动方式,易于将精子吸入或排出注射针,方便 ICSI 操作,并防止膜损伤后的精子粘住注射针。近年来,由于发现PVP 对受精、胚胎质量及囊胚形成等可能的不良影响,多数中心已改用更安全的 PVP 替代品进行 ICSI,也有采用 M-HTF 直接进行 ICSI 的报道。

(四)ICSI治疗的安全性

自然受精过程中,动物的数亿精子要经过获能、顶体反应等生化过程,才能有1个精子竞争性的与卵母细胞结合并开始新的生命过程。ICSI技术绕过了许多自然受精过程的屏障,逃脱了人类精子的自然选择过程,加上操作本身可能损伤细胞骨架或减数分裂中的纺锤体等,其安全性正日益被有关学者所关注。

1.ICSI对卵子的损伤

ICSI直接将精子或精细胞注入卵浆内,可损伤卵母细胞纺锤体的微丝系统,其不仅可能影响染色体分离,导致单体或三体性胚胎的形成,还可能改变纺锤体的方向和位置,前者可以导致染色体全部移向卵子或全部移向第二极体,受精后形成三倍体或单倍体胚胎。后者可导致卵细胞体积的异常减小,第二极体的异常增大,甚至经第二次减数分裂卵子分裂成同样大小的两个细胞。不过,目前仍然没有确凿证据证明ICSI的致畸率增高,其中除卵子和胚胎的DNA修复系统等的修复作用外,机体胚胎的生长发育和分化等过程对损伤胚胎的自然淘汰可能起更主要的作用。

2.ICSI精子可能将遗传缺陷传给下一代

(1)Y染色体微缺失:染色体长臂片段缺失的研究近年来引人注目,它在严重少、弱精子症的患者中的发生率为10%~15%。Reijo报道在389例无精子症患者中,有12例在Y染色体长臂常染色质区有一约30M碱基大小的区域存在不同程度缺失。该区域被命名为AZF基因,其区域的缺失被称为Y染色体微缺失,其缺失程度与症状严重程度无关,但可影响AZF基因中DAZ的表达,该基因是AZF基因的单拷贝基因,仅发现在睾丸中转录RNA,并结合蛋白,DAZ有可能是AZF基因的功能片段。还有学者分析了从6例无精子症睾丸中取出的精子,发现其中3例有AZF缺失,而且有缺失的精子的受精率仍有36%。因此,ICSI能把Y染色体缺失传给男性后代。

(2)先天性双侧输精管缺失:先天性双侧输精管缺失(congenital bilateral absence of the vas deferens,CBAVD)引起阻塞性无精子症,占男性不育原因的2%,无精子患者的25%。国外研究表明60%~72%的CBAVD有囊性纤维化跨膜传导调节因子(cystic fibrosis trans membrane conductance regulator,CFTR)的外显子突变。由于白种人群CFTR突变谱广,基因频率相对较高,携带者夫妇生育后代可出生具不同程度的临床症状的患者。因此一般夫妇须检查30个常见的外显子突变,以避免后代出现严重CFTR表型。近年来还发现外显子8的多T等位变异体与突变等位基因如delta F508ak5-T等位基因结合时可能影响CBAVD的表型,而产生严重型囊性纤维化患者。5-T等位基因在正常白种人群中的发生率为5%,当男性基因型为F508/7T、女性基因型为9T/5T等位基因时,他们的1/4胚胎可能因delta 508/5T基因型而出现纤维囊性变。保守地估计,白种人CBAVD的后代中1/80可能发生纤维囊性变,因此在ICSI之前检查CBAVD患者的突变型是有必要的。不过在东方人群中囊性纤维化的发生率不高。

(3)染色体结构异常:染色体结构异常主要包括平衡易位、倒位和性染色体异常,在严重少、弱精子症患者中占4%。这些染色体结构异常很有可能传给下一代,Bonduelle报道6个染色体结构异常中有5个来自父亲。Meschede也报道一例男性平衡异位的不孕患者在给予ICSI后女方双胎妊娠,但孕15周时发现其中一胎9号染色体三体需减胎,另一胎正常。这是因为平衡易位可产生三类配子:①正常核型;②与男方相同的平衡易位;③不平衡染色体结构异常。

3.ICSI 与印迹基因

2003 年 ART 子代中几种罕见的印记基因疾病的发病率升高的报道发表以来,引发了 ICSI 与印迹基因安全性担忧,尤其是利用圆形精子细胞或用睾丸精子 ICSI 被认为可以引起印迹紊乱。有报道指出,少数通过 ICSI 出生的儿童易患 Angelman 综合征,可能是母本 15 号染色体印迹紊乱引起的。另外有研究发现,IVF/ICSI 婴儿 Beckwith-Wiedemann 综合征的患者多于普通人群,说明 IVF/ICSI 易引起表观遗传调控的异常。不过另一项对 5 岁的正常儿童和 ICSI 儿童的追踪随访研究,并没有发现与印迹基因紊乱有关的疾病。目前,关于 ICSI 操纵过程是否可能引起婴儿印迹紊乱仍不清楚,因为 ART 过程中的诸多因素,如药物促排卵、胚胎体外培养、黄体的维持等实际都存在影响基因组的印迹的可能。

综上所述,作为 IVF 的一项衍生技术,ICSI 是当前最为有效的治疗男性不育的方法。在应用该技术解除无数不孕夫妇不育痛苦的同时,我们必须清醒地认识到 ICSI 的精子逃逸了人类的自然选择机制,有可能将导致男性不育等异常的遗传学因素传给下一代。所以在 ICSI 之前必须有染色体等相关的遗传学检查,应该进行遗传咨询,必要时需要必须结合植入前遗传学诊断和产前遗传学诊断,以避免严重畸形后代出生。

二、植入前遗传学诊断

由于没有确切的逆转遗传突变的方法,人类遗传病的预防和治疗极为困难。遗传咨询、妊娠胎儿遗传病患儿筛查和风险评估、超声和产前宫内遗传病诊断,终止异常妊娠,避免遗传病患儿出生,是目前遗传病处置对策中最常用的有效方法。但产前诊断术手术时间最早也在孕 10 周以后,一般是孕中期。遗传病患儿高出生风险的夫妇,常需经历一段心理压力很大的等待时期。一旦产前诊断确定胎儿异常,又需施行妊娠终止术,可给夫妇带来较重的心理和生理打击,并可引发伦理、宗教的纠葛。

IVF-ET 婴儿的出生,标志着人类获得在体外对其配子、胚胎进行操作的能力。聚合酶链反应(polymerase chain reaction,PCR)和荧光原位杂交(fluorescence in-situ hybridization,FISH)技术的开展,使得极体、卵裂球或囊胚滋养层细胞的遗传学分析具有实际可行性。1989 年,Handyside 对性连锁疾病患者施行 IVF 卵裂期胚胎活检,PCR 性别诊断,选择女性胚胎移植后妊娠成功。从而宣告人类具备了将遗传病诊断提前到胚胎植入子宫内膜之前,防止遗传异常妊娠发生的能力,植入前遗传学诊断(preimplantation genetic diagnosis,PGD)技术开始进入实际应用阶段。经十余年的技术改进和发展,PGD 已进入世界范围的临床应用和推广阶段。

(一)植入前胚胎活检技术

1.卵裂球活检

卵裂期胚胎是全能的,人 8 细胞期卵裂胚胎活检 1 个细胞,胚胎发育几乎不受任何影响。加上 8 细胞胚胎活检后可经囊胚培养再移植,可以获得 1～2 天遗传学分析时间。因此,取卵后第 3 天 6～10 细胞期卵裂胚胎是目前 PGD 活检的首选对象。

卵裂期胚胎活检包括透明带开孔和单卵裂球获取,前者常用方法有酸性液透明带开孔、穿刺针透明带切割和透明带激光打孔,后者基本采用卵裂球吸取针负压吸取。由于非间期核卵裂球在细胞裂解时染色体可发生丢失,同时受精后继发的染色体异常嵌合又常与核形态密切相关,故获取可见单一间期核的卵裂球对 PGD 分析的成败十分重要。由于受精后第 3 天卵裂球间相互连接现象明显,为减少活检对其他卵裂球的损伤,通常在活检前用无钙、镁离子的培养液消除卵裂球间钙离子依赖的相互黏着。

卵裂期胚胎活检的主要缺点是可分析材料仅 1～2 细胞,难以确定嵌合体,难以进行染色体标本制备,残留的精子、颗粒细胞及外源性遗传性物质易对检测结果产生干扰。当然,随着 ICSI 技术常规应用于 PGD 的受精过程,遗传学分析技术的进步,卵裂胚胎活检的上述缺点所产生的影响正在逐渐减弱。

2.极体活检

极体是卵母细胞成熟分裂的产物,既不参与胚胎的发育,又无任何已知的功能,极体活检具有比卵裂球活检更高的安全性。极体活检及其遗传学分析可在获卵后 48 小时内完成,更符合 PGD 的时效性。

首先报道极体活检 PGD 成功的是 Verlinsky。当时他和他的同事们对一常染色体隐性遗传病诊断携带者进行了 IVF、卵母细胞第一极体活检,选择正常胚胎移植后获得妊娠成功。

目前极体活检常常采用透明带切割法。为尽量减少纺锤体损伤的可能,通常在偏离极体的部位施行透明带开孔和第 1 极体的吸取。IVF 或 ICSI 受精后,再采用相同的方法吸取第二极体。极体经 PCR 或 FISH 分别检测基因位点和染色体组成。活检后卵细胞经培养发育成卵裂胚胎或囊胚后,选择分析结果正常者移植宫内,也可先冻存,待遗传组成确定后,在下一周期选择正常受精卵复苏培养至胚胎移植。

由于采用了第一和第二极体的序贯活检分析,其单基因病诊断的准确性常常显得比卵裂球活检分析更高些。目前,极体活检主要是应用于与妇女年龄相关的卵细胞染色体数目异常的分析。但极体仅含有母源性遗传物质,不能检测父源性基因或染色体组成,不能确定胚胎性别是其主要缺点。

3.滋养层细胞活检

受精后 5～6 天的胚胎,细胞分化成外包的滋养层细胞和内在的内细胞团,并在中央形成囊腔而成为囊胚。此时细胞数已增殖至 60～90 个,其中滋养层细胞约占细胞总数的 3/4 以上,在以后的胚胎发育中主要形成绒毛组织,不直接参与胚胎胎儿结构的形成。囊胚滋养层细胞活检可克服极体和卵裂球活检可供材料少、不能阐明嵌合体等困难。

现滋养层细胞活检通常采用两步法:首先在内细胞团对侧的透明带进行透明带开孔,方法基本同于卵裂胚胎透明带开孔。然后继续培养至囊胚滋养层细胞孵出,通过活检针碾磨或辅以激光,使孵出滋养层细胞与囊胚分离。

囊胚滋养层细胞活检可提供 10～30 个细胞,不仅能明显提高 PGD 诊断的成功率,还可进行胚胎染色体核型分析。不过局限于滋养层细胞的异常嵌合和活检后遗传学分析所需时间与剩余胚胎移植窗口期时间之间的矛盾是其广泛应用的主要障碍。

(二)单细胞聚合酶链反应

PGD 的分析材料来源极为有限,对诊断技术的敏感性和特异性要求高。同时,子宫的种植窗时间短,要求在尽可能短的时间得到诊断结果。单细胞 PCR 是目前 PGD 单基因病检测的主要手段,同时可用于胚胎的性别分析等。

1.模板的制备

单细胞 PCR 的模板一般不能采用常规的 DNA 抽取方法,而采用细胞裂解法制备。现常用有冻融法、蛋白酶 K/SDS 消化法和 KOH/DTT 裂解法。所有用于细胞裂解的液体体积均应计算入单细胞 PCR 反应的总体积中。

2.单细胞基因扩增

PCR 具有极高 DNA 检测敏感性和特异性,但由于单细胞内基因组 DNA 含量仅约 10 pg,目的基因模板仅 1～2 个拷贝,单细胞常规 PCR 往往会遇到因起始模板过低,扩增后特异性产物量不足以进行检测,使诊断的敏感性减低的问题。巢式 PCR 有内外两对引物,PCR 反应分两步走。在首轮外侧引物 PCR 中,反应模板是单细胞裂解产物,外侧引物与目的基因配对连接,扩增引物间的特异性片段。然后以外侧引物 PCR 产物为模板,应用内侧引物引导扩增位于外侧引物 PCR 特异性片段产物内的 DNA 片段,使目的基因产量进一步增加。巢式 PCR 不仅可以解决单细胞常规 PCR 产量过低的问题,而且由于外侧 PCR 产物可满足进行多次内侧 PCR 的模板要求,使内侧引物 PCR 的重复进行成为可能。

某些疾病的基因十分庞大,如假肥大性肌营养不良(duchenne muscular dystrophy,DMD)基因含 79 个外显子,具有多个缺失突变热点区,相邻突变热点区可跨越数十至数百个 kb 的距离,超过了单纯巢式 PCR 技术所能扩增的有效长度。而另一些疾病涉及正常基因与突变基因诊断,如囊性纤维变性(cystic fibrosis)△F508 基因携带者夫妇胚胎的正常、杂合子和患者的诊断。同时,PGD 临床还有同时进行多个基因检测的要求,如 DMD 基因诊断时的性别诊断。在同一 PCR 反应中加入多对引物,同时扩增同一模板的几个区域或不同染色体的几个基因位点,进行多重 PCR 扩增是解决上述问题的主要对策。单细胞水平的多重 PCR 一般也以巢式 PCR 方式进行,其不同引物对的设计既要考虑具有相对接近的退火温度,以使不同目的基因位点在同一 PCR 变温循环条件下,同时得到充分扩增;又应顾及不同扩增产物的长度差异,以利产物的检测分析。当然,如果将多重引物仅限于外侧 PCR,扩增产物的长度差异可以不考虑。

3.产物分析

单细胞 PCR 产物分析与常规 PCR 相同,其中最常用的是产物直接测定:将 PCR 产物 EB 染色凝胶电泳,根据有无特异性条带出现诊断基因有无异常,可用于缺失型 DMD、囊性纤维变性△F508 基因等的诊断。其他分析方法有限制性片段长度多态性分析(RFLP)、聚合酶链反应-单链构象多态性(PCR-SSCP)分析、印迹技术等。

4.单细胞 PCR 的问题

(1)扩增失败和等位基因脱扣:单细胞 PCR 应用于 PGD 的最主要缺点之一是扩增失败率高,一般有 10% 左右。其原因可除细胞提前裂解、裂解不完全、PCR 条件不理想外,还与卵裂球细胞核的完整性、细胞生长活性以及碎片化有关。等位基因中单个位点的随机性扩增失败称为等位基因脱扣(allele dropout,ADO),其确切机制不明。报道的 ADO 发生率为 5%～20%。染色体单体非整倍体嵌合、PCR 前 DNA 蜕变、PCR 条件不理想、等位基因选择性扩增是可能的原因。据报道将单细胞 PCR 的首个变性温度从 90 ℃提升到 96 ℃,囊性纤维变性位点的 ADO 发生率可下降 4 倍,β-球蛋白位点的 ADO 可下降 11 倍。使用 KOH/DTT 或蛋白酶 K/SDS 方法裂解卵裂球,ADO 发生率似乎也有降低。一次活检获取 2 个卵裂球,或施行双极体活检,多重 PCR 同步扩增紧密连锁基因等措施是减少单细胞 PCR 假阴性结果的重要手段。妊娠后的羊膜腔穿刺羊水细胞遗传学分析,是 PGD 后的常规。

(2)外源性 DNA 污染:污染的主要来源有三个,IVF 后吸附在透明带内外的精子、放射冠残留的颗粒细胞和在 PCR 操作过程中混入的外源性细胞。现 PGD 通常主张常规 ICSI、彻底剥除颗粒细胞、所有操作在无菌层流条件下进行。利用高度多态性短串联重复序列(short tandem repeats,STR)、组织相容性抗体(HLA)位点和基因指纹图,进行目的基因和上述位点的单细胞多重 PCR，有助于实现扩增产物的来源评估，是防止污染引起单细胞 PCR 诊断出错的更可靠的方法。

（三）荧光原位杂交

1.荧光原位杂交技术

虽然有单个卵裂球染色体核型分析的报道，但因其染色体形态极差，几乎无法显带，实际不能应用于卵裂球的 PGD。荧光原位杂交（FISH）能检测间期核染色体拷贝数，是目前染色体病 PGD 的常用方法。

FISH 应用的是染色体特异探针与染色体特异位点间可发生特异性杂交的原理。经典 FISH 具体步骤有：①提取特定染色体的特异 DNA 片段，标记上某种介导作为探针；②染色体标本上覆特异探针，加热至 DNA 变性温度，染色体上双链 DNA 和探针同时解链成单链脱氧核糖核酸状态；③温度减低，DNA 开始退火，由于加入的探针的拷贝数远比染色体上与其相同的特异 DNA 片段分子拷贝数高得多，使探针的两条单链脱氧核糖核酸与其相同的特异 DNA 片段的两条单链脱氧核糖核酸互补聚合、杂交，形成特异的杂交分子；④与带有荧光的抗介导分子抗体共同温育，形成杂交分子-荧光抗体复合物，使杂交部位在荧光显微镜下显示荧光信号。根据荧光信号的有无及光点数可分析特定染色体数目等的异常。荧光信号可用带荧光的第二、第三抗体结合而得以增强。由于探针可同时与染色丝特异互补序列杂交，使其能同时检测卵裂球、极体等间期核的染色体。

不过，目前使用更多的是直接法 FISH。即采用直接带有荧光标记的寡核苷酸探针与染色体或间期核杂交，探针与特异结合的 DNA 片段形成的杂交分子能在荧光显微镜的荧光激发下，直接显示荧光信号，方法较经典 FISH 简便。

随荧光染料和显微荧光显色技术的进步、荧光探针的商品化、电脑辅助 FISH 分析系统的开发和应用，通过不同荧光色标记不同染色体探针的组合，能够同步检测数个染色体位点的多色 FISH 技术已经为临床所常用。一轮 FISH 完成后，洗涤脱去杂交结合的探针，再行另一组探针杂交，即多轮 FISH 的 PGD 也已开展，该技术可将染色体数目检测范围倍增。

2.卵裂球和极体 FISH 方法

用于卵裂球和极体 FISH 检测的方法常因中心而异，但基本步骤仍是相似的。①卵裂球或极体细胞核固定：活检卵裂球或极体细胞经 PBS 洗涤后，0.1% 枸橼酸钠或 0.075M KCl 低渗处理数分钟，转入载玻片上 0.01N HCl/0.1% Tween 20 液或 3∶1 甲醇冰醋酸液微滴，去除细胞质，并使细胞核附着于载玻片，经 70%、85%、95% 乙醇系列脱水干燥，Pepsin(Sigma,10 μg/mL) 37 ℃处理 10 分钟，1% 多聚甲醛 5 分钟，再次乙醇系列脱水，空气干燥，标记核固定区域待用。②杂交：载玻片核固定区加含染色体荧光探针的杂交液，上覆盖玻片，74 ℃ 5 分钟，37 ℃水浴锅内数小时或过夜孵育。③杂交后洗涤：0.1×SSC/0.3% NP-40 75 ℃ 2 分钟，2×SSC/0.01% NP-40 75 ℃ 2 分钟，空气干燥后加含 DAPI 或 PI 的抗荧光衰变剂，覆盖玻片。④FISH 检测：使用 U、G、B 等荧光激发滤片，分别激发 DAPI、TRITC 和 FITC 等相应荧光染料。荧光显微镜镜检或借助电脑 FISH 分析系统，进行 FISH 结果分析。

3.FISH 在 PGD 中的应用

从本质上看，FISH 只是一种探针与特异 DNA 片段组成的杂交分子的计点分析。因此，卵子极体或胚胎卵裂球间期核 FISH 仅能提供极有限的染色体区域的遗传信息，FISH 在 PGD 中的应用也仅限于年龄相关常见染色体数目异常筛查、染色体平衡结构异常携带夫妇的胚胎染色体组成分析和胚胎的性别诊断。

　　13、18 和 21 号染色体的三体、X 多体，以及 Y 染色体的缺体和多体，是目前已知仅有的能够有活产出生的染色体数目异常，多数与妇女年龄相关。现 PGD 临床多通过极体或卵裂球活检，使用商品化的 13、18、21、X 和 Y 染色体的五色 FISH 试剂盒和五色 FISH 分析软件，完成有关的卵子和胚胎的筛查。据统计，目前年龄相关的卵细胞或卵裂球染色体异常的筛查约占整个 PGD 周期数的 50% 以上，其中 95% 使用染色体 X、Y、13、18、21 探针进行检测。五色 FISH 胚胎检测可有效防止上述染色体异常综合征妊娠发生外，还因减少了染色体异常胚胎的植入，降低了辅助生殖治疗中的妊娠后流产率。但是，由于卵裂球嵌合体的存在、杂交信号的重叠等，五色 FSIH 可发生约 15% 的诊断错误率，其中尤其是染色体单体的诊断率，明显高于染色体单体受精卵能发育至形态良好胚胎的比例。在进行有关诊断时，应考虑这一点。此外，高龄妇女高质量胚胎数目较少，活检后可移植胚胎进一步减少，使妊娠机会进一步降低，也是开展年龄相关染色体异常植入前筛查的难点之一。

　　对平衡相互易位夫妇的胚胎 FISH 检查，通常采用的方法是，应用分别从属于相互易位染色体的两个靠近断裂点和两个远离断裂点的四个探针，进行多色 FISH，以检出部分单体和部分三体等不平衡染色体异常。目前，远离断裂点的探针可用商品化的亚端粒 FISH 探针，但靠近断裂点探针多来源困难。对罗伯逊易位只要采用相关染色体的两个探针，便可完成单体和易位三体的检出。不过，在进行罗伯逊易位的上述诊断时，应注意到 13/21、15/22 染色体着丝粒 α 重复序列相互交叉，防止其对 PGD 正确性的影响。除非应用跨越断裂点的特异荧光探针，FISH 一般无法对染色体异常携带夫妇的胚胎作出染色体组成正常与染色体平衡结构异常的明确诊断。而跨越断裂点荧光探针的合成也将是耗时和困难的。

　　随着分子生物学技术的不断进展，新的 PGD 技术也在不断涌现。目前应用荧光 PCR、全基因组扩增、单细胞比较基因组杂交、间期染色体转化、DNA 芯片等技术进行 PGD 临床应用或技术探索的报道均已可见。相信 PGD 明天一定会更安全、更敏感、更正确，应用该技术实现人类生殖健康的源头控制必定会成为现实。

三、卵母细胞的体外成熟

　　体外受精-胚胎移植（IVF-ET）是当前女性不孕和男性不育治疗的最有效方法，其成功关键之一是多个 MⅡ期卵母细胞的获取，目前采用的主要方法是控制性促超排卵（COH），即使用药物刺激卵巢，诱导多个卵泡生长，以获取较多成熟的卵母细胞。涉及的药物包括促性腺激素释放激素类似物（GnRH-a）、促性腺激素释放激素拮抗剂（GnRH-ant）、促性腺激素（FSH，LH）等，不仅费用昂贵，需每天注射用药和反复 B 超卵泡监测，且存在诱发卵巢过度刺激综合征（OHSS）的风险。据统计，常规 COH-IVF 周期的 OHSS 发生率为 0.6%～14%，其中多囊卵巢（PCO）及多囊卵巢综合征（PCOS）患者的发生风险最高。此外，COH 因多卵泡发育成熟，排卵期和取卵后均可引发高雌激素血症，增加诸如乳腺癌、卵巢肿瘤、宫颈癌、子宫内膜癌、黑色素瘤等一类激素依赖性肿瘤的发生风险。

　　卵细胞体外成熟（in-vitromaturation，IVM）技术指模拟体内卵母细胞成熟环境，从未经药物刺激或只用低剂量药物刺激的卵巢直接获取未成熟卵母细胞，体外培养成熟至第二次减数分裂中期（MⅡ期），然后进行 IVF-ET。与常规 COH-IVF-ET 相比，IVM-IVF-ET 自然、经济，女方并发症发生风险低，是辅助生殖技术发展的方向。

随着肿瘤治愈率的提高,女性肿瘤患者手术和化放疗后保持生育能力需求日益高涨。为避免放化疗对卵巢生殖细胞的损伤,防止对肿瘤组织的进一步刺激,安全有效的方法是在放化疗前冻存含大量原始卵泡的卵巢组织,治愈后通过 IVM 将卵母细胞体外培养成熟,而后进行 IVF-ET。国际上卵子捐赠存在卵子来源的极度困难,而因良性妇科疾病(如子宫内膜异位症、子宫肌瘤等)手术切除的卵巢组织却相对丰富。通过 IVM,将来源于上述患者的未成熟卵母细胞培养成熟,将为卵巢早衰、遗传病携带者等需接受供卵治疗者提供广泛的卵细胞来源。可见,IVM 在妇女生殖功能保存和卵子库建立中也有其非常重要的作用。

IVM 的起始可以追溯到 1935 年,当时 Pincus 和 Enzmanz 完成了家兔卵母细胞的体外培养发育成熟实验。1965 年,Edwards 证实了卵母细胞核自发性成熟是哺乳动物的一种普遍现象,并于 1969 年进行了未成熟卵母细胞的体外成熟及其 IVF 的尝试。1983 年 Veek 等报道自 IVF刺激周期获得未成熟卵进行 IVM-IVF-ET 后获得妊娠。1991 年 Cha 等从未经超排卵的卵巢中获取未成熟卵 IVM 后成功获得妊娠。此后又先后有来源于 PCOS 患者小卵泡、胎儿始基卵泡、人窦前卵泡等卵母细胞的 IVM 报道。随着商品化序贯 IVM 培养液的开发,对 B 超引导未成熟卵穿刺经验的积累,细针穿刺取卵的应用,IVM 技术逐渐成熟,其受精率和移植存活率可分别达 $30\%\sim35\%$ 和 $10\%\sim15\%$,目前 IVM 已成为 PCO 和 PCOS 患者获得成功妊娠的新选择,也是卵巢反应不良和反复胚胎质量不良妇女不孕症治疗的重要手段,在欧洲和日本的一些生殖中心已经替代常规 COH-IVF-ET,成为最主要的辅助生殖技术。

(一)卵泡及卵母细胞的成熟过程和机制

与其他许多哺乳动物一样,人卵母细胞在胎儿期间就开始了第一次减数分裂,出生前后处于第一次减数分裂前期(核网期)。出生后人类卵巢中有 70 万～200 万不成熟卵母细胞,这时初级卵母细胞处于前期和中期之间的静止期,并长期停留在此阶段。青春期后,在内源性垂体促性腺激素作用下,不成熟卵母细胞才开始分批分期继续第一次减数分裂。血清 LH 峰出现前,卵母细胞减数分裂仍停留在生发泡(germinal vesicle, GV)期;血清 LH 峰出现后,生发泡破裂(germinal vesical breakdown, GVBD)活化,蛋白合成模式发生变化,细胞内胞质细胞器重排,核膜崩解,染色质凝聚。24 或 48 小时后,初级卵母细胞分裂形成第一极体和次级卵母细胞,卵母细胞发育成熟并从卵巢排出。每一周期有 20～50 个卵泡发育,但一般只有一个卵母细胞成熟并排出,绝大多数卵母细胞在发育过程中逐步退化。

卵泡和卵母细胞的成熟过程复杂,需要众多生长因子和激素调节,包括内分泌、旁分泌和自分泌的调节过程。其中垂体促性腺激素 LH 和 FSH 在卵泡发育中起至关重要的作用,它们通过环磷酸腺苷(cyclic adenosinemonophosphate, cAMP)途径促进颗粒细胞增生、卵丘细胞膨散,以利于精子穿过进入卵母细胞;通过刺激颗粒细胞分泌成熟促进物,直接或间接地作用于卵母细胞,启动卵母细胞减数分裂,完成 GVBD 并排出极体。早期卵泡发育由促性腺激素诱导发生,但促性腺激素的启动又依赖血管活性多肽、去甲肾上腺素、激活素、转移生长因子等,而卵母细胞的最终成熟还与卵泡内胰岛素样生长因子(insulin-like growth factor, IGF-1)、减数分裂阶段促进因子(M-phase promoting factor, MPF)、卵母细胞成熟抑制因子(oocytematuration inhibitor, OMI)、细胞周期素的调节密切相关,并涉及细胞凋亡机制。

(二)IVM 的卵母细胞来源和应用

卵母细胞体外成熟实际上是非常致密的 GV 期卵母细胞-放射冠-卵丘细胞复合体(oocyte-corona-cumulus complexes, OCCs)在体外培养中完成生长发育的过程。目前报道的此类 OCCs

的来源有以下几个途径。

1.PCO 或 PCOS 患者

PCO 或 PCOS 患者卵泡期可募集的卵泡数众多,标准的 COH 过程容易引起 OHSS。为避免 OHSS 的发生,Cha 和 Trounson 在 20 世纪 90 年代早中期便已进行了 PCOS 的未成熟卵母细胞获取及其 IVM 尝试,当时报道的 45～54 小时后卵母细胞成熟率达 55.8%～81%、受精率为 34%～80%,并获较好的妊娠率。目前国内外许多中心都已开展 PCOS 患者的 IVM,其常采用常规 FSH 启动,但选择在成熟前 2～3 天取卵,体外培养 24～48 小时后行 ICSI 完成受精,PCOS 已成为 IVM 临床应用最常见的指征。部分对促性腺激素超促排卵反应过度的高风险 OHSS 发生者,应放弃使用 HCCT,同上采用提前取卵进行 IVM 完成辅助生殖治疗。

2.自然周期 IVF 的未成熟卵

因卵巢低反应或严重的 OHSS 而导致多次 IVF 失败,或担心 COH 并发症及不良反应而不愿接受药物 COH 的 IVF 患者,可行自然周期 IVF。为增加 OCCs 的获取数,可在自然周期患者优势卵泡发育至 14 mm 时,注射 HCCT 36 小时后卵泡穿刺,获取的成熟卵母细胞当日 IVF,未成熟卵母细胞经 IVM 后再行 IVF,该法可明显提高自然周期 IVF 的效率。

3.促超排卵周期的未成熟卵

COH 排卵诱导机制主要在于增加卵泡数量和利用率,但卵泡的发育并非是完全同步的,已知常规 COH-HCCT 注射后取卵,会有 15%～20% 的卵母细胞维持在 GV 期和 MI 期,成为不成熟卵母细胞的来源。最早进行相关工作报道的是 Veek,他从 44 个 COH 周期中获取了 74 个未成熟卵母细胞,经新生儿脐血清 Ham's F10 中培养 22～35 小时后受精,44 个胚胎发育。移植 30 例患者,8 例妊娠。国内曾有从 IVF-ET 治疗周期中发现大量窦前卵泡,IVM 培养近 28 天后,成熟率达 38.1% 的报道。现多数 IVF 中心多备有相应 IVM 培养系统,以提高辅助生殖治疗卵细胞的利用。

4.因良性妇科病变而切除的卵巢组织

虽然 Edward 在 1969 年便进行了类似的尝试,真正实现从切除的卵巢中回收未成熟卵母细胞 IVM,并获得成功的是 Cha 及其同事。1991 年他们从 23 个因良性妇科病变而切除的卵巢标本中回收了 274 个不成熟卵母细胞,经含 50% 灭活的人卵泡液或 15% 胎儿脐带血清的 Ham's F10 液培养成熟后,供卵 IVF,使一卵巢早衰患者获得三胎妊娠。从切除的卵巢获得卵母细胞一般采用体视显微镜直视下的离体卵巢标本卵泡穿刺,获取的卵母细胞可直接 IVM 成熟后,应用于卵巢早衰、遗传病携带者等的供卵治疗,也可先行冻存,作为卵子库的卵母细胞来源。

5.胎儿卵巢

13 周胎儿卵巢组织中开始出现始基卵泡,20 周时始基卵泡达 480 万。将 20 周引产的胎儿卵巢组织培养数天后分离窦前卵泡进行体外培养,同样有望进行 IVM,应用于卵子库建立及其供卵治疗。

6.经冷冻复苏的未成熟卵母细胞

对因肿瘤治疗有丧失卵巢功能危险、又无法实施药物超促排卵的特殊患者,可选择自然周期的卵泡穿刺,或卵巢组织切片冻存卵母细胞,保存生殖能力。冻存的未成熟卵母细胞复苏后经 IVM-ICSI 受精分裂形成胚胎,可经胚胎移植后妊娠。低温贮存卵母细胞还可以避免胚胎冻存引起的伦理问题。

(三)IVM 成功的影响因素

1.卵母细胞大小

未成熟卵母细胞大小决定卵母细胞恢复减数分裂和完成成熟的能力。有资料表明直径 $<105~\mu m$ 的卵母细胞只有 1/3 能恢复减数分裂,而直径 $>105~\mu m$ 的有 2/3 能恢复和完成减数分裂。但 Cobo 等人的研究发现,主导卵泡直径是否大于 10 mm 并不影响 IVM 卵母细胞的极体释放和受精率,但前者胚胎发育形成囊泡的能力要高于后者。而 Russe 报道,当主导卵泡 $\geqslant 14$ mm,卵母细胞 IVM 后的受精卵裂能力下降。看来适当大小的卵母细胞是卵母细胞体外培养成熟所必需的。

2.卵母细胞的成熟度

卵母细胞的成熟包括细胞核和细胞质的成熟,前者以极体排出、细胞核到达 MⅡ期为标志,后者涉及胞质蛋白质磷酸化和去磷酸化、细胞器的重排等。在自然周期中细胞核成熟和细胞质的成熟通常作为一个整体,同步发生。研究显示,经激素刺激的小鼠卵母细胞未完成细胞核成熟时,即可获得启动细胞质成熟的能力。临床 COH 募集的卵母细胞,常常存在卵母细胞核与细胞质成熟的不同步,使受精率降低,并影响胚胎质量。

3.卵母细胞所处月经周期

卵母细胞体外成熟能力是受所处月经周期影响的。有研究发现卵泡期获取的卵母细胞 GVBD 率显著高于黄体期,卵泡早期取得的卵母细胞 GVBD 率又优于卵泡后期。

4.供卵者的年龄

随年龄增加,卵母细胞在体内受氧自由基的不利影响越久,长期停滞于第一次减数分裂静止期,抗氧自由基的能力日益降低,其染色体发生异常运动或结构变化的可能性越大,从而影响体外成熟。随年龄增加,从每个卵巢中获取的 OCCs 的数目下降,IVM 后第一极体的排出量显著降低。

5.促排卵

在自然条件下,体内卵泡直径达到 $4\sim10$ mm 后,部分卵泡发生闭锁和卵母细胞凋亡,最后只有一个优势卵泡排出一个成熟卵母细胞。有报道从自然周期中收集的未成熟卵母细胞 75% 已出现不同程度的退化现象,影响体外成熟能力。促排卵药物中含有 FSH 和 LH,可促使颗粒细胞增殖,众多卵泡共同生长,产生更多雌二醇,在外源性 LH 作用下,使更多卵泡成熟。

理论上 FSH 能促进颗粒细胞分化、甾体激素产生,并通过分子信号传导增加 RNA 和蛋白质合成,故取卵前给予 FSH 可提高雌二醇(E_2)水平,从周期的第 7、8 天开始准备子宫内膜,提高妊娠率。人绒毛膜促性腺激素(human chorionic gonadotrophin,HCCT)可刺激 OCCs,加速卵母细胞成熟,改善 IVM 周期中卵母细胞及胚胎的发育能力。一些文献报道,在取未成熟卵母细胞前 36 小时使用 HCCT 可获得较好的临床效果,但 HCCT 的过早使用可增加卵母细胞核和细胞质成熟的不同步性。

6.培养液

如何提供模仿卵泡体内成熟的内分泌微环境,使未成熟卵母细胞同步获得细胞核和细胞质的成熟是 IVM 的关键。目前应用于 IVM 的培养基有 Ham's F10、EMEM、B_2、TCM-199、人类输卵管液(HTF)等。通常加入一定浓度的血清、卵泡液、颗粒细胞、促性腺激素和性激素(FSH、LH、HCCT、HMG、E_2、P 等)、生长因子(如 EGF、IGF)、激活素/抑制素等。

7.培养时间

尽管相当比例的未成熟卵母细胞在体外培养 $48\sim54$ 小时可排出第一极体,人卵母细胞达到

MⅡ期后在不同时间段接受 ICSI 的受精率和发育能力却是不同的。Balakier 等人的研究结果显示,IVM 卵母细胞排出第一极体后继续培养时间的适度延长,可增强卵母细胞活化、原核形成和卵裂的潜能。

8.内膜准备

IVM 周期缺乏主卵泡,无法产生足够的内源性雌激素,且在取卵后雌激素水平下降,无内源性 LH 峰,无足够的黄体激素支持内膜,所以必须给予一定量的外源性激素增厚内膜以利于胚胎着床。内膜准备不足可能是 IVM 周期的低妊娠率的原因之一。IVM 主要应用于 PCOS 患者,但很多 PCOS 患者在取卵日或胚胎移植日内膜很薄,不适于胚胎的发育。一定剂量的雌、孕激素支持有利于妊娠率的提高。

9.取卵技术

Tounson 根据 PCOS 的卵巢皮质较正常卵巢更为致密和坚韧的特点设计了 IVM 取卵针,其针尖斜面较短,更加坚韧。Chian 等使用 17G 的单腔取卵针,吸引压力调整至 7.5 kPa(56 mmHg),比常规 IVF 的吸引压力小。有人使用 17G 的双腔取卵针,取卵的同时进行冲洗,以期能获得较多卵子。因未成熟卵多牢固地黏附在卵泡上,吸出困难,故有学者主张每个卵泡要冲洗 2～3 次。

作为 IVF 一项新的衍生技术,IVM 目前仍还存许多问题。比较常规 IVF,IVM 成熟率低、受精率低、胚胎生长潜能低。据统计,目前 IVM 技术未成熟卵母细胞体外成熟率、受精率及其妊娠率分别为 50%、40% 和 20% 左右,均显著性低于同期的 IVF 结果。关于卵母细胞 IVM 培养机制、培养基的优化及其如何判断体外培养的卵母细胞成熟度均是亟待解决的问题。IVM 安全性也是争议较多的话题。相信随着分子生物学技术的迅速发展,实验室培养技术不断完善和临床经验的积累,IVM 技术必将获得进一步的改善和发展。

四、辅助孵化

随着促超排卵技术、体外受精技术和胚胎培养技术的进步,近年来辅助生殖治疗周期的受精率、妊娠率和胚胎着床率较十年前已有极大的改善,目前平均每一治疗周期的妊娠率已由早期的 15%～20% 上升至 30%～50%。尽管如此,费用高昂的 IVF 或 ICSI 治疗,最终半数以上患者的妊娠失败,仍是困扰辅助生殖界的难题之一。IVF 或 ICSI 后胚胎移植着床和妊娠失败的原因很多,除促超排卵引起的内分泌改变、胚胎移植时子宫内膜的容受性不良、配子和胚胎的质量欠佳、胚胎的染色体畸变等之外,囊胚期胚胎的透明带扩张和破裂失败,囊胚不能孵出于透明带外也是一个重要因素。

辅助孵化(assisted hatching,AH)是指借助显微操作技术,对植入前胚胎透明带施行人工开口或削减其厚度,以改善胚胎孵化条件,从而使胚胎更易从透明带中孵出,以提高胚胎移植后着床率和妊娠率的一项技术。

(一)透明带的作用

哺乳动物卵母细胞及早期胚胎的透明带是一种由糖蛋白组成的非细胞基质,在受精及胚胎发育中有不同的作用。鼠和人类的透明带有 3 种不同的糖蛋白:ZP_1、ZP_2、ZP_3,顶体反应使精子与 ZP 受体相结合,受精后透明带变硬,表现为对不同化学物溶解的阻力增加,弹性消失,这种物理现象阻止了多精子受精,并保护受精后胚胎在生殖道中转运时的三维结构和完整性。

由于卵裂胚胎通过生殖道过程要求易于变形,因此早期胚胎的卵裂球之间相互连接作用微弱,连接松散,2细胞期胚胎若去除透明带,卵裂球即呈单个分散状。从相关的胚胎显微手术操作研究中还了解到,卵裂胚胎的透明带切口如果较大,移植后从生殖道排液中甚至可以找到空的透明带,这可能是生殖器官收缩引起连接松散的卵裂球逸出透明带的结果。另有研究表明,冻融后胚胎透明带如出现较大裂隙,该胚胎移植后常难以存活,究其原因也可能与子宫收缩引起的未形成紧密连接的卵裂球散失有关。无透明带的胚胎常常黏附于输卵管壁、楔入皱褶之间或彼此呈相互无规则结合,难以正常地进入子宫并完成着床。随着胚胎进一步发育,卵裂球连接逐渐加强,至桑葚胚和囊胚期,细胞间已形成紧密联结,故此时无透明带的胚胎移植于输卵管或子宫后能够着床。

此外,对于胚胎细胞而言,完整的透明带还是一道天然的保护屏障,可以使其免受体内外有害因素,如细菌、病毒、毒素乃至免疫细胞等的侵袭。有人发现如果羊卵母细胞透明带部分或全部移去,机体的免疫反应会引起卵母细胞的退化。

(二)自然孵化

自然孵化包括人类在内的大多数哺乳动物胚胎,发育至囊胚阶段后,透明带会随囊腔的扩张而逐渐变薄。囊胚一旦进入宫腔,必须从透明带中释放,从而使滋养外胚层细胞与子宫内膜细胞接触,才能发生种植。透明带在宫腔的消失是胚胎和子宫共同作用的结果。

哺乳动物囊胚孵化前发生膨胀及透明带变薄现象,在鼠、羊、牛及人囊胚的体外培养中均已经发现,孵化阶段透明带会发生周期性的收缩和膨胀,收缩时间为4~5分钟,但膨胀过程却需经历数个小时。周期性收缩膨胀的结果是囊胚扩张和透明带糖蛋白的张力形成,经过多次收缩膨胀周期后,透明带厚度不断变薄,最终破裂。随后滋养外胚层细胞的细胞质自透明带破裂口延伸突出,最终整个囊胚孵出于透明带外,胚胎锚附并植入于子宫内膜。

胚胎及子宫来源的溶细胞素也是使透明带变薄、胚胎孵化的重要因素。有作者认为小鼠胚胎孵化主要是透明带溶解的结果,囊胚膨胀对于透明带产生的压力对于其胚胎从透明带中释放几乎没有作用。Schiewe的鼠抗孵化模型显示,孵化虽然包含了物理膨胀但不是孵出的主要机制,滋养细胞分泌的溶细胞素才是关键因素。最近对鼠囊胚的研究还提示体外孵化必须依赖足够的胚胎细胞数。

子宫内激素条件对于透明带的消除和胚胎孵化也可能有一定作用。如果由于泌乳或卵巢切除,胚胎孵化至少延迟24小时,而且透明带滞留于子宫内并不溶解。一旦再次诱导着床,透明带便发生溶解。

(三)辅助孵化的意义

体外培养无论在鼠或人类都可能影响透明带的正常演变过程,长时间的培养会导致透明带的硬化或增厚,使囊胚从透明带中不能释出或释出延迟,阻碍胚胎移植后在体内的孵化和种植。目前,无论采用何种囊胚培养方法,许多胚胎即使发育至囊胚扩张阶段,仍有相当比例无法从透明带中孵化而出。同时,发育至任一阶段的胚胎在冻存过程中也会出现透明带硬化,使冻存胚胎复苏移植后着床失败率升高。

孵化过程需要胚胎滋养外胚层及子宫分泌的溶细胞素,溶细胞素与透明带厚度的比例决定了胚胎的透明带能否变薄、溶解进而实现孵化。除不适宜的培养环境外,女方的年龄会影响胚胎滋养外胚层分泌溶细胞素,部分患者因全身或局部的内环境因素,其子宫溶细胞素的分泌和作用也可能受损。溶细胞素分泌的数量不足或质量欠佳导致透明带不能变薄,孵化失败。Khalifa等的实验鼠胚胎显示透明带变薄能明显增加鼠胚胎完全孵化的机会。Gordon等用Tyrode's酸性溶液处理鼠胚胎透明带后发现,卵裂球退化25％以上存在孵化缺陷的小鼠胚胎的孵化率有明显提高,此类胚胎移植,可获与正常胚胎移植相同的种植率。辅助孵化通过透明带开孔或透明带减薄,可加速体外培养后胚细胞的孵化进程,有不少临床IVF资料显示,植入前胚胎施行辅助孵化有助于胚胎移植后的胚胎着床率的增加,提高辅助生殖治疗的效率。

(四)辅助孵化的方法

辅助孵化可借助显微操作仪,通过机械、化学或激光的方法,对移植前胚胎的透明带进行处理便可实现。按照处理之后透明带是否形成内外贯通的开孔,辅助孵化又分为侵入性辅助孵化技术和非侵入性辅助孵化技术。侵入性辅助孵化技术曾是临床主要应用的技术,但现在非侵入性方法应用更为多见。

1.侵入性辅助孵化

(1)机械方法——透明带切割。先用微固定吸管轻柔吸住胚胎,用微针拨动胚胎,使透明带下间隙最宽大处移至于12点位置,固定吸管加强吸引力,微针从1～2点处进入透明带,通过透明带下间隙在10点处穿出,松开吸管。由微针把持胚胎,将微针置于微固定吸管底部且紧压之,两者间的透明带部分通过微针微管之间轻柔摩擦被锯开,完成第一次切割后松开胚胎,此时透明带上有一单裂隙。再用微针垂直方向转动胚胎,直至在12点可清晰见到透明带内有一暗垂直线条。用微管固定胚胎作第二次切割,微针穿刺透明带方法同前,必须注意的是第二次穿刺必须通过透明带第一个裂隙下方,切割方法同前。转动胚胎可见透明带表面有一交叉型开口。透明带切割是一种安全、简单、有效的机械性透明带部分切割造口术。不仅用于辅助孵化,而且可用于着床前遗传病诊断的极体或卵裂球活检。

(2)化学方法——酸性Tyrode溶液透明带溶解。酸性Tyrode溶液能溶解透明带,故此可用于辅助孵化。与卵母细胞比较,受精卵及胚胎的透明带较硬,卵裂球与透明带间的卵周间隙空间增大,因而可以较安全地使用Tyrode氏溶液在胚胎透明带上钻孔。胚胎用微吸管固定,内含Tyrode溶液的微吸管(内径3～5 μm)在3点处,面对卵周间隙较大的空间或胚胎细胞质碎片区域,使用微注射装置将Tyrode溶液缓慢注入局部的透明带区域,在透明带上形成一个15～30 μm直径的小孔。吸管尖端尽可能的靠近透明带,一旦突破,透明带孔形成,立即应用负压吸去Tyrode氏溶液,避免过多的酸性溶液进入卵周间隙或局部的积累。如果透明带内部区域难以破裂,贴靠透明带微管推注Tyrode液。据报道,与对照组对比,辅助孵化组 β-HCCT 阳性发生率可从23％上升至70％,($P<0.001$),继续妊娠率也能从19％上升至64％($P<0.000\ 1$)。完成辅助孵化后,注射针插入胚胎内,小心地吸出卵裂球之间的碎片,还有助于改善胚胎活力的效能。

比较透明带切割,Tyrode氏溶液钻孔的优点是透明带孔径较大,因此辅助孵化作用强,并且可避免胚胎孵出时局部的嵌顿。但酸性液体存在对胚胎生长发育存在产生有害影响的可能,故主张适量、快速的操作以限制胚胎暴露于Tyrode氏溶液的时间。

(3)激光方法:激光技术应用于辅助生殖是近年兴起的一项新技术,适用于配子或胚胎。辅助孵化中激光导致局部透明带光挥发,透明带经激光处理后留下空隙,达到胚胎辅助孵化目的。临床快速有效地使用激光系统的关键在于激光聚焦点的精确控制,产生准确的透明带缺口而无热或突变效应。

接触式激光方法:Palanker等首先报道使用 ArF excimer 激光(UV区域,193 nm波长)于透明带开孔,这种激光系统必须用输送管接触透明带,故称接触式激光开孔。Erbium：YAG

(Er：YAG)2940 nm射线也用于接触式透明带辅助孵化,其安全性及有效性已在临床实践中得到证明。Er：YAG激光透明带钻孔后,用光学扫描电子显微镜观察卵母细胞及胚胎膜和透明带超显微结构,未发现有退化改变。

接触式激光方法具体为先用微吸管固定胚胎,激光通过显微激光玻璃纤维直接与透明带相接触,用玻璃纤维导入直径为 20 μm 的激光束,激光系统由铒-钇-铝-石榴石(erbium-yttrium-a-luminium-garnet)组成。穿过透明带需数次脉冲,每次冲击移去小部分透明带,溶解 20 μm 长度的 50％厚度的透明带需5～8次脉冲。纤维尖端必须不断地重新校正以保护与之邻近的其余部分透明带等。应用低能量产生的光切割,可以避免激光对生物细胞的热效应,该系统产生2.9 μm波长的激光不易造成胚胎遗传物质的损伤。需无菌吸管及光学显微镜输送激光束至目标是接触式激光的主要缺点。

非接触式激光方法:通过显微镜传递激光至目标,激光通过水传播,钻孔机制是通过水或透明带大分子部分位点吸收激光能量产生热效应,导致透明带基质发热,培养液和培养皿几乎不吸收激光,同时避免了 DNA UV 吸收峰。系统的安全性、有效性在鼠和人都已得到证明,应用该方法的卵母细胞及胚胎未发现突变,且提高了囊胚孵化,不仅用于辅助孵化,还可用于卵裂球和囊胚活检。

目前,Ho：YSGG(2.1 μm 波长)激光及非接触式红外线两极管激光(1 480 nm)较常用于激光辅助孵化,该系统简洁轻巧,适用于各种显微镜。Antinori 等还报道使用简洁非接触式紫外线(337 nm 波长)激光微光束系统在人类透明带上钻孔,但系统要求卵母细胞及胚胎在有膜底的Petri 皿上操作。

激光辅助孵化通过调整激光能量,作用时间及脉冲次数以打开透明带。激光在透明带上产生效应的区域非常局限,是精确的圆柱状,在 15～17 μm 厚的透明带上钻 30～403 μm 的孔一般需要 15～20 毫秒两次脉冲,孔的大小与激光暴露时间有关。激光辅助孵化对邻近细胞的损害较小,精确操纵条件下局部的热损害十分微小。不过,激光辅助孵化过程的激光暴露时间仍应尽量缩短,以控制在 10～40 毫秒为宜。

有报道认为在接受 IVF/ICSI 的高龄妇女(大于 39 周岁)中,用激光方法进行的辅助孵出比用机械方法进行的辅助孵出,能获得更高的胚胎种植率和更高的临床妊娠率。

2.非侵入性辅助孵化

(1)机械方法:同上机械方法的侵入性辅助孵化持针固定胚胎后,穿刺针穿过透明带中间部分区域,由持针和穿刺针的相互摩擦,使位于两针之间的透明带形成局部凹隙但不穿透。

(2)化学方法:局部性透明带减薄的方法是将胚胎用持针固定,含有 Tyrode 氏溶液的注射针靠近并轻轻摩擦透明带,同时缓缓释放 Tyrode 氏溶液,在透明带上形成一条凹痕,小心不要完全破坏透明带。整体性透明带减薄是非侵入性辅助孵化的一种新技术。在含有胚胎的培养基中,逐滴加入 Tyrode 氏溶液,作用于胚胎的周缘,能有效地减小整个透明带的厚度。至今,这一技术仅见于小鼠胚胎研究的初步报道。

与侵入性的钻孔方法相比,在透明带上形成一个四角星状的减薄区域,范围大约大于整个透明带的 25％,不仅可以避免酸性 Tyrode 氏溶液与卵裂球的直接接触,而且整个过程更类似于胚胎自然孵化中的囊胚扩张透明带自然减薄的过程。不过目前仅在鼠的胚胎辅助孵化中,发现该法孵化有提高胚胎着床率的效能,而对人的胚胎着床率却未见明显效应,这可能是因为两个不同物种的透明带在生物学特性的差异所致。电子显微镜观察已经显示鼠的透明带为单层结构,而人的透明带为密度较低的双层结构,其中外层相对较厚易被消化,内层较致密并富有弹性。

(五)辅助孵化在辅助生殖中的应用

已有的资料表明,辅助孵化不能改善首次 IVF/ICSI 治疗周期的妊娠率和胚胎种植率,对女方年龄小于等于 39 周岁、FSH 和 E_2 水平正常、IVF/ICSI 失败周期数≤1、胚胎质量良好的病例也无明显效果。但辅助孵化对女方年龄偏高(年龄≥39 岁)、FSH 基值升高(月经周期第三天酶联免疫测定 FSH >10 mU/mL 或放射免疫测定 18 mU/mL)、胚胎形态欠佳、以往多次 IVF 周期或移植失败者、冷冻损伤以及先前存在不明原因的低着床率者具有提高临床着床率的可能。故对符合上述指征,具有较高胚胎透明带硬化或增厚风险的病例,无论是新鲜胚胎或冻融胚胎移植,都可考虑施行辅助孵化。辅助孵化还可用于体外成熟、共同培养等的胚胎。

辅助孵化增高着床率的机制至少存在三种可能。第一,在预后不良的患者中,"透明带变硬"常起因于不甚理想的培养环境,卵巢本身退化和异常的透明带合成。在此类情况下辅助孵化有助于囊胚克服孵化前的机构性阻力,使囊胚及时充分地孵出并植入于同步的子宫内膜。第二,活力较差的胚胎,完成孵化所必需的能量不充足,辅助孵化后使囊胚扩张和孵化消耗的能量阈值降低,减少了胚胎完成孵化过程所需要的能量。第三,IVF 或 ICSI 体外培养的胚胎发育落后于体内发育,而超排卵治疗周期的子宫内膜,接受胚胎着床的窗口期又早于自然周期,两者不同步是导致种植失败的常见原因。辅助孵化使孵化提前,胚胎与子宫内膜接触较早,种植也可能因此提早。因此辅助孵化有利于调整二者的时间差,使胚胎发育和子宫内膜尽可能达到同步化,实现妊娠。

辅助孵化主要用于早期卵裂胚胎,考虑到过早卵裂胚胎透明带开孔,子宫收缩胚胎移动,胚胎细胞有被挤出透明带而丢失的可能,胚胎辅助孵化一般在细胞间连接加强之后,即受精后3天,6~8 细胞的卵裂胚胎期进行。囊胚期胚胎辅助孵化提高种植率也有报道,资料表明采用1 480 nm双极激光在人囊胚的透明带上钻孔后,囊胚移植妊娠率和种植率分别可达到 44.4% 和 30.6%,而未经辅助孵化的对照囊胚移植妊娠率和种植率分别只有 23.8% 和 11.6%。1 480 nm 非接触式双极激光还用于体外成熟—体外受精—体外培养(IVM/IVF/IVC)的鼠囊胚的辅助孵化,应用短时间激光暴露(3~5 毫秒),使孵出率明显提高。Fong 等最近还报道了酶法处理囊胚透明带的方法,具体是在胚胎培养至囊胚后,将中后期有腔胚胎或早后期囊胚置于含 pronase 的液体,37 ℃ 1 分钟,在移植后透明带完全消失前,取出囊胚置于新鲜培养液洗涤 2 次,再培养数小时。结果显示经过操作的囊胚种植率提高至 33%,再经降低移植囊胚数,实现了高妊娠率和低多胎率。

辅助孵化多在开放条件下的显微操作仪上进行,故操作时注意尽量缩短胚胎在培养箱外的时间,以尽可能减少培养液 pH 及温度的变化,因为这种变化对胚胎发育不利。为减少环境变化,辅助孵化操作可在覆盖液体石蜡加热至 37 ℃ 的 Hepes 缓冲液的微滴中进行。辅助孵化透明带上产生的孔应大小适当,过大会使胚胎卵裂球丢失,过小则可能使胚胎发生嵌顿。孔的大小通常是 30~40 μm。操作后的胚胎用新鲜培养液洗涤 2 遍,并在移植以前恢复标准培养条件,放入培养皿至少需培养 30 分钟,可延长至 4~6 小时。胚胎移植入宫腔时应尽量无创伤,以避免损伤操作过的胚胎。

由于透明带对于早期胚胎有多种保护功能,辅助孵化后透明带上形成的裂隙,有可能增加免疫细胞或宫腔内环境微生物入侵透明带内,直接或间接影响卵裂球的生长发育。因此,可考虑从获卵后 4 天开始,使用广谱抗生素如四环素及免疫抑制剂如皮质类固醇(如甲泼尼龙,每天 16 mg),这种治疗对于辅助孵化后胚胎防止感染及免疫细胞侵犯是有效的。有临床资料表明用药组的胚胎着床率为 28%,而对照组是 7%,差异显著。

关于辅助孵化的临床应用实际迄今为止仍存争议。有学者通过前瞻性研究后认为,通过上述三种方法对胚胎进行的辅助孵化,虽然能提高胚胎种植率和临床妊娠率,但流产率和宫外孕的发生也显著性升高,活胎分娩率并没有提高。美国 42 个 IVF 中心的一项研究提示,辅助孵化和 ICSI 可增加单羊膜囊双胎的妊娠比率,这显然与辅助孵化形成的透明带孵化口对胚胎的嵌顿作用有关。辅助孵化透明带操作后的单羊膜囊双胎增加,可增加严重的产科和新生儿并发症的风险,其后果可能是严重的。当然,对辅助孵出在辅助生殖中的作用和地位的讨论还在继续,不同的学者也有各自不同的观点,只有随机性大样本前瞻性的对照研究,才有望得到更为可信的结论。

五、其他相关技术

自世界第一例 IVF-ET 婴儿诞生至今,人类辅助生殖技术(assisted reproductive techniques,ART)不仅在不孕不育的治疗,而且在遗传病的防治、生殖发育机制的探讨、组织工程新材料的来源等众多领域发挥了巨大作用,已成为遗传学、分子生物学、组织胚胎学等多学科交叉的一门新学科。原本纯 IVF-ET 技术已衍生出了多种相关技术,部分常用技术已在本篇其他章节中专门介绍,本节重点介绍的内容有配子输卵管内移植、合子输卵管内移植、囊胚培养及移植、赠卵试管婴儿、代孕、卵浆置换、生殖半克隆、人类胚胎干细胞建系和治疗性克隆等技术。其中有些技术目前已经不常用,有些技术还有待进一步研究,期望将来在临床中得以应用。

(一)配子输卵管内移植

配子输卵管内移植(gamete intrafallopian tube transfer,GIFT)是将取出的成熟卵子与经洗涤的精子通过注入输卵管壶腹部,使精子、卵子在输卵管结合、受精、卵裂,并移行至子宫内膜着床受孕。1984 年,Asch 报道第一例 GIFT 妊娠成功,此后相当一段时间,GIFT 是继 IVF-ET 之后最常用的 ART 技术。丧失输卵管功能的不孕妇女是 IVF 理想的候选对象,而输卵管有功能的不孕妇女可能是 GIFT 的候选对象。输卵管的作用不仅仅起着机械的输送作用,它是自然受精的场所,而且可提供营养因子支持胚胎的发育。与在培养箱里的合成培养液环境相比,输卵管应该是更适合卵母细胞和精子相互作用的场所,这是支持应用 GIFT 的核心观点。

GIFT 的主要适应证有:①不明原因的不孕症;②夫妇一方因免疫因素导致不孕,经保守治疗无效;③宫颈因素;④各种精液缺陷;⑤继发不孕者,仅有一侧卵巢及对侧输卵管;⑥子宫内膜异位症;⑦未破裂卵泡黄素化综合征等造成的不孕症。

GIFT 的卵子和精子获取及其随后的黄体支持同于 IVF-ET。移植途径有两种,即宫腔镜经宫腔输卵管开口或腹腔镜经输卵管伞端输卵管壶腹部配子移植。与 IVF-ET 比较,GIFT 的优点是:①比较接近生理状态。精子在输卵管内较体外更易获能,故在输卵管内较易受精,在少精症情况下尤其如此,受精卵在输卵管内发育优于体外发育;②不需复杂设备;③成功率较高。缺点是:①不能了解移植后的受精和早期胚胎发育情况;②至少需有一侧输卵管正常;③腹腔内粘连严重时施术困难。GIFT 的妊娠率约 30%,影响妊娠率的最主要原因是精子运动率。有些不孕妇女的输卵管有潜在的病变,影响受精卵的运送,从而可发生宫外孕,因此术后需警惕宫外孕的并发症。

(二)原核期卵输卵管内移植和输卵管内胚胎移植

为克服 GIFT 受精难以确定的问题,有学者将该技术改良为原核期卵输卵管内移植(pronuclear stage transfer,PROST)和输卵管内胚胎移植(tubal embryo transfer,TEST)。前者又称合子输卵管内移植(zygote intrafallopian tube transfer,ZIFT),即在获得两性配子后,先行 IVF,培养 16~22 小时达原核阶段,通过腹腔镜或宫腔镜将合子送入输卵管壶腹部。后者 IVF 后培养

48 小时,选择卵裂胚胎同上,将其送入每侧输卵管壶腹部。PROST 和 TEST 的适应证与 GIFT 相似,它们结合了 IVF 和 GIFT 的特点,既可以直接观察体外成功受精的过程,又可以使孕体在输卵管内培养,提供了一个比塑料皿和培养箱更好的培养基地,具有理论上的优势。但是实际报道的 PROST 和 TEST 的妊娠率并不优于 IVF,且需两个单独手术,操作复杂,目前已很少应用。

(三)囊胚培养及移植

常规 IVF-ET 通常在受精后 48～72 小时实施卵裂胚胎的宫腔内移植,而自然状态下人类胚胎直到受精后的第 5 天仍位于输卵管内。将受精本该处于输卵管内的卵裂球期胚胎移植到宫腔,理论上有几点不利因素:一是输卵管与宫腔内环境差异对胚胎发育的可能影响,二是胚胎发育与子宫内膜的不同步,三是难以判断卵裂球期胚胎继续生长发育的潜能,只能靠移植多个胚胎来达到理想的妊娠率,从而增加了多胎妊娠的风险。囊胚培养将胚胎的体外培养时间延长到 120 小时囊胚形成期,通过观察胚胎的囊胚形成与否,及其内细胞团数目、囊腔扩张程度等多个形态指标,更正确地判断其着床妊娠的潜能,降低为达到理想的妊娠率所需的移植胚胎数。

为将 72 小时的胚胎继续培养至囊胚形成,需要有良好的体外培养系统。近年来建立的序贯培养是根据胚胎不同发育阶段的需求而设计的培养液,可满足不同发育阶段胚胎的生理需求和营养物质的供应。序贯培养基成分明确,不含异体源性细胞及血清成分,操作简便,目前临床应用最为普遍。囊胚培养移植实际淘汰了发育停滞的胚胎,且胚胎发育时期与子宫内膜发育同步,更符合种植的生理要求,因此囊胚的种植率较常规卵裂胚胎移植要高,较易实现单个胚胎移植,避免多胎妊娠的发生。

不过囊胚培养存在胚胎培养 120 小时无囊胚形成、无可移植胚胎的风险。为了避免该现象发生,多数中心通常只对 72 小时有多个优质卵裂胚胎者,才进行囊胚培养。当然也可采用取卵周期先移植优质的卵裂胚胎,剩余的胚胎继续培养,若形成囊胚后再冷冻保存。如果囊胚冷冻和复苏技术成熟,冷冻囊胚复苏移植有很好的妊娠率,高于取卵周期的囊胚移植。

(四)赠卵试管婴儿

赠卵是解决因卵巢功能衰竭、衰退或遗传病而无法获得正常卵子妊娠的有效方法。适用于各种原因导致的卵巢功能减退、遗传疾病和反复 IVF-ET 失败患者。卵子来源有卵子捐赠者的供卵、冷冻卵子、未成熟卵体外培养等。对供卵者的基本要求是年龄小于 35 岁。有文献报道,随着供卵者的年龄增长,受卵者的成功率明显下降,供卵者的生理特征尽可能与受者相似(包括血型、种族等),无传染病及家族遗传病史。我国目前规定供者必须是本人需接受 IVF 治疗、有多余卵子、双方自愿双盲、捐赠卵子与受者丈夫的精子 IVF 后胚胎冷冻保存半年、供者复查无传染病后才可以考虑胚胎移植。

(五)卵浆置换

卵母细胞胞质的"老化"是导致减数分裂过程中纺锤体结构异常、染色体不分离、染色体异常胚胎发生和 IVF-ET 反复失败的重要原因,据分析这种所谓的胞质"老化"与胞质线粒体异常密切相关。将正常卵母细胞的胞质物质注射到异常卵母细胞,可置换异常卵母细胞的部分异常胞质,改善卵母细胞质量。

卵浆置换技术多用于年龄较大,易发卵子"老化"的女性。常用的方法是使用显微操作系统术,将年轻供卵者的部分卵浆注入高龄不孕妇女的卵浆中,而后实施与夫精的 IVF-ET。该技术在美国已成功实施了 100 多例。虽然决定人类遗传特性的物质基本局限于细胞核的染色体上,但由于胞质线粒体存在 DNA,并可传递部分母源性的遗传信息,因此卵浆置换后出生的后代,除父母的核遗传物质外,还含有部分供卵者的线粒体 DNA,可引起法律和伦理的争议。此外,作为一种新的技术,卵浆置换的安全性仍需进一步分析。按卫健委颁布的《人类辅助生殖技术管理办法》,该技术目前在中国内地暂不允许开展。

(六)生殖半克隆

生殖半克隆是指配子和体细胞结合的方法合成胚胎。以往实验证实,生殖半克隆可以有两种组合,体细胞取代女性配子核移入去核卵母细胞中,然后与精子结合形成胚胎;另一种为体细胞取代男性配子核,与卵子作用形成胚胎。

在 ART 中,配子和体细胞的结合应用最初是由 Tesarik 等提出的,通过把体细胞人为单倍体化,将其核移入去核的卵母细胞中形成新的重构卵,然后此重构卵与精子受精形成胚胎。这项技术可使原发性卵巢功能障碍和继发于放疗、化疗、早衰等疾病的卵巢功能丧失妇女有可能成为母亲。Lacham-Kaplan 等报道,体细胞还可以取代男性配子,因此非阻塞性生精功能障碍的患者也可以作遗传学父亲。

虽然生殖半克隆可以给一些不孕夫妇带来希望,但该技术仍有许多不确定因素,包括体细胞染色体分裂的正确性、核重组的完整性、基因印迹等问题。因此,生殖半克隆目前仍基本处在技术探索和安全性的评估阶段。目前报道的有关研究有重构卵纺锤体形成和染色体及细胞的分裂过程,体细胞单倍体化染色体受精后的 S 期复制能力,复制后染色体数量与正常受精胚胎的差异等。

(七)人类胚胎干细胞的建系和治疗性克隆

胚胎干细胞(embryonic stem cell,ES cell)也称 ES 细胞,是从动物或人囊胚期胚胎的内细胞团(inner cellmass,ICM)或原始生殖细胞(primordial germ cells,PGCs)分离出来,经体外培养筛选,具有全能性的胚胎细胞。ES 细胞能长期维持自我更新能力,且能在一定条件下分化成体内各种细胞。ES 细胞的克隆、培养及其基因操作,对阐明哺乳动物的发育生物学具有非常重要的意义。

ES 细胞最早是由 Evans 和 Kaufman 以及 Martin 分别领导的两个研究小组,分别从小鼠早期胚胎中分离获得并建立细胞系。其后,ES 细胞又被证明可构成嵌合体动物,发育成各种不同的组织。2003 年,小鼠的 ES 细胞研究取得了突破性进展,转基因克隆动物的成功培育及核移植技术的成功,为发展新的生殖工程学提供了开创性思路。IVF 获得的胚胎是 ES 细胞的来源之一,可通过建立多种疾病 ES 细胞系,进行疾病的发病机制及其治疗技术的研究;ES 细胞是基因治疗的较理想的载体,它可以自我复制更新,治疗基因通过它带入人体中,并持久地发挥作用。ES 细胞应用于治疗,促使 IVF 技术从原本一项对输卵管因素引起不孕症的治疗发展成为一种解决人类疾病的新方法。人类 ES 细胞的高度可塑性,在组织器官移植、细胞治疗、组织工程、新药筛选以及生殖遗传工程方面有广泛的应用前景,蕴藏很大的社会效益和经济效益。

从通过体细胞核移植技术获得的胚胎中获取胚胎干细胞用于治疗即为治疗性克隆技术。如可以将体细胞核转移到去核的卵母细胞中,利用其发育形成的胚胎干细胞进行治疗性克隆。克隆技术已成功地制造了克隆动物,接下来是否会进行克隆人的研究,已引起全世界的关注和恐慌,一个完整的人不仅具有生命,还具有家庭、社会性。克隆人已引发伦理学上的争论,目前处于暂缓或禁止时期。但通过克隆技术培养出人类不同器官可以解决器官移植中供体来源的问题,无论是科学价值还是挽救生命的实用价值都将是巨大的。

(常丽娟)

参 考 文 献

[1] 张国英,卢秀娟,庄春英,等.精编临床妇产科学[M].西安:世界图书出版西安有限公司,2021.

[2] 张爱君.临床妇产科学新进展[M].天津:天津科学技术出版社,2020.

[3] 王泽华,丁依玲.妇产科学[M].北京:中国医药科技出版社,2019.

[4] 朗景和.妇产科学新进展[M].北京:中华医学电子音像出版社,2019.

[5] 陈翠平.妇产与儿科疾病诊断与治疗[M].青岛:中国海洋大学出版社,2021.

[6] 詹银珠.妇产科学基础与临床[M].天津:天津科学技术出版社,2020.

[7] 翟建军.妇产科学精讲精练[M].西安:世界图书出版西安有限公司,2019.

[8] 苏翠红.妇产科常见病诊断与治疗要点[M].北京:中国纺织出版社,2021.

[9] 李勇.当代妇产科学临床诊治基础与进展[M].长春:吉林科学技术出版社,2019.

[10] 孙玉香,刘筠,胥文萍.临床妇产与生殖医学[M].长春:吉林科学技术出版社,2019.

[11] 李焱.妇产科学理论与实践[M].北京:科学技术文献出版社,2020.

[12] 李光凤.临床妇产实践技术[M].长春:吉林科学技术出版社,2020.

[13] 崔成娜.现代医院妇产诊疗与保健[M].长春:吉林科学技术出版社,2019.

[14] 王艳.临床妇产疾病诊疗与护理[M].南昌:江西科学技术出版社,2020.

[15] 杨慧霞,狄文,朱兰.妇产科学[M].北京:人民卫生出版社,2020.

[16] 贺丰杰,吴克明.中西医临床妇产科学[M].北京:中国医药科技出版社,2019.

[17] 杨小莉.现代妇产科学新进展[M].北京:科学技术文献出版社,2020.

[18] 谢晓英,徐小琴,朱亚飞.妇产科学[M].北京:化学工业出版社,2020.

[19] 朱瑞珍.妇产科学理论与临床实践[M].北京:科学技术文献出版社,2020.

[20] 熊立新,杨静.妇产科学[M].北京:科学出版社,2019.

[21] 魏利,林圣纳,刘蓓.妇产科临床疾病诊疗与护理[M].广州:世界图书出版广东有限公司,2021.

[22] 张珊珊.现代临床妇产科学[M].上海:上海交通大学出版社,2019.

[23] 袁朝晖,尚娜,廖桂莲.妇产科学[M].天津:天津科学技术出版社,2020.

[24] 刘凤环.现代妇产科学[M].长春:吉林大学出版社,2019.

[25] 王冬.实用临床妇产科学[M].郑州:郑州大学出版社,2020.

［26］门素梅.实用妇产科学［M］.天津:天津科技翻译出版有限公司,2019.

［27］温菁,张莉.简明妇产科学［M］.北京:科学出版社,2020.

［28］孔德强.实用妇产科学［M］.天津:天津科学技术出版社,2019.

［29］孙贵民.实用临床妇产科学新进展［M］.北京:科学技术文献出版社,2019.

［30］文爱东,菅凌燕,奚苗苗.妇产专业［M］.北京:人民卫生出版社,2020.

［31］张学兰.临床妇产科学研究［M］.天津:天津科学技术出版社,2019.

［32］李智.临床妇产科学［M］.长春:吉林科学技术出版社,2020.

［33］张秋香.临床妇产科学诊疗［M］.北京:科学技术文献出版社,2020.

［34］吴文萃.实用妇产科学［M］.长春:吉林科学技术出版社,2019.

［35］周琳,张晶,曹丽琼,等.临床妇产科与儿科疾病诊疗学［M］.青岛:中国海洋大学出版社,2022.

［36］郭晶.氨苄青霉素和常规方法治疗单纯性外阴炎疗效对比研究［J］.中外女性健康研究,2019,0(3):115-116.

［37］朱姝.子宫全切术与次全切术对非子宫脱垂良性疾病患者性生活质量及盆底功能的影响分析［J］.中国实用医药,2021,16(28):78-80.

［38］顾光华,潘伟康,李怀芳,等.腹腔镜下子宫腹壁悬吊联合阴道前壁修补治疗子宫脱垂84例病例分析［J］.现代妇产科进展,2021,30(4):288-290.

［39］罗薇薇,董亚勤,荚莎莎,等.IMRT联合HDR-ICBT同步DP方案化疗治疗老年局部晚期子宫颈癌的临床效果［J］.中国老年学杂志,2021,41(9):1827-1830.

［40］徐生芳,岳松虹,杨来虎,等.先天性阴道发育异常的MRI影像表现［J］.医学影像学杂志,2019,29(1):159-162.